中华医学百科全书

中医药学

中医外科学

国家出版基金项目
NATIONAL PUBLICATION FOUNDATION

中国协和医科大学出版社

图书在版编目 (CIP) 数据

中医外科学 / 李曰庆主编 . —北京：中国协和医科大学出版社，2019.3
（中华医学百科全书）
ISBN 978-7-5679-0704-1

Ⅰ.①中… Ⅱ.①李… Ⅲ.①中医外科学 Ⅳ.①R26

中国版本图书馆 CIP 数据核字 (2019) 第 035156 号

中华医学百科全书·中医外科学

主　　编：李曰庆

编　　审：呼素华

责任编辑：刘　婷　陈　佩

出版发行：中国协和医科大学出版社
　　　　　（北京东单三条九号　邮编 100730　电话 010-6526 0431 ）

网　　址：www.pumcp.com

经　　销：新华书店总店北京发行所

印　　刷：北京雅昌艺术印刷有限公司

开　　本：889×1230　1/16 开

印　　张：19

字　　数：510 千字

版　　次：2019 年 3 月第 1 版

印　　次：2019 年 3 月第 1 次印刷

定　　价：230.00 元

ISBN 978-7-5679-0704-1

《中华医学百科全书》编纂委员会

总顾问　吴阶平　韩启德　桑国卫

总指导　陈　竺

总主编　刘德培

副总主编　曹雪涛　李立明　曾益新

编纂委员（以姓氏笔画为序）

B·吉格木德	丁　洁	丁　樱	丁安伟	于中麟	于布为
于学忠	万经海	马　军	马　骁	马　静	马　融	马中立
马安宁	马建辉	马烈光	马绪臣	王　伟	王　辰	王　政
王　恒	王　硕	王　舒	王　键	王一飞	王一镗	王士贞
王卫平	王长振	王文全	王心如	王生田	王立祥	王兰兰
王汉明	王永安	王永炎	王华兰	王成锋	王延光	王旭东
王军志	王声湧	王坚成	王良录	王拥军	王茂斌	王松灵
王明荣	王明贵	王宝玺	王诗忠	王建中	王建业	王建军
王建祥	王临虹	王贵强	王美青	王晓民	王晓良	王鸿利
王维林	王琳芳	王喜军	王道全	王德文	王德群	
木塔力甫·艾力阿吉	尤启冬	戈　烽	牛　侨	毛秉智	毛常学
乌　兰	文卫平	文历阳	文爱东	方以群	尹　佳	孔北华
孔令义	孔维佳	邓文龙	邓家刚	书　亭	毋福海	艾措千
艾儒棣	石　岩	石远凯	石学敏	石建功	布仁达来	占　堆
卢志平	卢祖洵	叶　桦	叶冬青	叶常青	叶章群	申昆玲
申春悌	田景振	田嘉禾	史录文	代　涛	代华平	白春学
白慧良	丛　斌	丛亚丽	包怀恩	包金山	冯卫生	冯学山
冯希平	边旭明	边振甲	匡海学	邢小平	达万明	达庆东
成　军	成翼娟	师英强	吐尔洪·艾买尔		吕时铭	吕爱平
朱　珠	朱万孚	朱立国	朱华栋	朱宗涵	朱建平	朱晓东
朱祥成	乔延江	伍瑞昌	任　华	华　伟	伊河山·伊明	
向　阳	多　杰	邬堂春	庄　辉	庄志雄	刘　平	刘　进
刘　玮	刘　蓬	刘大为	刘小林	刘中民	刘玉清	刘尔翔
刘训红	刘永锋	刘吉开	刘伏友	刘芝华	刘华平	刘华生
刘志刚	刘克良	刘更生	刘迎龙	刘建勋	刘胡波	刘树民
刘昭纯	刘俊涛	刘洪涛	刘献祥	刘嘉瀛	刘德培	闫永平

米　玛	许　媛	许腊英	那彦群	阮长耿	阮时宝	孙　宁
孙　光	孙　皎	孙　锟	孙长颢	孙少宣	孙立忠	孙则禹
孙秀梅	孙建中	孙建方	孙贵范	孙海晨	孙景工	孙颖浩
孙慕义	严世芸	苏　川	苏　旭	苏荣扎布	杜元灏	杜文东
杜治政	杜惠兰	李　龙	李　飞	李　东	李　宁	李　刚
李　丽	李　波	李　勇	李　桦	李　鲁	李　磊	李　燕
李　冀	李大魁	李云庆	李太生	李日庆	李玉珍	李世荣
李立明	李永哲	李志平	李连达	李灿东	李君文	李劲松
李其忠	李若瑜	李松林	李泽坚	李宝馨	李建勇	李映兰
李莹辉	李继承	李森恺	李曙光	杨　凯	杨　恬	杨　健
杨化新	杨文英	杨世民	杨世林	杨伟文	杨克敌	杨国山
杨宝峰	杨炳友	杨晓明	杨跃进	杨腊虎	杨瑞馥	杨慧霞
励建安	连建伟	肖　波	肖　南	肖永庆	肖海峰	肖培根
肖鲁伟	吴　东	吴　江	吴　明	吴　信	吴令英	吴立玲
吴欣娟	吴勉华	吴爱勤	吴群红	吴德沛	邱建华	邱贵兴
邱海波	邱蔚六	何　维	何　勤	何方方	何绍衡	何春涤
何裕民	余争平	余新忠	狄　文	冷希圣	汪　海	汪受传
沈　岩	沈　岳	沈　敏	沈　铿	沈卫峰	沈心亮	沈华浩
沈俊良	宋国维	张　泓	张　学	张　亮	张　强	张　霆
张　澍	张大庆	张为远	张世民	张志愿	张丽霞	张伯礼
张宏誉	张劲松	张奉春	张宝仁	张宇鹏	张建中	张建宁
张承芬	张琴明	张富强	张新庆	张潍平	张德芹	张燕生
陆　华	陆付耳	陆伟跃	陆静波	阿不都热依木·卡地尔		陈　文
陈　杰	陈　实	陈　洪	陈　琪	陈　楠	陈　薇	陈士林
陈大为	陈文祥	陈代杰	陈红风	陈尧忠	陈志南	陈志强
陈规化	陈国良	陈佩仪	陈家旭	陈智轩	陈锦秀	陈誉华
邵　蓉	邵荣光	武志昂	其仁旺其格	范　明	范炳华	林三仁
林久祥	林子强	林江涛	林曙光	杭太俊	欧阳靖宇	尚　红
果德安	明根巴雅尔	易定华	易著文	罗　力	罗　毅	罗小平
罗长坤	罗永昌	罗颂平	帕尔哈提·克力木			
帕塔尔·买合木提·吐尔根			图门巴雅尔	岳建民	金　玉	金　奇
金少鸿	金伯泉	金季玲	金征宇	金银龙	金惠铭	郁　琦
周　兵	周　林	周永学	周光炎	周灿全	周良辅	周纯武
周学东	周宗灿	周定标	周宜开	周建平	周建新	周荣斌
周福成	郑一宁	郑家伟	郑志忠	郑金福	郑法雷	郑建全
郑洪新	郎景和	房　敏	孟　群	孟庆跃	孟静岩	赵　平

赵群	赵子琴	赵中振	赵文海	赵玉沛	赵正言	赵永强
赵志河	赵彤言	赵明杰	赵明辉	赵耐青	赵继宗	赵铱民
郝模	郝小江	郝传明	郝晓柯	胡志	胡大一	胡文东
胡向军	胡国华	胡昌勤	胡晓峰	胡盛寿	胡德瑜	柯杨
查干	柏树令	柳长华	钟翠平	钟赣生	香多·李先加	
段涛	段金廒	段俊国	侯一平	侯金林	侯春林	俞光岩
俞梦孙	俞景茂	饶克勤	姜小鹰	姜玉新	姜廷良	姜国华
姜柏生	姜德友	洪两	洪震	洪秀华	洪建国	祝庆余
祝陳晨	姚永杰	姚祝军	秦川	袁文俊	袁永贵	都晓伟
晋红中	栗占国	贾波	贾建平	贾继东	夏照帆	夏慧敏
柴光军	柴家科	钱传云	钱忠直	钱家鸣	钱焕文	倪鑫
倪健	徐军	徐晨	徐永健	徐志云	徐志凯	徐克前
徐金华	徐建国	徐勇勇	徐桂华	凌文华	高妍	高晞
高志贤	高志强	高学敏	高金明	高健生	高树中	高思华
高润霖	郭岩	郭小朝	郭长江	郭巧生	郭宝林	郭海英
唐强	唐朝枢	唐德才	诸欣平	谈勇	谈献和	陶·苏和
陶广正	陶永华	陶芳标	陶建生	黄峻	黄烽	黄人健
黄叶莉	黄宇光	黄国宁	黄国英	黄跃生	黄璐琦	萧树东
梅长林	曹佳	曹广文	曹务春	曹建平	曹洪欣	曹济民
曹雪涛	曹德英	龚千锋	龚守良	龚非力	袭著革	常耀明
崔蒙	崔丽英	庚石山	康健	康廷国	康宏向	章友康
章锦才	章静波	梁显泉	梁铭会	梁繁荣	谌贻璞	屠鹏飞
隆云	绳宇	巢永烈	彭成	彭勇	彭明婷	彭晓忠
彭瑞云	彭毅志	斯拉甫·艾白		葛坚	葛立宏	董方田
蒋力生	蒋建东	蒋建利	蒋澄宇	韩晶岩	韩德民	惠延年
粟晓黎	程伟	程天民	程训佳	童培建	曾苏	曾小峰
曾正陪	曾学思	曾益新	谢宁	谢立信	蒲传强	赖西南
赖新生	詹启敏	詹思延	鲍春德	窦科峰	窦德强	赫捷
蔡威	裴国献	裴晓方	裴晓华	管柏林	廖品正	谭仁祥
谭先杰	翟所迪	熊大经	熊鸿燕	樊飞跃	樊巧玲	樊代明
樊立华	樊明文	黎源倩	颜虹	潘国宗	潘柏申	潘桂娟
薛社普	薛博瑜	魏光辉	魏丽惠	藤光生		

《中华医学百科全书》学术委员会

主任委员　巴德年

副主任委员（以姓氏笔画为序）

汤钊猷　　　吴孟超　　　陈可冀　　　贺福初

学术委员（以姓氏笔画为序）

丁鸿才	于是凤	于润江	于德泉	马　遂	王　宪	王大章
王文吉	王之虹	王正敏	王声湧	王近中	王邦康	王晓仪
王政国	王海燕	王鸿利	王琳芳	王锋鹏	王满恩	王模堂
王澍寰	王德文	王翰章	乌正赉	毛秉智	尹昭云	巴德年
邓伟吾	石一复	石中瑗	石四箴	石学敏	平其能	卢世璧
卢光琇	史俊南	皮　昕	吕　军	吕传真	朱　预	朱大年
朱元珏	朱家恺	朱晓东	仲剑平	刘　正	刘　耀	刘又宁
刘宝林（口腔）		刘宝林（公共卫生）		刘桂昌	刘敏如	刘景昌
刘新光	刘嘉瀛	刘镇宇	刘德培	江世忠	闫剑群	汤　光
汤钊猷	阮金秀	孙　燕	孙汉董	孙曼霁	纪宝华	严隽陶
苏　志	苏荣扎布	杜乐勋	李亚洁	李传胪	李仲智	李连达
李若新	李济仁	李钟铎	李舜伟	李巍然	杨　莘	杨圣辉
杨宠莹	杨瑞馥	肖文彬	肖承悰	肖培根	吴　坤	吴　蓬
吴乐山	吴永佩	吴在德	吴军正	吴观陵	吴希如	吴孟超
吴咸中	邱蔚六	何大澄	余森海	谷华运	邹学贤	汪　华
汪仕良	张乃峥	张习坦	张月琴	张世臣	张丽霞	张伯礼
张金哲	张学文	张学军	张承绪	张洪君	张致平	张博学
张朝武	张蕴惠	陆士新	陆道培	陈子江	陈文亮	陈世谦
陈可冀	陈立典	陈宁庆	陈尧忠	陈在嘉	陈君石	陈育德
陈治清	陈洪铎	陈家伟	陈家伦	陈寅卿	邵铭熙	范乐明
范茂槐	欧阳惠卿	罗才贵	罗成基	罗启芳	罗爱伦	罗慰慈
季成叶	金义成	金水高	金惠铭	周　俊	周仲瑛	周荣汉
赵云凤	胡永华	钟世镇	钟南山	段富津	侯云德	侯惠民
俞永新	俞梦孙	施侣元	姜世忠	姜庆五	恽榴红	姚天爵
姚新生	贺福初	秦伯益	贾继东	贾福星	顾美仪	顾觉奋
顾景范	夏惠明	徐文严	翁心植	栾文明	郭　定	郭子光
郭天文	唐由之	唐福林	涂永强	黄洁夫	黄璐琦	曹仁发
曹采方	曹谊林	龚幼龙	龚锦涵	盛志勇	康广盛	章魁华

梁文权　　梁德荣　　彭名炜　　董　怡　　温　海　　程元荣　　程书钧
程伯基　　傅民魁　　曾长青　　曾宪英　　裘雪友　　甄永苏　　褚新奇
蔡年生　　廖万清　　樊明文　　黎介寿　　薛　淼　　戴行锷　　戴宝珍
戴尅戎

中医药学

孙朗清　　　福建中医药大学附属人民医院

李曰庆　　　北京中医药大学东直门医院

李国信　　　辽宁中医药大学附属第二医院

李海松　　　北京中医药大学东直门医院

杨素清　　　黑龙江中医药大学附属第一医院

杨博华　　　北京中医药大学东直门医院

宋爱莉　　　山东中医药大学附属医院

张书信　　　北京中医药大学东直门医院

张春和　　　云南省中医医院

张董晓　　　首都医科大学附属北京中医医院

张燕生　　　北京中医药大学东方医院

陈红风　　　上海中医药大学附属龙华医院

陈志强　　　广东省中医院

陈明岭　　　成都中医药大学附属医院

周永坤　　　山东中医药大学附属医院

赵宝明　　　北京中医药大学东直门医院

段行武　　　北京中医药大学东直门医院

秦国政　　　云南省中医医院/云南中医学院第一附属医院

夏仲元　　　中日友好医院

唐乾利　　　广西中医药大学

崔乃强　　　天津市南开医院

喻文球　　　江西中医药大学附属医院

阙华发　　　上海中医药大学附属龙华医院

裴晓华　　　北京中医药大学第六临床医学院

学术秘书

李桃花　　　北京中医药大学东方医院

梁　晨　　　北京中医药大学东方医院

前　言

《中华医学百科全书》终于和读者朋友们见面了！

古往今来，凡政通人和、国泰民安之时代，国之重器皆为科技、文化领域的鸿篇巨制。唐代《艺文类聚》、宋代《太平御览》、明代《永乐大典》、清代《古今图书集成》等，无不彰显盛世之辉煌。新中国成立后，国家先后组织编纂了《中国大百科全书》第一版、第二版，成为我国科学文化事业繁荣发达的重要标志。医学的发展，从大医学、大卫生、大健康角度，集自然科学、人文社会科学和艺术之大成，是人类社会文明与进步的集中体现。随着经济社会快速发展，医药卫生领域科技日新月异，知识大幅更新。广大读者对医药卫生领域的知识文化需求日益增长，因此，编纂一部医药卫生领域的专业性百科全书，进一步规范医学基本概念，整理医学核心体系，传播精准医学知识，促进医学发展和人类健康的任务迫在眉睫。在党中央、国务院的亲切关怀以及国家各有关部门的大力支持下，《中华医学百科全书》应运而生。

作为当代中华民族"盛世修典"的重要工程之一，《中华医学百科全书》肩负着全面总结国内外医药卫生领域经典理论、先进知识，回顾展现我国卫生事业取得的辉煌成就，弘扬中华文明传统医药璀璨历史文化的使命。《中华医学百科全书》将成为我国科技文化发展水平的重要标志、医药卫生领域知识技术的最高"检阅"、服务千家万户的国家健康数据库和医药卫生各学科领域走向整合的平台。

肩此重任，《中华医学百科全书》的编纂力求做到两个符合：一是符合社会发展趋势。全面贯彻以人为本的科学发展观指导思想，通过普及医学知识，增强人民群众健康意识，提高人民群众健康水平，促进社会主义和谐社会构建；二是符合医学发展趋势。遵循先进的国际医学理念，以"战略前移、重心下移、模式转变、系统整合"的人口与健康科技发展战略为指导。同时，《中华医学百科全书》的编纂力求做到两个体现：一是体现科学思维模式的深刻变革，即学科交叉渗透/知识系统整合；二是体现继承发展与时俱进的精神，准确把握学科现有基础理论、基本知识、基本技能以及经典理论知识与科学思维精髓，深刻领悟学科当前面临的交叉渗透与整合转化，敏锐洞察学科未来的发展趋势与突破方向。

作为未来权威著作的"基准点"和"金标准"，《中华医学百科全书》编纂过程中，制定了严格的主编、编者遴选原则，聘请了一批在学界有相当威望、具有较高学术造诣和较强组织协调能力的专家教授（包括多位两院院士）担任大类主编和学科卷主编，确保全书的科学性与权威性。另外，还借鉴了已有百科全书的编写经验。鉴于《中华医学百科全书》的编纂过程本身带有科学研究性质，还聘请了若干科研院所的科研管理专家作为特约编审，站在科研管理的高度为全书的顺利编纂保驾护航。除了编者、编审队伍外，还制订了详尽的质量保证计划。编纂委员会和工作委员会秉持质量源于设计的理念，共同制订了一系列配套的质量控制规范性文件，建立了一套切实可行、行之有效、效率最优的编纂质量管理方案和各种情况下的处理原则及预案。

《中华医学百科全书》的编纂实行主编负责制，在统一思想下进行系统规划，保证良好的全程质量策划、质量控制、质量保证。在编写过程中，统筹协调学科内各编委、卷内条目以及学科间编委、卷间条目，努力做到科学布局、合理分工、层次分明、逻辑严谨、详略有方。在内容编排上，务求做到"全准精新"。形式"全"：学科"全"，册内条目"全"，全面展现学科面貌；内涵"全"：知识结构"全"，多方位进行条目阐释；联系整合"全"：多角度编制知识网。数据"准"：基于权威文献，引用准确数据，表述权威观点；把握"准"：审慎洞察知识内涵，准确把握取舍详略。内容"精"："一语天然万古新，豪华落尽见真淳。"内容丰富而精炼，文字简洁而规范；逻辑"精"："片言可以明百意，坐驰可以役万里。"严密说理，科学分析。知识"新"：以最新的知识积累体现时代气息；见解"新"：体现出学术水平，具有科学性、启发性和先进性。

《中华医学百科全书》之"中华"二字，意在中华之文明、中华之血脉、中华之视角，而不仅限于中华之地域。在文明交织的国际化浪潮下，中华医学汲取人类文明成果，正不断开拓视野，敞开胸怀，海纳百川般融入，润物无声状拓展。《中华医学百科全书》秉承了这样的胸襟怀抱，广泛吸收国内外华裔专家加入，力求以中华文明为纽带，牵系起所有华人专家的力量，展现出现今时代下中华医学文明之全貌。《中华医学百科全书》作为由中国政府主导，参与编纂学者多、分卷学科设置全、未来受益人口广的国家重点出版工程，得到了联合国教科文等组织的高度关注，对于中华医学的全球共享和人类的健康保健，都具有深远意义。

《中华医学百科全书》分基础医学、临床医学、中医药学、公共卫生学、军事与特种医学和药学六大类，共计144卷。由中国医学科学院/北京协和医学院牵头，联合军事医学科学院、中国中医科学院和中国疾病预防控制中心，带动全国知名院校、科研单位和医院，有多位院士和海内外数千位优秀专家参加。国内知名的医学和百科编审汇集中国协和医科大学出版社，并培养了一批热爱百科事业的中青年编辑。

回览编纂历程，犹然历历在目。几年来，《中华医学百科全书》编纂团队呕心沥血，孜孜矻矻。组织协调坚定有力，条目撰写字斟句酌，学术审查一丝不苟，手书长卷撼人心魂……在此，谨向全国医学各学科、各领域、各部门的专家、学者的积极参与以及国家各有关部门、医药卫生领域相关单位的大力支持致以崇高的敬意和衷心的感谢！

《中华医学百科全书》的编纂是一项泽被后世的创举，其牵涉医学科学众多学科及学科间交叉，有着一定的复杂性；需要体现在当前医学整合转型的新形式，有着相当的创新性；作为一项国家出版工程，有着毋庸置疑的严肃性。《中华医学百科全书》开创性和挑战性都非常强。由于编纂工作浩繁，难免存在差错与疏漏，敬请广大读者给予批评指正，以便在今后的编纂工作中不断改进和完善。

刘德培

凡　例

一、《中华医学百科全书》（以下简称《全书》）按基础医学类、临床医学类、中医药学类、公共卫生类、军事与特种医学类、药学类的不同学科分卷出版。一学科辑成一卷或数卷。

二、《全书》基本结构单元为条目，主要供读者查检，亦可系统阅读。条目标题有些是一个词，例如"胎病"；有些是词组，例如"五色主病"。

三、由于学科内容有交叉，会在不同卷设有少量同名条目。例如《针灸学》《中医儿科学》都设有"惊风"条目。其释文会根据不同学科的视角不同各有侧重。

四、条目标题上方加注汉语拼音，条目标题后附相应的外文。例如：

wàizhìfǎ
外治法（external therapeutic method）

五、本卷条目按学科知识体系顺序排列。为便于读者了解学科概貌，卷首条目分类目录中条目标题按阶梯式排列，例如：

疽 ……………………………………………………………………………
　有头疽 …………………………………………………………………
　　百会疽 ………………………………………………………………
　　脑疽 …………………………………………………………………
　　　对口疽 ……………………………………………………………

六、各学科都有一篇介绍本学科的概观性条目，一般作为本学科卷的首条。介绍学科大类的概观性条目，列在本大类中基础性学科卷的学科概观性条目之前。

七、条目之中设立参见系统，体现相关条目内容的联系。一个条目的内容涉及其他条目，需要其他条目的释文作为补充的，设为"参见"。所参见的本卷条目的标题在本条目释文中出现的，用蓝色楷体字印刷；所参见的本卷条目的标题未在本条目释文中出现的，在括号内用蓝色楷体字印刷该标题，另加"见"字；参见其他卷条目的，注明参见条所属学科卷名，如"参见□□□卷"或"参见□□□卷□□□□"。

八、《全书》医学名词以全国科学技术名词审定委员会审定公布的为标准。同一概念或疾病在不同学科有不同命名的，以主科所定名词为准。字数较多，释文中拟用简称的名词，每个条目中第一次出现时使用全称，并括注简称，例如：甲型病毒性肝炎（简称甲肝）。个别众所周知的名词直接使用简称、缩写，例如：B超。药物名称参照《中华人民共和国药典》2015 年版和《国家基本药物目录》2012 年版。

　　九、《全书》量和单位的使用以国家标准 GB 3100～3102—1993《量和单位》为准。援引古籍或外文时维持原有单位不变。必要时括注与法定计量单位的换算。

　　十、《全书》数字用法以国家标准 GB/T 15835—2011《出版物上数字用法》为准。

　　十一、正文之后设有内容索引和条目标题索引。内容索引供读者按照汉语拼音字母顺序查检条目和条目之中隐含的知识主题。条目标题索引分为条目标题汉字笔画索引和条目外文标题索引，条目标题汉字笔画索引供读者按照汉字笔画顺序查检条目，条目外文标题索引供读者按照外文字母顺序查检条目。

　　十二、部分学科卷根据需要设有附录，列载本学科有关的重要文献资料。

目 录

zhōngyī wàikēxué

中医外科学（surgery of Chinese medicine）

以中医药理论为指导，研究外科疾病的病因、病机、辨证、治疗、转归以及预防调护的临床学科。中医外科学具有独特的理论体系，特点是运用"有诸内，必形诸外""治外必本诸内"的人体内、外统一理论认识疾病的发生和演变规律，以阴阳辨证为纲，应用内治法和外治法相结合的方法防治疾病。几千年来，中医外科学经历了经验的积累、理论的形成与发展、临床治疗方法的建立与完善等过程，并受到所处时代科学技术水平、中医学整体发展以及西医外科学等影响，学科体系逐渐成熟，学科特色更加鲜明，成为中医药学的重要组成部分。

简史 中医外科学历史悠久。在原始社会，人们在劳动和生活中与野兽搏斗，与气候抗争，不可避免地出现各种创伤，从而产生了用植物包扎伤口、拔去体内异物、压迫伤口止血等最初的外科治疗方法。之后，发展到用砭石、石针刺开排脓治疗脓肿。殷商时期的甲骨文已有外科病名的记载，如疾自（鼻）、疾耳、疾齿、疾舌、疾足、疾止（指或趾）、疥、疟等。周代《周礼》中所载"疡医"，即指外科医生，主治肿疡、溃疡、金疡和折疡。据汉·班固《汉书》记载，西汉时期问世的《金创瘲疭方》是中国第一部外科学专著，可惜已经散失。汉代《五十二病方》是中国现存最早的方书，书中已有痈、疽、金疮、痔疾、皮肤病等许多外科病的记载，并叙述了砭法、灸法、熨法、熏法、角法、按摩等疗法。

《黄帝内经》是中医药学第一部经典著作，包括《黄帝内经素问》（以下简称《素问》）以及《灵枢经》两部分，其为中医药学建立了系统的理论基础。《黄帝内经》涉及的外科疾病近30种，包括《素问》中的丁、痤、疿、痔、口疮、疝、厉风、瘰等及《灵枢经》中人体不同部位的痈疽17种。书中阐述痈疽疮疡的病因病机，奠定了外科疮疡类疾病证治的理论基础。书中还记载了针砭、按摩、猪膏外敷等多种外治方法，并最早提出用截趾手术治疗脱疽。

汉·张仲景《伤寒杂病论》对中医外科学的贡献较大。此书提出的辨证论治理论，对外科疾病的证治具有重要指导意义。书中对肠痈、寒疝、蛔厥等外科病症的诊治做了比较详细的论述，所载大黄牡丹汤、薏苡附子败酱散、乌梅丸等，至今仍为临床所采用。汉末华佗是中国历史上最著名的外科医生，首创应用麻沸散作为全身麻醉剂，进行死骨剔除术、剖腹术等，堪称外科鼻祖。

在三国两晋南北朝时期，由齐·龚庆宣所撰的中国现存第一部外科专著《刘涓子鬼遗方》问世。主要阐述痈疽的鉴别诊断与治疗，包括疮疖、瘰疬、疥癣等，载有止血、止痛、解毒、收敛、镇静等内、外治法处方140多个。此书最早记载了用局部有无"波动感"辨脓，并指出破脓时，切口应选在下方；首创用水银膏治疗皮肤病，比其他国家早了约6个世纪。晋·葛洪所著《肘后备急方》，记载了许多简易有效的医方与外治方法。他提出用海藻治瘿，是世界上最早应用含碘食物治疗甲状腺疾病的记载；提出用狂犬脑组织外敷伤口治疗狂犬咬伤，开创了用免疫法治疗狂犬病的先河。

隋·巢元方所著《诸病源候论》是中国现存最早论述病因病机的专著，书中对许多外科疾病（包括40余种皮肤病）的病因病机进行了阐述，如指出疥疮由虫引起；对疫疔（炭疽）的感染途径认识到"人先有疮而乘马乃得病"，指出此病是接触疫畜染毒引起。而且在书中已有肠吻合术的记载。

唐·孙思邈《备急千金要方》是中国最早的临床实用百科全书，书中记述整复下颌关节脱位的手法与西医学的手法复位相似；其用葱管导尿治疗尿潴留的记载，比1860年法国发明橡皮管导尿早1200多年；此书记载的脏器疗法，如食用动物肝脏治疗夜盲等经验被后世医家证实了其科学性及有效性。此外，唐·王焘《外台秘要》载方6000余首，其中有不少是外科方剂。

宋代外科发展较快。在病因病机分析上，进一步认识到痈疽的发生与机体虚实相关，故在痈疽的治疗上，反对拘泥于古方，主张根据三因所致，热者清之，寒者温之，虚者补之，实者泻之，脓者针之，注重扶正与祛邪相结合，内治与外治相结合。赵佶《圣济总录》首论疡科"五善七恶"。后世医家在此基础上进一步发挥，并发现"五善七恶"的变化与脏腑功能存在内在联系，掌握这些规律，能提高辨证与判断预后的准确性。王怀隐等编写的《太平圣惠方》总结了内消、托里等内治方法在外科方面的应用。内消法系防止化脓，促其消散向愈；托里法有促进化脓之意，以托毒外出。其充分运用人的整体调节作用以治病，医理和经验十分宝贵。在治疗痔疾方面，采用了熏、洗、掺、敷等多种治疗方法，提高了疗效；尤其在应用砒剂治疗痔疮方面，后经改进，形成了外科疗痔的通治方药。其采用烧灼法消毒手术器械等，无菌观念隐现其中。宋庆历年间吴简绘制的《欧希范五脏图》以及之后杨介编写的《存真图》，是中国较早的解剖学著作，有助于医者对人体脏腑进一步了解，特别是对内痈的诊断有所帮助。魏岘《魏氏家藏方》是首载枯痔散的方书；东轩居士所撰《卫济宝书》专论痈疽，分"痈疽"为"五发"：一曰癌，二曰瘭，三曰疽，四曰痼，五曰痈，并附图说明之，对其治法进行论述。书中还记载很多医疗器械，如灸板、炼刀、竹刀、小钩等的用法，适用于疡科临床手术的需要；李迅《集验背疽方》对背疽的病因、症状、治疗进行了较全面论述。陈自明《外科精要》强调对痈疽要辨证论治，应区分寒热虚实，重视整体观治疗外疡，不局限于刀针、敷药。书中载有托里排脓的多个方药，至今仍在临床中应用。

金元时代的外科著作，有元·朱震亨的《外科精要发挥》、元·危亦林的《世医得效方》、元·滑寿的《痔漏篇》等。元·齐德之的《外科精义》，总结了元代以前各种方书的经验，认为外科疾病是阴阳不和、气血凝滞所致，指出"治其外而不治其内，治其末而不治其本"的方法是错误的，并且首次把二十六部脉象变化和外科临床密切结合起来，旨在扭转外科医生轻视脉诊的不良倾向，为外科整体观念的建立做出了贡献。在治疗方面，主张先辨阴阳虚实，采取内外结合的方法，较全面地总结了灸法、针烙法、砭镰法、渍渍法、贴敷法

等外治法在外科的临床应用，并在刘完素"治疮大要"的基础上倡内消法、托里法、追蚀法、止痛法等。从此，外科消、托、补三大治法基本确立。《世医得效方》是一部创伤外科学专著，在整骨方面有详尽的记述，尤其是脊柱压缩性骨折的悬吊复位，在外伤科治疗史上占有重要地位，较国外对相同疗法的报道早600余年之久。为适应创伤外科的临床需要，此书对麻醉药的组成、适应证、剂量均有具体说明，全身麻醉术获得了较大的发展；同时，此书记载了使用夹板、铁钳、凿、剪刀、桑白线等器材进行各种创伤外科手术。元·李仲南《永类钤方》所收录的肛门漏疮挂线疗法是迄今为止最早的文献记载。金·张从正在《儒门事亲》中记载"七疝"病候，使疝的诊断和治疗得到进一步提高；其首载用"漏针"抽水的方法治疗水疝，显示了这一时期医家治疗思想的活跃性。

明清时期，中医外科学进入发展的黄金时期。此时，外科专著大量涌现，名医辈出，学术思想活跃，出现了不同的学术流派，主要以陈实功、王维德及高秉钧为代表。①正宗派：以明·陈实功的《外科正宗》为代表。此书内容丰富，条理清晰，被后世医家评价为"列证最详，论治最精"，对中医外科学的发展影响很大。其重视脾胃，主张应用外治法和进行外科手术，外治法有熏、洗、熨、照、湿敷等，并记载手术方法14种。②全生派：以清·王维德的《外科证治全生集》为代表。其主要学术思想为"阴虚阳实"论，创立了外科证治中以阴阳为核心的辨证论治法则。对阴疽的治疗，提出"阳和通腠，

温补气血"法则，并主张"以消为贵，以托为畏"，反对滥用刀针。创立了阳和汤、阳和解凝膏、犀黄丸和小金丹等治疗阴疽名方，至今仍广为运用。③心得派：以清·高秉钧《疡科心得集》为代表。高氏的学术思想为"外疡实从内出论"，将温病学说引入外科病证治，用三焦辨证揭示了外科病因与发病部位的规律。在治疗上善于应用治疗温病的犀角地黄汤、紫雪丹、至宝丹等治疗疔疮走黄。明·汪机的《外科理例》首创玉真散治疗破伤风；明·陈司成的《霉疮秘录》是中国第一部梅毒专著，书中指出梅毒由性交传染且可遗传，并详细记录了应用砒、汞剂治疗梅毒的方法。此外，清·吴谦等编写的《医宗金鉴》、清·余听鸿著《外证医案汇编》等，至今仍是外科学习的重要参考书。

清代医药学家吴师机的《理瀹骈文》是外治法专著，此书集外治法之大成，主张以外治法通治内、外诸病，载膏药方共计138首，以膏药疗法为主，治病范围遍及内、外、妇、儿、伤、五官等科。此外，清·马文植的《外科传薪集》以及清末至民初张山雷的《疡科纲要》等外科专著，对中医外科学的发展均具有推动和促进作用。

新中国成立后，中医外科学在学术上取得了很大发展。各中医研究机构、中医医院、中医院校相继成立。著名的中医外科学专家到中医院校任教，培养出一批高级中医外科学人才，中医外科学的专业队伍不断壮大。

1988年南京中医学院首次创办了中医外科学专业，在中医外科学本科教育方面进行了有益的尝试。许多中医医疗机构都设有

中医外科,有些地方还成立了中医外科的专病研究所或医院,成为中医外科的临床实践及科学研究基地。20世纪80年代中华全国中医外科学会设有疮疡、皮肤、肿瘤、周围血管、乳房病、甲状腺病、男性病、肛肠、蛇伤、小针刀等专业委员会,为广泛开展中医外科学学术交流,促进中医外科学学术繁荣创造了条件。

在人才培养和教材建设方面,从1960年中医研究院编著的《中医外科学简编》,到上海中医学院两次主编的《中医外科学》讲义,再到1980年广州中医学院主编的《外科学》(中医专业用),逐渐形成了全国中医院校中医外科学的统编教材及规划教材。中医院校使用的不同版本的中医外科学教材,各具千秋,有各个不同时期、不同地方的风格,为中医外科学的发展与人才培养做出了重要贡献。全国已有中医外科学专业博士培养点和博士后流动站近20个,为培养中医外科学高层次人才奠定了基础。

中医外科学在临床方面也取得了很大进展,主要体现在特色鲜明、优势明显的专科专病的建设上。

自20世纪50年代开始,以中医为主的中西医结合诊治急腹症得以广泛开展,取得了一定成绩,应用清热解毒、活血化瘀、通里攻下的方药,结合针灸、电针、穴位注射、耳穴压贴等方法治疗急性阑尾炎、急性上消化道穿孔、肠梗阻、胰腺炎等均取得肯定的疗效。中医中药成为急腹症各型各期非手术综合治疗中的主要组成部分。四川大学华西医院在中西医结合治疗重症急性胰腺炎的临床实践中,以卫气营血和脏腑辨证为基础,提出运用气分、血分、脏衰、恢复分期概括此病的证候特点,并用热病理论的病机传变规律,建立了综合运用益气救阴、活血化瘀、清热解毒、通里攻下四大主要治法治疗此病的辨证论治体系。治疗重症急性胰腺炎患者3390例,死亡率降低至4%、手术率降低至8.2%,居国内外领先水平,获国家科技进步二等奖。

慢性骨髓炎的中医药和中西医结合治疗取得了显著成绩,尤其对于已形成死骨、骨腔积脓、形成窦道者,局部以升丹为主的药捻蚀管祛腐,剔除小型死骨,用中西药液冲洗,配合内服清热解毒、祛瘀通络、补髓养血的中药,可将化脓性骨髓炎治疗的总有效率提高到80%以上。

对乳房疾病的研究比较有代表性的是对浆细胞性乳腺炎的临床研究。上海中医药大学附属龙华医院将治疗肛瘘的挂线疗法运用于乳晕瘘管的治疗,手术简便、疗效好,并且大多可以保持乳房外形。中医中药防治乳腺增生取得了较大进展,以北京中医药大学东直门医院研制的乳块消为代表,陆续出现了乳癖消、乳康片等。实验研究表明,中药治疗乳腺增生可能是通过调整免疫和内分泌功能而发挥作用。

中医利用外治与内治的综合优势治疗周围血管疾病,如内服中药,静脉注射中药,同时进行外敷、药熏、药熨、药浴、针刺、艾灸等,必要时与手术、介入疗法并用,取得了较好的疗效。不仅疾病早期治愈率高,而且提高疾病后期的有效率,降低了复发率和致残率。实验研究证实,中药有改善血管弹性、抗凝、溶栓等作用。

对烧伤的研究主要体现在中药制痂疗法和湿润暴露疗法的研究方面。中药制痂疗法使多数病例得以在痂下愈合,为深Ⅱ度烧伤的治疗提供了简便有效的方法;湿润暴露疗法是利用中药湿润烧伤膏,使烧伤创面保持在暴露的、湿润而不浸渍的环境下修复,不仅具有抗感染、减少渗出、消炎止痛的作用,而且由于外敷药形成屏障,还有防止创面再感染及促进创面愈合和上皮再生、减少瘢痕形成的作用。

中医治疗肛门痔瘘疾病取得了较大进展,采用切开挂线或拖线疗法解决了高位肛瘘的难治之点;外剥内扎术是治疗混合痔的改进手术,不仅疗效显著,而且避免了西医环切术导致的肛门狭窄、黏膜外翻等后遗症;消痔灵硬化剂注射治疗内痔效果满意,并得以推广。

中医诊治泌尿男科疾病也取得了较大进展。20世纪70年代初对尿石症采用中西医结合总攻疗法,提高了排石率、缩短了疗程。对慢性前列腺炎的临床研究表明,瘀阻、湿热、肝郁及肾虚为其主要病机,治疗上以祛邪为主,或攻补兼施,并配合按摩、脐疗、灌肠给药等综合疗法,取得很好的治疗效果。在治疗男性不育的临床和实验研究方面,也取得了可喜成绩。

中医药治疗肿瘤具有延长生存期、提高生存质量及调整机体免疫功能等作用。中医药配合手术、放疗、化疗,可以促进术后恢复,减轻不良反应,加强治疗效果。基础实验研究表明,中医药具有直接杀伤癌细胞、双向调节免疫功能、抗转移及诱导细胞分化等作用。

在皮肤病的治疗方面也取得了可喜的成果,应用中医药提高了真菌病、湿疹、银屑病的临床疗效。在中医药治疗系统性红斑狼疮等结缔组织病中，雷公藤制剂的运用对改善症状、调节机体免疫功能均有很好的作用。

在外治法研究方面，2009年"中医外治特色疗法和外治技术示范研究"项目获得国家科技支撑计划支持。通过临床与实验研究，进一步规范中医外治特色疗法，建立中医外治优势病症的临床治疗方案，完善中医外治疗法临床疗效评价标准，制定中医外治技术操作规范并进行推广应用，以提高临床疗效。研究成果已纳入有关疾病临床路径和诊疗指南。

研究范围　传统中医外科学和现代中医外科学研究范围有所不同。中国医事分科最早始于周代，在《周礼》中有疡医的记载，其主治肿疡、溃疡、金疡和折疡。金疡指被刀、釜、剑、矢等利物所伤，折疡指击扑、坠跌等所致的损伤。唐宋时期，外科主要涉及疮疡及骨伤，包括肿疡、溃疡、皮肤病、骨折、创伤等。元代医事分为十三科，外科称金疮肿科，包括金镞与疮疡。至明清时期，医事分科更细，骨伤、耳鼻咽喉、眼科等疾病一般开设专科分治。这一时期，外科统称为疮疡科，以治疗疮疡、皮肤疾病和肛肠疾病为主，但在当时的许多外科专著中所论述的病种却远超出这一范围，如《外科正宗》和《疡科心得集》中所论病种，除疮疡、皮肤病、肛肠疾病外，还包括男性前阴、乳房、颈部、四肢等各部疾病以及金疮、跌仆、烧伤、虫咬、岩瘤、内痈等。清·顾世澄《疡医大全》更是集古今医家之大成，论述范围涉及人体内、外各部疾病。总而言之，传统中医外科学的研究范围，虽然随着历代医事制度的变革而有所变化，但其主要研究发于人体体表或窍道、肉眼可见、有形可征及以外治为主要疗法的疾病，如疮疡、瘿、瘤、岩，以及肛肠、皮肤、男性前阴、乳房、外周血管、口、眼、耳、鼻、咽喉等部位的疾病及跌仆闪挫、金刃损伤、水火烫伤、虫兽咬伤等。

由于学科之间的相互交叉和渗透，确切地对现代中医外科学的范围进行界定有一定难度。根据国务院学位委员会办公室下发的有关文件，中医外科学属于中医学的二级学科。现代中医外科学的研究范围除疮疡、瘿、瘤、岩及乳房、皮肤、肛肠、男性前阴、周围血管疾病和其他外伤性疾病外，还包括内痈（如肝痈、肠痈等）、急腹症、疝、泌尿生殖和性传播疾病等。

学术优势　由于所研究的疾病不同，中医外科学形成了特有的理论体系和独特的治疗方法。

中医外科学对疾病的发生、发展和治疗都非常强调整体观念。认为疾病的发生与外界环境和人体内部气血脏腑功能失调息息相关，外科所强调的"有诸内必形诸外""外治之理，即内治之理；外治之药，内治之药"，体现了这种整体观。外科疾病虽然大多发生于体表局部，但这些外症均是各种致病因素导致脏腑失调，经络阻塞，毒热壅聚而发，即"证虽外发，病本内因"，故在治疗方面都必须"本于内"，以不影响正气为原则。

中医外科学的治疗理论源于《黄帝内经》，后世医家各有发挥和补充。如对于疮疡的内治法，金·刘完素《素问病机气宜保命集》提出，治疮之大要，须明托里、疏通、行荣卫三法。认为疮疡之病由外之内者，恐邪气极而内行，故事先行托里；由内之外者，其邪气深居于内，故宜疏通以绝其源；内外之中者，其病在经，当和荣卫。这种治则基于外科病因之三因学说而提出。此后，明代王肯堂和陈实功则明确提出了疮疡的消、托、补三大法则。在此基础上进一步发展，又有解毒、通里、清热、理湿、和营、祛瘀、理气、通络、化痰、软坚等众多的内治法，充分体现了中医辨证施治的灵活性、针对性。在外治法方面，有"消肿散结""祛腐生新""煨脓长肉""截毒"等中医外科学特有的治疗理论。这些独特的治疗理论，在指导临床实践中显示了其优势，现代实验研究也证明了这些治疗理论的科学性。

徐大椿云："外科之法，最重外治。"外治法的研究和应用是中医外科学的特色，包括药物外治疗法、手术疗法及其他疗法等，如《周礼》记载疡医治病的"祝药"就是外治使用的敷药。《五十二病方》亦记载有围药、熏洗、涂药、烫法、角法、砭针和手术等。《理瀹骈文》收载的外治法有涂、熏、敷、浸、擦、吹、吸、扎、坐等数十种。清·孙震元撰《疡科会粹》，收集乾隆以前诸外科学家各种外治法达36种。由此可见，中医外科学的外治法十分丰富，且在临床上仍广泛应用。

（李曰庆）

yáng

疡（ulcer）　中医外科疾病的总称。又称外疡。古称外科为疡科，称外科医生为疡医，许多外科专著也冠以"疡"字，如清·顾世澄《疡医大全》、清·高秉钧《疡科心得集》、清末至民初张山雷《疡科纲要》等。周代《周礼》记载疡医"掌肿疡、溃疡、金疡、折疡之祝药劀杀之齐"。

（陈红风）

yōngjū

痈疽（ulcer）

湿热火毒阻于肌肤、筋骨，致气血凝滞，经络阻塞，化腐成脓而发的疾病。古代常痈疽并称，为一切体表浅显外科疾病的统称。今常痈、疽分而论述。痈者，壅也，邪热壅聚而成。痈发于肌肤之间，病程较短，一般2周左右，局部红肿热痛，范围较小，在二三寸之间，易肿，易脓，易溃，易敛，一般不损伤筋骨及败坏脏腑，分外痈和内痈两类。生于体表皮肉之间等浅表组织的痈，称外痈；生于脏腑的痈，称内痈。疽者，阻也，气血为毒邪阻塞而不行。疽发于皮肉及筋骨，病程较长，一般1个月以上，范围较大，在三四寸之间，可损伤筋骨及内攻脏腑，分有头疽和无头疽两类。《灵枢经》阐述了痈疽的病因病机、诊断及鉴别诊断；隋·巢元方《诸病源候论》将"痈""疽"分别论述，认为痈病位浅表，疽病位深里；清·王维德《外科证治全生集》主张以色泽分痈疽，以痈疽分阴阳，谓红肿者为痈、为阳，而白肿者为疽、为阴。清·吴谦等编写的《医宗金鉴》指出："发于筋骨间者，名疽，属阴；发于肉脉之间者，名痈，属阳。"

（阙华发）

jiéhé

结核（subcutaneous node）

发于体表皮肉之间的圆形小结块。为症状名。清·吴谦等编写的《医宗金鉴》："此证生于皮里膜外，结如果核，坚而不痛。"结核涉及的范围较广，性质不一，常指瘰疬、乳癖、体表肿瘤等结块。金·刘完素《河间六书》："夫瘰

病者，经所谓结核是也？或在耳前后……连及颈颔，下连缺盆，皆为瘰病。"明·楼英《医学纲目》："结核连续者为瘰病。"清·邹岳《外科真诠》："乳癖，乳房结核坚硬。"清·王维德《外科证治全生集》："大者名恶核，小者名痰核。"

（陈红风）

lòu

瘘（fistula）

体表与脏腑之间相通的、具有内口和外口的病理性管道。特点是体表溃口处脓水或分泌物外流，淋漓不尽，久不收口，犹如滴漏。属于中医学"漏"的范畴。《山海经》记载："食者不痈，可以为瘘。"

（陈红风）

nǔròu

胬肉（luxuriant granulation）

疮疡溃破后，过度生长高突于疮面或暴翻于疮口之外的腐肉。与中医眼科"胬肉攀睛"（即翼状胬肉，pterygium）不同。胬肉是在疮面治疗过程中，由于坏死组织过度增生、局部感染未予控制或过早使用生肌药物等，疮面的腐肉生长过快，上皮组织生长相对过缓，造成腐肉突出于疮面，高于皮肤。治疗时首先将高于皮肤表面的坏死组织用刮匙刮除，然后用九一丹或八二丹敷于疮面，待新鲜肉芽组织生出后外敷生肌玉红膏。

（杨博华）

ròuyá

肉芽（granulation）

外科创面在愈合过程中形成的新鲜组织。肉芽组织（granulation tissue）是由新生薄壁的毛细血管以及增生的成纤维细胞构成，并伴有炎症细胞浸润，肉眼表现为鲜红色，颗粒状，柔软湿润，形似鲜嫩的肉芽故而得名。病理学"肉芽组

织"的概念是组织损伤过程中，为取代坏死的实质组织，周围幼稚结缔组织增生，形成红色颗粒样柔软组织，状似肉芽。肉芽组织在组织损伤修复过程中有以下重要作用。①抗感染、保护创面。②填补创口及其他组织缺损。③机化或包裹坏死、血栓、炎性渗出物及其他异物。肉芽组织在组织损伤后2~3天内即可出现，填补创口或机化异物。随时间推移，肉芽组织按其生长先后顺序逐渐成熟。主要形态标志为：水分逐渐吸收；炎性细胞减少并逐渐消失；毛细血管闭塞、数目减少。肉芽组织成熟为纤维结缔组织并转变为瘢痕组织使创面愈合。

中医"肉芽"又指生于肌肤之良性赘疣，是人乳头瘤病毒（HPV）引起的表皮良性赘生物。出明·申斗垣《外科启玄》。又名疣、疣疮，俗称瘊子，或名尤。系风邪搏于肌肤而生，或为肝虚血燥、筋气不荣所致。不属此处所论述范畴。

（杨博华）

chuāngkǒu

疮口（open sore）

一切外科疾病的溃口。狭义为发于体表的化脓性疾病的溃口。疮从仓。"仓"本指圆柱形粟堆，转指生于皮肤的红肿块，表面隆起，分布着脓包微粒，形状像谷仓里的粟堆，含义即为"粟堆样的肿块"。宋·周密《齐东野语》曰："以淡虀水涤疮口。"

（李国信）

chuāngmiàn

疮面（ulcer surface）

疮疡之表面。包括肿疡和溃疡的局部病变表现。疮面红赤、高肿、焮热、疼痛剧烈、脓质稠厚、肉芽红活，多属阳证；疮面苍白、平塌、不热、疼痛和缓、脓质稀薄、肉芽

苍白，多属阴证。

（李国信）

mǎkǒu

马口（urethra）　男性阴头中间的开口。又称马眼。为尿道外口，是精液和尿液排出的外口。此名见于清·高秉钧《疡科心得集》："夫肾岩翻花者……初起马口之内，生肉一粒。"清·邹岳在《外科真诠》中将男性生殖器官划分为：玉茎（阴茎）属肝，马口属小肠，阴囊属肝，肾子（附睾、睾丸）属肾，子系（精索）属肝。由于男性尿道具有排精、排尿的双重功能，古人将其称为"精道""溺道"或"水道"。精、溺二窍由肾所主，但与其他脏器的生理功能亦密切相关。因马口属小肠，临床上用导赤散（生地黄、木通、生甘草梢、竹叶）治疗心热下移于小肠，表现为小便赤涩刺痛、舌红、脉数等泌尿系感染属下焦湿热者。

（张春和）

zǐxì

子系（spermatic cord）　维系睾丸的组织。古人认为其是由"筋"组成的柔软束状组织，故以"系"或"筋"为名。从现代解剖学看，子系相当于精索。子系的功能一是维系悬挂睾丸；二是肾等脏腑的气血精微物质以此为通道供给睾丸营养；三是生殖之精以此为通道排入女性体内而生育。子系患病，通道不畅，令睾丸失去肾气等精微物质的温煦濡养或生殖之精排泄障碍，可以导致阳痿、不育等疾病。子系之病，主要从肝调治。

（李海松）

gēnpán

根盘（hard base of swollen sore）　肿疡基底部周围边界清楚的坚硬区。根盘收束者多为阳证，

平塌者多为阴证。

（李日庆）

gēnjiǎo

根脚（root of swollen sore）　肿疡的基底根部。根脚收束者多为阳证，根脚软陷者为成脓，根脚散漫或塌陷者多提示可能发生走黄。

（李日庆）

yìngzhǐ

应指（palpable fluctuation）　用手按压已化脓或有其他液体的患处时产生波动感的表现。是疮疡脓已成时重要的临床表现。

（李日庆）

hùchǎng

护场（protecting field）　在疮疡正邪交争过程中，正气能约束邪气，使之不至于深陷或扩散而形成局部作肿的表现。"护"有保护之意，"场"为斗争场所。有护场说明正气充足、疾病易愈，无护场说明正气不足、预后较差。

（李日庆）

dàinóng

袋脓（pus pocket）　溃后疮口缩小，或切口不当致使空腔较大，脓液不易排出而蓄积于腔底的表现。因形似口袋而得名。形成袋脓后，影响疮口愈合，可用垫棉法加压包扎，如无效可扩创引流。

（李日庆）

zhōngyī wàikē jíbìng bìngyīn

中医外科疾病病因（cause of surgery of Chinese medicine）　导致人体阴阳平衡失调而发生外科疾病的原因。中医外科疾病大多生于体表，易于诊断，但每一种外科疾病的病因各不相同。中医学历来主张"审因论治"，不同的病因病机，治疗方法也不同，因此，掌握病因病机对诊治外科疾病有重要的指导意义。外科疾病的发生，大致有外感六淫、情

志内伤、饮食不节、外来伤害、劳伤虚损、感受特殊之毒、痰凝血瘀七个方面的因素。

外感六淫　六淫是风、寒、暑、湿、燥、火六种外感邪气的总称。明·申斗垣《外科启玄》曰："天地有六淫之气，乃风寒暑湿燥火，人感受之则营气不从，变生痈肿疔疖。"六淫之邪在人体抗病能力低下时，成为发病条件，正如《素问》云："邪之所凑，其气必虚。"但当六淫邪毒的毒力特别强，超出人体正常抗病能力时，也能造成外科疾病的发生和发展。六淫邪毒致病大多具有一定的季节性，如春季多风邪，夏季多暑邪，长夏多湿邪，秋季多燥邪，冬季多寒邪等。气候变幻无常，六淫邪气可单独中人，亦可兼夹致病。

风　为春季主气，是外感病症的先导。风为阳邪，善行而速变，故发病迅速，多为阳证；风性燥烈，风性上行，多侵犯人体上部，引起颈痛、头面丹毒等病。风邪致病特点为：其肿宣浮，患部皮色或红或不变，痛无定处，走注甚速，伴恶风、头痛等全身症状。

寒　是冬季主气，具有寒冷、凝结、收引特性。冬季多寒，侵袭人体易致局部气血凝滞，血脉流行失常，故易生冻疮、脱疽、流痰等。寒为阴邪，其病多为阴证，常侵袭人体的筋骨关节，患部多表现为色紫青暗，不红不热，肿势散漫，痛有定处，得暖则减，化脓迟缓，常伴恶寒、四肢不温、小便清长等全身症状。

暑　乃夏季主气，为火热之气所化。夏季多暑热，且暑必夹湿，暑热外受，蕴蒸肌肤，汗出过多，或汗出不畅，以致暑湿逗留，易发生暑疖，甚至形成暑湿

流注。同时，皮肤经常处于潮湿的环境，不仅影响阳气通达于肌表，而且降低局部的抵抗力，更易为外邪所侵。暑为阳邪，具有热微则痒、热甚则痛、热胜肉腐等特征，故其致病多见阳证，可见患部焮红、肿胀、灼热、糜烂流脓或伴滋水，或痒或痛，其痛遇冷则减，常伴口渴胸闷、神疲乏力等全身症状。

湿　为长夏主气，湿性趋下、重浊黏腻。冒雨涉水或居地潮湿等均可感受湿邪。在外科疾病中，湿热相兼尤为多见。外科疾病发于身体下部者，多与湿邪有关。如湿热流注于下肢，可发臁疮、脱疽、急慢性下肢丹毒等病；湿热下注于膀胱，则见尿频、尿急、尿痛、尿血等症，如血淋、石淋等；湿侵肌肤，郁结不散，与气血相搏，可发生湿疮、水疱、脓疱疮、渗液等损害。

燥　是秋季主气，秋季多燥，有凉燥与温燥之分。秋风初凉，西风肃杀，感之者，多病凉燥；若久旱无雨，天时风热过胜，感之者，多为温燥。在外科发病过程中，以温燥者居多，燥邪易致皮肤干燥皲裂，外邪乘机侵袭，易致生痈或引起手足部疔疮等；燥邪易伤人体阴液，侵犯皮肤，致患部干燥、枯槁、皲裂、脱屑等，常伴口干唇燥、咽喉干燥或疼痛等全身症状。

火　具有燔灼、炎上、耗气伤津、生风动血等特性。火属热，热为火之轻，火为热之重，两者仅在程度上有差别。其致病大多为直接感受温热之邪，如疔疮、有头疽、痈、药毒、丹毒等。火为阳邪，其病多为阳证，多表现为发病迅速、来势猛急，患部焮红灼热，肿势皮薄光泽，疼痛剧烈，容易化脓腐烂，或有皮下瘀

斑，常伴口渴喜饮、小便短赤、大便干结等全身症状。

在发病过程中，风、寒、暑、湿、燥诸邪毒均能化热生火，所以外科疾病的发生，尤以"热毒""火毒"最为常见，正如清·吴谦等编写的《医宗金鉴》说："痈疽原是火毒生。"

情志内伤　情志指人的内在精神活动，包括喜、怒、忧、思、悲、恐、惊，又称七情。在一般情况下，大多属于生理活动的范围，不足以致病。如果受到长期的精神刺激或突然受到剧烈的精神创伤，超过人体生理活动所能调节的范围，可导致体内气血、经络、脏腑功能失调而发生外科疾病。《灵枢经》有云："喜怒不测……阴气不足，阳气有余，营气不行，乃发为痈疽。"《外科启玄》亦云："人有七情，喜怒忧思惊恐悲，有一伤之，脏腑不和，营气不从，逆于肉理，则为痈肿。"清·高秉钧《疡科心得集》认为，外科病"发于脏者为内因，不问虚实寒热，皆由气郁而成"。如郁怒伤肝，肝气郁结，郁久化火，肝郁伤脾，脾失健运，痰湿内生，以致气郁、火郁、痰湿阻于经络，气血凝滞，结聚成块，形成痰核或引起疼痛等。又如肝主疏泄，能调节乳汁分泌，若产妇精神过度紧张，易致肝胃不和，使乳汁积滞，乳络不畅，瘀久化热、邪热蕴蒸，以致经络阻塞，气血凝滞，导致乳痈的发生。又如瘿病的发生，由于忧恚郁怒，情志内伤，以致肝脾气逆，脏腑失和。肿瘤的发病更与情志内伤有关。朱震亨指出乳岩是"忧怒郁闷，朝夕积累，脾气消阻，肝气横逆"所致；失荣之病，清·吴谦等编写的《医宗金鉴》说："由忧思、恚怒、气郁、血逆与火

凝结而成。"总之，情志内伤所致的外科疾病常有循行肝经部位、夹瘀夹痰的表现特点。

饮食不节　恣食膏粱厚味、醇酒炙煿或辛辣刺激之品，可使脾胃功能失调，湿热火毒内生，同时感受外邪则易发生痈、有头疽、疔疮等疾病，故《素问》说："膏粱之变，足生大丁。"而且饮食不节、脾胃火毒所致的痈、有头疽、疔疮等病，较单由外邪引起者更为严重，如消渴合并有头疽。内痔的发生，也与饮食不节、过食生冷有关，如《素问》云："因而饱食，筋脉横解，肠澼为痔。"粉刺、酒齄鼻的发生，也多与过食肥甘厚味、醇酒炙煿、辛辣刺激之品有关。

外来伤害　凡跌仆损伤、沸水、火焰、寒冻及金刀竹木等物理和化学因素都可直接伤害人体，引起局部气血凝滞，郁久化热，热胜肉腐，导致瘀血流注、水火烫伤、冻伤、外伤染毒等外伤性疾病。同时也可因外伤而再感受毒邪，发生破伤风或手足部疔疮等；或因损伤后，脉络瘀阻，气血运行失常，筋脉失养而发生脱疽等。

劳伤虚损　主要指过度劳力、劳神及房事过度等因素，导致脏腑气血受损，阴阳失和，使正气亏损而发生疾病。如肾主骨，肾虚则骨骼空虚，风寒痰浊，乘隙入侵，而生流痰；肾阴不足，虚火上炎，灼津为痰，痰火凝结，而生瘰疬，且瘰疬治愈之后，可因体虚而复发。肝肾不足，寒湿外侵，凝聚经络，闭塞不通，气血运行不畅而成脱疽，或致阳事不兴。劳力过度，久立久行使肌肉劳损，可引起下肢筋瘤等。

感受特殊之毒　特殊之毒有虫毒、蛇毒、疯犬毒、药毒、食

物毒、疫毒等。外科疾病中，可因虫兽咬伤，感受特殊之毒而发病，如毒蛇咬伤、狂犬病；也可因接触疫畜如牛、马、羊而感染疫疗；还可因虫螫咬伤而发生虫咬皮炎。某些人由于禀性不耐，接触漆后而发漆疮，如隋·巢元方《诸病源候论》说："漆有毒，人有禀性畏漆，但见漆便中其毒也……亦有性自耐者，终日烧煮竟不为害也。"还有食用某种食物后中毒，如有毒的植物、毒蕈、河豚等，可引起严重反应，甚或导致死亡；或因禀性不耐而引起某些皮肤疾病等。

因天时而流行的疫疠之毒引起的外科疾病来势急剧，具有传染性。《素问》说："五疫之至，皆相染易，无问大小，病状相似。"此外，凡未能找到明确致病因素的病邪也称为毒，如无名肿毒。由毒而致病的特点为：一般发病迅速，有的具有传染性，常伴疼痛、瘙痒、麻木、发热、口渴、便秘等全身症状。古代医家在长期的医疗实践过程中，观察到某种致病因素不能概括在六淫之中，因而另创立了毒邪发病学说，这也是病因学方面的一大发展，为后世提供了辨证和治疗的依据。

痰饮瘀血 是脏腑功能失调的病理产物，在一定条件下，又能作用于某些器官导致新的病理变化，产生继发病症。即由致病因素引起的结果，反过来又能转化为另一病变的原因。临床上痰与瘀常相兼致病，互为因果。外科之痰，主要指凝聚于肌肉、经络、骨节之间，有征可凭的有形之痰，致病具有起病缓慢，病程较长，早期症状多不明显等特点。至于具体表现，因痰凝部位和所致病症的不同而各异。痰阻阳明、

少阳之经，而致瘰疬；痰凝乳络，而生乳核、乳癖；痰凝肌肤，则肢体结节肿块；痰留骨节，而发为流痰等。总之，某些外科疾病是痰引起的，所以直接以痰命名，如子痰、流痰、阴茎痰核等；还有一些疾病虽非以痰命名，但其发病与痰有关，如气瘿、肉瘿、石瘿、气瘤、肉瘤、骨瘤等；西医学中的一些囊肿性病变，如甲状腺囊肿、腱鞘囊肿、坐骨结节囊肿等，中医认为也与痰有关。

临证中凡外伤出血、血热妄行、脾虚失统或寒客经脉、热与血结、气虚不运、气滞不行等，均可造成血瘀。其致病范围广、病种多、症状复杂，涉及人体内外上下、脏腑经络、皮肉筋脉。除具有疼痛、结块、出血紫暗或挟有血块、面唇青紫、舌质紫暗或有瘀点、瘀斑以及脉涩或迟、沉、弦、结代等一般特点外，还因瘀血所在部位不同而各具特点。瘀阻皮肤，可发生白疕、油风、瓜藤缠等；血阻肌肤，营气不从，逆于肉里，乃生痈肿、疮疡等症；瘀阻趾端，血行痹塞，可发生脱疽；脉络滞塞不通，则发恶脉、胸痹；瘀血滞留肛门不散，脉络曲张，则发为痔；下焦蓄血，瘀阻膀胱，则致癃闭；瘀血阻于肠胃，血热相结，而发肠痈、肠结。此外，男子前阴病中之子痈、阴茎痰核等，因瘀血引起者亦为常见。肾岩、乳岩等恶性肿瘤，瘀血阻络更是重要致病因素。

以上各种致病因素可以单独致病，也可以几种因素同时致病，并且内伤和外感常相合而成。所以对每一种外科疾病的致病因素，应该具体分析、分别对待。

（李曰庆）

zhōngyī wàikē jíbìng bìngjī

中医外科疾病病机 (pathogenesis of surgery of Chinese medicine)

中医外科疾病发生、发展与变化的机理。其相关论述散见于各种外科专著中，历代以来，虽然不断地得到充实和深化，但尚未见到系统的专著。中医外科疾病的病机主要通过中医独特的脏腑、经络、气血、阴阳等学说来阐明。

关于中医外科疾病病机的论述最早见于《黄帝内经》。《素问》记载："营气不从，逆于肉理，乃生痈肿。"以后各家多沿此说，并且有所阐发。如清·吴谦等编写的《医宗金鉴》云："痈疽原是火毒生，经络阻膈气血凝。"逐渐形成了中医外科的基本病理学说。在致病因素的作用下，气血凝滞，营气不从，经络阻隔，脏腑失和，发于体表则为外疡，见于体内则为内痈。

总结历代医家关于中医外科疾病的发生机理，可归纳为邪正盛衰、气血凝滞、经络阻塞、脏腑失和4个方面。

邪正盛衰 中医外科疾病自始至终都存在邪正斗争的基本矛盾，它不但决定疾病证候"邪气盛则实""精气夺则虚"的特性，而且还直接影响疾病的预后与转归。正气旺盛，临床多为阳证、实证，发展顺利，预后良好。全身症状有高热、烦躁、便结、溲赤、苔黄、舌红、脉实有力等；局部症状因病而异，如邪实正盛的阳证疮疡，局部高肿根束，焮热灼痛，脓出稠厚，易溃易敛。正气不足则表现为阴证、虚证；正虚邪实或正虚邪恋容易逆变，预后不良。全身症状可见面黄神倦，或潮热盗汗，舌红或淡，脉虚无力等；局部多见患处色白、

平塌或坚硬结肿，不红不热，不痛或微痛，溃后脓水清稀淋漓，久不收口，迁延难愈，或毒盛内陷脏腑而为败证。中医外科疾病发展过程中，邪正盛衰的变化受治疗用药的影响较大，如阳证疮疡初期，一味地内服大剂量寒凉剋伐药物，常使正气内伤，气血凝滞而毒聚不散；又如疮疡脓成，无论阳证、阴证，不用托法，或溃后排泄不畅，切开引流不及时均可致毒留肌肤、筋骨，甚而内攻脏腑；重症或久病伤正之后，或热毒伤阴，或脓泄大伤气血，阳证实证可转为阴证虚证，从而导致正邪关系的本质发生动态变化。

外科疾病发生与否，与人体气血盛衰也有密切关系。气血盛者，即使外感六淫邪毒或情志内伤等也不一定发病；反之，气血虚弱则易于发病。正如清·陈士铎《外科秘录》中说："天地之六气，无岁不有，人身之七情，何时不发，乃有病有不病者，何也？盖气血旺而外邪不能感，气血衰而内正不能拒。"此外，气血盛衰直接关系到外科疮疡的起发、破溃、收口等，对整个病程的长短有一定影响。气血充足，外科疮疡不仅易于起发、破溃，也易于生肌长肉而愈合；气虚则难于起发、破溃；血虚则难以生肌收口；气虚下陷可致脱肛；血虚不润可致皮肤干燥、脱屑、瘙痒等。

气血凝滞 指气血生化不及或运行障碍而致气血功能失常的病理变化。《灵枢经》云："寒邪客于经络之中则血泣，血泣则不通，不通则卫气归之，不得复反，故痈肿。寒气化为热，热胜则肉腐，肉腐则为脓，脓不泻则烂筋，筋烂则伤骨，骨伤则髓消。"指出痈疽的发生与气血凝滞关系密切。

疾病的发生和发展为动态变化，因此病理过程也不断地发展和变化。当致病因素造成局部气血凝滞，可出现疼痛、肿胀、结节、肿块、出血、皮肤增厚、紫斑等。气血阻滞于人体，因部位不同而各具临床特征。如阻于肺则咳喘咯血；阻于肝则胁痛；阻于脾胃则呕吐腹胀；阻于膀胱则淋浊、癃闭、血尿；阻于肌肤则刺痛、肿胀、瘀斑、血肿；阻于筋骨则酸胀疼痛；阻于经脉则肢体拘急活动不利，甚则麻木冷痛。气血凝滞，郁而化热，热胜肉腐，血肉腐败，则蒸酿液化为脓。

经络阻塞 经络分布于人体各部，内联脏腑，外通皮、肉、筋、骨，具有运行气血、联络人体内外器官的作用，所以当各种致病因素引起局部气血凝滞，经络阻塞，毒邪壅遏，病变部位即可发生变性、渗出、增生等，出现局部红、肿、热、痛和功能障碍。病邪炽盛时，通过经络的传导，可以由外传里，内侵脏腑；而脏腑内在的病变也可以由里出表，正如元·朱震亨《丹溪心法》所云："盖有诸内者形诸外。"经络的局部虚弱也能成为外科疾病发病的条件。如外伤瘀阻后形成瘀血流注，头皮外伤血肿常可导致油风的发生，即"最虚之处，便是容邪之地"。此外，患处部位所属经络与外科疾病的发生发展有重要联系。如有头疽生于项的两侧者，为足太阳膀胱经所属，此经为寒水之经，也为多血少气之经，所以难以起发。臁疮本属难以愈合之病，而外臁与内臁相比，外臁较易于收口，因外臁为足三阳经所属，为多气多血之经；内臁为足三阴经所属，为多气少血之经。

脏腑失和 人体是完整统一

的有机体，外科疾病虽然绝大多数发于皮、肉、脉、筋、骨的某一部位，但与脏腑有一定联系。如肝气郁结，脾胃湿热火毒等可诱发疮疡；肺胃湿热蕴蒸，可发为痤疮；肺肾亏虚，可以致生瘰疬痰核；肠道运化失常，气血凝滞，可以导致肠痈。《素问》中说："诸痛痒疮，皆属于心。"明·申斗垣《外科启玄》："凡疮疡，皆由五脏不和，六腑壅滞，则令经脉不通而生焉。"故有"有诸外必本诸内"之说。

脏腑内在的病变可以反映于体表，而体表的毒邪通过经络传导也可以影响脏腑。如有头疽、颜面疔疮、疫疔、毒蛇咬伤等可因热毒、疫毒、蛇毒的毒邪炽盛，或因体虚正不胜邪，毒邪走散，内攻脏腑。如毒邪攻心，蒙闭心包，扰乱神明，则出现神昏谵语；毒邪犯肺可见咳嗽、胸痛、血痰等，形成走黄、内陷危证。故古代医家有五善、七恶的精辟论述。

总之，中医外科疾病的发生、发展、变化与气血、脏腑、经络、正气的关系极其密切。局部气血凝滞，营气不从，经络阻塞，以致脏腑功能失和等，虽是总的病机，但概括而言，脱离不了阴阳平衡失调或偏胜，因为阴阳平衡失调是疾病发生、发展的根本原因。气血、脏腑、经络均是寓于阴阳之中。气为阳，血为阴；腑属阳，脏属阴；经络之中有阳经、阴经之分，它们相互依存、相互制约、相互转化。各种致病因素破坏阴阳的平衡，导致疾病发生。因此，尽管临床病象千变万化，总是能以阴阳来分析疾病的基本性质。在"审证求因"过程中要抓住八纲辨证中的总纲。

(李曰庆)

zhōngyī wàikē jíbìng biànzhèng

中医外科疾病辨证 （syndrome differentiation of surgery of Chinese medicine）

以中医基础理论为指导，通过四诊，结合外科发病的特点，对疾病的病因病机、病变部位等进行综合分析、鉴别、判断，进而辨别疾病与证候的过程。中医外科疾病辨证的特点是先辨病后辨证，即"以病为纲，以证为目"。以辨病为纲的渊源可以追溯到汉代《五十二病方》，其在论述"疽"时提到"骨疽倍白蔹，肉疽倍黄芪，肾疽倍芍药"，体现了"疽"有不同、治有差异的早期辨病论治的方法。《黄帝内经》中根据脏腑经络、气血津液等生理病理的理论，六淫、七情、饮食、劳倦、外伤等病因学说，邪正斗争、气机升降、阴阳失调的病机演变，五脏六腑为病的外在表现特点，四诊合参的诊断方法，治疗与组方用药的基本原则，尤其是根据病因病机、发病部位、表现特征、较为规律的演变过程等来确定外科疾病的名称，如"痈""疽""痤""痹""疔""痔"等，从而为辨病论治体系的形成奠定了基础。

明代是中医外科学发展的鼎盛时期，薛己、汪机、王肯堂等医家受金元以前医家的影响，提出了"治外必本诸内"的学术思想，并逐步将脏腑、经络、阴阳、表里等整体辨证、局部辨证以及预测疾病转归的"善恶顺逆"等内容逐步融入中医外科疾病辨证的体系中，其中总结最为全面的当属明代外科医家陈实功。其所著的《外科正宗》，系统地总结了明代以前中医外科疾病辨证体系的特点，为此被后世尊为中医外科学入门的必读之书。

清·陈士铎在《外科秘录》中重点强调了经络辨证的重要性，认为经络是"本"，疮疡的症状是"标"，指出发生疮疡时应："先看其生疮于何处，系何经部位。如生在头额则是太阳之病，生在胁肋则是厥阴之疾，所谓本也。次查其痛痒，痛则阳证，痒则阴疴，所谓标也。"此书又指出："脏腑之气血不行，同脏腑之经络即闭塞不通，而外之皮肉即生疮疡矣。"可以看出其所指的"本"即指"经络"，经络不通、气血凝滞，是体表产生疮疡的根本原因。清·王维德擅长以阴阳辨证治疗外科疾病，号称"分别阴阳两治，唯余一家"，认为"红痈乃阳实之证，气血热而毒滞；白疽乃阴虚之证，气血寒而毒凝"。有人赞其所著《外科证治全生集》为"剖析阴阳虚实之理最精且备……对证立方，万无一失"。清·高秉钧在《疡科心得集》中进一步阐明病变部位与经络、脏腑的关系，而且"多以两证互相发明，辨其异同"；书中根据人体各部感受病因病机的特点不同分为上、中、下三部："在上部者，俱属风温风热，风性上行故也；在下部者，俱属湿火湿热，水性下趋故也；在中部者，多属气郁火郁，以气火俱发于中也。其中间有互变，十证中不过一二。"医者可"审部求因"论治，后世将这种辨证方法称为"外科三焦辨证"。清·吴谦等编写的《医宗金鉴》中除对上述中医外科病证辨治的特点予以记述外，对局部的肿、痛、痒、脓、晕等常见症状的辨别也进行了详细的描述，有利于探讨病因病机、疾病属性与转归，完善了局部辨证的内容。

中医外科疾病辨证理论体系是在总结先贤的思想和经验基础上不断完善而成，随着时代的发展和进步，还会有新的思想和方法不断补充进来，使中医外科学具备可持续发展的动力。

（张燕生）

yīn-yáng biànzhèng

阴阳辨证 （yin-yang syndrome differentiation）

以阴阳学说为指导，将疾病依据临床证候所表现的病理性质归属于阴阳，根据阴阳消长制约等关系，辨别机体阴阳偏衰及偏盛状态，以探究疾病病理属性和变化的方法。是中医外科疾病的辨证方法之一。通过阴阳辨证，可判明是阴证、阳证还是半阴半阳证。

（张燕生）

yángzhèng

阳证 （yang syndrome）

根据阴阳辨证，符合"阳"的一般属性的证候。在外科疾病中的主要表现是：疮疡初期局部皮肤焮红肿痛，肿势高突，根盘收束，肿块软硬适中；成脓期疼痛剧烈，肿块变软，有波动感；溃后脓质稠厚，肉芽新鲜红活，病程短。初期常伴形寒发热、口渴、纳呆、大便秘结、小便短赤、舌红、苔黄、脉有余等全身症状。外科阳证的临床特点是：易消、易溃、易敛，多顺证，预后较好。

（张燕生）

yīnzhèng

阴证 （yin syndrome）

根据阴阳辨证，符合"阴"的一般属性的证候。在外科疾病中的主要表现是：病变部位深至血脉筋骨，发病缓慢，疮疡初期病变皮肤苍白或紫暗或皮色不变，肿势平塌下陷，根盘散漫，肿块坚硬如石或柔软如绵；成脓期疼痛和缓、隐痛、不痛或酸麻，成脓期较长；溃后脓质稀薄，肉芽苍白或紫暗，病程长。初期症状不明显，或仅伴虚寒及舌淡、苔少、脉不足等症状。外科阴证的临床特点是：难消、难溃、难敛，多为逆证。

（张燕生）

bànyīn bànyángzhèng

半阴半阳证 （semi-yin and semi-yang syndrome）

根据阴阳辨证，表现介于阴证和阳证的证候。是中医外科局部表现证候之一。其名最早见于明·薛己点校的《外科精要》。他根据疮疡局部特点指出："若微肿微痛，似溃不溃，时出清脓者，为半阴半阳。"在其《外科枢要》中也再次提出此证候的名称。明·陈实功在《外科正宗》中不但对半阴半阳证的局部和全身症状进行了补充完善，而且对其病机与预后转归均进行了较为详细的阐述，对外科辨证理论体系的完善及治疗产生了较大的影响。

（张燕生）

bùwèi biànzhèng

部位辨证 （triple energizer syndrome differentiation of surgery of Chinese medicine）

按中医外科疾病发生的上、中、下部位进行辨证的方法。又称外科三焦辨证。此为清代外科医家高秉钧首倡，他根据人体上、中、下三部的生理特点和发病规律，提出外科部位辨证的思想，如在《疡科心得集》中云："盖疡科之证，在上部者，俱属风温风热，风性上行故也；在下部者，俱属湿火湿热，水性下趋故也；在中部者，多属气郁火郁，以气火之俱发于中也。其中间有互变，十证中不过一二。"这种方法既与内科三焦辨证相联系，又具有鲜明的外科特点，对临床辨证论治有简洁而有效的指导作用，进一步完善了中医外科疾病辨证方法的内容。

上部辨证 人体上部包括头面、颈项以及上肢，按照经络运行图分析，生理状态的人体应为上肢上举，而非下垂，故上肢归入上部。从三焦功能看，"上焦如雾"，生理特点：属于阳位，阳气有余，阴精不足，卫阳固护，营阴内守，营卫互相为用，始自上焦，宣达布散于全身。病因特点：风邪易袭，温热多侵。风邪易袭阳位，温热其性趋上，故病因多为风温、风热。发病特点：一般来势迅猛。因风邪侵袭常发于突然之间，而起病缓慢者则较少。常见症状：发热恶风，头痛头晕，面红目赤，口干咽痛，舌尖红而苔薄黄，脉浮而数。局部红肿宣浮，忽起忽消，根脚收束，肿势高突，疼痛剧烈，溃疡则脓稠而黄。常见疾病：头面部疖、痈、疔诸疮；皮肤病如油风、黄水疮等；颈项多见痈、有头疽等；上肢多见外伤染毒，如疖、疔等。

中部辨证 人体中部包括胸、腹、腰、背，是五脏六腑所居之处，也是十二经所过部位，是人体气机升降出入的枢纽，也是气血化生、运行、转化的部位。发于中部的外科疾病，绝大多数与脏腑功能失调关系密切。病因特点：七情内伤、五志不畅致气机郁滞，过极则化热生火，或饮食不节、劳伤虚损、气血郁阻、痰湿凝滞致脏腑功能失和，多为气郁、火郁。发病特点：发病前常有情志不畅的刺激史，或素有性格郁闷。一般发病时不易察觉，一旦发病，情志变化可影响病情。常见症状：比较复杂，由于影响脏腑功能，症状表现轻重不一，主要有呕恶上逆，胸胁胀痛，腹胀痞满，纳食不化，大便秘结或硬而不爽，腹痛肠鸣，小便短赤，舌红，脉弦数。常见疾病：乳房肿物、腋疽、胁疽、背疽、急腹症、缠腰火丹及癥瘕积聚等。

下部辨证 人体下部指臀、前后阴、腿、胫、足，其位居下，阴偏盛，阳偏弱，阴邪常袭。病因特点：寒湿、湿热多见，由于湿性趋下，故下部疾病者多夹湿邪。发病特点：起病缓慢，缠绵难愈，反复发作。常见症状：患部沉重不爽，二便不利，或肿胀如绵，或红肿流滋，或疮面紫暗、腐肉不脱、新肉不生。常见疾病：臁疮、脱疽、股肿、子痈、子痰、水疝等。

（张燕生）

jīngluò biànzhèng

经络辨证 （syndrome differentiation according to meridian and collateral theory）

以经络理论为指导，确定疾病发生部位所属的经络和与之相联系的脏腑功能与气血盛衰的方法。经络是体表组织与脏腑器官之间的重要联络渠道。在生理上，经络运行气血津液，联络四肢百骸，脏腑官窍，将人体网络成一个有机的整体；在病理上，经络可以传导邪毒，或被邪毒壅滞而闭塞，无论病在经络或脏腑，其病候总由经络所循行和所属的特定部位反映出来，因此，每一经脉与其络属的脏腑总有其特定的病变。由于任何外科疾病都有"经络阻塞"这一共同病机，熟练掌握经络的生理、病理和脏腑之间传变规律，可以更好地进行外科疾病诊断与治疗，经络辨证在外科具有重要的意义。

对于经络辨证，清·陈士铎认识得尤为深刻，他在《外科秘录》中重点强调了经络是"本"，疮疡症状是"标"。指出发生疮疡时应："先看其生疮于何处，系何经部位。如生在头额则是太阳之病，生在胁肋则是厥阴之疾，所谓本也。次查其痛痒，痛则阳证，痒则阴痛，所谓标也。"同时又指出："脏腑之气血不行，同脏腑之经络即闭塞不通，而外之皮肉，即生疮疡矣。""本"即指"经络"，经络不通、气血凝滞，是发生疮疡的根本原因。

目的 ①探求局部病变与脏腑器官的内在联系，以了解疾病传变规律。体表病变在多数情况下是脏腑病变的反映，可谓"有诸内必形诸外"，如肝病见少腹痛、胃火见牙痛等。据此，通过经络辨证，从体表局部症状测知脏腑功能盛衰。②依据所患疾病部位和经络在人体的循行分布，从局部症状所循经络了解脏腑的病变，在经络循行的部位或经气聚集的某些穴位处存有明显压痛或局部形态的变化，反映了不同脏腑的病变，亦有助于诊断。如胆囊炎在右肩胛处有压痛，肠痈在阑尾穴处有压痛。③经络气血的多少与疾病的性质密切相关，气血盛衰关系到疾病的发生与转归，依据疾病所属经络，结合疾病发展特点、性质等情况，可以明确地指导用药。

人体各部所属经络 ①头顶：正中属督脉；两旁属足太阳膀胱经。②面部、乳部：属足阳明胃经（乳房属胃经，乳外属足少阳胆经，乳头属足厥阴肝经）。③耳部前后：属足少阳胆经和手少阳三焦经。④手心部、足心部：手心属手厥阴心包经；足心属足少阴肾经。⑤背部：总属阳经（因背为阳，中行为督脉之所主，两旁为足太阳膀胱经）。⑥臂部：外侧属手三阳经；内侧属手三阴经。⑦腿部：外侧属足三阳经；内侧属足三阴经。⑧腹部：总属阴经（因腹为阴，中行为任脉之所主）。⑨其他：生于目部为肝经所主；生于耳内为肾经所主；生于鼻内

为肺经所主；生于舌部为心经所主；生于口唇为脾经所主。

十二经脉气血 手足十二经脉有气血多少之分，手阳明大肠经、足阳明胃经为多气多血之经；手太阳小肠经、足太阳膀胱经、手厥阴心包经、足厥阴肝经为多血少气之经；手少阳三焦经、足少阳胆经、手少阴心经、足少阴肾经、手太阴肺经、足太阴脾经为多气少血之经。凡外疡发于多血少气之经者，血多则凝滞必甚，气少则外发较缓，故治疗时注重破血与补托。发于多气少血之经者，气多则结必甚，血少则收敛较难，故治疗时注重行气与滋养。发于多气多血之经者，病多易溃易敛，实证居多，故治疗时注重行气与活血。例如，乳痈所患部位属足阳明胃经，治宜行气通乳；瘰疬属足少阳胆经，治宜行滞滋养等。

引经药 古人通过长期的临床实践，观察到某些药物对某些脏腑、经络有特殊治疗作用，揭示了引经药用药规律，创立了"药物归经"的理论。由于疮疡发生部位和经络不同，治则有分别，须结合经络而选用引经药物，使药力直达病所，从而收到显著的治疗效果。如手太阳经用黄柏、藁本；足太阳经用羌活；手阳明经用升麻、石膏、葛根；足阳明经用白芷、升麻、石膏；手少阳经用柴胡、连翘、地骨皮（上）、青皮（中）、附子（下）；足少阳经用柴胡、青皮；手太阴经用桂枝、升麻、白芷、葱白；足太阴经用升麻、苍术、白芍；手厥阴经用柴胡、牡丹皮；足厥阴经用柴胡、青皮、川芎、吴茱萸；手少阴经用黄连、细辛；足少阴经用独活、知母、细辛。

（张燕生）

biàn shàn-è shùn-nì

辨善恶顺逆 （differentiation of favorable and unfavorable syndrome） 判断疾病的发展与转归的方法。元·齐德之《外科精义》记载："夫疮疽证候，善恶逆从，不可不辨。"所谓善恶逆从，是根据患者全身与局部的情况，概括出来的四个辨证要点，外科医生往往要通过辨别"善恶""逆从"来判断疾病的预后、转归。其理论基础源于《灵枢经》："以为伤者，其白眼青，黑眼小，是一逆也；内药而呕者，是二逆也；腹痛渴甚，是三逆也；肩项中不便，是四逆也；音嘶色脱，是五逆也。除此五者为顺矣。"通过临床症状来判断痈疽预后的方法，便是"五善七恶"学说的萌芽。宋·王怀隐等编写的《太平圣惠方》明确提出"五善七恶"的概念及以脏腑辨证为依据的"善恶标准"。此后，宋·东轩居士《卫济宝书》、明·陈实功《外科正宗》、明·王肯堂《证治准绳》、清·吴谦等编写的《医宗金鉴》进行了修改、简化、完善，至今仍为指导外科医生判断疾病转归的重要手段之一。

辨善、恶是观察、分析全身的症状变化；辨顺、逆主要是分析局部的症状。善、顺就是好的及正常现象，恶、逆就是坏的及反常现象；善、顺之证表示疾病转归良好，恶、逆之证表示疾病转归凶险。通过全身表现结合局部症状的观察，可以判断外科疾病的轻重与预后，及时调整治疗和护理措施。

临证中善证与恶证、顺证与逆证之间可以相互转化，所以要密切观察病情变化，及时调整治疗和护理措施，尽可能转恶为善，转逆为顺。

（张燕生）

wǔshàn

五善（five benign signs） 在疾病病程中，五脏系统功能表现正常的现象。提示疾病发展、转归良好，具体内容如下。①心善：精神爽快，言语清亮，舌润不渴，寝寐安宁。②肝善：身体轻便，不怒不惊，指甲红润，二便通利。③脾善：唇色滋润，饮食知味，脓黄而稠，大便和润。④肺善：声音响亮，不咳不喘，呼吸均匀，皮肤润泽。⑤肾善：身无潮热，口和齿润，小便清长，夜卧安静。

（张燕生）

qī'è

七恶（seven malign signs） 在疾病病程中，脏腑气血功能表现异常，分别或共同出现紊乱或衰竭症状（脱证）的现象。提示疾病预后较差，具体内容如下。①心恶：神志昏惚，心烦舌燥，疮色紫黑，言语呢喃。②肝恶：身体强直，目难正视，疮流血水，惊悸时作。③脾恶：形容消瘦，疮陷脓臭，不思饮食，纳药呕吐。④肺恶：皮肤枯槁，痰多音喑，呼吸喘急，鼻翼煽动。⑤肾恶：时渴引饮，面容惨黑，咽喉干燥，阴囊内缩。⑥脏腑败坏：身体浮肿，呕吐呃逆，肠鸣泄泻，口糜满布。⑦气血衰竭：疮陷色暗，时流污水，汗出肢冷，嗜卧语低。

（张燕生）

shùnzhèng

顺证（favorable syndrome） 按疾病发生发展的一般规律、顺序出现应有的症状，预后较好的证候。"顺"就是正常的征象，但并非指生理功能正常。如阳证疮疡表现为初起疮顶高突，红肿疼痛，根脚不散；脓成顶高根收，皮薄光亮，易脓易腐；溃后脓稠色鲜，腐肉易脱，肿消痛减；收口期疮面红活，新肉易生，疮口易敛。

（张燕生）

nìzhèng

逆证（unfavorable syndrome） 违背疾病发生发展的一般规律、顺序出现异常的症状，预后较差的证候。"逆"就是反常的征象，如阳证疮疡表现为初起疮顶平塌，根脚散漫，不痛不热；脓成疮顶软陷，肿硬紫暗，不脓不腐；溃后皮烂肉坚无脓，时流血水，肿痛不减；收口期脓稀淋漓，新肉不生，色败臭秽，疮口难敛。

（张燕生）

júbù biànzhèng

局部辨证（local syndrome differentiation） 通过对局部病灶的症状分析，明确疾病成因、经络脏腑归属及病变属性的方法。外科疾病最显著的特征就在于存在局部病灶或有比较明显的外在表现，如红肿、发热、疼痛、成脓、麻木、溃疡、结节、肿块、瘙痒、功能障碍以及皮肤部位的各种损害等。某些全身性疾病的病灶反映也在局部，局部病灶的直观性有效地为临床辨证提供了客观依据。由于疾病的病因不同、程度各异，转归顺逆相差甚远。

外科辨证虽多从局部病变着手，以局部症状为重点，但绝不能孤立地以局部症状为依据，从整体观念出发，局部与全身辨证相结合，外在表现与五脏六腑病变相结合，辨证求因，全面分辨疾病性质进行辨证，才能为施治提供可靠的依据。

（张燕生）

biànzhǒng

辨肿（differentiation of swelling） 分析肿的临床特点以判断其成因及属性的方法。肿是各种致病因素引起经络阻隔、邪毒凝滞而形成的体表症状。辨肿一般着重从其缓急、大小、位置、形态、肿势、质地、色泽、界限、疼痛程度、内容物特点等方面观察分析，作为确定疾病归属、属性及轻重的依据。肿分类如下。①热肿：表现为肿而色红，皮薄光泽，焮热疼痛，肿势急剧。常见于阳证疮疡，如疖疔初期、丹毒等。②寒肿：表现为肿而不硬，皮色不泽，苍白或紫暗，皮肤清冷，伴有酸痛，得暖则舒。常见于阴证疮疡，如冻疮、脱疽等。③风肿：表现为发病急骤，漫肿宣浮，或游走无定，不红微热，或轻微疼痛等。多属阳证，常见于痄腮、大头瘟等。④湿肿：表现为皮肉重坠胀急，深按凹陷，如烂棉不起，浅则光亮如水疱，破流黄水，浸淫皮肤等。多属阴证、寒证、虚证，常见于股肿、湿疮等。⑤痰肿：表现为肿势软如棉，或硬如馒，大小不一，形态各异，无处不生，不红不热，皮色不变。多为阴证、寒证、虚证或虚中夹实证，常见于瘰疬、脂瘤等。⑥气肿：表现为皮紧内软，按之凹陷，复手即起，似皮下藏气，富有弹性，不红不热，或随喜怒消长。多为阴证、寒证、虚证或虚中夹实证，常见于气瘿、乳癖等。⑦瘀血肿：多为外伤所致，表现为肿而胀急，病程较快，色初暗褐，后转青紫，逐渐变黄至消退。常见于皮下血肿等。也有血肿染毒、化脓而肿。⑧脓肿：多表现为肿势高突，皮肤光亮，焮红灼热，剧烈跳痛，按之应指。为蕴久化热，腐肉成脓所致。常见于某些疾病染毒，如乳痈、肛痈等。⑨实肿：表现为肿势高突，根盘收束。常见于阳证、实证的正盛邪实之疮疡。⑩虚肿：表现为肿势平坦，根盘散漫等。属阴证、虚证，常见于正虚不能托毒之疮疡。

（张燕生）

biàntòng
辨痛（differentiation of pain）

分析疼痛的临床特点以判断其成因及属性的方法。通则不痛，不通则痛。痛是气血凝滞、阻塞不通的反应。痛为疾病的信号，也是疮疡最常见的自觉症状。疼痛增剧与减轻常是病势进展与消退的标志。由于疼痛形成的原因不一、发病部位的深浅不同、邪正盛衰的个体差异等，疼痛的表现也有所不同。通过分析和鉴别疼痛的发生特点，可确定引起疼痛的原因、发病部位、疼痛性质等，必要时痛还需要与肿势合辨。常见疼痛的分类如下。①热痛：表现为局部皮色焮红，灼热疼痛，遇冷痛减。见于阳证疮疡。②寒痛：表现为局部皮色不红，不热，酸痛，得温痛减。见于阴证疮疡。③风痛：表现为痛无定处，忽此忽彼，走注甚速，遇风则剧。④气痛：表现为攻痛无常，时感抽掣，喜缓怒甚。⑤湿痛：表现为痛而酸胀，肢体沉重，按之出现可凹性水肿或见糜烂流滋。⑥痰痛：表现为疼痛轻微，或隐隐作痛，皮色不变，压之酸痛。⑦化脓痛：表现为痛势急胀，痛无止时，如同鸡啄，按之中软应指。⑧瘀血痛：表现为初起隐痛，胀痛，皮色不变或皮色暗褐，或见皮色青紫瘀斑。⑨卒痛：表现为突然发作，痛势急剧。⑩阵发痛：表现为时重时轻，发作无常，忽痛忽止。多见于石淋等疾病。⑪持续痛：表现为痛无休止，持续不减，连续不断。⑫刺痛：表现为痛如针刺，病变多在皮肤。⑬灼痛：表现为痛而烧灼，病变多在肌肤。⑭裂痛：特点是痛如撕裂，病变多在皮肉。⑮钝痛：特点是疼痛滞缓，病变多在骨与关节。⑯酸痛：表现为痛而酸楚，病变多在关节间。⑰胀痛：特点是痛而紧张，胀满不适。⑱绞痛：表现为痛如刀割，发病急骤，病变多在脏腑。⑲啄痛：特点是痛如鸡啄，有节律性，病变多在肌肉。⑳抽掣痛：表现为疼痛扩散，除抽掣外，伴有放射痛。

（张燕生）

biànyǎng
辨痒（differentiation of itching）

分析痒的临床特点以判断其成因及属性的方法。常见痒的病因如下。①风胜作痒：表现为走窜无定，遍体作痒，抓破血溢，搔抓脱屑，随破随收，不致化腐，多为干性。②湿胜作痒：表现为浸淫四窜，黄水淋漓，最易沿表皮蚀烂，越腐越痒。③热胜作痒：表现为皮肤瘾疹，焮红灼热作痒，或只发于裸露部位，或遍布全身。甚则糜烂滋水淋漓，结痂成片，常不传染。④虫淫作痒：表现为浸淫蔓延，黄水频流，状如虫行皮中，其痒尤甚，最易传染。为寄生虫或特殊的病原体客于肌肤所致。⑤血虚作痒：表现为皮肤变厚、干燥、脱屑，很少糜烂流滋水。⑥肿疡作痒：疔疮初起，局部肿势平坦，根脚散漫，脓尤未化之时，有作痒的感觉，这是热毒炽盛，正不胜邪，预示病变有发展的趋势；治疗后根脚收束，肿痛已减，余块未消之时有瘙痒的感觉，这是正气已复，气血疏通，毒势已衰，提示病变有消散的趋势。⑦溃疡作痒：痈疽溃后，肿势渐消，患部出现瘙痒，多数是疮面不洁，护理不善，脓液浸渍皮肤，或所用药物引起皮肤过敏所致；也可为毒邪渐化，气血渐充，创口渐收之佳象。

（张燕生）

biàn mámù
辨麻木（differentiation of numbness）

分析麻木的临床特点以判断其成因及属性的方法。麻木是气血失调或毒邪炽盛致经脉阻塞、气血不达而成。病因不同，麻木的临床表现也有差别。疔疮、有头疽坚肿色褐，麻木不知痛痒，伴有较重的全身症状，为毒邪炽盛，壅塞脉道，气血不运，常易导致走黄和内陷；麻风患部皮肤增厚，麻木不仁，不知痛痒，为气血失和；脱疽早期患肢麻木而冷痛，为气血不畅，脉络阻塞，四末失养所致。

（张燕生）

biànnóng
辨脓（differentiation of pus）

分析脓的临床特点，以判断其成因及属性的方法。是中医外科局部辨证的重要内容之一。脓是外科疾病中常见的病理产物，为皮肉之间热盛肉腐蒸酿而成。疮疡早期不能消散，中期必化腐成脓。疮疡的出脓是正气载毒外出的现象。及时正确辨别脓的有无、部位深浅，才能进行适当的处理；依据脓的性质、色泽、气味等变化，可以判断体质的盛衰、病情的顺逆。①阳证：脓液稠厚，黄白鲜明。②阴证：脓液稀薄，黄白洁净。③顺证：脓液先出黄稠，后收滋水，其色不晦，其味不臭，或由稀薄转为稠厚者，为收敛佳象。④逆证：脓液先出稀薄，色如粉浆，或挟絮状物，其味臭腥，为气血衰竭之败象。

（张燕生）

biàn kuìyáng
辨溃疡（differentiation of ulcer）

分析溃疡的临床特点，以判断其成因及属性的方法。一般从溃疡局部皮肤、黏膜缺损的形态和色泽等方面观察分析，常见种类如下。①化脓性溃疡：表现特点是疮面边沿整齐，周围皮肤微有红肿，一般口大底小，内有少量脓性分泌物。②压迫性溃疡（缺血性溃疡）：表现特点是初期皮肤暗紫，很快变黑并坏死，流滋水、液化、腐烂，脓液有臭味，可深及筋膜、肌肉、骨膜。③疮痨性溃疡：表现特点是疮口多呈凹陷性或潜行空洞或漏管，疮面肉色不鲜，脓水清稀，并挟有败絮状物，疮口愈合缓慢或反复溃破，经久难愈。④梅毒性溃疡：表现特点是溃疡多呈半月形，边缘整齐，坚硬削直如凿，略微内凹，基底面高低不平，存有稀薄臭秽的分泌物。⑤岩性溃疡：表现特点是疮面多呈翻花状如岩穴，有的在溃疡底部见珍珠样结节，内有紫黑坏死组织，渗流血水，伴腥臭味。

（张燕生）

bìan zhǒngkuài jiéjié

辨肿块结节（differentiation of mass or nodule）

分析肿块结节的临床特点，以判断其成因及属性的方法。体内比较大的或体表显而易见的肿物称为肿块，如腹腔内肿物或体表较大的肿瘤等；较小的触之可及的称为结节，主要见于皮肤或皮下组织。辨肿块结节包括辨其大小、形态、质地、活动度、位置、界限、疼痛特点及内容物等。

辨肿块 ①大小：一般以厘米为测量单位，测量其大小可作为记录肿块变化，观察治疗效果的客观依据。选择具体测量方法时，要特别注意肿块覆盖物的厚度，或哑铃状及其他外小内大的肿块。有些囊性肿块或出血性肿块随时间变化而增大，要随时观察其大小。B超测量可提供有意义的数值。②形态：常见的肿块

形态特征有扁平、扁圆、圆球、卵圆、索条状、分叶状及不规则形态等，表面是否光滑可协助判断其性质。良性肿瘤因其有完整包膜，触诊时多表面光滑；恶性肿瘤多无包膜，所以表面多粗糙、高低不平，且形状不一。③质地：肿块的软硬可判断其不同性质。如骨瘤或恶性肿瘤质地坚硬如石，脂肪瘤则柔软如馒，囊性肿块按之柔软等，但若囊性肿块囊内张力增大到一定程度，触诊也很坚硬。临证时注意这些辨证要点，不难鉴别。④活动度：一般可根据肿块活动度确定肿块的位置。如皮内肿块可随皮肤提起，推移肿块可见皮肤受牵扯；皮下肿块用手推之能在皮下移动，无牵拉感等。总的原则是良性肿块多活动度好，恶性肿块活动度较差。但是，有的肿块不活动或活动度极小却不一定是恶性，如皮样囊肿，镶嵌在颅骨上，致颅骨成凹，推之难移。⑤位置：有些肿块需要特别确定生长位置，以决定其性质和选择不同的治疗方法。如蔓状血管瘤看似位于体表，却多呈哑铃状，外小内大，深层部分可以延伸到人体的骨间隙或内脏间隙。肌肉层或肌腱处肿块，可随肌肉收缩掩没或显露，如腱鞘囊肿、腘窝囊肿等。平卧位触摸不清或比较深在的腹部肿块，检查时应选择不同体位。患者平卧位抬头，使腹肌紧张，可清楚触及肿块，说明肿块位在腹壁；若肿块消失，说明肿块位于腹肌之下或腹腔内。某些肿块则需要借助仪器检查。⑥界限：指肿块与周围组织的关系。一般认为非炎性、良性肿块有明显界限；恶性肿块呈浸润性生长，与周围组织融合，无明显界限。炎性肿块或良性肿块合并感染，或良性肿块

恶性变时，均可由边界清楚演变到边界不清，临证中应综合分析，予以鉴别。⑦疼痛特点：一般肿块无疼痛，恶性肿块初期也很少疼痛。只有当肿块合并感染，或良性肿瘤出现挤压症状，或恶性肿瘤中、后期出现破溃或压迫周围组织时可有不同程度的疼痛。⑧内容物：由于肿块来源、形成及组织结构的区别，肿块的内容物不同，如某些肉瘿（甲状腺囊肿）含淡黄色或咖啡色液体，水瘤（淋巴管瘤）有无色透明液体，胶瘤（腱鞘囊肿）有淡黄色黏冻状液体，结核性脓肿内为稀薄暗淡液体挟有败絮样物质，脂瘤（皮脂腺囊肿）内含灰白色豆腐渣样物质等。为了明确内容物的性质，有时需针吸穿刺或手术病理证实。

辨结节 结节的大小不一，多呈圆形、卵圆形、扁圆形等局限性隆起，亦可相互融合成片或相连成串，亦有发于皮下，不易察觉，用手才能触及。结节疼痛多伴有感染；生长缓慢，不红无肿的结节，多考虑为良性结节；对不明原因增长较快的结节，应尽快手术治疗，必要时应做病理检查。

（张燕生）

bìan chūxuè

辨出血（differentiation of hemorrhage）

分析出血的临床特点以判断其成因及属性的方法。一般从出血的部位、色泽、多少等方面观察分析，以确定病变部位、性质、病名及转归。对及时诊断、合理治疗具有十分重要的意义。

皮肤黏膜出血 ①肌肤一处或多处有青紫斑块，伴局部肿胀、压痛或出血、关节脱位、骨折且有跌打损伤病史者，为外伤所致。②以恶寒发热、神昏、抽搐、头

痛项强、呕吐等为主要临床表现，伴有肌肤紫斑，多系外感温热疫疠邪毒。③有下肢静脉曲张病史，下肢可见迂曲、扩张、隆起的青筋团块，质地柔软，破后流出大量瘀血，经压迫或结扎后方能止血，为下肢静脉曲张合并出血。

咯血 特点是血随咳嗽而出，血中常夹气泡、痰液。外科常见原因如下。①感染引起的咯血多为疔疮走黄，火毒炽盛犯肺。②外伤引起的咯血多伴有肋骨骨折、呼吸困难，局部伴有疼痛时，应考虑外伤性血气胸。

呕血 特点是血来自上消化道，经口呕出或吐出。①有多年的慢性上腹部疼痛或溃疡病史，休息、进食、服用抗酸药可缓解，呕出血液为酸性，常挟食物残渣，多伴有黑便时，多为上消化道溃疡并发出血，其出血较急，一次出血量少于500ml，临床上可以呕血为主，也可以便血为主，并发休克者较少。②有慢性肝病或黄疸病史，临床见肝掌、蜘蛛痣、肝脾肿大、腹水、腹壁浅静脉曲张等时，应考虑为食管胃底静脉曲张破裂，其出血一般很急，来势凶猛，一次出血量达500～1000ml，临床主要表现为呕血，可引起休克，并常在短期内反复出血。③若出血与休克、严重感染、严重烧伤、严重颅脑外伤、大手术等有关，应考虑急性胃黏膜病变，可导致大出血，难以自止。④若年龄较大，既往无溃疡病史，出现少量持续呕血或黑便，或伴有上腹部肿块、贫血、消瘦者，应警惕胃癌，X线钡餐、内镜检查以及活体组织检查有助于确诊。

尿血 见辨尿血。
便血 见辨便血。

（张燕生）

bià n bià nxiě

辨便血（differentiation of hematochezia）

分析便血的临床特点以判断其成因及属性的方法。便血指血液经肛门下泄，包括粪便带血和单纯下血。便血有"远血""近血"之说。①远血：多见于上消化道出血，一般呈柏油样黑便。②近血：多见于直肠、肛门出血，血色鲜红。便血的颜色还与出血部位、出血量以及血液在肠道内停留时间长短有关。柏油样黑便的形成，可为自口腔至盲肠任何部位的出血所致，但若肠道蠕动极快时，则血色鲜红或血便混杂。出血部位判断如下。①血液多附着在粪便表面，血便不相混杂，出血部位多在乙状结肠、直肠。②排便时呈喷射状或便后滴沥鲜血为主，出血多发生在直肠末端，如内痔等。③便时血色鲜红而量少，并伴剧烈疼痛，出血部位多在肛管，如肛裂。④血便混杂，伴有黏液，而且腹部有包块，多考虑结肠癌。⑤粪便表面附着暗红色血液，混有腥臭黏液，伴有肛门下坠、便意频繁，多考虑直肠癌。各种原因导致的败血症以及食用某些食物等也可见黑便，应根据病史、临床表现及辅助检查进行详辨。

（张燕生）

bià n nià oxiě

辨尿血（differentiation of hematuria）

分析尿血的临床特点以判断其成因及属性的方法。尿血亦称溲血、溺血，指排尿时尿液中有血液或血块。泌尿生殖系感染、结石、肿瘤、损伤等是引起尿血的主要原因，如肾、输尿管结石，在疼痛发作期间或疼痛后出现不同程度的血尿，一般为全程血尿；膀胱、尿道结石多为终末血尿；肾肿瘤常为全程无痛血尿，一般呈间歇性；膀胱肿瘤呈持续性或间歇性无痛肉眼血尿，出血较多者可以排出血块；外伤损及泌尿系，如器械检查或手术等也可造成出血，引起尿血。临床上可根据病史、体征以及其他检查明确出血部位。一些全身性疾病，如结缔组织病、免疫系统疾病、内分泌疾病、代谢障碍性疾病也可以引起尿血。

（张燕生）

zhō ngyī wà ikē jíbì ng zhǐfǎ

中医外科疾病治法（therapeutic method of surgery of Chinese medicine）

从整体观念出发，根据辨证结果，遵循中医学治疗原则制订的恰当的治疗措施。外科疾病的特点是必有局部症状和体征，发病、病机转化、诊断、辨证及施治都基于这些特点，形成了外科特有的诊疗体系。外科疾病的治法可分为内治法和外治法两大类。内治法既与内科疾病的治法有共同之处，又有托毒、透脓等特殊的治法，在处方用药方面也有鲜明特色，按外科疾病初起、成脓、溃后的一般发展规律分别以"清散毒邪，解除阻塞""托毒透脓，防毒内陷""补益扶正，助其新生"为治疗大法。外治法在外科备受重视，清代名医徐大椿《医学源流论》有"外科之法，最重外治"的记载。外治的具体方法丰富多彩，既有使用膏药、箍围药、提脓祛腐药、止血药、生肌收口药等药物疗法，又有切开法、结扎法、挂线法等手术疗法，还有药线引流、垫棉法、熏法、溻渍法等其他疗法。在临床具体应用时，应根据疾病的具体情况，辨病与辨证相结合，准确用药，灵活施治；或内外治相结合，治疗大症、重症；或专用外治，治疗浅表外证；

或单用内治，疏调脏腑气血，以釜底抽薪的方法治疗外科内伤性急症。

（张书信）

内治法 nèizhìfǎ （internal therapeutic method）

内服中药治疗疾病的方法。为中医外科疾病治法之一。外科疾病的发生发展过程中贯穿着邪正盛衰、阴阳失调等病理变化，与气血、脏腑、经络有密切关系，即"外疡实从内出"，因此，在治疗上必须从整体观念出发，不仅要辨别体表外疡的形色，还应坚持"治外必本诸内"的原则。清末至民初张山雷《疡科纲要》曰："疡家药剂，必随其人之寒热虚实，七情六淫，气血痰湿诸证而调剂之。故临证处方，无论外形如何，要必以内证为之主，此疡医之最上乘也。苟能精明乎内科治理，而出其余绪，以治外疡，虽有大证，亦多应手得效。"外科诸症，多是由内而生，从中医治病求本的原则出发，外科的内治法理同内科。然而，外科疾病还有独特的病程规律和特点，因此内治法除了按照整体观念进行辨证施治外，还要依据外科疾病的发生发展过程，按照疮疡初起、成脓、溃后3个不同发展阶段（即初起为邪毒蕴结、经络阻塞、气血凝滞，成脓期为瘀久化热、腐肉成脓，溃后则为脓毒外泄、正气耗损），确立消、托、补3个阶段的治疗原则。然后循此治则，运用解表、清热、和营、理湿、内托、补益等治疗方法，选用适当的方药进行治疗。

（张书信）

消法 xiāofǎ （resolution）

运用不同的治疗方法和方药，使初起的肿疡得到消散，避免邪毒结聚成脓的内治法。是一切肿疡初起的治疗大法。明·申斗垣《外科启玄》："消者，灭也，灭其形症也……使绝其源而清其内，不令外发，故云内消。"

清·叶天士《临证指南医案》说："大凡疡证虽发于表，而病根则在于里，能明阴阳虚实寒热，经络俞穴，大症化小，小症化无，善于消散者，此为上工。"清·王维德《外科证治全生集》更明确指出，凡外疡"以消为贵"，立足于消散，不使邪气结聚成形或入里为害，这是中医外科治疗疾病的基本思路之一。外证的形成是营卫不和，气血凝滞，经络阻隔所致，因此，在对因治疗同时，采用行气活血的处理方法可以使肿疡易消，如清末至民初张山雷《疡科纲要》："治疡之要，未成者必求其消，治之于早，虽有大证，而可以消散于无形。"此法可使患者免受溃脓之苦，又能缩短病程。

消法概括起来包括清热、行气、活血、解毒消肿等治疗方法。在外科疾病治疗中，适用于肿疡尚未成脓的初期和非化脓性肿块性疾病，以及各种皮肤病。但外科疾病的致病因素不同，病机转化有别，症状表现各异，因而应用消法需灵活，必须针对病种、病位、病因病机、病情，分别运用不同的方法。如有表邪者用解表法，里实者用通里法，热毒蕴结者用清热法，寒邪凝结者用温通法，痰凝者用祛痰法，湿阻者用理湿法，气滞者用行气法，血瘀者用行瘀和营法。具体应用时还应结合患者的体质情况及病变所在部位、所属经络等选加不同药物。消法运用得当，则未成脓者可以内消，或使病变移深居浅，由重转轻。此外，具有行气活血、祛风消肿、解毒定痛等作用的药物外用，能够收束疮毒，使轻者得以消散于无形，使重者毒邪结聚、范围缩小，这也属于消法的范畴。外用消法时也要先辨证施治，针对不同病因和病证组方用药，同时要注意选择适当的剂型。

消法使用贵乎早，清·顾世澄《疡医大全》："初起肿疡……七日之内，未成脓者……施治之早，尽可内消十之六七。"若疮形已成，不可用内消之法，以免养痈为患，毒散不收，气血受损或脓毒内蓄，侵蚀好肉，甚至损骨透膜，致使溃后难敛，不易速愈。临床上对于急重之外证应及时确定其成脓与否，不可一味用消法，以免迫毒内攻，古人有"疔无消法"之说，临证应用应慎重。

（张书信）

解表法 jiěbiǎofǎ （relieving superficies method）

用解表发汗的药物达邪外出，使外证得以消散的内治法。《素问》曰："汗之则疮已。"即发汗开泄腠理，使壅阻于皮肤血脉之间的毒邪随汗而解。因邪有风热、风寒之分，故法有辛凉、辛温之别。辛凉解表用于外感风热证，疮疡局部焮红肿痛，或皮肤出现急性泛发性皮损，皮疹色红、瘙痒，伴有咽喉疼痛、恶寒轻、发热重、汗少、口渴、小便黄、舌苔薄黄、脉浮数，如颈痈、乳痈初起及头面部丹毒、瘾疹（风热证）、药毒等。代表方剂为银翘散或牛蒡解肌汤。常用药物有薄荷、桑叶、蝉衣、牛蒡子、连翘、浮萍、菊花等。辛温解表用于外感风寒证，疮疡局部肿痛酸楚，皮色不变，或皮肤出现急性泛发性皮损，皮疹色白，或皮肤麻木，伴有恶寒重、发热轻、无汗、头痛、身痛、口不渴、舌苔白、脉浮紧，如瘾疹（风寒证）。代表方剂为荆防败毒散、万灵丹。常用药物有荆芥、防风、麻黄、桂枝、羌活、生姜、葱白等。汉·张仲景《伤寒论》曰："疮家，虽身疼痛，不可发汗，汗出则痉。"凡疮疡溃后，日久不敛，体质虚弱者，即使有表证存在，亦不宜发汗太过，否则汗出过多，致使体质更虚，引起痉厥之变。

（张书信）

tōnglǐfǎ

通里法（interior-dredging method）

用泻下的药物使蓄积在脏腑内部的毒邪得以疏通排出，以起到除积导滞、逐瘀散结、泻热定痛、邪去毒消作用的内治法。通里法常用攻下（寒下）和润下两法。攻下法适用于表证已罢，热毒入腑，内结不散的实证、热证，如外科疾病局部焮红肿胀，疼痛剧烈或皮肤病之皮损焮红灼热，并伴有口干饮冷、壮热烦躁、呕恶便秘、舌苔黄腻或黄糙、脉沉数有力。代表方剂为大承气汤、内疏黄连汤、凉膈散。常用药物有大黄、芒硝、枳实、番泻叶等。润下法适用于阴虚肠燥便秘，如疮疡、肛肠疾病、皮肤病等阴虚火旺，胃肠津液不足，口干食少，大便秘结，脘腹痞胀，舌干质红，苔黄腻或薄黄，脉象细数。代表方剂为润肠汤。常用药物有瓜蒌仁、火麻仁、郁李仁、蜂蜜等。运用通里攻下法时，必须严格掌握适应证，年老体衰、妇女妊娠或月经期慎用。使用时中病即止，不宜攻伐太过，否则损耗正气，导致疾病缠绵难愈。使用时可适当添加清热解毒之品，以增强清泻热毒之效。

（张书信）

qīngrèfǎ

清热法（heat-clearing method）

用寒凉的药物使内蕴之热毒得以清解的内治法。即《素问》所说的"热者寒之"的治法。外科疮疡多因火毒所生，清热法是外科的主要治则，但在具体运用时，必须首先分清热之盛衰、火之虚实。实火宜清热解毒；热在气分者，当清气分之热；邪在营分者，当清血分之热；阴虚火旺者，当养阴清热。清热解毒法适用于热毒之实证，症见局部红、肿、热、痛，伴发热烦躁、口咽干燥、舌红苔黄、脉数等，如疔疮、疖、痈诸疮疡。代表方剂为五味消毒饮。常用药物有蒲公英、紫花地丁、金银花、连翘、重楼、野菊花等。清气分热法适用于局部色红或皮色不变、灼热肿痛的阳证，或皮肤病之皮损焮红灼热，脓疱、糜烂并伴壮热烦躁、口干喜冷饮、溲赤便干、舌质红、苔黄腻或黄糙、脉洪数，如颈痈、流注、接触性皮炎、脓疱疮等。代表方剂为黄连解毒汤。常用药物有黄连、黄芩、黄柏、石膏等。临床上清热解毒与清气分热常合用。清血分热法适用于邪热侵入营血，症见局部焮红灼热的外科疾病，如烂疔、发、大面积烧伤；皮肤病出现红斑、瘀点、灼热，如丹毒、白疕（血热证）、红蝴蝶疮等，可伴有高热、口渴不欲饮、心烦不寐、舌质红绛、苔黄、脉数等。代表方剂为犀角地黄汤、清营汤等。常用药物有水牛角、鲜生地、赤芍、牡丹皮、紫草、大青叶等。若热毒内传、邪陷心包而见烦躁不安，神昏谵语，身热，舌质红绛，苔黑褐而干，脉洪数或细数，是为疔疮走黄、疽毒内陷，又当加用清心开窍之法，可用安宫牛黄丸、紫雪丹、至宝丹等。养阴

清热法适用于阴虚火旺的慢性病证，如红蝴蝶疮、有头疽溃后、蛇串疮恢复期，或走黄、内陷后阴伤有热者。代表方剂为知柏地黄丸。常用药物有生地黄、玄参、麦冬、龟甲、知母等。清骨蒸潮热法一般用于瘰疬、流痰后期虚热不退的病症。代表方剂为清骨散。常用药物有地骨皮、青蒿、鳖甲、银柴胡等。应用清热药切勿太过，必须兼顾胃气，如过用苦寒，势必损伤胃气而致纳呆、呕恶、泛酸、便溏等；过投寒凉可影响疮口愈合。

（张书信）

wēntōngfǎ

温通法（warm-dredging method）

用温经通络、散寒化痰的药物驱散阴寒凝滞之邪的内治法。为治疗寒证的主要法则，即《素问》所说"寒者热之"。在外科临床运用时，主要有温经通阳、散寒化痰和温经散寒、祛风化湿两法。温经通阳、散寒化痰法适用于体虚寒痰阻于筋骨，患处隐隐作痛，漫肿不显，不红不热，面色苍白，形体恶寒，小便清利，舌淡苔白，脉迟或沉等内寒证，如流痰、脱疽等病。代表方剂为阳和汤。常用药物有附子、肉桂、干姜、桂枝、麻黄、白芥子等。温经散寒、祛风化湿法适用于体虚风寒湿邪侵袭筋骨，患处酸痛麻木，漫肿，皮色不变，恶寒重、发热轻，苔白腻，脉迟紧等外寒证。代表方剂为独活寄生汤。常用药物有细辛、桂枝、羌活、独活、秦艽、防风、桑寄生等。上述两法之中，阳和汤以温阳补虚为主，一般多用于体质较虚者，为治疗虚寒阴证之代表方；独活寄生汤祛邪补虚并重，如体质较强者，只要去其补虚之品，仍可应用。使用时需注意，如证见阴

虚有热者，不可施用此法，因温燥之药能助火劫阴，用之不当，能造成其他变证。临床上应用温通法多配以补气养血、活血通络之品，能提高疗效。元气充足，血运无阻，经脉流通，阳气自然畅达。

（张书信）

qūtánfǎ

祛痰法（dispelling phlegm method）

用咸寒软坚化痰的药物消散因痰凝聚之肿块的内治法。痰一般不是疮疡的主要发病原因，但外感六淫、内伤七情及体质虚弱等多能使气机阻滞液聚成痰，因此，祛痰法在临床运用时，多针对不同病因并配合其他治法，以达到化痰、消肿、软坚的目的。分为疏风化痰、清热化痰、解郁化痰、养营化痰法。疏风化痰法适用于风热夹痰之病症，如颈痈结块肿痛，伴有咽喉肿痛、恶风发热。代表方剂为牛蒡解肌汤合二陈汤。常用药物有牛蒡子、薄荷、蝉衣、夏枯草、陈皮、杏仁、半夏等。清热化痰法适用于痰火凝聚之证，如锁喉痈红肿坚硬、灼热疼痛，伴气喘痰壅、壮热口渴、便秘溲赤、舌质红绛苔黄腻、脉弦滑数。代表方剂为清咽利膈汤合二母散。常用药物有板蓝根、连翘、黄芩、金银花、贝母、桔梗、瓜蒌、天竺黄、竹茹等。解郁化痰法适用于气郁夹痰之病症，如瘰疬、肉瘿，结块坚实，色白不痛或微痛，伴有胸闷憋气、性情急躁等。代表方剂为逍遥散合二陈汤。常用药物有柴胡、川楝子、郁金、香附、海藻、昆布、白芥子等。养营化痰法适用于体虚夹痰之证，如瘰疬、流痰后期，形体消瘦、神疲肢软。代表方剂为香贝养荣汤。常用药物有当归、白芍、何首乌、茯苓、贝母等。

因痰而致的外科病，每与气滞、火热相合，应注意辨证。可根据病变部位经络脏腑之所属而随经用药，如病在颈项腮颐，加疏肝清火之品；病在乳房，加清泻胃热之品。

（张书信）

líshīfǎ

理湿法（dampness-removing method）

用燥湿或淡渗利湿的药物祛除湿邪的内治法。湿邪停滞，阻塞气机，病难速愈。一般来说，湿在上焦宜化，在中焦宜燥，在下焦宜利。且湿邪常与其他邪气结合为患，最多为夹热，其次为夹风，因此，理湿之法不单独使用，必须结合清热、祛风等法，才能达到治疗目的。如湿热两盛，留恋气分，宜利湿化浊，清热解毒；湿热下注膀胱，宜清热泻火，利水通淋；湿热蕴结肝胆，宜清肝泻火，利湿化浊。风湿袭于肌表，宜除湿祛风。燥湿健脾法适用于湿邪兼有脾虚不运之证，如外科疾病伴有胸闷呕恶、脘腹胀满、纳食不佳、舌苔厚腻等。代表方剂为平胃散。常用药物有苍术、佩兰、藿香、厚朴、半夏、陈皮等。清热利湿法适用于湿热交并之证，如湿疮、漆疮、臁疮等见肌肤掀红作痒、滋水淋漓或肝胆湿热引发的子痈、囊痈等。代表方剂为二妙丸、萆薢渗湿汤、五神汤、龙胆泻肝汤等。常用药物有萆薢、泽泻、薏苡仁、猪苓、茯苓、车前草、茵陈等。祛风除湿法适用于风湿袭于肌表之证，如白驳风。代表方剂为豨莶丸。常用药物有地肤子、豨莶草、威灵仙、防己、木瓜、晚蚕沙等。湿为黏滞之邪，易聚难化，常与热、风、暑等邪相合而发病，故治疗时必须结合清热、祛风、清暑等法。理湿之药过用每能伤

阴，阴虚、津液亏损者宜慎用或忌用。

（张书信）

xíngqìfǎ

行气法（qi-activating method）

用行气的药物调畅气机，疏通气血，以解郁散结、消肿止痛的内治法。气血凝滞是外科病理变化中的一个重要环节，局部肿胀、结块、疼痛都与气机不畅、血脉瘀阻有关。气为血之帅，气行则血行，气滞则血凝，故行气之时，多与活血药配合使用；又气郁则水湿不行、聚而成痰，故行气药又多与化痰药合用。外科常用的行气法有疏肝解郁、行气活血法和理气解郁、化痰软坚法。疏肝解郁、行气活血法适用于肝郁气滞血凝而致肿块坚硬或结块肿痛、不红不热，或痈疽后期，寒热已除、毒热已退、肿硬不散，伴胸闷不舒、口苦、脉弦等，如乳癖、乳岩等。常用方剂为逍遥散、清肝解郁汤等。常用药物有柴胡、香附、枳壳、陈皮、木香、延胡索、当归、白芍、金铃子、丹参等。理气解郁、化痰软坚法适用于肿势皮紧内软，随喜怒而消长，伴性情急躁、痰多而黏等，如肉瘿、气瘿等病。常用方剂为海藻玉壶汤、开郁散等。常用药物有海藻、昆布、贝母、青皮、半夏、川芎等。凡行气药物多有香燥辛温特性，容易耗气伤阴，气虚、阴伤或火盛患者慎用或禁用。行气法在临床上较少单独使用，常与祛痰、和营等方法配合使用。

（张书信）

héyíngfǎ

和营法（nutrient-harmonizing method）

用调和营血的药物疏通经络，调和血脉，使疮疡肿消痛止的内治法。外科疮疡的形成，多因"营气不从，逆于肉理"，所

以和营法应用较广泛。分为活血化瘀和活血逐瘀两种治法。活血化瘀法适用于经络阻隔、气血凝滞引起的外科疾病，如肿疡或溃后肿硬疼痛不减、结块、色红较淡，或不红或青紫。代表方剂为桃红四物汤。常用药物有桃仁、红花、当归、赤芍、大血藤等。活血逐瘀法适用于瘀血凝聚、闭阻经络所引起的外科疾病，如乳岩、筋瘤等。代表方剂为大黄䗪虫丸。常用药物如䗪虫、水蛭、虻虫、三棱、莪术等。和营法在临床上有时需与其他治法合用，若有寒邪者，宜与祛寒药合用；血虚者，宜与养血药合用；痰、气、瘀互结为患者，宜与理气化痰药合用等。和营活血的药品性多温热，所以火毒炽盛的疾病不应使用，以防助火；气血亏损者，破血逐瘀药也不宜过用，以免伤血。

（张书信）

tuōfǎ

托法（expelling method）

用补益和透脓的药物扶助正气、托毒外出，以免毒邪扩散和内陷的内治法。古称托里法。可使疮疡毒邪移深居浅，早日液化成脓，或使病灶趋于局限化，使邪盛者不致脓毒旁窜深溃，正虚者不致毒邪内陷，达到脓出毒泄、肿痛消退目的。明·申斗垣《外科启玄》云："托者起也上也。痛毒之发外之内者，邪必攻内，自然之理，当用托里汤液，内加升麻金银花，使荣卫通行，血脉调和，疮毒消散。故云疮家无一日不托里也。"托法为形症已成时避免邪毒内攻而设，寓有"扶正达邪"之意。疮疡已成之时，不能突起，亦难溃脓，或坚肿不赤，或不痛大痛，或得脓根散，或脓少脓清，或疮口不合者，皆气血虚也，主以大补，佐以活血祛毒之品；或加以

芳香，行其郁滞；或加以温热，御其风寒，如托里消毒散。候脓出肿消腐净，用参、芪、归、术大补之，其加附子，使气血滋茂，则新肉易生，是为内托也。消法与托法相当于正治法与从治法，治痈以寒，是为内消；治疽以热，是为内托。

托法适用于外疡中期，即成脓期，此时热毒已腐肉成脓，由于一时疮口不能溃破，或机体正气虚弱无力托毒外出，均会导致脓毒滞留。治疗上根据患者体质强弱和邪毒盛衰状况，分为补托法和透托法两种方法。恶性肿瘤形症已成，消散无望，或手术后，截其癌毒扩散，使无变坏之证的方法也属于托法。

透脓法不宜用之过早，肿疡初起未成脓时勿用。补托法正实毒盛的情况下，不可施用，否则不但无益，反能滋长毒邪，使病势加剧，而犯"实实之戒"，故透脓散方中的当归、川芎，凡湿热火毒炽盛之时，皆去而不用。托法常与清热法同用，火热熄则脓腐尽。

（张书信）

bǔtuōfǎ

补托法（expelling method with tonification）

用补益气血阴阳的药物扶助正气，使正虚之体不致毒邪内陷，并尽早使脓毒外泄，毒随脓解的内治法。根据机体阴阳气血的虚实，结合正邪交争的情况，临床上将补托法分为益气托毒、养阴托毒、温阳托毒和清热托毒四类。益气托毒法适用于肿疡毒势亢盛、正气已虚，不能托毒外出，以致疮形平塌、根盘散漫、难溃难腐，或溃后脓水清稀、坚肿不消，并出现身热、精神不振、脉数无力。常用方剂为托里消毒散。常用药物有党参、黄芪、

白术、白芷、皂角刺等。养阴托毒法适用于体虚阴亏，毒邪不得外泄，以致疮形平塌、根盘散漫、疮色紫滞，腐脓难成或溃出脓水稀少，或带血水，伴壮热口渴、唇燥、便秘尿赤、舌红苔黄、脉细数。常用方剂为竹叶黄芪汤加味。常用药物有黄芪、党参、麦冬、生地黄、皂角刺、桔梗等。温阳托毒法适用于阳气虚弱的疮疡患者，表现为疮形漫肿无头、疮色灰暗不泽、化脓迟缓，或局部肿势已退、腐肉已尽而脓水灰薄，或偶带绿色、新肉不生、不知疼痛，伴自汗肢冷、腹痛便溏、精神萎靡、舌淡胖、脉沉细。常用方剂为神功内托散。常用药物有附子、干姜、党参、黄芪、穿山甲等。清热托毒法适用于疮疡肿痛，毒热壅滞，难于破溃或破溃坚硬，脓水清稀。常用方剂为四妙汤。常用药物有金银花、甘草、黄芪等。补托法在正实毒盛时忌用，否则滋长毒邪，使病势加剧，而犯"实实之戒"。

（张书信）

tòutuōfǎ

透托法（expelling method with promotion）

用透脓的药物使已酿脓的疮疡早日脓出毒泄，肿消痛减，以免脓毒旁窜深溃的内治法。适用于疮疡疾病酿脓之时，邪毒结聚，形症已成，虽然正气不虚，但邪毒深沉散漫，不能高突成脓外溃。常用方剂为透脓散。常用药物有穿山甲、皂角刺等。透托剂具有促进酿脓和加速溃破之能力，其中皂角刺、穿山甲之类具有攻坚穿透之功，故能使毒邪移深居浅，使疮疡早脓早溃。但透托法不可用之过早，否则易使毒邪扩散走窜，变生他证。正如清末至民初张山雷《疡科纲要》说："苟其证尚可消，而轻率用

之，则不能内消而令外溃，小事化大，终是医者之过。"体虚者不可纯用透托法，以免助毒邪走散，反内陷入里。

（张书信）

补法 （tonifying method）

bǔfǎ

用补虚扶正的药物充足体内气血，消除各种虚弱现象，恢复人体正气，助养新肉，促进疮口早日愈合的内治法。明·申斗垣《外科启玄》："言补者，治虚之法也。经云：虚者补之。"适用于溃疡后期，此时毒势已去，精神衰惫，血气虚弱，脓水清稀，肉芽灰白不实，疮口难敛。补法是治疗虚证的基本法则，所以外科疾病只要有虚证存在均可应用。清末至民初张山雷《疡科纲要》："如虚损流痰及腰疽、肾俞、流注等证，皆为气血俱衰，运化不健，痹着不行。非得补益之力流动其气机，则留者不行，着者不去。然必非专恃参、芪数味，可以幸中。若脑疽、背疽，既经腐化而脓毒不畅，恶肉不脱，无非气血不充，不能托毒外泄，亦非补剂不为功。而老人虚人，尤须温补。更有疡毒即溃，脓水较多，而其人顿形癃瘵者，亦宜参用补法。"

临床上凡具有气虚、血虚、阴虚、阳虚症状者，均可应用补法。一般适用于疮疡中后期，及皮肤病等有气血不足及阴阳虚损者。在具体运用时，症见肿疡疮形平塌散漫，顶不高突，成脓迟缓，溃疡日久不敛，脓水清稀，可用调补气血法；呼吸短气，语声低微，疲倦乏力，自汗，饮食不振，舌淡苔少，脉虚无力，宜以补气为主；面色苍白或萎黄，唇色淡白，头晕目眩，心悸失寐，手足发麻，脉细无力，宜以补血为主；皮肤病皮损表现干燥、脱屑、肥厚、粗糙、皲裂、苔藓样变，毛发干枯脱落，伴有头晕、目眩、面色苍白等全身症状，宜养血润燥；一切疮疡不论已溃未溃，以及皮肤病、肛门病，症见口干咽燥，耳鸣目眩，手足心热，午后低热，形体消瘦，舌红少苔，脉象细数，均以滋阴法治之；一切疮疡肿形软漫，不易酿脓腐溃，溃后肉色灰暗，新肉难生，伴大便溏薄、小便频数、肢冷自汗、少气懒言、倦怠嗜卧、苔薄舌质淡、脉象微细，宜温补助阳。乳房病或皮肤病兼冲任不调者，以补肾之法而调冲任。

补益法主要有益气、养血、滋阴、助阳四个方面。益气方，如四君子汤；养血方，如四物汤；气血双补方，如八珍汤；滋阴方，如六味地黄丸；助阳方，如桂附八味丸或右归丸。常用药物：益气之药，如党参、黄芪、白术；养血药，如当归、熟地黄、鸡血藤、白芍；滋阴药，如生地黄、玄参、麦冬、女贞子、墨旱莲；温阳药，如附子、肉桂；助阳药，如仙茅、仙灵脾、巴戟天、鹿角片等。

应用补法当灵活，以但见不足者补之为原则。如肛门病中小儿、老年人的脱肛，属气虚下陷，可予补中益气汤以补气升提；又如失血过多者，每能伤气，气虚便无以摄血，故必需气血双补；又孤阳不生，独阴不长，阴阳互根，故助阳法中每佐一两味滋阴之品，滋阴法中常用一两味助阳药，除互相配合外，更增药效。补法在阳证溃后一般不用，如需应用，也多以清热养阴醒胃之法。补益法若用于毒邪炽盛，正气未衰之时，有助邪之害。若元气虚而胃纳不振，应先以健脾醒胃为主，而后才能进补。

（张书信）

外治法 （external therapeutic method）

wàizhìfǎ

用药物、手术、物理方法或用器械直接作用于病变部位以治疗疾病的方法。是中医外科疾病的重要治疗方法。正如清·徐大椿《医学源流论》中所说："外科之法，最重外治。"优点：局部用药，更近病所；内外治结合，可提高疗效或弥补内治不足；副作用较小；难以服药者亦可接受；方法多样，施用灵活；应用无效时可迅速中止。一些轻浅的外科疾病单用外治法即可获愈，严重者则需要内外治并用。清·吴师机《理瀹骈文》说："外治之理，即内治之理，外治之药，即内治之药，所异者法耳。"指出外治法与内治法治疗机理相同，但给药途径不同。外治法的运用同内治法一样，除要进行辨证施治外，还要根据疾病不同的发展过程，选择不同的治疗方法。常用方法有外用药物疗法、手术疗法和其他疗法三大类。

（张书信）

外用药物疗法 （external medication therapy）

wàiyòng yàowù liáofǎ

将药物制成不同剂型，施用于外证局部，利用药物的性能，直达病所，产生治疗作用的外治法。是外治法中使用最广泛的疗法。其作用既与所用药物的功能主治有关，又与剂型及使用方法有关。临床使用时应根据病变部位、病变性质，选择合适的药物剂型与使用方法，以达到最佳的治疗目的。外用药物疗法是外科独具的治疗方法。外用制剂是指施用于患处，使药物直达病所发挥治疗作用的药物剂型。包括膏药、油膏、箍围药、掺药、药线、溶液、熏洗剂、热熨剂等。外用药是外治的重要组成，清末至民初张山雷《疡科纲要》说："疮疡为病，发见于外，外治之药物，尤为重要。"各种外用制剂的制备方法与性能不同，临床上必须根据外证的特点正确选择外用制剂。例如，皮肤病滋水糜烂应选用溶液湿敷，而不能用膏药或油膏外敷；疮疡初起用膏药或油膏应掺消散剂而不可掺腐蚀剂。

（张书信）

gāoyào

膏药 (plaster)

按配方将药物浸于植物油中煎熬，去渣存油，加入黄丹再煎，黄丹在高热下发生凝结而成的制剂。古称薄贴，现称硬膏。通过剂型改革，有些已制成胶布型膏药。因其富有黏性，敷贴患处能固定患部，使患部减少活动；保护溃疡疮面，避免外来刺激或毒邪感染。膏药使用前加温软化，趁热敷贴患部，使患部得到较长时间的热疗，改善局部血液循环，增加抗病能力。具体功用依据所选药物功用而不同。一切外科疾病初起、成脓、溃后各阶段均可应用。

由于膏药方剂组成不同，适应证也不同。如太乙膏、千捶膏均可用于红肿热痛明显之阳证疮疡，为肿疡、溃疡的通用方。初起贴之能消，已成脓贴之能溃，溃后贴之能祛腐。太乙膏性偏清凉，功能消肿、清火、解毒、生肌；千捶膏性偏寒凉，功能消肿、解毒、提脓、祛腐、止痛；阳和解凝膏用于疮形不红不热、漫肿无头之阴证疮疡未溃者，功能温经和阳、祛风散寒、调气活血、化痰通络；咬头膏具有腐蚀性，功能蚀破疮头，适用于肿疡脓成，不能自破，以及不愿接受手术切开排脓者。膏药摊制有厚薄之分，薄型膏药多适用于溃疡，宜勤换；厚型膏药多适用于肿疡，宜少换，一般 3~5 天调换 1 次。使用膏药后，有时可能出现皮肤焮红，或起丘疹，或出现水疱，瘙痒异常，甚则溃烂等现象，可改用油膏或其他药物。膏药不可去之过早，否则疮面不慎受伤，再次感染，复致溃腐；或使疮面形成红色瘢痕，不易消退，有损美观。

（张书信）

yóugāo

油膏 (ointment)

将药物与油类煎熬或调匀成膏而成的制剂。现称软膏。其基质有猪脂、羊脂、松脂、麻油、黄蜡、白蜡以及凡士林等。在应用上，油膏柔软、滑润、无板硬黏着不舒的感觉，尤其病灶的凹陷折缝之处或大面积溃疡，常用油膏来代替膏药。适用于肿疡、溃疡、皮肤病糜烂结痂渗液不多及肛门病等。由于油膏方剂组成不同，疾病性质和发病阶段各异，在具体运用时，应根据病情辨证选药。如肿疡期，金黄膏、玉露膏有清热解毒、消肿止痛、散瘀化痰的作用，适用于疮疡阳证。金黄膏长于除湿化痰，对肿而有结块，尤其是急性炎症控制后形成的慢性迁延性炎症更为适宜。玉露膏性偏寒凉，对焮红灼热明显、肿势散漫者效果较佳；冲和膏有活血止痛、疏风祛寒、消肿软坚的作用，适用于半阴半阳证；回阳玉龙膏有温经散寒、活血化瘀的作用，适用于阴证。溃疡期可选用生肌玉红膏、红油膏、生肌白玉膏等。生肌玉红膏功能活血祛腐、解毒止痛、润肤生肌收口，适用于一切溃疡腐肉未脱、新肉未生之时，或日久不能收口者；红油膏功能防腐生肌，适用于一切溃疡；生肌白玉膏功能润肤生肌收敛，适用于溃疡腐肉已净、疮口不敛者，以及乳头皲裂、肛裂等病；疯油膏功能润燥杀虫止痒，适用于牛皮癣、慢性湿疮、皲裂等；青黛散油膏功能收湿止痒、清热解毒，适用于蛇串疮及急、慢性湿疮等皮肤焮红痒痛、渗液不多之症，亦可用于疥腮以及对各种油膏过敏者；消痔膏、黄连膏功能消痔退肿止痛，适用于内痔脱出、赘皮外痔、血栓外痔等出血、水肿、疼痛之症。调制油膏大多应用凡士林，其可刺激皮肤引起皮炎，如见此现象应改用植物油或动物油；若对药物过敏则改用他药。凡皮肤湿烂，疮口腐肉已尽，摊贴油膏应薄而勤换，以免脓水浸淫皮肤。油膏用于溃疡腐肉已脱、新肉生长之时，摊贴也宜薄，若涂抹过厚可使肉芽生长过剩而影响疮口愈合。

（张书信）

sǎnjì

散剂 (powder preparation)

由一种药物或数种药物粉末混合均匀制成的干燥粉末。是中医外科外用制剂的基础剂型，种类多、运用广。一般有干燥收敛的作用，根据药物配伍的不同而具有清热解毒、活血化瘀、回阳散寒、化腐生肌、消肿止痛、除湿止痒等功能。肿疡和溃疡均可使用。用于消散的，具有渗透和消肿的作用，直接外掺患处，可使疮疡壅结之毒移深居浅，肿消毒散，适用于肿疡初起；用于祛腐的，具有提脓拔毒的作用，能使疮疡内蓄的脓毒早日排出，腐肉早脱，适用于溃疡初期，脓水不净，腐肉未脱；用于追蚀的，具有腐蚀恶肉的作用，能使疮疡恶肉腐蚀枯落，适用于腐肉不脱，或疮口过小，妨碍排脓及收口；用于平胬的，能使疮口增生的胬肉收敛平复，适用于胬肉突出；用于生肌的，具有促进新肉生长，加速疮口愈合的作用，适用于溃疡腐肉已脱，脓水将尽。散剂的制法一般分为粉碎、过筛、混合、贮存四个步骤。散剂在临床上可用作掺药、粉身药、吹药、含药、点药等。使用时直接撒扑在皮损或疮面上，或掺在膏剂中外贴，或用鲜姜片、茄蒂、黄瓜尾、鲜芦荟等蘸药外搽，或吹药末于患处，或将药末掺于药捻上插入窦道或瘘管等，根据临床需要选用。散剂制备简单，使用方便，用途广泛，疗效可靠，易于保存和携带，是中医外科最基础、最常用、最具特色的外治剂型。使用注意：药末中含有汞类药物如升丹、降丹之类时，对汞过敏者禁用；生肌类散剂在脓毒未尽时慎用；温性散剂对阳证不宜，寒性散剂于阴证不合，使用时应辨证选药。散剂粉末宜细、宜干，撒布宜匀、宜薄。

（张书信）

chānyào

掺药（dusting powder preparation）　根据制方规律，按药物的不同作用配伍成方，用时掺布于膏药或油膏上，或直接掺布于病变部位的药物粉末。古称散剂，现称粉剂。种类很多，包括消散药、提脓祛腐药、腐蚀药、平胬药、生肌收口药、止血药、清热收涩药等。治疗外科疾病时应用范围很广，不论肿疡或溃疡均可应用，其他如皮肤病、肛门病等也可施用。由于疾病的性质和发展阶段不同，应用时要根据具体情况选择用药，可掺布于膏药、油膏上，或直接掺布于疮面上，或黏附在纸捻上插入疮口内，或将药粉时时扑于病变部位，以达到消肿散毒、提脓祛腐、腐蚀平胬、生肌收口、定痛止血、收涩止痒、清热解毒等目的。掺药配制时，应研极细，研至无声为度。植物类药品宜另研过筛；矿物类药品宜水飞；麝香、樟脑、冰片、朱砂粉、牛黄等香料贵重药品，宜另研后再与其他药物和匀，制成散剂方可应用，否则用于肿疡药性不易渗透，用于溃疡容易引起疼痛。含易挥发成分的药粉最好以瓷瓶贮藏，塞紧瓶盖，以免香气走散。剂型改革：将药粉与水溶液混合制成洗剂，将药物浸泡于乙醇溶液中制成酊剂，便于患者应用。

（张书信）

wánjì

丸剂（pill preparation）　将药物细粉或药物提取物加适宜的黏合剂或辅料制成的球形制剂。按其制备方法分为塑制丸、泛制丸、滴制丸等。塑制丸系药物细粉与适宜的黏合剂混合，先制成软硬适度的可塑性丸块，然后再分割而成的丸粒，如蜜丸、糊丸、部分浓缩丸、蜡丸等；泛制丸系药物细粉用适宜的液体为黏合剂泛制成的小球形的丸剂，如水丸、水蜜丸、部分浓缩丸、糊丸等；滴制丸系利用一种熔点较低的脂肪性基质或水溶性基质，将主药溶解、混悬，乳化后利用适当装置滴入一种不相混溶的液体冷却剂中而制成的丸剂。丸剂按制备所用赋形剂的不同，分为蜜丸、水丸、糊丸、蜡丸、浓缩丸和滴丸等。丸剂吸收缓慢，药力持久，服用、制作、携带、贮存都比较方便。丸剂多用于内服，也有内服外用兼备者，单纯外用丸剂为数不多。外用时多为涂搽、外敷或塞药，用于一般疮疡，如梅花点舌丹、六神丸等既可内服，又可外用。梅花点舌丹外用时以醋化开，敷于患处，可清热解毒、消肿止痛，用于疔毒恶疮、无名肿毒、红肿痈疖、乳蛾肿痛等；六神丸外用时可用开水或米醋少许溶成糊状，每日数次涂搽，有消肿解毒之功，用于痈疽疮疖，但疮烂化脓者不可外敷。

（张书信）

hújì

糊剂（pasted preparation）　将配方药粉和液体药调制成糊状后应用的半固体药剂。属于箍围法的外用剂型范畴。具有细腻、可涂展、易于黏着和干燥的性质。适用于疮疡初起、化脓及溃后。疮疡初起者可以消散；毒已结聚者，可以缩小疮形，趋于局限，促其早日成脓和破溃；破溃之后，余肿未消者，可截其余毒蔓延。使用糊剂亦需辨证论治，分析阴阳、表里、寒热、虚实的情况，根据疮疡初、中、后期的不同阶段，选用不同类型的方药。用于疮疡初起消散时，宜敷满整个病变部位；如毒已结聚，或溃后余肿未消，宜敷于患处四周，中间不用涂布，敷贴界限应超过肿势范围。糊剂制备简单，使用方便，适应范围广，疗效可靠，易于观察、掌握，敷在皮肤上能保持较长时间药效，一般无毒性反应及副作用。但是糊剂必须在临用时调制，不能贮存。凡疮疡初起，肿块局限者，一般宜用消散膏药。阳证不宜用温性药物敷贴，以免助长火毒；阴证不宜用寒性药物，以免寒凝不化。

（张书信）

dānjì

丹剂（pellet）　将含有矿物类成分的药物采用升华或熔合等方法制成的外用制剂。又称灵药。是中医外科中独具特色、疗效显著的外用药剂。中药制剂以"丹"

命名的很多，如仁丹、大活络丹、小活络丹、至宝丹、神犀丹、小金丹、玉枢丹、黑锡丹、回春丹等。这类丹实际是一种丸剂，因其制剂体积小或用量小，或突出其疗效好而以丹名之。最初丹剂多用来内服，逐渐发现其毒性作用后，转为外用为主，服食方法被抛弃。明·陈实功《外科正宗》中"升白灵药法第一百四十八"为中医外科炼制升丹的首次最详尽的操作记录，药物有剂量，修合有程序，使升炼丹剂的方法步骤渐臻完善。

外科丹剂以红升丹、白降丹最具代表性，中医外科常谓"红升白降，外科家当"，可见其在中医外科外用药中的重要性。升丹是用升华的方法制得，以其配制原料种类多少的不同而有小升丹和大升丹之分。小升丹又称三仙丹，其配制的处方中只有水银、火硝和明矾三种原料；大升丹的配制处方除上述三种药品外，尚有皂矾、朱砂、雄黄及铅等。升丹又可依其炼制所得成品的颜色而分为红升丹和黄升丹。两者的物理性质、化学成分、药理作用和临床用法等大同小异，其制炼法见炼丹术。主要具有拔毒祛腐、燥湿杀虫、生肌长肉等作用。升丹化学成分主要为汞化合物如氧化汞、硝酸汞等，红升丹中还含有氧化铅。其中汞化合物有毒，有杀菌消毒作用。药理研究证实，汞离子能和病原菌呼吸酶中的硫氢基结合，使之固定而失去原有活性，终致病原菌不能呼吸而死亡；硝酸汞是可溶性盐类，加水分解而成酸性溶液，对人体组织有缓和的腐蚀作用，可使与药物接触的病变组织蛋白质凝固坏死，逐渐与健康组织分离而脱落，具有"祛腐"作

用。目前采用一种小升丹，临床使用时，若疮口大者，可掺于疮口上；疮口小者，可黏附在药线上插入；亦可掺于膏药、油膏上盖贴。升丹因药性太猛，须加赋形药使用，常用的有九一丹、八二丹、七三丹、五五丹等。在腐肉已脱、脓水已少的情况下，更宜减少升丹含量。此外，尚有不含升丹的提脓祛腐药，如黑虎丹，可用于对升丹过敏者。升丹属有毒刺激性药品，凡对升丹过敏者应禁用；大面积疮面应慎用，以防吸收过多而发生汞中毒；病变在眼、唇部附近者也应禁用，以免强烈的腐蚀有损容貌。升丹放置陈久使用，可使药性缓和而减轻疼痛。升丹宜用黑瓶贮藏，以免氧化变质。

降丹的代表药物是白降丹，主要化学成分为氯化汞（$HgCl_2$）及氯化亚汞（$HgCl$），也可含有少量的砷化物。具有腐蚀、平胬作用，外用治疗恶疮胬肉、窦道瘘管、癌瘤翻花、赘疣、瘰疬、顽癣、毒蛇咬伤等。使用方法：将纯白降丹粉临用时以米浆调成糊状或做成药锭、药钉直接用于病灶，以蚀头溃脓、吊毒取核（如瘰疬结核）、移毒挪疮（疔疮肿毒生于要害部位，外用药物使其病灶转移到其他部位，或从上移下，或从内移外的一种治疗方法）；或用赋形剂（一般是熟石膏粉）按需要调制成不同比例的稀释剂（同升丹的稀释剂）使用。调药时忌用金属物品；只作外用，严禁内服；不可久用，切忌用于眼内、鼻、口腔、二阴部位，以及婴儿及女性颜面皮肤娇嫩处。

丹剂可加速坏死组织脱落，促进肉芽组织新生，具有杀菌、腐蚀等作用。丹剂应用范围很广，疮疡未成、已成、已溃或溃后收

敛生肌，都可配伍使用；对于某些皮肤病，尤其是疥癣类皮肤病亦可适当应用。但是，丹剂具有一定毒性，炼制过程中又有污染环境的弊端，非深谙药性或病性亟需者应慎用。

（张书信）

liàndānshù

炼丹术（alchemy）　以金石类矿物为原料，采用物理和化学方法炼制丹剂的中国传统技术。从采矿和冶金发展而来。早在原始社会后期，中国就有了冶铜术，到殷商时代，便开始大量使用青铜器，至春秋战国时代，更出现了冶铁术和铁器的使用。劳动人民在冶炼金属的过程中积累了丰富的化学知识，创造了很多采矿和冶金方法，同时也产生了炼丹术。春秋战国时代，出现了从事炼丹术的方士。到东汉末年，炼丹家同新兴的道教合流，使炼丹术建立起更有力的社会基础，东汉著名炼丹家魏伯阳所著《周易参同契》是世界上现存最早的炼丹著作，其被称为"万古丹经王"。炼丹术在魏、晋、南北朝、隋、唐、五代直到宋代时，都得到相当的重视和发展。两晋、南北朝是炼丹最活跃的时期，葛洪就是这时期中的代表人物，其著作《抱朴子内篇》集炼丹之大成，是现存最完整、最系统的炼丹专著。炼丹术的最初目的主要有两方面，一是寻求能长生不老的仙丹，二是寻求炼石成金的方法。炼丹家虽然未能达到炼仙丹和黄金的幻想目的，却成功地炼出了为人民治疗疾病的药物。此外，火药及许多颜料、合金等也是由炼丹家发现和发明的。

炼丹的主要原料有黄金、水银、铅、铜、朱砂、硫黄、雄黄、雌黄、硝石、明矾、盐、炉甘石

等；炼丹大致有作屋、立坛、安炉、置鼎、研磨、升华、泥法等环节；炼丹方法大致可分为升华法和熔合法两种。升华法的主要操作过程分为结胎、炼制、收丹等，依工艺过程可分为升丹和降丹。升丹的制作方法是先将药物细粉置锅（或阳城罐）内以文火加热熔化，使其在锅底冷结成固体状（结胎）；然后用瓷碗盖严锅口，用泥浆或石膏密封，先用文火、后用武火加热升炼，使升华物全部升华时停火；待密封的锅放冷后，取下瓷碗，用小刀将升华物刮下收丹。降丹的制作方法是将药物细粉置于阳城罐内以文火加热熔化，使其冷凝于罐底（结胎）；然后将结胎的阳城罐小心翻转，倒置于大于罐的盆上，封闭接口处，再用一个去底的盆套在罐上，将固定好的罐盆置于盛冷水的盆上，将木炭放于套在罐上的盆内，使木炭均摊于罐底周围，点燃木炭加热至升华物全部降于盆内，停火放冷；收丹时取下阳城罐，收集盆内的下降物即得降丹。熔合法是将矿物类药物置铁锅内加热熔化及炒炼，并不断搅拌，至与处方规定的色泽、形态相符时，取出放冷，研为细末，再按处方规定制成丹剂，如黑锡丹。

（张书信）

xǐjì

洗剂（lotion） 按照组方原则，将不同药物研成细末后与水溶液混合而成的外用制剂。加入的粉剂多不溶，呈混悬状，用时需加以振荡，故又称混合振荡剂、振荡剂、混悬剂。具有消炎、止痒、保护、干燥的作用，一般用于急性、过敏性皮肤病，如酒齄鼻和粉刺等。临床常用的三黄洗剂，有清热止痒之功，用于一切急性皮肤病，如湿疮、接触性皮炎，皮损表现为潮红、肿胀、丘疹等；颠倒散洗剂有清热散瘀之功，用于酒齄鼻、粉刺。上述方剂中常可加入 1%～2%薄荷脑或樟脑，增强止痒之功。应用洗剂时应充分振荡，使药液和匀，以毛笔或棉签蘸之涂于皮损处，每日 3～5 次。凡皮损处糜烂渗液较多，或脓液结痂，或深在性皮肤病均禁用。

（张书信）

yóujì

油剂（medicinal oil） 将药物放在植物油中煎炸后滤去药渣，或用植物油或药油与药粉调和成糊状制成的外用制剂。具有润泽保护、解毒收敛、止痒生肌的作用。适用于有糜烂、渗出、鳞屑、脓疱、溃疡皮损的亚急性皮肤病。常用药物有蛋黄油、紫草油、青黛散油、三石散油等。常用植物油为麻油、菜籽油、花生油、茶油等。麻油最佳，有清凉润肤之功。用法为每日外搽 2～3 次。

（张书信）

róngyè

溶液（solution） 将单味药或复方加水煎熬至一定浓度，滤去药渣，或药物完全溶解于水所形成的液体制剂。可用于湿敷和熏洗。具有清洁、止痒、消肿、收敛、清热解毒的作用。适用于急性皮肤病，渗出较多或脓性分泌物多的皮损，或伴轻度痂皮性损害。常用药物有苦参、黄柏、马齿苋、生地榆、野菊花、蒲公英、甘草等煎出液，或 10%黄柏溶液、生理盐水等。溶液剂用于湿敷是治疗皮肤病的常用方法，适用于急性红肿渗出糜烂的皮损，或浅表溃疡。使用时将 5～6 层消毒纱布置于药液中浸透，稍挤拧至不滴水为度，敷于患处，一般每 1～2 小时换 1 次即可，如渗液不多可4～5 小时换 1 次。

（张书信）

niǎnjì

捻剂（medicated thread） 用药末加赋形剂制成的线香状的固体药剂。又称药捻、药线、药条。其短者也称丁、钉或锭子。具有引导脓水外流、提脓拔腐、腐蚀化管、收敛生肌等功能，适用于溃疡疮口过深过小、脓水不易排出者，或已成瘘管、窦道者，或已有腐肉、腐骨难出者。捻剂由于所用材料和制法不同，可分为纸捻、线捻和硬捻三种。纸捻一般用桑皮纸、丝棉纸等制成；线捻由植物纤维、棉线或丝线制成，既可以采用外黏药物法，也可以采用内裹药物法制作；硬捻是将药粉与有一定黏度的赋形剂调和均匀，使成面团状，再搓成线香状或麦粒状，阴干变硬后即可使用。硬捻根据形态可分为实心药捻、空心药捻和夹心药捻三种；根据赋形剂的不同，又有糊捻、蜜捻、蜡捻之别。捻剂使用时顺着疮口方向插入，插到底部后再退出少许，外留 0.5cm，以便取出。应用时视溃疡情况选用相应的捻剂，如外黏药物捻剂多用含有升丹的药物，有提脓祛腐作用，适用于疮口过深过小，脓水不易排出者；内裹药物捻剂多用白降丹、枯痔散等，有腐蚀化管作用，适用于溃疡已成瘘管、窦道者；夹心药捻则用于提取较深部位的坏死组织或异物，治疗不便挤按部位的复杂瘘管或较深的窦道。捻剂是中医外科祛腐、拔毒、祛管的有效制剂，使用方便，功效可靠，实用性强，易于推广，便于贮藏及携带，但其应用仅限于瘘管及窦道。使用时注意药线插入疮口中，应留出一小部分在疮口之外，便于下次换药时取出；

脓水将尽时，即使脓腔尚深，亦不可再用捻剂，否则影响收口；若窦道清洁，肉芽生长良好应停用，以免影响愈合；含汞药物制备的捻剂，禁用于对汞过敏者。

（张书信）

dīngjì

酊剂（tincture） 将不同的药物，用规定浓度的乙醇，经渗漉、稀释、浸渍或溶解制成的澄清液体制剂。具有收敛散风、杀菌、止痒的作用。一般用于疮疡未溃以及皮肤病，如脚湿气、鹅掌风、体癣、牛皮癣等。如红灵酒有活血、消肿、止痛之功，适用于冻疮、脱疽未溃之时；10% 土槿皮酊、复方土槿皮酊有杀虫止痒之功，适用于鹅掌风、灰指甲、脚湿气等；白屑风酊有祛风、杀虫、止痒之功，适用于面游风。用法为用棉棒蘸药液，直接外涂于皮损区，每日 1~3 次。一般酊剂有刺激性，所以疮疡破溃后或皮肤病有糜烂者均禁用；其用后易引起皮肤烧灼及剧痛，因此头面、会阴部等皮肤薄嫩处也禁用。酊剂应盛放于遮光密闭容器中，且充装宜满，并在阴凉处保存。

（张书信）

xūnjì

熏剂（fumigant） 将药物制成一定形状，点燃后，在不完全燃烧过程中产生浓烟，以烟熏患处作为治疗用的外用制剂。适用于多种顽固性、慢性外科病症，肿疡、溃后及皮肤病等都可应用。用于肿疡者多具有活血消肿、解毒止痛的作用，能使未成者自消，已成者自溃，不腐者即腐；用于溃疡者多有通络消肿、软坚化腐、生肌止痛之功；用于皮肤病者，多有祛风止痒、润燥杀虫的功用。熏剂的制备比较简单，一般先将药物共研细末，然后按临床应用时的要求，制成能缓慢不完全燃烧的药条、药饼或药丸，大多用较厚草纸卷药末成纸卷。制成的熏剂要易于点燃，并能保持不完全燃烧，持续产生浓烟，以充分发挥药效。临床上根据病变情况选用不同的熏法，如纸卷熏法、火盆熏法、笼罩熏法、熏箱熏法等。使用熏剂时应防止烧烫伤，熏后表面形成的烟油应保留一段时间。严重高血压、孕妇及体弱者慎用；急性炎症性皮损以及有严重肺部疾病者禁用。

（张书信）

shǒushù liáofǎ

手术疗法（surgical therapy） 运用各种器械和手法操作治疗疾病的方法。是外科区别于内科疗法的主要特点，在外科治疗中占有十分重要的地位。外科疾病在内治法及外用药物疗法效果不显时，则宜配合手术疗法。常用方法有切开法、火针烙法、砭镰法、挑治法、挂线法、结扎法等，可针对疾病的不同情况选择应用。如疮疡液化成脓，转为脓疡时宜使用切开法；溃疡形成漏者可使用切开法或挂线法；痔核和赘疣可使用结扎法；下肢丹毒红肿时使用砭镰法；小血管断裂可用结扎法等。手术器械必须严格消毒，正确使用麻醉方法，保证无菌操作，并注意防止出血和刀晕等情况的发生。

（张书信）

qiēkāifǎ

切开法（incision method） 将脓肿切开，使脓液排出，以起到疮疡毒随脓泄、肿消痛止作用的手术疗法。是外科手术的重要方法之一，可避免脓毒内蓄、侵蚀好肉、腐烂筋骨、穿通脏腑等严重情况的发生。一切外疡，不论阴证、阳证，确已成脓者，均可使用。运用切开法之前，应当辨清脓成熟的程度、脓肿的深浅、患部的血脉经络位置等情况，然后决定切开与否。具体运用时，必须辨清脓成熟的程度，准确把握切开的有利时机。当肿疡成脓之后，脓肿中央出现透脓点（脓腔中央最软的一点），即为脓已成熟，此时予以切开最为适宜。若肿疡脓未成熟，过早切开则徒伤气血，脓反难成，并可致脓毒走窜，如颜面疔疮过早切开可致疔毒走散；反之，若脓成不及时切开，则腐烂加深，疮口难敛，如头皮疖肿脓熟不切开，可因脓毒攻窜而成蝼蛄疖，蛇头疔成脓不及早切开常可出现损骨。切口位置的选择应以便于引流为原则，选择脓腔最低点或最薄弱处进刀，一般疮疡宜循经直切，免伤血络；乳房部应以乳头为中心，放射状切开，免伤乳络；面部脓肿应尽量沿皮肤的自然纹理切开；手指脓肿应从侧方切开；关节区附近的脓肿，切口尽量避免越过关节；若为关节区脓肿，一般施行横切口、弧形切口或"S"形切口，因为纵切口在瘢痕形成后易影响关节功能；肛旁低位脓肿，应以肛门为中心做放射状切开。切口大小应根据脓肿范围大小以及病变部位的肌肉厚薄而定，以脓流通畅为原则。凡脓肿范围大、肌肉丰厚而脓腔较深的，切口宜大；脓肿范围小，肉薄而脓腔较浅的，切口宜小，一般切口不能过大，以防损伤好肉筋脉或愈合后瘢痕过大。不同的病变部位，切开的深浅必须适度，如脓腔较浅，或生于皮肉较薄的头、颈、胁肋、腹、指等部位，必须浅开；脓腔较深，或生于皮肉较厚的臀、臂等部位，可以稍深无妨，总以得脓为度。需注意，在关节和筋脉的部位宜谨慎开刀，以免损伤筋脉，致使关节不利或大出血；凡颜面疔疮，尤其在鼻唇部位，忌早期切开，以免疔毒走散，并发走黄危证。切开后，由脓自流，切忌用力挤压，以免感染扩散、毒邪内攻。在操作过程中，必须严格消毒，操作切忌粗暴，以免发生意外事故。另外应注意刀晕的防治，刀晕不是一个独立的疾病，而是手术时突然发生的严重的全身性综合征。轻者表现为头晕欲吐，心慌意乱，心悸汗出；重者可以突然面色苍白，神志昏糊，四肢厥冷，大汗淋漓，呼吸微弱，脉搏沉细，血压下降等。预防刀晕，术前应做好解释工作，减少患者精神紧张和恐惧；体质衰弱、营养不良者，术前应进行必要的调补；避免在患者饥饿或过于疲劳时手术；手术时应选择适当的体位，避免患者看到切开过程；操作要细致，动作要敏捷，操作时间不宜过长，避免动作粗暴。一旦发生刀晕应立即停止手术，进行急救。轻者扶患者平卧，给服开水，稍待片刻，精神即可恢复；重者除上述处理外，必须止痛保暖，同时灸百会、人中，或刺合谷、人中、少商等穴位急救；如牙关紧闭，可用开关散吹鼻，得喷嚏后则气通窍开，转危为安。若素体血虚，加之手术出血过多，应内服补气养血药物，或中西医结合治疗。

（张书信）

huǒzhēn làofǎ

火针烙法（cauterization with fire needle） 将针具烧红后烫烙病变部位，以起到消散、排脓、止血、去除赘生物等作用的手术疗法。古称燔针焠刺。常用火针有平头、尖头、带刃等粗、细不同的铁针。用于消散多选用尖头

铁针，用于引流可选用平头或带刃铁针。火针烙法适用于甲下瘀血、疖、痈、赘疣、息肉以及创伤出血等。对于外伤引起的指甲下瘀血，可施"开窗术"治疗。选用平头粗细适当的铁针，烧红后点穿指甲，迅速放出瘀血，患指疼痛即刻缓解，一般不会引起指甲与甲床分离。疖、痈脓疡表浅者，平头粗针烙后，针具直出或斜出，脓汁自流，亦可轻轻挤出脓汁，不必放入药线；赘疣、息肉患者，切除病灶后，用烙法可烫治病根；创伤出血患者用平头粗细适中的铁针，烧红后灼之，即刻止血。治疗时应避开患者的视线，以免引起患者精神紧张，发生晕厥；烙时火针不能盲目刺入，应避开大血管及神经，以免伤及正常组织；手、足筋骨关节处，用之恐焦筋灼骨，造成残疾；胸肋、腰、腹等部位不可深烙，否则易伤及内膜；头面为诸阳之会，皮肉较薄，亦当禁用；血瘤、岩肿等病禁用烙法；年老体弱、大病之后、孕妇等不宜用火针。

（张书信）

biānliánfǎ

砭镰法（stone-needling method） 用三棱针或刀锋在疮疡患处的皮肤或黏膜上浅刺，放出少量血液，使内蕴热毒随血外泄的手术疗法。又称飞针。古代多用砭石放血泄毒。有疏通经络、活血化瘀、排毒泻热、扶正祛邪的作用。适用于急性阳证疮疡，如下肢丹毒、红丝疔、疖疮痈肿初起、外伤瘀血肿痛、痔疮肿痛等。治疗时局部常规消毒，用三棱针或刀锋直刺患处或特定部位的皮肤、黏膜，令微出血。刺毕，用消毒棉球按压针孔。红丝疔患者用挑刺手法，于红丝尽头刺之，令微出血，继而沿红丝走向寸寸

挑断；下肢丹毒及疖、痈初起，可用围刺手法，用三棱针围绕病灶周围点刺出血。注意无菌操作，以防感染。击刺时，宜轻、准、浅、快，出血量不宜过多，应避开神经和大血管，不可刺得过深，刺后可再敷药包扎。头、面、颈部不宜施用，阴证、虚证及有出血倾向者禁用。

（张书信）

tiǎozhìfǎ

挑治法（pricking therapy） 在人体腧穴、敏感点或一定区域内，用三棱针挑破皮肤、皮下组织，挑断部分皮内纤维，刺激皮肤经络，使脏腑得到调理的手术疗法。有调理气血、疏通经络、解除瘀滞的作用。适用于内痔出血、肛裂、脱肛、肛门瘙痒、颈部多发性疖肿等。常用方法有选点挑治、区域挑治和截根疗法3种。①选点挑治：在背部上起第7颈椎，下至第5腰椎，旁及两侧腋后线范围内，寻找疾病反应点。反应点多为棕色、灰白色、暗灰色等按之不褪色、小米粒大小的丘疹。适用于颈部多发性疖肿。②区域挑治：在腰椎两侧旁开1~1.5寸的纵线上任选一点挑治，尤其在第2腰椎到第3腰椎之间旁开1~1.5寸的纵线上，挑治效果更好。适用于内痔出血、肛裂、脱肛、肛门瘙痒等。③截根疗法：取大椎下4横指处，在此处上下、左右1cm范围内寻找反应点或敏感点。治疗时，让患者反坐在靠椅上，两手扶于靠背架，暴露背部。体弱患者可采用俯卧位，防止虚脱。挑治前局部常规消毒，用小号三棱针刺入皮下至浅筋膜层，挑断黄白色纤维数根，挑毕，以消毒纱布敷盖。一次不愈，可于2~3周后再行挑治，部位可以另选。适用于项部牛皮癣等的治

疗。操作过程中应遵循无菌原则，挑治后一般 3～5 天内禁止沐浴，防止感染；挑治后当日应注意休息，禁食刺激性食物。孕妇、严重心脏病、出血性疾病及身体过度虚弱者禁用。

(张书信)

guàxiànfǎ
挂线法 (seton cutting method)

采用普通丝线，或药制丝线，或纸裹药线，或橡皮筋等挂断瘘管或窦道，以起到切开、引流作用的手术疗法。其机理是利用挂线的紧箍作用，促使气血阻绝，肌肉坏死，最终达到切开的目的。挂线又能起到引流作用，分泌物和坏死组织液随挂线引流排出，保证引流通畅，防止发生感染。凡疮疡溃后，脓水不净，经内服、外敷等治疗无效而形成瘘管或窦道者，或疮口过深，或生于血络丛处不宜切开者，均可使用。具体操作方法：先用球头银丝自甲孔探入管道，使银丝从乙孔穿出（如没有乙孔，可在局部麻醉下用硬性探针顶穿，引出银丝），然后用丝线做成双套结，将橡皮筋线 1 根结扎在自乙孔穿出的银丝球头部，再由乙孔退回管道，从甲孔抽出。这样，橡皮筋线与丝线贯穿瘘管管道两口。此时将扎在球头上的丝线与橡皮筋线剪开（丝线暂时保留在管道内，以备橡皮筋线在结扎断开时，用以另引橡皮筋线作更换之用），再在橡皮筋线下先垫 2 根丝线，然后收紧橡皮筋线，打 1 个单结，再将所垫的 2 根丝线分别在橡皮筋线打结处予以结缚固定，最后抽出管道内保留的丝线。前述介绍的是橡皮筋线挂线法，如采用普通丝线或纸裹药线挂线法，在挂线以后，需每隔 2～3 天解开线结，收紧 1 次。橡皮筋线因有弹性，1 次扎

紧后即可自动收紧切开，目前多采用橡皮筋线挂线法。需注意，如果瘘管管道较深较长，发现挂线松弛时，必须将线收紧，否则不能达到切开的目的；在探查管道时，要轻巧、细致，避免形成假道而不能达到治疗的目的。

(张书信)

jiézāfǎ
结扎法 (ligation therapy)

将线缠扎于病变部位与正常皮肉分界处，促使病变部位经络阻塞、气血不通，导致结扎远端的病变组织失去营养而逐渐坏死脱落的手术疗法。又称缠扎法。适用于瘤、赘疣、痔、脱疽等病，以及脉络断裂引起的出血之症。凡头大蒂小的赘疣、痔核等，可在根部以双套结扣住扎紧；凡头小蒂大的痔核，可以缝针贯穿其根部，再用"8"字式结扎法，或"回"字式结扎法两线交叉扎紧；如截除脱疽之趾、指，可预先用丝线缠绕十余转，渐渐紧扎；如大络断裂出血，可先找到断裂的络头，再用缝针引线贯穿出血底部，然后系紧打结。结扎所使用的线有普通丝线、药制丝线、纸裹药线等，目前多采用较粗的普通丝线或医用缝合线。内痔用缝针穿线，不可穿过患处的肌层，以免化脓；扎线应扎紧，否则不能达到完全脱落的目的；扎线未脱，应俟其自然脱落，不要硬拉，以防出血；血瘤、岩肿当禁用。

(张书信)

xiāosànfǎ
消散法 (dispersing method)

将具有行气、活血、祛风、消肿、解毒、定痛等作用的药物掺布于膏药或油膏上，贴于患处，通过渗透直接发挥药力，使疮疡壅结之毒得以移深居浅、肿消毒散的外治法。适用于肿疡初起，肿势

局限。外科之法，以消为贵，任何外疡，如能消散，就可以缩短疗程，减少痛苦，这是肿疡初期外治的基本疗法，也是最理想的治疗方法。阳证疮疡常用阳毒内消散、红灵丹活血止痛、消肿化痰；阴证疮疡应温经活血、破坚化痰、散风逐寒，常用阴毒内消散、桂麝散、黑退消等。如病变处肿势不局限，应配合箍围药使用；如确已成脓，不可一味应用消散法，以免迫毒内攻。疔疮多需经成脓、破溃阶段方可痊愈，应用消散法宜慎重。

(张书信)

gūwéifǎ
箍围法 (method of encircling lesion with drugs)

将药物围敷于患处，依靠药物箍聚疮毒的作用，收束疮形，防止毒邪扩散，使疮疡易消、易溃、易敛的外治法。古称贴、围药等。其作用因所用药物及调剂方法不同而异，但围聚收束是基本作用，外科应用最广泛。清·徐大椿《医学源流论》曰："外科之法，最重外治，而外治之中，尤重围药……"其适用范围十分广泛，可用于一切疮疡，无论阳证、阴证、半阴半阳证，还是初起、成脓或溃后，凡属肿势散漫、界限不清、无局部硬块的肿疡或溃后周围有扩散趋势者，均可应用。由于箍围药药性有寒、热的不同，应辨证使用才能收到预期效果。如金黄散、玉露散可用于红肿热痛明显的阳证疮疡；疮形肿而不高、痛而不甚、微红微热，属半阴半阳证者，可用冲和散；疮形不红不热、漫肿无头，属阴证者，可用回阳玉龙散。使用箍围药需将药粉与不同的液体调制成糊状。调制液体多种多样，临床应根据疾病的性质与阶段选择使用。以醋调者，

取其散瘀解毒；以酒调者，取其助行药力；以葱、姜、韭、蒜捣汁调者，取其辛香散邪；以菊花汁、丝瓜叶汁、银花露调者，取其清凉解毒，而其中用丝瓜叶汁调制的玉露散治疗暑天疖肿效果较好；以鸡子清调者，取其缓和刺激；以油类调者，取其润泽肌肤。如上述液体取用有困难，可用冷茶汁加白糖少许调制。总之，阳证多用菊花汁、银花露或冷茶汁调制，半阴半阳证多用葱、姜、韭捣汁或用蜂蜜调制，阴证多用醋、酒调敷。用于外疡初起时，箍围药宜敷满整个病变部位。若毒已结聚，或溃后余肿未消，宜敷于患处四周，不要完全涂布。敷贴应超过肿势范围。凡外疡初起，肿块局限者，一般宜用消散药。阳证不能用热性药敷贴，以免助长火毒；阴证不能用寒性药敷贴，以免寒湿凝滞不化。箍围药敷后为防干燥，宜时时用液体湿润，以免药物剥落及干板不适。

（张书信）

tòunóng qūfǔfǎ

透脓祛腐法（pus drawing out and putridity dispelling method）

用手术方法或将提脓祛腐的药物制成适当剂型，插入、盖贴或掺于疮口上，促使疮疡内蓄之脓毒早日排出，腐肉迅速脱落的外治法。凡肿疡后期脓毒不泄，及溃疡早期，脓栓未落，死肌腐肉未脱，或脓水不净，新肉不生，或形成瘘管，久久不愈者，均可应用。提脓祛腐的主药是升丹，见丹剂。

（张书信）

fǔshífǎ

腐蚀法（erosive method）

将有腐蚀作用的药物掺布患处，使病变组织得以腐蚀枯落的外治法。又称追蚀法。适用于肿疡脓成未

溃；痔疮、瘰疬、赘疣、息肉等病；溃疡破溃以后，疮口过小，引流不畅；疮口僵硬，胬肉突出，腐肉不脱妨碍收口。临床上腐蚀药物组成不同，药性作用有强弱之分，因此需根据适应证分别使用。如白降丹适用于溃疡疮口过小，脓腐难去，用桑皮纸或丝棉纸做成裹药，插于疮口，可使疮口开大，脓腐易出；赘疣用其点之可以腐蚀枯落；其以米糊作条，用于瘰疬，则能攻溃拔核。枯痔散一般用于痔疮，涂敷于痔核表面，能使其焦枯脱落；三品一条枪插入患处，能腐蚀漏管，也可以蚀去内痔，攻溃瘰疬。平胬丹适用于疮面胬肉突出，掺药其上，能使胬肉平复。腐蚀药一般含有汞、砒成分，因汞、砒的腐蚀力较其他药物强，在应用时必须谨慎。尤其在头面、指、趾等肉薄近骨之处，不宜使用过烈的腐蚀药。即使需要应用，必须加赋形药减低其药力，以免伤及周围正常组织。待腐蚀目的达到，即应改用其他提脓祛腐或生肌收口药。不要长期、过量使用以免引起汞中毒，对汞、砒过敏者禁用。

（张书信）

zhǐxuèfǎ

止血法（hemostatic method）

使用压迫、结扎、填塞、烙法及外用药物等手段控制出血的外治法。适用于手术误伤血络，或疮疡溃烂腐蚀血络，或外来伤害损伤血络以及血热妄行、气不摄血等引起的外出血。常用方法有压迫止血法、电凝止血法、结扎止血法、缝合止血法等。止血药具有收涩凝血的作用，掺敷于出血之处，外用纱布包扎固定，可以促使创口血液凝固，达到止血的目的。适用于溃疡或创伤出血，

凡属于小络损伤而出血者可使用，如桃花散适用于溃疡出血，圣金刀散适用于创伤出血，云南白药对于溃疡出血、创伤出血均可使用，三七粉调成糊状涂敷患部也有止血作用。药物止血法有一定的局限性，若遇大出血时，必须配合手术与内治等方法急救，以免出血不止而引起晕厥之变。

（张书信）

shēngjī shōukǒufǎ

生肌收口法（method of promoting tissue regeneration and closing wound）

使用促进生肌长皮的药物加速疮口愈合的外治法。是治疗溃疡的基本方法。适用于溃疡腐肉已脱、脓水将尽。疮疡溃后，脓水将尽，或腐脱新生时，仅靠机体自身的修复能力长肉收口较为缓慢，生肌收口药具有解毒、收敛、促进新肉生长的作用，掺敷疮面能使疮口加速愈合。常用的生肌收口药如生肌散、八宝丹等，无论阴证、阳证，均可掺布于疮面上使用。临床上应根据疮面及全身情况选择药物，如生肌玉红膏偏于生肌，生肌象皮膏偏于收口长皮，拔毒生肌散偏于祛腐生肌等。脓毒未清、腐肉未净时早用生肌收口药，不仅无益，反增溃烂，延缓治愈，甚至引起迫毒内攻之变；若已成漏管之证，用之勉强收口，仍可复溃，需配以手术治疗；若溃疡肉色灰淡而少红活，新肉生长缓慢，则宜配合内服药补养和食物营养，内外兼施，以助新生。

（张书信）

wēinóng zhǎngròu

煨脓长肉（promote suppuration to regenerate flesh）

外敷中草药膏（散），通过疮面吸收作用，促进局部气血畅通，使疮口脓液渗出增多，载毒外泄，促进

疮面生长愈合的外治法。脓为皮肉之间热盛蒸酿而成，由气血所化生，是正气载邪外出的表现。"煨"可增强疮面的抗感染能力，促进局部微循环、疮面血管再生、疮面细胞增生与分化等。适用于各种新旧开放性感染性创口，如大面积软组织损伤、烧伤、开放性骨折、骨髓炎等各种中医外科溃疡疮口的愈合后期。疮疡在溃腐成脓的早期宜排脓引流、祛除脓腐；中后期脓腐减少，新肉渐生，宜煨脓长肉。治疗中应注意肉芽的生长情况，防止肉芽生长过高，反而影响疮面愈合进程，必要时应选用平胬丹或适当修剪疮面过长之肉芽。

（张书信）

yǐnliúfǎ

引流法（drainage method）

脓肿切开或自行溃破后，运用药线、导管或扩创等法使脓液畅流，腐脱新生，防止毒邪内聚扩散的外治法。适用于脓肿切开或自行溃破后，脓出不畅，腐肉未脱者，尤其是脓腔较深或较大者。脓毒未净时若疮口自合，脓毒内蓄，势必死灰复燃，甚或出现走黄内陷等变证，须设法引而出之。常用的引流方法包括药线引流法、导管引流法和扩创引流法。

（张书信）

yàoxiàn yǐnliúfǎ

药线引流法（medicated thread drainage）

将药线插入溃疡疮孔中，借药物的作用提毒祛腐，借药线的螺纹物理作用引导脓水与坏死组织外出，起泄毒作用的外治法。药线俗称纸捻或药捻，大多采用桑皮纸，也可应用丝棉纸或拷贝纸等。按临床实际需要，将纸搓成粗细长短不同药线备用。药线有外黏药物及内裹药物两类，临床上大多应用外黏药物药线。

纸线除借药物及物理作用，引导脓水外流外，尚能探查脓肿的深浅以及有无死骨存在。探查有无死骨是利用药线绞形之螺纹，如触及粗糙骨质者，则说明疮疡已损骨无疑。采用药线引流和探查，具有方便、痛苦少、患者能自行更换等优点。将捻制成的药线经过高压蒸汽消毒后应用，使之无菌而更臻完善。凡疮疡溃后疮口过小、脓水不易排出，或已成瘘管、窦道者，均可使用。外黏药物法分为两种：一种是将搓成的纸线临用时放在油中或水中润湿，蘸药插入疮口；另一种是预先用白及汁与药和匀，黏附在纸线上，候干存贮，随时取用。目前大多采用前法。外黏药物多用含有升丹成分的方剂或黑虎丹等，因有提脓祛腐的作用，适用于溃疡疮口过深过小、脓水不易排出者。内裹药物法是将药物预先放在纸内，裹好搓成线状备用。内裹药物多用白降丹、枯痔散等，因其具有腐蚀化管的作用，适用于溃疡已成瘘管或窦道者。药线插入疮口中，应留出一小部分在疮口之外，并应将留出的药线末端向疮口侧方或下方折放，再以膏药或油膏盖贴固定。如脓水已尽，流出淡黄色黏稠液体时，即使脓腔尚深，也不可再插药线，否则影响收口时间。

（张书信）

dǎoguǎn yǐnliúfǎ

导管引流法（cannula drainage）

用特制的导管插入位置深、脓多、引流不畅的脓腔，使脓毒从管中引流而出的外治法。古代导管用铜制成，目前多采用塑胶管或橡皮管。导管引流法较药线引流法更易使脓液流出，达到脓毒外泄的目的。适用于附骨疽、流痰、流注等脓腔较深、脓液不易畅流者。具体方法是将消毒导管轻轻插入疮口，达到底部后，再稍退出即可。当管腔中有脓液排出时，即用橡皮膏固定导管，外盖厚层纱布；当脓液减少后，改用药线引流。导管应放置在疮口较低的一端，以使脓液畅流。导管必须固定，以防滑脱或落入疮口内。管腔如被腐肉阻塞，可松动引流管或轻轻冲洗，以保持引流通畅。

（张书信）

kuòchuāng yǐnliúfǎ

扩创引流法（debridement and drainage）

用手术方法扩大引流疮口，使脓腔引流得以通畅的外治法。清·赵濂《医门补要》："痈疽溃脓日久，内肉烂空，外皮浮软，上下有孔流脓，中间薄皮搭住如桥，使毒护塞，不能尽性掺药，难以完功，用剪刀将浮皮剪开，自可任意上药，易于收口。""倘肿势延大，脓孔兜住难出，待数日后，皮肉穿薄，顺其下流处再开一口，泄净脓毒，方易收功。"这种加开辅助引流切口的方法也属于扩创引流法。扩创引流法适用于痈、有头疽溃后有袋脓者，瘰疬溃后形成空腔或脂瘤染毒化脓等。具体方法是在消毒、局部麻醉下，对脓腔范围较小者，用手术刀将疮口上下延伸；脓腔范围较大者，可做十字形扩创。扩创后，须用消毒棉花按疮口大小，蘸八二丹或七三丹嵌塞疮口以祛腐，并加压固定，以防止出血，以后可按溃疡处理。

（张书信）

diànmiánfǎ

垫棉法（cotton pad drainage）

用棉花或纱布折叠成块以衬垫加压疮部的外治法。是借加压的力量，使溃疡的脓液不发生潴留，或使过大的溃疡空腔皮肤与新肉得以黏合达到愈合的目的。适用于溃疡脓出不畅有袋脓者；或疮孔窦道形成脓水不易排尽者；或溃疡脓腐已尽，新肉已生，但皮肉一时不能黏合者。有袋脓现象者使用时将棉花或纱布垫衬在疮口下方空隙处，并用宽绷带加压固定；对窦道深而脓水不易排尽者，用棉垫压迫整个窦道空腔，并用绷带扎紧；溃疡空腔的皮肤与新肉一时不能黏合者，使用时可将棉垫按空腔的范围稍为放大，垫在疮口之上，再用阔带绷紧。腋部、腘窝部的疮疡，最易形成袋脓或形成空腔，影响疮口愈合或虽愈合而易复溃，故应早日使用垫棉法。具体应用时，需根据不同部位，在垫棉后采用不同的绷带予以加压固定，如项部用四头带，腹壁用多头带，会阴部用丁字带，腋部、腘窝部用三角巾包扎，小范围的用宽橡皮膏加压固定。需要注意在急性炎症红肿热痛尚未消退时不可应用，否则有促使炎症扩散之弊；所用棉垫必须比脓腔或窦道稍大；用于黏合皮肉，一般 5~7 天更换 1 次；用于袋脓，可 2~3 天更换 1 次。未获预期效果时，宜采取扩创引流法；应用期间，若出现发热、局部疼痛加重应立即中止使用，采取其他相应的措施治疗。

（张书信）

yàotǒng báfǎ

药筒拔法（medicinal bamboo cupping）

将一定药物与竹筒若干个同煎，乘热急合疮上，以吸取脓液毒水的外治法。借药筒宣通气血、拔毒泻热作用，达到脓毒自出、毒尽疮愈的目的。适用于有头疽坚硬散漫不收，脓毒不得外出者；或毒蛇咬伤，肿势迅速蔓延，毒水不出者以及反复发作的流火等。先用鲜菖蒲、羌活、紫苏、蕲艾、白芷、甘草、连须葱，用清水十碗煎数十滚，待药浓熟，将鲜嫩竹数段制成的药筒放药水内煮数十滚，乘热急对疮口合上，按紧，自然吸住，待药筒已凉（需 5~10 分钟），拔去筒上杉木塞，药筒自落。视病情和病体强弱，决定药筒数量、应用次数及天数。如肿势继续扩散或坚肿不消，脓然不能外出者，翌日可以再次吸拔，连用数天。应用于复发性丹毒，已形成象皮腿者，可配合砭镰法放血，再用药筒拔吸。须验筒内拔出的脓血，色泽鲜明、红黄稠厚者预后较好；败浆稀水、气秽黑绿者预后较差。应用操作时需避开大血管。

（张书信）

xūnfǎ

熏法（fumigation）

药物燃烧后，取其烟气上熏，借药力与热力的作用，使腠理疏通、气血流畅的外治法。肿疡、溃疡都可应用。常用方法有神灯照法、桑柴火烘法以及烟熏法等。神灯照法能活血消肿，解毒止痛，适用于痈疽轻症，未成脓者自消，已成脓者自溃，不腐者即腐。桑柴火烘法能助阳通络，消肿散坚，化腐，生肌，止痛，适用于疮疡坚而不溃，溃而不腐，新肉不生，疼痛不止之症。烟熏法能杀虫止痒，适用于干燥而无渗液的各种顽固性皮肤病。使用时应注意患者对治疗部位热感程度的反映，以免引起皮肤灼伤；室内烟雾弥漫时，要适当调节空气流通。

（张书信）

yùnfǎ

熨法（hot medicinal compress）

将药物加酒、醋炒热，布包熨摩患处，或单用热敷，使腠理疏通的外治法。因药物炒煮不便而较少应用，但临床上单纯热敷还在普遍使用。适用于风寒湿痰凝滞筋骨肌肉等症，以及乳痈初起或回乳等。具体用法：取赤皮葱连须，捣烂后与熨风散药末和匀，醋拌炒热，布包熨患处，稍冷即换，有温经祛寒、散风止痛之功，适用于附骨疽、流痰皮色不变、筋骨酸痛；青盐适量，炒热布包熨患处，每日 1 次，每次 20 分钟，治腰肌劳损；皮硝置布袋中，覆于乳房部，再把热水袋置于布袋上待其溶化吸收，有消肿回乳之功，适用于乳痈初起或哺乳期的回乳。使用时应随时听取患者对治疗部位热感程度的反映，避免引起皮肤灼伤。阳证肿疡慎用。

（张书信）

rèhōng liáofǎ

热烘疗法（thermal therapy）

在患处涂药后，再加热烘，通过热力作用，局部气血流畅，腠理开疏，药物渗入的外治法。以达到活血祛风以减轻或消除痒感、活血化瘀以消除皮肤肥厚等治疗目的。适用于鹅掌风、慢性湿疮、牛皮癣等皮肤干燥、瘙痒之症。依据病情，选择相应的药膏，如鹅掌风用疯油膏，慢性湿疮用青黛膏，牛皮癣用疯油膏等。操作时先将药膏涂于患部，须均匀极薄，然后用电吹风烘（或火烘）患部，每日 1 次，每次 20 分钟，烘后即可将所涂药膏擦去。使用时注意温度的掌握，避免灼伤皮肤。急性皮肤病禁用。

（张书信）

tāzìfǎ

溻渍法（external medicinal liquid application）

将药物湿敷、淋洗、浸泡于患处的外治法。溻是将饱含药液的纱布或棉絮湿敷患处，渍是将患处浸泡在药液中。溻渍法除用于阳证疮疡初起和溃后、半阴半阳证及阴证疮疡等外科疾病治疗外，还可用于药浴美容、浸足保健防病等。常用方法有溻法和渍法。

溻法 用6~8层纱布浸透药液，轻拧至不滴水，湿敷患处。常用的溻法有3种。①冷溻：待药液凉后湿敷患处，30分钟更换1次。适用于阳证疮疡初起，溃后脓水较多者。如用2%~10%黄柏溶液或二黄煎冷溻，有清热解毒的作用，适用于疮疡热毒炽盛，皮肤焮红或糜烂，或溃疡脓水较多，疮口难敛者。②热溻：药液煎成后，趁热湿敷患处，稍凉即换，适用于脓液较少的阳证溃疡、半阴半阳证和阴证疮疡。如葱归溻肿汤热溻，有疏导腠理、调通血脉的作用，适用于痈疽初肿之时。③罨敷：在冷或热溻的同时，外用油纸或塑料薄膜包扎，可减缓药液挥发，延长药效。应用溻法时，药液应新鲜，溻敷范围应稍大于疮面。热溻、罨敷的温度宜在45~60℃之间。

渍法 包括淋洗、冲洗、浸泡等。①淋洗：多用于溃疡脓水较多，发生在躯干部者。②冲洗：适用于腔隙间感染，如窦道、瘘管等。③浸泡：适用于疮疡生于手、足部及会阴部患者，亦可用于皮肤病全身性沐浴，以及药浴美容、浸足保健防病等。热水浸浴全身或浸足可发汗排毒，疏通经络，行气活血，保健防病。若配合按摩穴位，效果更佳。淋洗、冲洗时，用过的药液不可再用。局部浸泡一般每日1~2次，每次15~30分钟。全身药浴可每日1次，每次30~60分钟。

（张书信）

gùtuōfǎ

固脱法（prolapse fix method）

运用药物或手术等方法治疗脱出性疾病的外治法。"脱"指器官组织松弛、下垂或滑脱，如脱肛、痔核脱出等。药物固脱法是根据中医酸可收敛、涩可固脱的理论，临床常采用具有酸涩性味的药物治疗脱出性疾病，常用药物如消痔灵注射液，注射后使局部组织硬化萎缩或与周围组织粘连固定以达到防治脱垂的目的。手术固脱法是通过手术操作将脱垂的组织结扎或切除来达到固脱的目的，如临床上通过黏膜套扎或黏膜环切吻合治疗直肠黏膜脱垂或三、四度痔。

（张书信）

guàncháng liáofǎ

灌肠疗法（enema therapy）

将药液或掺入散剂后用灌肠器从肛门灌入直肠甚至结肠，以起到泻毒、化瘀、理气等作用的外治法。属外治法中的导法。灌肠疗法起源较早，汉·张仲景《伤寒论》中就有用猪胆汁灌肠治疗便秘的记载。至近代，灌肠疗法发展比较迅速，不仅可以治疗结肠、直肠的局部病变，而且可以通过肠黏膜吸收治疗全身性疾病，如治疗便秘、溃疡性结肠炎、阑尾脓肿、前列腺疾病、盆腔炎、肛门直肠疾病、尿毒症、麻痹性肠梗阻及支气管哮喘等。其方法简便，吸收迅速，作用较快，还可以避免某些药物对胃黏膜的不良刺激。根据灌肠药液是否需要保留可分为保留灌肠和不保留灌肠。不保留灌肠多用于结直肠术前或检查前的肠道准备以及便秘治疗，用于其他治疗目的者多采用保留灌肠。灌肠药物一般根据患者不同病情特点临时配制而成。经过煎煮后浓缩至一定剂量，装入容器备用。如用散剂，在使用时加入调匀即可。操作方法：先备肛管，外涂少量石蜡油润滑，以免插入时对肛门及肠黏膜产生刺激或损伤；将肛管插入肛门，插入深度依据所患疾病及病变部位而定，一般10~30cm；将已配制好的药液经注射针筒注入，或由灌肠筒滴入。灌肠液的多少及保留时间长短依据病情而定。如尿毒症一般为200~500ml，保留2~3小时；肠梗阻一般为500ml，保留1~2小时；溃疡性结肠炎一般为30~100ml，保留4~8小时。配制灌肠液时避免使用对肠黏膜有腐蚀作用的药物；药液温度应适宜，避免过冷或过热；插入肛管时手法应轻柔，以免擦伤黏膜，如有痔疮者更应审慎；灌肠液应根据病情保留一段时间，如某些患者不能保留，可采取头低足高仰卧位，灌肠液亦宜减少剂量，也可采用缓慢滴注的方法。保留灌肠一般以临睡前为宜。

（张书信）

nàgāngfǎ

纳肛法（suppository method）

将外用栓剂或膏剂纳入肛门内的外治法。又称塞药法或坐药法。药物制剂在体温的作用下在直肠下段的肠腔内自行溶化，直接作用于患处或经黏膜吸收后发挥治疗作用。常用于肛门直肠疾病和前列腺疾病的治疗，具有清热解毒、消肿止痛、止血通便、生肌收敛等作用。常用的药物有各种痔疮栓、野菊花栓、吲哚美辛栓（消炎痛栓）、消痔膏等。一般在便后及熏洗后使用，使用前在肛门内外涂少量膏剂，可起到润滑保护作用。塞药时要轻柔，避免损伤和疼痛，肛门直肠术后纳肛时更应注意。

（张书信）

chánfùfǎ

缠缚法（binding method）

用布条、绷带等缠缚加压患肢的外治法。又称缚扎疗法。适用于毒蛇咬伤、下肢静脉曲张、下肢溃疡等疾病的治疗，也可用以止血。治疗毒蛇咬伤时意在通过缚扎减缓远端肢体血液、淋巴液的回流速度，延缓蛇毒吸收，是一种急救措施，因此应尽早进行，并在伤口的近心端缚扎，才能起到治疗作用。治疗下肢静脉曲张、下肢慢性溃疡时，意在通过缠缚压迫患肢浅静脉，改善静脉淤血现象，因此应在患肢及其周围用弹力绷带均匀缠缚，既可减轻胀痛，又有利于溃疡愈合。使用缠缚法应注意用力均匀、适当，并密切观察远端血运情况，若缠缚过紧，轻则影响肢体血液循环、增加患者痛苦，重则导致远端肢体缺血坏死，产生严重后果。

（张书信）

fāpàofǎ

发疱法（vesiculation method）

将有强刺激性的药物贴敷于体表特定部位或穴位，刺激皮肤发疱，以起到祛邪泄毒等作用的外治法。适用于急性阑尾炎、麻痹性肠梗阻、骨结核、骨髓炎，亦可用于小儿头癣等杂症。常用药物有毛茛、威灵仙、大蒜头、白芥子、巴豆、斑蝥等。操作方法：发疱部位皮肤常规消毒，将新鲜毛茛、威灵仙、大蒜头等洗净切碎，捣烂（亦可加少量盐）；干品药研末后用醋、姜汁、酒等调成糊状外敷。操作时注意自身保护，避免药粉或药汁溅入眼，造成严重后果。一般夏季2~5小时发疱，冬季4~8小时发疱。待皮肤有灼热、疼痛感即可将敷药去掉，若敷药时间过久，刺激性大，可加重患者痛苦。如敷药后皮肤潮红、起疱、范围小者，可自行吸收；若水疱范围较大、疱内积液较多，应按无菌操作，在水疱最低部位剪破或刺破，放出疱液，以无菌纱布覆盖包扎，定时换药，直至愈合。颜面部位忌用，使用剧毒发疱药时避免中毒。

（张书信）

chuāngyáng

疮疡（sore and ulcer）

在致病因素的作用下，气血凝滞，经络阻塞，发于体表、肌肉、骨骼的疾病。如痈、疽、疔、疖、流注、流痰、瘰疬、无名肿毒等，包括所有的肿疡和溃疡。肿疡指体表外科疾病尚未溃破的肿块。明·薛己《外科发挥》曰："肿疡，谓疮疡未出脓者。"溃疡指外科疾病溃破的疮面。明·王肯堂《证治准绳》指出溃疡乃"痈疽已溃破脓出者也"。广义疮疡泛指一切外科疾病，如明·汪机《外科理例》云："以其痈疽、疮疡皆见于外，故以外科名之。"疮疡的临床特点是在肿疡阶段一般以红、肿、热、痛为主，在溃疡阶段则多以溃腐流脓及机体组织损伤为主，可伴有功能障碍及全身中毒症状，是中医外科范围中最普遍、最常见的疾病。

病因病机 疮疡急性发生的病机以"热毒""火毒"最为常见。外因多为外感六淫邪毒、感受特殊之毒、外来伤害等，内因则为七情郁结、五志过极化火，或饮食房劳等生湿生热、化火或化毒。无论内因或外因，作用于人体后，通过化火化毒的病理过程外发为疮疡。但内伤、五脏不调所致者，大多由虚致病，慢性者居多，多由五脏不足，蓄毒而成。

诊断要点 宜局部症状和全身症状相结合。红、肿、热、痛、溃脓及功能障碍是疮疡共同的局部症状，但并非一定全部出现，而是随所受病邪性质、病程长短、病变范围和病位深浅而异。如火热阳邪致病，局部以红热见症；风寒痰浊致病，初期局部多不红不热，等到化火化热才见红热；病位浅，初期局部症状即可十分显著；病位深，内里虽有肿、热、痛，但皮色不变或仅见微红。轻症可无全身症状，火毒、热毒较重的常有发热、头痛、全身不适、乏力、食欲减退、大便秘结、小便短赤等全身症状；严重的可发生疮毒内陷，可见烦躁不安、神昏谵语、四肢厥冷等症；病程长的还可出现气血虚损、脏腑不足的表现。在疮疡发病过程中出现的特殊形态或躯体特殊功能障碍，对诊断有一定帮助。

治疗 内治、外治相结合。根据患者体质、致病因素、病情轻重等辨证施治。由于疮疡的病理过程明显表现为初、中、后3个阶段，在症状上亦有相应表现，无论内治或外治均可按阶段论治。疮疡初起，邪毒壅结，以祛邪为主，应用消法，使之消散；中期脓成不溃或脓出不畅，以祛邪扶正并进，应用托法，以托毒外出；后期正气虚弱，以扶正为主重，应用补法，恢复正气，促进疮口早敛。

内治 总则为消、托、补。初期尚未成脓时，以祛邪为主，宜用消法，并针对病因、病情运用清热解毒、和营行瘀、行气、解表、温通、通里、理湿等治则，其中清热解毒为疮疡最常用的治法，方剂有五味消毒饮、仙方活命饮、黄连解毒汤、犀角地黄汤等；中期脓成不溃或脓出不畅，宜用托法，扶助正气，托毒外出，托法又分透托法和补托法，方剂有透脓散、托里消毒散；后期宜用补法，以扶正为主，使体内气血充足，助养新肉生长，使疮口早日愈合，通常有益气、养血、滋阴、助阳等治法，方剂有四君子汤、四物汤等。

外治 根据疮疡初、中、后期分辨是阳证、阴证还是半阴半阳证，以选择不同的外用药。初期宜箍围消肿，阳证者可选金黄散、玉露散等箍围，亦可用金黄膏、玉露膏、太乙膏、千捶膏，加掺红灵丹、阳毒内消散，或用清热解毒消肿的新鲜草药如蒲公英、紫花地丁、马齿苋等捣烂外敷；阴证可选用回阳玉龙散、回阳玉龙膏、阳和解凝膏，加掺黑退消、桂麝散，还可选用温经散寒、化痰通络的中药如桂枝、草乌、川椒、丁香、细辛、葱根、穿山甲等煎汤熏洗；半阴半阳证选用冲和散、冲和膏，亦可用活血化瘀、消肿止痛的汤剂淋洗。中期脓熟时宜切开排脓，注意切开时机、切口位置、切口方向等的选择。后期先宜提脓祛腐，继则生肌收口，阳证疮疡脓腐未尽时用八二丹、九一丹提脓祛腐，阴证疮疡选用七三丹、五五丹提脓祛腐，脓腐干净用生肌散、生肌白玉膏等生肌收口，并根据具体情况配合使用垫棉法或扩创法。

转归预后 疮疡初期，若正能胜邪，可拒邪于外，热壅于表，使邪热不能张，渐而肿势局限，疮疡消散；若正不胜邪，热毒深壅，滞而不散，久则热胜肉腐成脓，导致脓肿的形成。疮疡中期，若治疗得当，及时切开引流，脓液畅泄，毒从外解，形成溃疡，进而腐肉逐渐脱落，新肉生长，最后疮口愈合，或正气尚足，能促脓肿自溃，脓毒外泄。疮疡后期，若在疮疡初、中期，毒邪炽盛，又未能及时处理，致使邪毒走散全身，内陷脏腑，则形成走黄；若人体气血不足，不能托毒外出，可致疮形平塌，肿势不能局限，难溃、难腐等；若病情进

一步发展，正不胜邪，内犯脏腑，形成内陷；疮疡后期，毒从外解，病邪衰退，理应趋向痊愈，但若气血大伤，脾胃生化功能不能恢复，加之肾阳亦衰，可致生化乏源，阴阳两竭，此时毒邪虽不甚炽盛，但正气已虚，无以抗邪，同样可使毒邪内陷而危及生命。

预防调护 ①固定和减少局部活动，以减轻疼痛。②颜面部和颌颈部感染时，应尽量少言，进食流质；感染发生于四肢时，可将患肢抬高，固定于功能位。③重视精神调摄、饮食宜忌、日常起居、换药等。

(陈红风)

jiē

疖（furuncle） 热邪侵袭皮肤，致血气壅结，发于体表、根浅色红、范围较小的疾病。特点是随处可生，局部结块多在 3cm 左右，突起根浅，色红、灼热、疼痛，易脓、易溃、易敛。疖在《黄帝内经》中称"痤"。以疖为病名，始见于齐·龚庆宣《刘涓子鬼遗方》："痈疽之甚，未发之兆，饥渴为始，始发之始，或发日疱臭；似若小疖，或复大痛，皆是微候，宜善察之。"宋·陈自明《外科精要》依据疮形大小对疖、痈、疽加以鉴别，指出："疖者节也，痈者壅也，疽者沮也，一寸至二寸为疖，三寸至五寸为痈，五寸至一尺为疽，一尺至二尺为竟体疽。"明·汪机《外科理例》则较为详细地表述了疖的特点，指出："疖者，初生突起，浮赤，无根脚，肿见于皮肤，止阔一二寸，有少疼痛，数日后微软，薄皮剥起，始出青水，后自破脓出。"现代中医临床将发于夏秋季节的疖称为暑疖；发于其他季节者称为一般疖。根据疖初起时表面有无脓头分为有头疖和无头疖。疖被

认为是外科疾病中的"小疮"，其病轻而易治，俗曰"疖无大小，出脓即好"。但若素体正气不足，或患疖后失治误治，或护理不当，则可变生为疖病、蝼蛄疖等，不易治疗。前者为疖之常，后者为疖之变。临床常见的疖有暑疖、有头疖、无头疖、疖病等。

(朱晓男)

shǔjiē

暑疖（summer furuncle） 发于夏秋季节，感受暑毒引起的疖。因时值暑热季节，又称热疖、火疖、暑疡。特点是发于夏秋炎暑季节，多见于小儿及新产妇，多发于头、面、颈、背部，疮形具有突起根浅、肿势局限等疖的特点。晋·葛洪《肘后备急方》有热疖的记载："《胜金方》治发，脑发背，及痈疽，热疖，恶疮等。"宋·王怀隐等编写的《太平圣惠方》指出热疖"因感受暑毒之气而成"。明·申斗垣《外科启玄》最早以暑疖命名，并指出："是夏月受暑热而生，大者为毒，小者为疖，令人发热，作脓而痛，别无七恶之症，宜清暑香茹饮，内加芩连大黄之类治之而愈，外加敷贴之药为妙。"西医学认为此病是葡萄球菌感染引起的单个毛囊、皮脂腺或汗腺的急性化脓性炎症。

病因病机 小儿稚阳之体，气血未充；老人脏腑虚弱，气血不足；新产妇女，气血未复，均可导致表卫不固，腠理空疏，易于感受时邪，是此病的内因；盛夏时令，烈日暴晒，肤腠大开，汗出见湿，暑、湿、热乘虚内侵，蕴阻肌肤，久则热聚成毒，或湿热交蒸，天气闷热，汗出不畅，暑、湿、热蕴蒸于肌肤，先生痱痞，复经搔抓，破损染毒，是此病的外因。出汗之时，感受寒冷，

或过食寒凉饮品，腠理闭合，卫阳郁阻，结滞化热，可诱发此病。如清·陈士铎《外科秘录》说："身生疖毒，乃夏天感暑热之气，而又多饮凉水冷汤，或好食生果寒物，以致气不流通，血不疏泄，乃生毒疖矣。"

诊断要点 见于夏秋炎暑季节。初起时患部皮肤肿痛结块，有头或无头，范围3cm左右，突起根浅，色红灼热。一般3~5日后肿块变软，常自溃出脓，脓液黄白质稠。脓出后肿痛渐减，数日后收口而愈。轻者仅见1~2个疖肿，一般无全身症状；重者可遍体发生，少则几个，多则数十个，或多个簇生在一起，状如满天星布，俗称珠疖、米疖，破流脓水成片，痒痛相兼，可伴有周身不适、寒热头痛等全身症状。重者血常规检查见白细胞计数和中性粒细胞分类升高；反复发作者，应检测血糖、免疫功能等以除外某些慢性病。

鉴别诊断 ①痈：因初起无头，需与无头疖鉴别。两者均表现为局部红肿疼痛结块，但痈结块范围较大，为6~9cm，顶高色赤，表皮紧张光亮，初起即伴有明显全身症状。②颜面疔疮：初起有粟粒脓头，需与发生于颜面部的有头疖鉴别。颜面疔疮结块大于疖，为3~6cm，且根脚较深，状如钉丁，不随皮肤移动。出脓较晚而且有脓栓，大多数患者初起即有明显全身症状。③囊肿型痤疮：好发于面颊和背部，初为坚实丘疹，挤之有白色粉样物质，反复挤压形成大小不等的结节，病程较长，30岁以后发病减少。④脂瘤染毒：患处素有结块，与表皮粘连，其中心皮肤常可见粗大黑色毛孔，挤之有粉刺样物溢出，且有臭味。生长缓慢，无明显不适感。数月或经年后，突然局部红肿疼痛，肿块增大，很快变软，脓出挟有粉渣样物，愈合较为缓慢。

治疗 总原则是清暑化湿解毒，临床上需根据具体情况辨证治疗。

内治 ①暑热蕴结证：多见于发病初期。患部结块，有头或无头，色红灼热疼痛，突起根浅，肿势局限，无明显全身症状，苔薄黄或白腻，脉浮数。治宜清暑化湿。方选清暑汤加减。常用药物有连翘、天花粉、金银花、滑石、甘草、车前草、鱼腥草、藿香、佩兰。中成药可选用清解片口服。②暑湿蕴毒证：多见于化脓阶段，即中期。肿势高突，灼热痛甚，无头者皮薄中软，按之应指，有头者顶突焮红，薄皮剥起，虽溃而脓液稀少，肿硬不消，或多发疖肿，破流脓水成片，常伴有周身不适、寒热头痛、胸闷少食、口苦咽干、便秘溲赤等全身症状，舌质红，苔薄黄，脉滑数或濡数。治宜清暑化湿解毒。方选清暑汤合五味消毒饮加减。常用药物有连翘、天花粉、金银花、滑石、甘草、车前草、鱼腥草、蒲公英、紫花地丁、天葵子、黄芩、黄连、生山栀、皂角刺。中成药可选用牛黄解毒片或牛黄醒消丸口服。③暑热伤阴证：多见于溃后期。脓尽而疮口未愈，结块未消，皮色暗红，时渗血水，或疖肿已愈，但余毒未尽，新疮又起，常伴有午后微热、烦热口渴、尿黄，舌质红而少津，脉细数。治宜益气养阴，清暑解毒。方选清暑益气汤加减。常用药物有石斛、麦冬、竹叶、荷秆、知母、西瓜翠衣、黄连、金银花、甘草。中成药可选用清解片口服。

外治 ①初起小者用千捶膏盖贴；大者用金黄油膏或玉露油膏外敷。②脓成宜切开排脓，太乙膏掺九一丹盖贴；深者可用药线引流。③脓尽用生肌散掺生肌白玉膏收口。

其他疗法 ①三黄洗剂外搽。②鲜野菊花叶、蒲公英、芙蓉叶、龙葵、败酱草、丝瓜叶取其一种，洗净捣烂敷于患处，每日1~2次，或煎后每日外洗2次。

转归预后 疖是外科疾病中的小疮，其病轻而易治。但若失治误治、护理不当，或素体正气不足，则易发生变证。如生于面部的疖，若初起用力挤压或不慎碰撞，或疏于治疗，病情加重，由突起根浅转为坚硬根深，形成"疔疮"重症，甚或走黄；小儿头顶部的疖，如脓成不尽早切开排脓，或切口过小，引流不畅，可致脓液蓄积，旁窜深溃，转为蝼蛄疖；发于下肢的疖，由于挤压或碰撞，可转变为发；患疖后，暑毒伤阴，正气不足，余毒未尽，疖肿常此愈彼起，或此处未愈，他处又生，转为疖病。

预防调护 ①注意个人卫生，勤洗澡，勤理发，勤修指甲，勤换衣。②少食辛辣炙煿助火之物及肥甘厚腻之品，患疖时忌食鱼腥发物，保持大便通畅。③做好防暑降温工作，多饮清凉饮料，防止痱子发生。④患消渴等应及时治疗；体虚者应积极锻炼身体，增强体质。

（朱晓男）

yǒutóujiē

有头疖（tipped furuncle） 初起时患处皮肤表面见粟米样脓头的疖。又称石疖、毛囊疖。特点是患部先有黄白色脓头，迅速结块，突起根浅，常自行破溃，出脓而愈。中医古籍中无此病名记载。石疖之名首见汉·华佗《华佗神方》："疡之小者曰疖，其根硬者曰之石疖。"顾伯华主编的《实用中医外科学》说疖"即是现代医学所称的单个毛囊及其皮脂腺或汗腺的急性化脓性炎症。初起可分有头、无头两种，有头者毛囊疖，无头者汗腺疖"。此后顾伯康主编的《中医外科学》则直接以有头疖、无头疖命名，说"发于暑天的称暑疖，其他季节发生的但称疖。分有头疖、无头疖两种，有头疖称石疖，无头疖称软疖"。相当于西医学的疖之轻症，是单个毛囊及其皮脂腺的急性化脓性炎症。

病因病机 嗜食肥甘厚腻、辛辣刺激之品，或情志不畅，肝气不舒，致使脏腑失和，湿热火毒内蕴，是此病的常见内因；风热火毒内侵是必备的外在因素。内郁湿火，外感火毒，两相搏结，蕴阻肌肤而引发此病。夏秋季节，暑毒炽盛，暑湿热蕴蒸肌肤，易发疖肿，故夏秋多见。平素体质虚弱，正气不足，皮毛不固，更易染毒发病，并可反复发作，缠绵难愈。

诊断要点 可发于身体各部，四季皆可发病，但多见于夏秋季节。初起时患部皮肤有一黄白色粟米样脓头，随后红肿结块，范围一般不超过 3cm，突起根浅，初起时结块较硬，4～5 日后疼痛增剧，结块变软，常自行破溃，流出黄稠脓液，继流黄水，随后肿痛逐渐减轻，结痂而愈。一般少有全身症状，个别可伴有发热、口干、便秘、苔黄、脉数等症状。血常规检查白细胞可增多；反复发作者应做血糖、免疫功能等相关检查。

鉴别诊断 ①颜面疔疮：初起有粟粒脓头，需与发生于颜面部的有头疖鉴别。颜面疔疮结块

大于疖，为 3～6cm，且根脚较深，状如钉丁，不随皮肤移动。出脓较晚而且有脓栓，大多数患者初起即有明显全身症状。②囊肿型痤疮：见暑疖。③脂瘤染毒：见暑疖。④有头疽：初起亦有粟米样脓头，但随病情发展，可见多个脓头，红肿范围常超过 9cm，溃后呈蜂窝状，多伴有明显全身症状，病程较长。

治疗 发于夏秋季节者，其证治见暑疖。发于其他季节者，总治则是清热解毒。

内治 热毒蕴结证：常见于气实火盛者。好发于项后发际、背部、臀部。轻者疖肿只有一两个，多则可散发全身，或簇集一处，或此愈彼起。局部突起根浅，肿势局限，色红灼热，疼痛较甚，可伴有发热、口渴、溲赤、便秘、苔黄、脉数。治宜清热解毒。方选五味消毒饮或黄连解毒汤加减。常用药物有金银花、野菊花、紫花地丁、天葵子、蒲公英、黄连、黄芩、黄柏、山栀、皂角刺。中成药可选用牛黄解毒片或牛黄醒消丸口服。

外治 见暑疖。

其他疗法 鲜野菊花叶、蒲公英、芙蓉叶、龙葵、败酱草、丝瓜叶取其一种，洗净捣烂敷于患处，每日 1～2 次。

转归预后 见暑疖。
预防调护 见暑疖。

（朱晓男）

wútóujiē

无头疖（non-tipped furuncle）
初起时患处皮肤表面无脓头的疖。又称软疖。特点是初起时患部皮肤潮红，迅速结块无头，突起根浅，肿势局限，成脓较早，不易自溃。中医古籍中无此病名记载。软疖一名，出自宋·王怀隐等编写的《太平圣惠方》，虽多

次提及，但对其症候却无详尽表述。宋·东轩居士《卫济宝书》："问曰：软疖之称，何由有此？答曰：大人毒存而为漏，小儿毒存而为软疖，逼其毒而已矣。"指出软疖多见于小儿，是余毒留滞所致。宋·佚名《小儿卫生总微论方》说："小儿头上生软疖者，由风邪冷热之气客于皮肤，搏于血气，壅滞经络，蕴结而生。亦如身上生疖无异。但生在头上，始则赤肿而硬。其邪微者，散则自消。其邪甚者，肿赤内搐，溃脓血作痛。以头上皮紧，至熟多不能去脓，根中有恶汁不尽，因而复发，或在根边别生，连续不瘥，常常生脓，故名曰软疖。"顾伯华主编的《实用中医外科学》说疖"即是现代医学所称的单个毛囊及其皮脂腺或汗腺的急性化脓性炎症。初起可分有头、无头两种，有头者毛囊疖，无头者汗腺疖"。此后顾伯康主编的《中医外科学》说疖"分有头疖、无头疖两种，有头疖称石疖，无头疖称软疖"。属西医学汗腺炎、皮肤浅表脓肿范畴。

病因病机 见有头疖。

诊断要点 可发于身体各部，四季皆可发病，但多见于夏秋季节。初起时患部皮肤结块无头，潮红疼痛，肿势高突，范围局限，多在 3cm 左右，突起根浅，2～3 天成脓，虽按之应指但多不易自溃。切开脓出黄稠，若迁延 1 周以上，切开则脓水稍薄，或夹血水，再过 2～3 天便可收口。一般无全身症状，应做血糖、免疫功能等检查。

鉴别诊断 ①颜面疔疮：初起可见粟粒脓头，结块大于疖，3～6cm，且根脚较深，状如钉丁，不随皮肤移动。出脓较晚而且有脓栓，大多数患者初起即有明显

全身症状。②囊肿型痤疮：见暑疖。③脂瘤染毒：见暑疖。④痈：因初起无头，需与无头疖鉴别。痈结块较大，范围6~9cm，化脓较疖晚，约7天，常伴有全身症状。

治疗 以清热解毒为主。需根据发病季节及有无原发病等辨证治疗。

内治 发于夏秋季节者，其证治见暑疖。发于其他季节者，多为热毒蕴结所致。表现为局部突起根浅，肿势局限，色红灼热，疼痛较甚，轻者疖肿只有一两个，多则可散发全身，或簇集一处，或此愈彼起。好发于项后发际、背部、臀部，可伴有发热、口渴、溲赤、便秘、苔黄、脉数。治宜清热解毒。方选五味消毒饮、黄连解毒汤加减。常用药物有金银花、野菊花、紫花地丁、天葵子、蒲公英、黄连、黄芩、黄柏、山栀子。成脓者加皂角刺、制山甲。中成药可选用牛黄解毒片、牛黄醒消丸口服。

外治 见暑疖。

其他疗法 见有头疖。

转归预后 见暑疖。

预防调护 见暑疖。

（朱晓男）

jiēbìng

疖病（furunculosis） 体表某部或散在各处反复发生的疖。特点是体表的某一固定范围或散在各处，反复生疖，此愈彼起，或此处未愈，他处又起，缠绵难愈，治疗往往不能控制其再发。属疖的变证之一。中医古籍中无此病名记载，特定部位反复发生的疖，则有相应的记载。如发生在头部的称为蝼蛄疖；发生在臀部的称为坐板疮；发生在项后发际部的称为发际疮。广州中医学院主编、1980年出版的全国高等医药院校试用教材《外科学》（中医专业用）设多发性疖病一节，内容包括发际疮、坐板疮。顾伯康主编的高等医药院校教材《中医外科学》将"多发性疖病"一节改为"疖病"。朱仁康主编的《中医外科学》在疖下设"多发性疖"条，并明确指出"系从现代医学衍义而来"，并另设"坐板疮"条加以专门论述。谭新华等主编的《中医外科学》将坐板疮、发际疮、疖病并例，并分别加以论述。此病属西医学疖病的范畴。

病因病机 多为内郁湿火，外感风邪，蕴阻于肌肤所致。亦有因消渴、习惯性便秘等慢性疾病，阴虚内热，或脾虚便溏，染毒而成。

诊断要点 好发于青壮年，或抵抗力差、营养不良的小儿或消渴患者，多见于项后发际、腋下、背部、臀部等部位，也可散发在身体各处，疖肿一处将愈，他处续发，少则几个，多则几十个，反复发作，缠绵不愈，或间隔周余、月余再发。病史长者，局部可见瘢痕、肿疡、溃疡、窦道等多种病理表现。急性感染时血常规检查示白细胞和中性粒细胞增多，反复发作者应做血糖、免疫功能等检查。

鉴别诊断 ①暑疖：见暑疖。②有头疽：红肿范围常超过9cm，可见多个脓头，溃后呈蜂窝状，多伴有明显全身症状。③囊肿型痤疮：见暑疖。④沥青皮炎：有接触沥青和日光史，夏秋季节发病严重，多见于暴露部位，以丘疹或黑头粉刺样皮损为主要表现，或有硬结脓疱。

治疗 总原则是清热解毒，扶正祛邪。临床根据具体情况辨证治疗。

内治 ①湿火风邪证：全身散发或固定一处，有头或无头，结块红肿热痛，突起根浅，根脚收束，成脓较速，脓出黄稠，可伴有恶寒发热、大便干结、小便黄赤等全身症状，苔薄黄，脉数。治宜祛风清热利湿。方选防风通圣散加减。常用药物有防风、荆芥、连翘、薄荷、金银花、当归、川芎、黄芩、滑石、甘草等。中成药可选用清解片、牛黄解毒片口服。②阴虚毒滞证：多散发全身，此伏彼起，连绵不断，疖肿较大，易转变为有头疽，常伴有消谷善肌、口渴唇燥，舌红苔薄，脉细数。治宜养阴清热解毒。方选防风通圣散加减。常用药物有防风、连翘、天花粉、金银花、当归、川芎、黄芩、生山栀、生地黄、玄参、天冬、麦冬、石膏、甘草等。中成药可选用六应丸或六神丸、防风通圣丸口服。③气虚毒恋证：散在全身或固定一处，其色暗红，化脓迟缓，硬肿疼痛，反复不止，身倦乏力，食欲缺乏，腹泻便溏，舌质淡，脉虚无力。治宜健脾益气，扶正托毒。方选防风通圣散加减。常用药物有黄芪、党参、白术、淮山药、当归、白芍、川芎、防风、荆芥、金银花、连翘、薄荷、甘草等。中成药可选用防风通圣丸、三黄丸口服。

外治 ①初起小者用千捶膏盖贴；大者用金黄油膏或玉露油膏外敷。②脓成宜切开排脓，太乙膏掺九一丹盖贴；深者可用药线引流。有窦道者，宜行窦道切开清创术。③脓尽用生肌散掺白玉膏收口。

其他疗法 主要采用针刺疗法，具体介绍如下。①部位：督脉上第六胸椎棘突处。②针法：令患者端坐，抱肘低头，在穴位处用0.1cm圆针沿皮下进针，深至1.5~2寸，得气后将针退至皮下，然后将针倾斜呈15°，沿第2

掌骨前缘约达掌指关节处，留针10~15分钟。③配穴：后合谷穴（在1、2掌骨连线之缘）。④疗程：每周1~2次，2~3周为1个疗程。

转归预后 疖病反复发作，日久皮下相互穿通，形成窦道，不易愈合。急性感染时，可因挤压或碰撞而继发有头疽或发。

预防调护 见暑疖。

（朱晓男）

lóugūjiē

蝼蛄疖（mole cricket boil disease） 发于头部的疖病。因其未溃时如蛐蟮拱头，溃后如蝼蛄串穴，又称蟮拱头、蝼蛄串穴。特点是多见于小儿或青年，头皮部反复生疖，虽经治愈，复日又发，甚或此处未愈，他处又起，日久头皮窜空，属疖的变证之一。明代称蟮拱头。明·陈实功《外科正宗》："蟮拱头……患小而禀受悠远，皆父精母血蓄毒而成。生后受毒者，只发一次，其患肿高，破之又肿，皆禀受时原有衣膜相裹，毒虽出而膜未除，故愈又发。"清·易凤翥《外科备要》有"曲蟮拱头""蝼蛄串穴"的记载，系指此病。清·祁坤《外科大成》始称蝼蛄疖，说"蝼蛄疖即鳝拱头，其因有二，胎中受者小而悠远，生后受毒者大而易愈"。清·吴谦等编写的《医宗金鉴》对此病论述较详："此证多生儿头上……未破如曲蟮拱头，破后形似蝼蛄串穴。有因胎中受毒者，其疮肿势虽小，而根则坚硬，溃破虽出脓水，而坚硬不退，疮口收敛，越时复发，本毒未罢，他处又生，甚属缠绵难敛。""亦有暑热成毒者，大如梅李，相联三、五枚，溃破脓出，其口不敛，日久头皮串空，亦如蝼蛄串穴之状。"相当于西医学的头皮穿凿性脓肿。

病因病机 头部患疖后或正气不足，或引流不畅，致使毒不外泄，旁窜深溃，腐筋窜络，窜空头皮，是此病的病机。小儿先天禀赋不足，或平素体质虚弱，正气不足，染毒后不能拒邪于外，成脓后不能托毒外出，是引起此病的全身性因素；头部患疖后失治或误治或护理不当，如切开太迟，切口过小，挤压碰撞等，致使脓毒潴留，旁窜深溃是变生此病的局部条件；头部皮肤厚韧，皮下疏松，脓毒不易外泄，反易蔓延走窜，是此病的组织学基础。致病菌多为葡萄球菌。

诊断要点 多见于青少年，头皮部反复生疖，愈后复发或此处未愈，他处又起，或溃后脓水淋漓不断，缠绵难愈。疖肿表现有两种类型：一为坚硬型，初起为大小不等的淡红色结节，肿势虽小，但根脚坚硬，渐渐增大变深，软化而形成脓肿，溃破出脓而坚硬不退，疮口愈合后还会复发，常为一处未愈，他处又生；二是多发型，疮大如梅李，相联三五枚，形似蛐蟮拱头，溃破脓出而不易愈合，日久头皮下互相穿通，如蝼蛄串穴之状。急性感染时血常规检查多见白细胞增多，反复发作者应进行血糖、免疫功能等检查，怀疑有坏死骨时应做X线摄片检查。

鉴别诊断 ①颜面疔疮：初起有粟粒脓头，结块大于疖，为3~6cm，且根脚较深，状如钉丁，不随皮肤移动。出脓较晚而且有脓栓，大多数患者初起即有明显全身症状。②囊肿型痤疮：见暑疖。③脂瘤染毒：见暑疖。④发际疮：多见于青壮年，发于项后发际处，虽反复生疖，但皮下少有窜空。

治疗 总原则是清热解毒，扶正祛邪。需根据具体情况辨证治疗。

内治 见暑疖。若化脓迟缓，或脓水稀薄，神疲乏力，面色无华，舌淡苔薄，脉细，证属脾虚，宜健脾养阴，用两仪膏开水冲服；或山药和入大米内煮粥吃，并加牛肉汁佐餐。

外治 ①初起小者用千捶膏盖贴；大者用金黄油膏或玉露油膏外敷。②脓成宜做"十"字形切开，如遇出血，可用棉垫加多头带缚扎以压迫止血。无出血后掺九一丹、太乙膏盖贴；深者可用药线引流。③脓尽用生肌散掺白玉膏收口。可配合垫绵法，使皮肉粘连而愈合。如有死骨不能脱出者，可手术取出死骨。

其他疗法 见暑疖。

转归预后 若无适当治疗，则迁延日久，可损及颅骨，经久不愈，必待死骨脱出，方能收口。

预防调护 见暑疖。

（朱晓男）

fàjìchuāng

发际疮（hairline sore） 发于项后发际处的疖病。特点是夏季多见，常此愈彼起，病程缠绵，迁延难愈。出自宋·赵佶《圣济总录》："发际疮，初生如黄米大，或痒或痛。"清·吴谦等编写的《医宗金鉴》论述较详细，指出："此证生项后发际，形如黍豆，顶白肉赤坚硬，痛如锥刺，痒如火燎，破津脓水，亦有浸淫发内者，此由内郁湿热，外兼受风相搏而成也。"相当于西医学发于项后发际部的毛囊及其周围化脓性炎症。

病因病机 多因湿热内蕴，正不胜邪，复风热火毒外袭而发。

诊断要点 发于项后发际处，以成年人多见，虽四季皆可发生，但以暑热季节多见。初起为红色丘疹，质硬而突起，继而转为脓疱，顶白肉赤，痛痒明显，破溃后有少许黄脓，一疮将愈其旁一疮再起，往往缠绵难愈，一般无全身症状。

鉴别诊断　囊肿型痤疮：见暑疖。

治疗　总原则是清热解毒，临床根据具体情况辨证治疗。

内治　①湿热蕴毒证：多见于盛夏之季，初起为红色丘疹，继见黄豆大小黄白色脓疱，周围红肿，痛如锥刺，痒如火燎，破溃后有少许黄脓，一疮将愈其旁一疮再起，往往缠绵难愈，伴口苦咽干、便秘溲赤，舌质红，苔薄黄，脉弦滑。治宜清热解毒除湿。方选五味消毒饮加减。常用药物有金银花、野菊花、紫花地丁、天葵子、蒲公英、黄连、黄芩、黄柏、山栀、皂角刺。中成药可选用大黄䗪虫丸、三黄丸口服。②正虚毒滞证：多见于素体虚弱者，其疮此伏彼起，溃后不易愈合，疮口周围皮色紫暗，中央淡黄脓痂，伴有口渴喜饮、大便秘结、小便黄或清长，舌质红，苔薄白，脉细数。治宜益气养血，托毒排脓。方选托里消毒饮加减。常用药物有黄芪、人参、川芎、当归、白芍、白术、金银花、茯苓、白芷、皂角刺、桔梗、甘草。中成药可选用防风通圣丸、栀子金花丸口服。

外治　①初起疮肿小者用千捶膏盖贴，疮肿大者用金黄油膏或玉露油膏外敷。②可用颠倒散洗剂外搽，每日3~4次。其他见疖病。

其他疗法　可用苍耳子、明矾、大黄、冰片水煎外洗，每日2次，每次反复冲洗15分钟。其他见疖病。

转归预后　见疖病。

预防调护　见疖病。

（朱晓男）

zuòbǎnchuāng

坐板疮（seat sore）　发于臀部皮肉浅表部位的疖病。古称痤痱疮，又称风疳。特点是夏秋季节多见，男多于女，臀部皮肤结块，形如黍豆，色红作痒，硬肿而痛，破流脓水，此愈彼起，甚则皮肤窜空，缠绵难愈。始见明·申斗垣《外科启玄》："（坐板疮）乃脾经湿热、湿毒郁久，以至生于臀部，最痛最痒。"清·邹岳《外科真诠》中说："坐板疮生于臀腿之间……由暑日坐日晒几登，或久坐湿地，以至暑湿热毒凝滞肌肉而成。"清·吴谦等编写的《医宗金鉴》详细记载了其疮形特点为"生于臀腿之间，形如黍豆，色红作痒，甚则焮痛，延及谷道，势如火燎"。属西医学的疖病及臀部慢性脓肿性穿掘性脓皮病范畴。

病因病机　多因暑湿热毒，凝聚肌肉而成。脾胃素虚，湿热内蕴，下注臀部或暑季久坐湿地，外受热毒，湿热蕴结，下注臀部，是发病的内、外因素。

诊断要点　多发于夏令暑季，以成年人多见。发于一侧或两侧臀部，初起形如黍豆，色红作痒，硬肿而痛，少则一枚，多则数个，软化后形成脓肿，破溃流脓，常此愈彼起，或愈后很快复发，缠绵难愈。严重者，皮下窜空，形成窦道，经久不愈。血常规检查示白细胞增多，反复发作者，应做血糖、免疫功能等检查。

鉴别诊断　臀痈：多有臀部注射史，初起疼痛，肿胀焮红，来势急，病位深，范围大，难于起发，成脓较快，但腐溃较难，收口亦慢，常伴有明显的全身症状。

治疗　总原则是清热利湿解毒，临床根据具体情况辨证治疗。

内治　①湿热内蕴证：结块红肿，痒甚疼痛，溃破脓水，愈而复发，缠绵难愈，胸闷纳呆，口干不渴，苔黄而腻，脉濡数。治宜清热利湿解毒。方选五神汤加减。常用药物有茯苓、金银花、牛膝、车前子、紫花地丁、败酱草、当归尾、赤芍。中成药可选用三黄丸口服。②脾虚毒结证：结节硬肿，二三相连，迟不作脓，或溃后脓水稀薄，或皮肤窜空，形成瘘管，倦怠乏力，不欲饮食，面色无华，舌质淡薄，脉虚无力。治宜健脾利湿，解毒祛瘀。方选健脾除湿汤合四妙散加减。常用药物有薏苡仁、扁豆、山药、芡实、枳壳、萆薢、黄柏、白术、茯苓、大豆黄卷、黄芪、当归、金银花、甘草。中成药可选用清解片口服。

外治　①早期先以芫花洗方（芫花、川椒、黄柏研末，煎水）外洗，次用黑布化毒软膏外敷患部。②皮下窜空有脓液潴留者，宜切开引流。③有瘘管形成者，治疗见窦道。

其他疗法　见疖病。
转归预后　见疖病。
预防调护　见疖病。

（朱晓男）

dīng

疔（deep rooted boil）　火热之毒蕴结肌肤，致血气凝滞，发于皮肉之间、发病迅速、一般初起疮形小但根脚坚硬、进展较快的疾病。又称疔疮、疔肿。特点是多发于颜面和手足等部，初起疮形较小，但进展较快，变化迅速，如处理不当，毒邪极易走散，发于手足部者易造成残疾，发于颜面部者易发走黄而危及生命。古代"丁"与"疔"同，早在《素问》就有"膏粱之变，足生大丁"的记载，但泛指体表化脓性疾病。

汉·华佗《中藏经》始将发于面部的浅表化脓性疾病命名为疔，并应五色五脏五窍之属，归纳为"五丁"，指出："五丁之候，最为巨疾。"元·齐德之《外科精义》说："夫丁疮者，以其疮形如丁盖是也。"首次以疔疮命名。明·陈实功《外科正宗》说："夫疔疮者，乃外科迅速之病也。有朝发夕死，随发随死……"强调了疔疮迅速发展的严重性。中国古代关于疔的病名有百余种，涉及范围很广，证因各异。现代中医根据发病部位和性质不同，将其归纳为颜面疔疮、手足部疔疮、红丝疔、烂疔、疫疔、石疔等。

（朱晓男）

yánmiàn dīngchuāng

颜面疔疮（facial hard furuncle）

发于颜面部的疔。特点是初起有粟米样脓头，逐渐结块，范围在3~6cm，坚硬根深，状如钉丁，色红灼热疼痛，失治误治或调护不当，易发走黄。中医古籍中无此病名。汉·华佗《中藏经》依据脓头或疮顶皮肤的颜色把颜面部疮疡分为白、赤、黄、黑、青"五丁"，并依脏腑所属，指出其发病分别与肺、心、脾、肾、肝相关。后世医家多以发病部位和穴位命名，如生于眉心者，称眉心疔；生于颧部者，称颧疔；生于人中沟者，称人中疔；生于承浆穴者，称承浆疔等，治疗亦循其经络所属而辨证论治。现代中医认为名称虽繁，但总为火热之毒所致，其辨证施治基本相同，故统称为颜面疔疮。属西医学的颜面部疖、痈范畴。

病因病机 总为火热之毒所致。内因是恣食膏粱厚味，醇酒辛辣炙煿，脏腑蕴热或情志内伤，气郁化火，火炽成毒，毒从内发；外因是感受火热之邪，或昆虫咬伤，或拔胡须等致使皮肤破损，复经染毒。火热之毒蕴蒸肌肤，以致气血凝滞，火毒结聚，热胜肉腐而成。

诊断要点 初期：颜面部某处皮肤上忽起一粟米样脓头，或痒或麻，随后逐渐结块，范围为3~6cm，红肿热痛，根深坚硬，如钉丁之状。中期：肿势逐渐增大，四周浸润明显，疼痛加剧，脓头周围皮肤破溃。后期：肿势渐趋局限，顶高根软溃脓，脓栓（疔根）随脓外出，肿痛渐消，收口而愈。常伴有恶寒发热等全身症状，酿脓时明显，溃后身热减退。血常规检查示白细胞计数及中性粒细胞数增高。

鉴别诊断 ①疖：虽好发于颜面部，但红肿范围不超过3cm，无明显根脚，一般无全身症状。②有头疽：红肿范围在9cm以上，表面有多个粟米样脓头，虽多见于项背部，但亦可见于颜面部，发展较疔慢，病程相对较长。③疫疔：多见于头面颈等皮肤暴露部位，有疫源接触史，初起在皮肤上有一小红色斑丘疹，奇痒不痛，很快变成水疱，周围肿胀、灼热。3~4日后，中央形成黑色坏死，周围有成群的绿色小水疱，疮形如脐凹，形似牛痘。

治疗 总原则是清热解毒，火毒炽盛证宜凉血清热解毒。

内治 ①热毒蕴结证：红肿高突，根脚收束，发热头痛，舌红，苔黄，脉数。治宜清热解毒。方选五味消毒饮、黄连解毒汤加减。常用药物有金银花、野菊花、紫花地丁、天葵子、蒲公英、黄连、黄芩、黄柏、山栀等。中成药可选用蟾酥丸、牛黄解毒片口服。②火毒炽盛证：疮形平塌，肿势散漫，皮色紫暗，焮热疼痛，伴高热、头痛、烦渴、呕恶、溲赤，舌红，苔黄腻，脉洪数。治宜凉血清热解毒。方选犀角地黄汤、黄连解毒汤、五味消毒饮加减。常用药物为在上列药物基础上加水牛角屑、生地黄、牡丹皮、白芍。中成药可选牛黄醒消丸、西黄丸口服。

外治 ①初起：宜箍毒消肿。用金黄散、玉露散以金银花露或水调成糊状围敷，或千捶膏盖贴，或六神丸、紫金锭研碎醋调外敷。②脓成：宜提脓祛腐。用九一丹、八二丹撒于疮顶部，再用玉露膏或千捶膏敷贴。若脓出不畅，用药线引流；若脓已经成熟，中央已软有波动感时，可切开排脓。③溃后：宜提脓祛腐，生肌收口。疮口掺九一丹，外敷金黄膏；脓尽改用生肌散、太乙膏或红油膏盖贴。

其他疗法 肿势散漫伴高热者需用抗生素。

转归预后 患病后若肿势高突，根脚收束，为"顺证"，一般7~10日溃脓，溃后渐愈，整个病程为10~14日。病后若失治误治，或妄加挤压，或不慎碰伤，或过早切开等，可失去护场，致使疔毒走散，发为走黄，表现为疮顶突然陷黑无脓，四周皮肤暗红，肿势扩散，以致头面、耳、项俱肿，并伴有壮热烦躁、神昏谵语，舌质红绛，苔黄糙，脉象洪数。若疔毒走窜入络，可继发流注和附骨疽；若内传脏腑，可引起肺痈、肝痈等。

预防调护 ①平素忌过食膏粱厚味，患疔后忌食烟酒及辛辣、鱼腥发物。②患病后忌内服发散药。忌灸法，忌早期切开及针挑，忌挤脓，以免疔毒走散入血。③有全身症状者宜静卧休息，并减少患部活动。

（朱晓男）

ěrdīng

耳疔（ear boil）

发于外耳道的疔。又称黑疔。特点是外耳道局限性红肿，顶小根深，形如椒目，痛如锥刺。汉·华佗《中藏经》首见"黑丁"的记载。明·陈实功《外科正宗》："黑疔生于耳窍之内，黑硬腐烂，破流血水，疼及腮颧。"明确指出了黑疔的发病部位和症状特点。明·王肯堂《证治准绳》则直接以部位命名，说："耳疔生于耳中，亦名黑疔，连腮赤肿。"清·邹岳《外科真诠》指出："耳疔生于耳窍暗藏之处，由肾经火毒所发，亦有因服丹石热药积毒而成者。色黑根深，散如椒目，痛如锥刺引脑，破流血水。宜内服败毒散，外以白降香点之。"较全面地论述了耳疔的发病部位、病因、特点及内外治法。相当于西医学的外耳道疖。

病因病机 总为火毒凝聚，化腐成脓所致。在内多因肝胆郁热循经上灼耳道，壅遏经脉，逆于肌肤；在外多因挖耳损伤耳道肌肤，或因污水染耳，以致风热毒邪乘机侵袭，引动肝经火热，邪热搏结，致耳道红肿疼痛。

诊断要点 耳痛：为主要症状，随病情发展，疼痛很快增剧，痛如锥刺，常放射至头部。讲话、咀嚼、张口、指压耳屏、牵拉耳郭，均使疼痛加剧。听力下降：因疔肿阻塞外耳道导致狭窄，严重者可影响听力。外耳道疔肿：初起皮肤局限性红肿，渐现粟米样隆起，触痛明显。成脓时中央顶部有黄白色脓疱，可自溃。溃时外耳道有脓液流出，脓液色黄而稠，稍带血液，不含黏液。耳周围肿胀：火毒炽盛所致。发于前壁者，肿胀波及耳屏及其附近；发于下壁者，肿胀波及耳下部；发于上壁者，颧骨部突起肿胀，

并可累及乳突。大多伴有形寒、发热、全身不适、不思饮食、苔黄腻、脉弦数等全身症状，血常规检查示白细胞计数和中性粒细胞数升高。

鉴别诊断 ①聤耳：耳痛部位较深，触及耳屏或牵拉耳郭时疼痛无增剧，早期即有听力障碍。外耳道无红肿。鼓膜充血明显，外隆，正常标志消失，或见穿孔并有血清样、黏液样或纯脓性分泌物溢出。发热恶寒等全身症状较重。②耳痔：外耳道内疣状肿物，色红质韧，逐渐增大，阻塞耳道，可影响听力。如无感染，少有疼痛或仅有胀痛。

治疗 总原则是清热解毒、消肿止痛，临床根据具体情况辨证治疗。

内治 ①风热邪毒证：多见于发病初期。耳痛不著，外耳道微红微肿，伴有发热恶寒、头痛、鼻塞、周身不适，舌红，苔薄白或微黄，脉浮数。治宜疏风清热，解毒消肿。方选五味消毒饮加减。常用药物有银花藤、野菊花、蒲公英、紫花地丁、天葵子、连翘、薄荷、牛蒡子、牡丹皮、赤芍。中成药可选用清解片、六应丸口服。②肝胆湿热证：多见于成脓期。耳痛剧烈，痛引腮脑，暴聋颊肿，耳前或耳后臖核肿大疼痛，发热，头痛，口苦咽干，溲黄便结，舌质红，苔黄腻，脉弦数。治宜清泻肝胆，利湿消肿。方选龙胆泻肝汤加减。常用药物有龙胆草、黄芩、栀子、柴胡、木通、泽泻、车前子、牡丹皮、生地黄、金银花、紫花地丁、连翘。中成药可选用龙胆泻肝丸口服。

外治 ①初期用红灵丹油膏塞耳内。②成脓者可切开排脓，或用针挑破脓头，排出脓血后敷黄连膏。③溃后用棉条蘸九一丹

掺红灵丹油膏塞耳内，每日换药4～5次。④患侧耳前、耳后肿痛或淋巴结肿大者，用金黄散外敷。

其他疗法 针灸疗法：常用穴为耳门、听会、翳风、风池、合谷、外关、少商等。浅刺轻捻。

转归预后 多为实证，一般5～7天破溃出脓，出脓后疼痛明显减轻，红肿渐见消退而愈。严重者可自耳后（乳突）溃破出脓，但脓出不臭，少有损骨。少数患者可多发，常缠绵多日，难以速愈。反复发作者，应除外糖尿病。

预防调护 ①注意耳部卫生，戒除挖耳习惯，避免污水入耳。游泳前可将涂有凡士林的棉球塞于外耳道口，以防污水入耳；如有水灌入，应外耳道口朝下，单足跳跃，使耳内积水流出，以免污水浸渍而致病。②保持外耳道清洁，如疔肿已溃，应经常清除脓液，睡眠时患耳向下，以利脓液排出，但注意局部不能受压。③多饮水，多食蔬菜水果，保持大便通畅。

(朱晓男)

quándīng

颧疔（furuncle on cheek）

发于颧部的疔。又称颧骨疔。特点是发于颧部，初起疮形如粟，顶凹坚硬，按似钉头，麻痒木痛。清·祁坤《外科大成》："颧疔，初起如粟，麻痒坚痛，色白而顶陷，寒热交作。"明·王肯堂《证治准绳》称颧骨疔，说："颧骨疔生于颧骨上，亦名赤面疔，其状色白，顶陷如钱孔，鼻有紫色者大凶。"清·吴谦等编写的《医宗金鉴》进一步完善了此病的病因病机和临床特点，指出："此证生在颧骨之间，属阳明胃经，不论左右，初如粟米黄色小疱，次如赤豆，顶凹坚硬，按似疔头，麻痒疼痛。多因过食炙煿、药酒，以

致胃经积火成毒而生。"现代中医临床将其归属于颜面疔疮，证治见颜面疔疮。

（朱晓男）

méidīng

眉疔（furuncle on eyebrow） 发于眉部的疔。见于明·王肯堂《证治准绳》，谓"眉疔生于眉"。清·高秉钧《疡科心得集》将生于眉棱处者称为眉发："眉发生于眉棱，无论左右，皆膀胱小肠肝胆四经积热所致。形长如瓜，疼痛引脑，二目合肿，坚硬色赤，按之有根，易成脓者，顺；无脓者，逆；至十四朝不溃，烦闷呕逆不食者凶。"此书中又有凤眉疽的记载："凤眉疽者，生于眉心，一名印堂疽。属足太阳膀胱经风热壅结，阴阳相滞而生。初起色暗根平，硬肿疼痛。如初起色赤浮肿痛，此名眉心毒；若色黑不痛，麻痒太过，根硬如铁钉之状，寒热并作，即眉心疔也。"清·吴谦等编写的《医宗金鉴》在凤眉疽条下注曰："此疽亦名眉发，生于眉棱，无论左右，俱属足太阳膀胱、手太阳小肠、足厥阴肝、足少阳胆四经积热所致。形长如瓜，疼痛引脑，二目合肿，坚硬色赤，按之有根。"与高秉钧所述"眉发"相同。无论依何命名，因病因证治基本相同，现代中医临床将其归属于颜面疔疮，证治见颜面疔疮。

（朱晓男）

chúndīng

唇疔（lip pustule） 发于唇及其邻近部位的疔。特点是发病急骤，初起如粟，痒痛相兼，毒重根深，易发走黄。出汉·华佗《华佗神方》："唇疔切不可用凉药敷于疮上，最佳以鸡血点之。"后世医家根据发病部位有多种命名。如生于人中沟者称人中疔，生于人中旁胡须处者称虎须疔，生于口角处者称锁口疔，生于承浆穴者称承浆疔，生于唇棱偏里者称反唇疔。尽管病名繁杂，但证治基本相同，正如清·陈士铎《辨证录》所云："人之唇上生疔疮者，或在口角之旁，或在上下唇之际，不必论其大小，大约皆脾胃之火毒也。最宜速散，否则毒气炽炎，必且艰于饮食，往往有腐烂而死者。疔疮毒愈小而愈横也。治法宜急泄其火毒，而又不可损伤脾胃之气，则毒不难散矣。"现代中医临床将其归属于颜面疔疮，证治见颜面疔疮。

（朱晓男）

rénzhōngdīng

人中疔（boil on philtrum） 发于人中沟的疔。又称龙泉疔。特点是人中沟处见粟米样结节，有根且硬，痒痛并作，继则顶部形成脓疱，轻者三五日出脓而愈，重者疮形板硬，肿势散漫，边界不清。甚者毒邪走散，发生走黄。汉·华佗《华佗神方》有人中疔的记载，明·王肯堂《证治准绳》说"龙泉疔生于唇上"，清·高秉钧《疡科心得集》指出"人中之中为龙泉"，可见龙泉疔同人中疔。清·林佩琴《类证治裁》说："（人中疔）鼻下唇上，硬肿麻痛，急用蟾酥丸研敷，内服菊花地丁汤。外用菊叶捣敷亦可。此症属肺火。"较全面地阐述了此病的发病部位、病机、症状特点和内外治法。证治见颜面疔疮。

（朱晓男）

chéngjiāngdīng

承浆疔（furuncle on Chengjiang point） 发于承浆穴的疔。见于清·过铸《治疗汇要》："承浆疔，生于唇棱下陷中，系督脉所经之处。"证治见颜面疔疮。

（朱晓男）

shǒu-zúbù dīngchuāng

手足部疔疮（boil on hand and foot） 发于手足部的疔。又称瘭疽。特点是手多于足，多为外伤染毒所致，发病较急，初起疮形较小，但进展很快，患部红肿痛重，易损筋坏骨，愈后影响功能或遗有残疾，重则发生走黄而危及生命。因其特点与疔相符，故以疔名之。瘭疽首见于齐·龚庆宣《刘涓子鬼遗方》："治瘭疽，麝香膏方。"唐·孙思邈《备急千金要方》较详细地描述了此病的临床特点和治法："瘭疽者，肉中忽生点子如豆粒……其状不定，有根不浮肿，痛伤之应心，根深至肌经久便四面悉肿，黯熟紫黑色，能烂坏筋骨……其病喜着十指……初指头先作黯，后始肿赤黑黯，痛入心是也。"历代医家多根据发病部位和形态、预后而命名，如生于指（趾）甲缘的，叫蛇眼疔；生在手指末节的，叫蛇头疔；脓积甲下，重者指甲浮空者，称代指；生在甲后的，叫蛇背疔；生在手指螺纹的，叫螺疔；生在手指指节间的，叫蛀节疔；一指通肿，指微屈而难伸者，称泥鳅疔；生于指中节的，叫鱼肚疔；生于手掌心的，叫托盘疔；生于足底部的，叫足底疔；生在涌泉穴者，叫涌泉疔等。因其病名繁杂，证治大致相同，现代中医临床将其统称为手足部疔疮，相当于西医学的手足部感染。

病因病机 总由湿火蕴结，血凝毒滞而成。内因脏腑火毒炽盛，外因手足部外伤染毒。由于针尖、竹、木、鱼骨等刺伤或修甲时刺破皮肤、昆虫咬伤等而感染毒气，阻于皮肉之间，留于经络之中引发此病。

诊断要点 手多于足，常有外伤史。初起患处麻木作痒，继而肿胀作痛，色红焮热，成脓时肿势逐渐扩大，红热显著，疼痛剧烈而呈搏动性。表浅者可见皮下积脓而呈黄白色；深部者用透光法辨脓时可见患部有深黑色阴影，多不能自溃。溃后脓出黄白黏稠，逐渐肿消痛止而愈。若溃后脓水稀薄味臭，或溃后日久不愈，肿势不消，脓水稀薄，淋漓不断，多有损筋坏骨。常伴有患部功能障碍和发热恶寒等全身症状，血常规检查示白细胞增多，X线摄片可确定有无骨质破坏。

鉴别诊断 类丹毒：发病前多有猪骨、鱼虾等刺伤史，或破损皮肤接触猪肉、鱼虾史。红肿不如疔疮明显，常表现为游走性红紫色斑片，一般不会化脓，全身症状多不明显。

治疗 以清热解毒为主，发于下肢者应注重清热利湿。脓成后应尽早切开排脓；愈后需加强功能锻炼。

内治 ①火毒凝结证：局部红肿热痛，麻痒相兼，伴畏寒发热，舌质红，苔黄，脉数。治宜清热解毒。方选五味消毒饮、黄连解毒汤加减。常用药物有金银花、野菊花、紫花地丁、天葵子、蒲公英、黄连、黄芩、黄柏、山栀等。中成药可选用牛黄解毒片、三黄丸口服。②热盛肉腐证：红肿明显，疼痛剧烈，痛如鸡啄，肉腐为脓，溃后脓出肿痛消退；也有溃后脓泄不畅，肿痛不退，胬肉外突，甚者损筋蚀骨，舌红，苔黄，脉数。治宜清热透脓托毒。方选五味消毒饮、黄连解毒汤加皂角刺、炙山甲等。中成药可选用牛黄醒消丸、西黄丸口服。③湿热下注证：足底部红肿热痛，伴恶寒、发热、头痛、纳呆，舌红，苔黄腻，脉滑数。治宜清热

解毒利湿。方选五神汤合萆薢渗湿汤加减。常用药物有茯苓、金银花、牛膝、车前子、紫花地丁、萆薢、薏苡仁、黄柏、牡丹皮、泽泻、滑石、通草等。中成药可选用六神丸或黄柏胶囊口服。

外治 ①初期：金黄膏或玉露膏外敷。②溃脓期：脓成应及早切开排脓。③收口期：脓尽用生肌散、白玉膏外敷。若胬肉高突，修剪胬肉后，用平胬丹或枯矾粉外敷；若已损骨，久不收口者，可用2%～10%黄柏溶液浸泡患指，每日1～2次，每次10～20分钟。有死骨存在，可用七三丹提脓祛腐，待死骨松动用血管钳或镊子钳出死骨。

其他疗法 筋脉受损导致手指屈伸障碍者，待伤口愈合后，用桂枝、桑枝、红花、丝瓜络、伸筋草等煎汤熏洗，并加强患指屈伸功能锻炼。其他见颜面疔疮。

转归预后 此病常因火毒炽盛，毒流经脉而引起红丝疔，重者火毒内攻脏腑引起走黄而危及生命。成脓时不能及时切开，毒不外泄，脓毒内侵而致损筋坏骨，则不易愈合，或愈后影响功能或遗有残疾。

预防调护 ①注意劳动保护，防止手足皮肤损伤。②手部疔疮忌持重物或剧烈活动，以三角巾悬吊固定；生于手掌部者，宜手掌向下，使脓液易于流出。足部疔疮宜抬高患肢，尽量少行走。③愈后影响手指屈伸功能者宜加强功能锻炼。其他见颜面疔疮。

（朱晓男）

shéyǎndīng

蛇眼疔（snake-eye whitlow）

发于指（趾）甲旁的疔。俗称沿爪疔。特点是指（趾）甲缘红肿疼痛，沿甲缘周围蔓延，化脓时可使甲下溃空，指（趾）甲脱落。

汉·华佗《华佗神方》谓："蛇眼疔生于指甲两旁。"此后，唐·王焘《外台秘要》，明·王肯堂《证治准绳》均见蛇眼疔的论述，而以清·高秉钧《疡科心得集》记载较为详细："蛇眼疔，生于手指甲旁尖角间，形如豆粒，色紫半含半露，硬如铁钉。亦火毒所发。若有黄头出如眼者，即以针挑破之。"古医籍中另有"代指"一名，虽以"指甲脱落"为主症，但纵观各家所论，应视其为此病的不同发展阶段。如隋·巢元方《诸病源候论》中说："代指者，其指先肿，热痛，其色不黯，然后方缘爪甲边结脓，极者爪甲脱也……夫爪甲，筋之余也。由筋骨热盛，气涩不通，故肿结生脓，而爪甲脱。"相当于西医学的甲沟炎、指甲周围炎、甲下脓肿。

病因病机 多为外伤染毒所致。在手指，多为刺伤、撕剥肉刺或修剪指甲过深等损伤引起；发于足趾者除外伤外，亦可因嵌甲而继发。毒邪内侵，阻于皮肉，留于经络，致使经络阻塞，气血凝滞，瘀久化热而成。西医学认为此病是细菌通过甲旁皮肤微创破损进入皮下引起。

诊断要点 多有外伤或嵌甲史。初起时多局限于指（趾）甲一侧边缘近端处，轻微红肿疼痛，成脓时红肿处皮薄光亮，触之变软或可见皮下黄白色积脓。若失治或误治，红肿可沿甲缘向对侧蔓延，脓液亦可侵入甲下，在指甲背面上透现一点黄色或灰白色积脓影，严重者可见甲下溃空，指（趾）甲浮动，甚至指（趾）甲脱落。出脓后，即能肿退脓尽，迅速愈合；若足部因嵌甲所引起者，溃后常有胬肉突出，且经久不愈。

鉴别诊断 蛇头疔：手指末

节呈蛇头状肿胀，酿脓时疼痛较为剧烈。

治疗 包括以下几方面。

内治 一般不需内治，严重者内治见手足部疗疮。

外治 ①初期：金黄膏或玉露膏外敷或10%黄柏溶液湿敷。②成脓：宜切开排脓，沿甲旁0.2cm处切开引流。甲下积脓者应切除部分指甲，甲下溃空者需拔除整个指甲，拔甲后敷以红油膏纱布包扎。③后期：脓尽用生肌散、白玉膏外敷。若胬肉高突，经久不愈，修剪胬肉后，用平胬丹或枯矾粉外敷，亦可拔除部分或全部指甲。

其他疗法 见手足部疗疮。

转归预后 若失治误治，脓毒内侵，可导致蛇头疗及末节指骨损骨，其他见手足部疗疮。

预防调护 见手足部疗疮。

(朱晓男)

shétóudīng

蛇头疗 (snake-head whitlow)

发于手指末节的疗。又称天蛇毒。特点是发于手指末节指腹部，初起麻痒而痛，继而灼热肿胀，形如蛇头，疼痛剧烈，极易损骨。汉·华佗《华佗神方》即有蛇头疗记载，谓蛇头疗："生于手指尖，肿若蛇头。痛楚连心，寒热交作。"明·王肯堂《证治准绳》同时有蛇头疗、天蛇毒的记载。清·吴谦等编写的《医宗金鉴》认为两者有所区别："蛇头疗自筋骨发出，根深毒重，初起小疱，色紫疼痛，坚硬如钉……天蛇毒自肌肉发出，其毒稍轻，初起闷肿无头，色红，痛如火燎。"但清·高秉钧《疡科心得集》、清·祁坤《外科大成》、明·陈实功《外科正宗》均认为两者为同一疾病："天蛇毒，一名蛇头疗也。乃心火旺动攻注而成。其患指大肿

若蛇头，赤肿痛，疼及连心，甚者寒热交作，肿痛延上。"相当于西医学的脓性指头炎。

病因病机 见手足部疗疮。

诊断要点 多有指端外伤史。初起指端麻痒刺痛，继而灼热肿胀，状如蛇头，疼痛剧烈；中期肿势更甚，剧烈跳痛，患肢下垂时疼痛更甚，局部触痛明显，透光试验可见深黑色积脓影；后期一般脓出肿退痛止，趋向痊愈。若溃后脓水臭秽，经久不愈，余肿不消，或胬肉突出者，多系损骨所致。伴有恶寒发热、头痛、全身不适等症状。血白细胞计数及中性粒细胞计数升高。有损骨时，X线检查可见骨髓炎改变。

鉴别诊断 蛇眼疗：一侧或两侧甲缘红肿疼痛、化脓，指腹部无肿痛，疼痛较轻，多无全身症状。

治疗 包括以下几方面。

内治 见手足部疗疮。

外治 ①初期：见手足部疗疮。②中期：脓成应及早切开排脓，宜在指掌面一侧做纵形切口，务必引流通畅，必要时可对口引流，切口既不可超过指间关节，亦不可绕过指端，更不可在指掌面正中切开。切开后用药线蘸八二丹或九一丹插入疮口，外敷金黄膏。③后期：脓尽用生肌散、白玉膏外敷。若已损骨，久不收口者，可用2%～10%黄柏溶液浸泡患指，每日1～2次，每次10～20分钟。有死骨存在，可用七三丹提脓祛腐，待死骨松动用血管钳或镊子钳出死骨。

其他疗法 见手足部疗疮。

转归预后 若失治误治，可导致末节指骨骨髓炎，疮口经久不愈；严重时需行清创截指术。

预防调护 见手足部疗疮。

(朱晓男)

shédùdīng

蛇肚疗 (snake-belly whitlow)

发于手指中节掌面的疗。又称蛇腹疗、鳅肚疗。特点是患指红肿呈圆柱状，疼痛剧烈，屈曲难伸，易损伤筋脉。汉·华佗《华佗神方》："蛇肚疗又名鱼肚疽，生于指中节前面，肿如鱼肚。"清·许克昌、毕法合撰《外科证治全书》称蛇腹疗"生于指中节前面，肿如鱼肚，色赤疼痛"。清·高秉钧《疡科心得集》较详细介绍了其症候特点、病因病机及预后转归："鳅肚疗者，一名蛇腹疗。生于手指中节里面，形如鱼肚，故又名鱼肚毒。一指通肿，热，痛连肘臂。由辛热风湿之毒，上干心经，故发此毒，乃心经受证也。但中指通连五指，若中指疗色紫黑者，其毒必恶，易于攻心；心若受毒，即呕吐不食，神识昏迷，而为不治之证矣。"西医学的化脓性腱鞘炎属此病范畴。

病因病机 见手足部疗疮。

诊断要点 多有局部外伤史。初见指腹部，很快整个患指红肿疼痛，呈圆柱状，因疼痛患指呈轻度屈曲状，不能伸展，若强行扳直，即觉剧痛；成脓时患指极度肿胀，光亮，痛甚，因指腹皮肤厚韧，不易测出波动感，也难自溃。透光试验可见黑色阴影；溃后脓出黄稠，逐渐肿退痛止而愈，若损伤筋脉，则愈合缓慢，常影响手指屈伸。多伴有恶寒发热、头痛、周身不适等全身症状，血常规检查示白细胞计数和中性粒细胞数升高。

鉴别诊断 蛇头疗：肿胀限于手指末节，呈蛇头状。此病整个患指肿胀呈圆柱状，屈曲难伸。

治疗 包括以下几方面。

内治 见手足部疗疮。

外治 ①初期：见手足部疗

疮。②成脓：宜及早切开排脓，应在手指侧面做纵形切口，切口长度不得超过上下指关节。切开后用红油膏、八二丹药线引流。③脓尽改用白玉膏、生肌散外敷。④疮口愈合后，应注意指关节功能锻炼。

其他疗法 见手足部疔疮。

转归预后 若失治误治，可引起相应的滑囊和掌间隙感染。若有筋脉损伤，易致手指屈曲畸形，其他见手足部疔疮。

预防调护 见手足部疔疮。

（朱晓男）

tuōpándīng

托盘疔（palmar furuncle） 发于手掌心部的疔。又称掌心毒。特点是手掌心肿胀高突，失去正常凹陷，状如托盘，疼痛剧烈。清·高秉钧《疡科心得集》："托盘疔，生于手掌中心，系手厥阴、少阴二经之所司也。由心火炽甚，逼血妄行，肝风鼓舞，毒散四肢，加以忧思过度，酒色不节，遂至毒流骨髓，侵于劳宫，劳宫系心经之脉络，故毒生焉。初起坚硬起泡，其泡明亮者即挑之。"明·王肯堂《证治准绳》称为手心毒："手心结毒，赤肿痛，俗名病穿掌，又名穿窟天蛇，又名贫子盂。"清·吴谦等编写的《医宗金鉴》称为掌心毒："此证生于手掌心，赤肿疼痛，属包络经劳宫穴，积热而成。"西医学的掌中间隙感染属此病范畴。

病因病机 内因为手少阴心经与手厥阴心包经火毒炽盛；外因为外伤染毒，气血凝滞，郁而化热而成；亦可为蛇肚疔疔毒走窜所致。

诊断要点 多有手掌部外伤史或第3指、第4指蛇肚疔病史。手掌心部疼痛剧烈，掌心凹陷消失或隆起，皮肤紧张发白，压痛

明显。肿胀常延及手背而肿势更显。2周左右成脓，多不能自溃，疼痛甚剧，肿势可延及腕臂部或第3指、第4指，有明显的发热、头痛等全身症状。成脓时透光试验检查有深黑色阴影，血常规示白细胞计数和中性粒细胞分叶数升高。超声波检查可除外积脓，X线检查可除外骨髓炎。

鉴别诊断 蛇肚疔：红肿限于手指，呈圆柱状肿胀，屈曲难伸，而掌心凹陷正常，无压痛。

治疗 包括以下几方面。

内治 见手足部疔疮。

外治 ①初期：见手足部疔疮。②成脓：应及早手术切开排脓，应依掌横纹切开，切口应够大，保持引流通畅，手掌处显有白点者，应先剪去厚皮，再挑破脓头。注意不要因手背肿胀较手掌为甚，而误认为脓腔在手背部而妄行切开。③脓尽用生肌散、白玉膏外敷。有死骨存在，可用七三丹提脓祛腐，待死骨松动时用血管钳或镊子钳出死骨。

其他疗法 见手足部疔疮。

转归预后 见手足部疔疮。

预防调护 见手足部疔疮。

（朱晓男）

zúdǐdīng

足底疔（furuncle on sole） 发于足底部的疔。又称涌泉疽、足心痈。特点是足底部肿痛，不能着地。明·王肯堂《证治准绳》称其为足心痈，并说："足心发毒肿痛，亦名涌泉疽，俗名病穿板，又名穿窟尺蛇。属少阴肾经虚损所致。"清·高秉钧《疡科心得集》始称足底疔，较详细地介绍了其证候特点："足底生疔，初起如小疮或小泡，根脚坚硬，四围肿，或疼痛，或麻木，令人憎寒，头痛发热，或呕吐恶心，烦躁闷乱。此由肥甘过度，不慎房酒，

以致邪毒蕴结而成……凡患此者，多有红丝至脐……凡脚底生疔，若有老皮之处，宜去之，否则其头难出。"相当于西医学的足底部急性化脓性感染。

病因病机 脏腑蕴毒，湿热下注，或外伤染毒，致使气血凝滞，化腐成脓。

诊断要点 常有外伤史。初起足底部疼痛，不能着地，按之坚硬。3～5日后成脓，有跳痛，修去老皮后，可见白色脓点。重者肿势蔓延到足背，痛连小腿，不能行走。溃后流出黄稠脓液，肿消痛止。伴有恶寒发热、头痛等全身症状，血白细胞和中性粒细胞增多。

鉴别诊断 足癣：生于足趾缝间，先痒后痛，色白糜烂，渗流臭液，感染时红肿疼痛。

治疗 见手足部疔疮。

转归预后 见手足部疔疮。

预防调护 见手足部疔疮。

（朱晓男）

hóngsīdīng

红丝疔（acute lymphangitis） 四肢皮肤红丝显露，迅速向上走窜的疔。又称红丝疮。特点是先有手足部疔疮等，继而出现红丝，自手足部疔疮处迅速向上走窜，严重者可内攻脏腑，发生走黄重症。汉·华佗《华佗神方》称为"红线疔"，指出："其形缕缕如丝线，周身缠绕，如在手足上，则入心即死。"红丝疔见于明·王肯堂《证治准绳》："红丝疔一名血箭疔，一名赤疔，一名红演疔。生于舌根下，或生头面，或生手足骨节间，其证最急，宜迎其经刺出恶血则愈，稍迟毒气攻心，呕哕迷闷者死。若丝近心腹者，就于丝尽处刺出恶血，更挑破初起疮头，以泄其毒。"明清时期对此病认识日臻完善，如明·陈实

功《外科正宗》："红丝疔起于手掌节间，初起形似小疮，渐发红丝上攻手膊，令人多作寒热，甚则恶心呕吐；迟者红丝至心，常能坏人。"相当于西医学的急性淋巴管炎。

病因病机 外因手足部生疔，或足癣糜烂，或有皮肤破损感染毒邪，内有火毒凝聚，以致毒流经脉，向上走窜而继发。若火毒走窜，内攻脏腑，可成走黄之证。

诊断要点 四肢远端先有红肿热痛如疔疮、外伤感染、蚊虫叮咬、足癣感染等病史。原发病灶近端的前臂或小腿内侧皮肤上有红丝一条或多条，迅速向躯干方向走窜，常伴有疼痛。病变深者，可不见红丝，但患肢出现条索状肿块和压痛。红丝经行关节处，如肘、腋、腘、腹股沟部常见局部臖核肿大作痛，重者可结块化脓。轻者可无全身症状；重者常有恶寒发热、头痛、周身乏力等全身症状。血常规检查示白细胞计数及中性粒细胞数增高。

鉴别诊断 ①青蛇毒：多有筋瘤病史，或继发于静脉穿刺、跌仆损伤。多发于四肢，尤以下肢多见。沿浅静脉径路上出现条索状或结节状硬结，皮肤发红，触之较硬，扪之发热，按压疼痛明显，一般无全身症状。炎症消退后，局部可遗留色素沉着或无痛性纤维硬结，一般需 1~3 个月才能消失。血常规检查一般正常，抗生素治疗无效。②丹毒：虽可发全身各处，但以下肢常见，局部先有皮肤黏膜破损，如脚湿气糜烂、毒虫咬伤、臁疮等。多突然发病，先有寒战发热，继则局部皮肤忽见小片红斑，迅速蔓延成大片鲜红斑，色如丹涂脂染，焮热肿胀，边界清楚，抗生素治疗数日内可痊愈，但容易复发。

治疗 总原则是清热解毒，佐以活血散瘀。临床根据具体情况辨证治疗。

内治 ①火毒入络证：红丝较细，微肿痛轻，多无全身症状，或仅见微热、恶寒，苔薄白或薄黄，脉濡数或浮数。治宜清热解毒。方选五味消毒饮加减。常用药物有金银花、野菊花、紫花地丁、天葵子、蒲公英、牡丹皮、赤芍。中成药可选用牛黄解毒片、六神丸口服。②火毒入营证：红丝粗肿明显，甚或出现条索状肿块，疼痛拒按，迅速向近端蔓延，常伴臖核肿大作痛、恶寒发热、头痛、口渴，舌红，苔黄腻，脉洪数。治宜凉血清营，解毒散结。方选犀角地黄汤、黄连解毒汤、五味消毒饮加减。常用药物有金银花、野菊花、紫花地丁、天葵子、蒲公英、水牛角、生地黄、牡丹皮、赤芍、黄连、黄芩、黄柏、山栀。中成药可选用牛黄醒消丸、西黄丸口服。

外治 ①金黄膏或玉露散沿红丝走行外敷。②砭镰法：适于红丝较细者。局部皮肤消毒后，自近端始，用三棱针沿红丝行走途径，寸寸挑断，并用拇指和示指轻捏针孔周围皮肤，令微出血，或在红丝尽头挑断，挑破处均盖贴太乙膏掺红灵丹。③若有结块，初期外敷金黄膏、玉露散；成脓则宜切开排脓，外敷红油膏；脓尽改用生肌散、生肌白玉膏收口。

其他疗法 见颜面疔疮。

转归预后 经积极治疗后，多能很快治愈。若有结块成脓者，需以痈论治，病程相对较长；若失治误治，疔毒扩入营血，内攻脏腑，则发生走黄，可危及生命。

预防调护 ①注意劳动保护，防止手足皮肤损伤。②手足部皮肤有外伤破损者，应及时无菌处置。③有手足部疔疮者应及时治疗，尤其是成脓时，要及时切开排脓。④在治疗红丝疔的同时，要积极治疗原发病灶。其他见手足部疔疮。

(朱晓男)

làndīng

烂疔（gas gangrene） 发于皮肉之间，病势暴急、腐烂甚剧的疔。又称水疔、卸肉疔、脱靴疔。特点是伤口处肿胀急剧，疼痛彻骨，迅速蔓延，焮热暗红，皮肉很快大片腐烂卸脱，范围甚大，流出脓液稀薄如水、臭秽，易并发走黄，危及生命。首见唐·孙思邈《备急千金要方》："烂疔，其状色稍黑有白斑，疮中溃溃则有脓水流出，疮形大小如匙面。"后世医家多沿袭此说。清末至民初张山雷《疡科纲要》对此病的论述较为全面："别有足部之疡，积湿蕴热，忽发红肿，情势坚巨，浮红光亮，按之随指陷下，一时不能即起。此证湿火若盛，化腐最易，即是阳发大毒，俗名水疔。宜于未腐之先，以铍针于光亮之处，刺八九针或十数针，必有淡黄水自针孔直流，甚者盈杯盈盆，则热毒湿邪俱泄，可免化脓大腐，最是避重就轻之捷诀。此湿盛热盛之证，臂臑手背，亦间有之，惟发于足跗两胫者最多。"相当于西医学的气性坏疽。

病因病机 多因皮肉破损，接触泥土、脏物等，感染特殊毒气；湿热火毒内蕴，以致毒凝肌肤，气血凝滞，热胜肉腐而成。湿热火毒炽盛，热胜肉腐，毒气弥漫，则易并发走黄之症。西医学认为是厌氧芽胞梭菌感染所致的肌坏死或肌炎。此种细菌在周围环境中，特别是在泥土中广泛存在，感染伤口后在厌氧环境下繁殖，产生大量外毒素和酶，可分解糖和溶解蛋白质，产生一系列临床症状。

诊断要点 好发于四肢，尤以足部多见，常有手足外伤史，伤口深且被泥土污染者易发。潜伏期一般为2~3天，最短为6~8小时。初起患肢有沉重、包扎过紧感，继则出现"胀裂样"疼痛。肿胀迅速向近端蔓延，患肢高度水肿，紧张光亮，按之凹陷，不能即起，可有握雪音。早期皮色暗红，继而皮肤上出现许多含暗红色液体的小水疱，很快积聚融合成数个大水疱，破后流出淡棕色浆水，气味臭秽。疮口四周皮色转为紫黑色，中央有浅黄色死肌，疮面略带凹形，状如匙面。脓液稀薄如水，混以气泡。随后腐肉大片脱落，疮口日见扩大。发病初期即有寒战、高热（40℃以上），一般高热1天后，身热略降，但神识仍时昏时清。常伴有头痛、烦躁、呕吐、面色苍白等症状。全身情况可在12~24小时内急剧恶化，表现为大量汗出，烦躁不安，甚或神昏谵语。血常规检查示白细胞计数及中性粒细胞比例明显增高，血红细胞数及血红蛋白含量明显低于正常，并可呈进行性下降，局部脓液涂片检查或细菌培养可发现革兰阳性厌氧芽胞梭菌。X线检查肌群内可见积气影。

鉴别诊断 ①流火：多有足癣、臁疮、湿疹等病史，常反复发作。发作时常先突发寒战高热，继而小腿出现红斑，迅速蔓延成片，皮色鲜红，边缘清楚，压之褪色。肿胀仅限于红斑区，略高出周围皮肤，可有浅黄色水疱，多无坏死现象，全身症状相对较轻。②发：局部肿痛逐渐加重，进展相对较慢，红肿以中心最明显，四周较淡，无水疱。溃后脓出多黄稠，味多不臭，无握雪音。早期可无全身症状，化脓时有高热、恶寒等全身症状，但相对较轻。

治疗 病情危重者，须中西医结合抢救治疗。中医内治总原则是清热泻火，利湿解毒，并注意和营散瘀，令湿毒火热俱泄。外治宜做广泛多处纵行切开，保证引流畅通。

内治 ①湿火炽盛证：初起伤口部位有紧束感，患肢沉重，很快转为"胀裂样"疼痛，创口周围皮肤呈红色、肿胀发亮，按之陷下，红肿迅速向上蔓延，1~2天后肿胀剧烈，可出现水疱，皮肉腐烂，持续高热，胸闷呕恶，头身疼痛，纳差，舌红，苔黄，脉滑数。治宜清热泻火，解毒利湿。方选黄连解毒汤合萆薢化毒汤加减。常用药物有黄连、黄柏、黄芩、山栀、萆薢、薏苡仁、木瓜、防己、秦艽、当归、牛膝、牡丹皮。中成药可选用西黄丸、牛黄醒消丸口服。②毒入营血证：局部胀痛，疮周高度水肿发亮，迅速成暗紫色，间有血疱，肌肉腐烂，溃流血水，脓液稀薄，混有气泡滋出，气味恶臭，壮热头痛，神昏谵语，气促，烦躁不安，呃逆呕吐，舌红绛，苔薄黄，脉洪滑数。治宜凉血解毒，清热利湿。方选犀角地黄汤、黄连解毒汤加减。常用药物有水牛角、生地黄、牡丹皮、赤芍、黄连、黄芩、黄柏、山栀。中成药可选用安宫牛黄丸、紫雪丹口服。

外治 ①初起用玉露膏外敷。②明确诊断后应立即切开清创引流。在不用止血带的情况下施行广泛、多处、纵形切开，切除濒于坏死和已经变性的组织，直切到颜色正常、能够出血的健康组织为止，并彻底清除异物、碎骨片，用大量双氧水冲洗创口，创口完全敞开，双氧水或高锰酸钾溶液纱布松填，经常更换敷料。③腐肉与正常皮肉分界明显时，改用蟾酥合剂或五五丹。④腐肉脱落、肉色鲜润红活者，掺生肌散、红油膏盖贴。

其他疗法 ①早期应用大剂量广谱抗生素和甲硝唑。②采用全身支持疗法，包括输血、维持水与电解质平衡、营养支持等。③采用高压氧疗法。

转归预后 此病来势暴急，病情凶险，救治不及易发走黄重症，危及生命。若见身热渐退，四周水肿消失，腐肉与正常皮肉分界明显，脓液转稠，为转机之象，能腐脱新生，即使疮面甚大，不难收口而愈。因组织坏死广泛，缺损较多，愈后可有肢体功能障碍。

预防调护 ①加强宣教，避免赤足劳动，以预防此病发生。②对开放性外伤，尤其是口小而深的伤口，清创要彻底，缝合时避免遗留无效腔，上止血带时间不要过长，包扎不宜过紧。③污染严重的伤口可不予缝合，敞开伤口，保持引流通畅，同时注射多价气性坏疽抗毒血清，注射前进行药敏试验。④已经确诊或高度疑似患者应隔离，以避免传染。所用敷料宜焚烧，所用器械宜彻底消毒。

(朱晓男)

yìdīng

疫疔（cutaneous anthrax） 接触疫畜染毒而生且具有传染性的疔。现代中医病名，古称鱼脐疔。特点是多发于头面、颈、前臂等暴露部位，初起如虫叮水疱，痒而无痛，很快干枯坏死如脐凹，全身症状明显，有传染性、职业性，可并发走黄。始出隋·巢元方《诸病源候论》："此疮头色黑，破之黄水出，四畔浮浆起，狭长似鱼脐，故谓之鱼脐疔疮。"并在"马毒入疮候"中说此病是"先有疮而乘马染毒所致"。明·王肯堂《证治准绳》较详细记载了此病的病因和症状："若因开割瘴死牛马猪羊之毒，或食其肉致发疔毒，或在手足，或在头面，或在胸腹，或在胁肋，或在背脊，或在阴胯，或起紫泡，或起堆核肿痛，创人发热烦闷，头疼身痛，骨节烦疼。"顾伯华主编的《实用中医外科学》说："因其是一种特殊的急性传染病，与一般疔疮不同，故名疫疔。"相当于西医学的皮肤炭疽。

病因病机 先有皮肤损伤，而后感染疫毒，疫毒阻于肌肤，以致气血凝滞、邪毒蕴结而成。若疫毒内传脏腑则导致走黄。

诊断要点 多见于畜牧业、屠宰或皮毛制革等工作者，有传染性，常有皮肤破损史，潜伏期一般为1~3天，好发于头面、颈项、手、臂等暴露部位。初起皮肤上有一红色小斑丘疹，奇痒而不痛，继而顶部变成水疱，但很快干燥，形成暗红色或黑色坏死，周围有成群的绿色小水疱，很像牛痘，而后疮形中黑凹陷，形如脐状，伴有发热、头痛骨楚、臀核肿大等症状。疱液涂片或培养可发现革兰阳性炭疽芽胞杆菌。血常规检查示白细胞计数及中性粒细胞比例增高。发生走黄时，血液培养可见革兰阳性炭疽芽胞杆菌生长。

鉴别诊断 ①颜面疔疮：疮形如粟，肿势高突，坚硬根深，色红，灼热，疼痛。②丹毒：皮色鲜红，蔓延成片，边缘清楚，灼热疼痛，若有水疱也无脐凹，一般无坏死，常有反复发作史。

治疗 总原则是清热解毒，和营消肿。

内治 疫毒蕴结证：患部皮肤发痒，出现蚊迹样红斑，继则形成水疱，破溃形成黑色溃疡，疮面凹陷，形如鱼脐，疮周肿胀，绕以绿色水疱，伴有发热、骨节疼痛等，舌质红，苔黄，脉数。治宜清热解毒，和营消肿。方选仙方活命饮合黄连解毒汤加减。常用药物有黄连、黄芩、黄柏、山栀、穿山甲、皂角刺、当归尾、金银花、赤芍、乳香、没药、天花粉、陈皮、防风、贝母、白芷、甘草。中成药可选用蟾酥丸、西黄丸口服。

外治 ①初、中期宜消肿解毒，用玉露膏掺蟾酥合剂。②后期腐肉未脱，改掺10%蟾酥合剂或五五丹。腐脱后见肉色鲜红，改掺生肌散，外盖红油膏。

其他疗法 抗生素治疗：首选青霉素族，疗效较好。

转归预后 一般10~14日后，中央腐肉与正常皮肉开始分离，周围肿势日趋局限，身热渐退，此为顺证，但腐肉脱落缓慢，一般3~4周方可愈合。若局部肿势继续发展，伴有壮热神昏、痰鸣喘急、身冷脉细者，是为合并走黄之象。

预防调护 ①加强畜牧业、屠宰业管理，及早发现病畜，并予以隔离或屠宰。死畜须加深掩埋或烧毁。②禁食病畜。③皮毛制革业的工人，应穿工作服、戴口罩、橡皮手套加强保护。④隔离患者，患者所用敷料均应烧毁，所用器械必须严格消毒。⑤疫疔患者接触过的牛、马、猪、羊的毛和猪鬃，均应用蒸汽消毒，皮革可用盐酸及食盐水浸泡消毒。

(朱晓男)

yōng

痈（abscess） 火热之邪阻于肌肤，致营卫不和，气血凝滞，化火成毒，发于皮肉之间的疾病。中医文献中有"内痈""外痈"之分，此处只叙述外痈。临床特点是局部光软无头，红肿疼痛（少数初起皮色不变），结块范围多在6~9cm，发病迅速，易肿、易脓、易溃、易敛，或伴有恶寒、发热、口渴等全身症状，一般不会损伤筋骨，也不易造成内陷。《灵枢经》云："痈者，其皮上薄以泽，此其候也。""热胜则肉腐，肉腐则为脓，然不能陷，骨髓不为焦枯，五脏不为伤，故命曰痈。"西医学的皮肤浅表脓肿、急性化脓性淋巴结炎等可参照此病论治。

一般痈发无定处，随处可生，因发病部位不同，名称繁多，但病因病机、证治基本相同。生于颈部的颈痈，生于腋下的腋痈，生于胯腹部的胯腹痈，生于委中穴的委中毒，生于脐部的脐痈，除具有痈的共性外，又各有特点。其他如囊痈、子痈、肛痈、乳痈等在病因、论治及转归等方面与上述痈不同。

病因病机 痈之起多由恣食膏粱厚味，内郁湿热火毒；外感六淫邪毒，或皮肤受外来伤害感染毒邪，聚湿生浊，邪毒湿浊留阻肌肤，郁结不散，可使营卫不和，气血凝滞，经络壅遏，化火成毒而成痈肿。

诊断要点 可发生于体表任何部位，患于皮里肉外。初起在患处皮肉之间突然肿胀，光软无头，迅速结块，表皮焮红，少数病例初起皮色不变，酿脓时才转为红色，灼热疼痛。日后逐渐扩大，高肿发硬。轻者无全身症状；重者可伴恶寒发热、头痛、泛恶、口渴、舌苔黄腻，脉弦滑或洪数等。成脓约在发病后7天，即使体质较差、气血虚弱不易托毒外出成脓者，亦不超过2周。局部肿势逐渐高突，疼痛加剧，痛如鸡啄。若按之中软有波动感，为脓已成熟，多伴有发热持续不退等全身症状。溃后脓出多稠厚、色黄白；若为外伤血肿化脓，则可夹杂赤紫色血块；若疮口过小或袋脓，可致脓流不畅，影响愈合；若气血虚，则脓水稀薄，疮面新肉难生，不易收口。辅助检查：血常规检查示白细胞计数及中性粒细胞比例增高。

鉴别诊断 ①脂瘤染毒：见暑疖。②有头疽：多发于项背部肌肉丰厚处。初起有一粟米样疮头，而后肿势逐渐扩大，形成多个脓头，红肿范围往往超过9cm，溃后如蜂窝状，全身症状明显，病程较长。③发：在皮肤疏松部位突然红肿蔓延成片，灼热疼痛，红肿以中心明显，四周较淡，边界不清，范围较痈大，3~5日皮肤湿烂，随即腐溃、色黑，或中软而不溃，并伴有明显全身症状。

治疗 宜清热解毒，和营消肿，并结合发病部位辨证用药。外治按一般阳证疮疡治疗。

内治 ①火毒凝结证：局部突然肿胀，光软无头，迅速结块，皮色焮红，灼热疼痛；日后逐渐扩大，高肿发硬；重者可伴恶寒发热、头痛、泛恶、口渴，舌苔黄腻，脉弦滑而洪数。治宜清热解毒，行瘀活血。方选仙方活命饮加减。常用药物有穿山甲、皂角刺、甘草、金银花、赤芍、乳香、没药、天花粉、陈皮、防风、贝母、白芷。发于上部，加牛蒡子、野菊花；发于中部，加龙胆草、黄芩、山栀；发于下部，加苍术、黄柏、牛膝。中成药可选用清解片、连翘败毒丸口服。②热胜肉腐证：红热明显，肿势高突，疼痛剧烈，痛如鸡啄，溃

后脓出则肿痛消退，舌红，苔黄，脉数。治宜和营清热，透脓托毒。方选仙方活命饮合五味消毒饮加减。常用药物有穿山甲、皂角刺、当归尾、赤芍、乳香、没药、天花粉、金银花、野菊花、紫花地丁、天葵子、蒲公英、甘草。中成药可选用清解片、六应丸口服。③气血两虚证：脓水稀薄，疮面新肉不生，色淡红而不鲜或暗红，愈合缓慢，伴面色无华、神疲乏力、纳少，舌质淡胖，苔少，脉沉细无力。治宜益气养血，托毒生肌。方选托里消毒散加减。常用药物有人参、黄芪、川芎、当归、白芍、白术、金银花、茯苓、白芷、桔梗、皂角刺、甘草。中成药可选用八珍丸、人参养荣丸口服。

外治 初起用金黄膏，或金黄散以冷开水调成糊状外敷。热盛者，可用玉露膏或玉露散外敷，或太乙膏外敷，掺药均可用红灵丹或阳毒内消散。成脓宜切开排脓，以得脓为度。溃后先用药线蘸八二丹插入疮口，3~5日后改用九一丹，外敷金黄膏或玉露膏。待肿势消退十之八九时，改用红油膏盖贴。脓腐已尽，见出透明浅色黏液时，改用生肌散、太乙膏、生肌白玉膏或生肌玉红膏盖贴。有袋脓者，可先用垫棉法加压包扎，如无效可扩创引流。

其他疗法 必要时可应用抗生素，并配合支持疗法。

转归预后 此病发生在皮肉之间，不易损筋伤骨和内陷，一般预后较好。

预防调护 ①保持局部皮肤清洁。②平素少食辛辣炙煿助火之物及肥甘厚腻之品，患病时忌烟酒及辛辣、鱼腥发物。③有全身症状者宜静卧休息，减少患部活动。

（孙朗清）

jǐngyōng

颈痈（cervical abscess） 发于颈部及其邻近部位的痈。又称时毒，俗称痰毒。特点是多见于儿童，冬春易发，初期局部肿胀、灼热、疼痛而皮色不变，结块边缘清楚，具有明显的风温外感症状。清·高秉钧《疡科心得集》对此病论述较详："颈痈生于颈之两旁，多因风温痰而发，盖风温外袭，必鼓动其肝木，而相火亦因之俱动，相火上逆，脾中痰热随之。颈为少阳络脉循行之地，其循经之邪至此而结，故发痈也。"相当于西医学的颈部急性化脓性淋巴结炎。

病因病机 外感风温、风热之邪，或内伤情志，气郁化火，或喜食辛辣、膏粱厚味，痰热内生，或患乳蛾、口疳、龋齿或头面疮疖毒邪流窜至颈部，以致外邪内热夹痰蕴结于少阳、阳明经络，气血凝滞，热胜肉腐而成痈肿。

诊断要点 冬春季易发，多见于儿童，发病前多有乳蛾、口疳、龋齿或头面疮疖，或附近有皮肤黏膜破损病史。多生于颈旁两侧，也可发生于耳后、项后、颌下、颏下。初起结块形如鸡卵，皮色不变，肿胀，灼热，疼痛，活动度不大，逐渐漫肿坚实，焮热疼痛。伴有寒热、头痛、项强、舌苔黄腻、脉滑数等症状。若4~5日后发热不退，皮色渐红，肿势高突，疼痛加剧如鸡啄，伴口干、便秘、溲赤、苔黄腻、脉滑数等症状，是欲成脓。至7~10日按之中软而有波动感，为内已成脓。溃后脓出黄白稠厚，肿退痛减，10~14日可以愈合。若火毒炽盛或素体虚弱，病变可向对侧蔓延，或压迫结喉，形成锁喉痈，甚则危及生命。部分病例因

大量使用抗生素或苦寒药物治疗，形成慢性迁延性炎症，结块质地较坚硬，需1~2个月才能消散，如不能控制病情会又呈现红肿热痛而化脓。血常规检查示白细胞计数及中性粒细胞比例增高。

鉴别诊断 痄腮：发于腮部，常双侧发病，色白漫肿，酸胀少痛，颊黏膜腮腺开口处可有红肿，进食时局部疼痛，一般不化脓，1~2周消退，有传染性。多发于5~15岁儿童。

治疗 内治宜疏风清热、解毒化痰，以消肿止痛。

内治 风热痰毒证：颈旁结块，初起色白漫肿，形如鸡卵，灼热疼痛，逐渐红肿化脓；伴有恶寒发热、头痛、项强、咽痛、口干、溲赤便秘，苔薄腻，脉滑数。治宜散风清热，化痰消肿。方选牛蒡解肌汤或银翘散加减。常用药物有牛蒡子、薄荷、荆芥、连翘、山栀、牡丹皮、石斛、玄参、夏枯草、金银花、桔梗、竹叶。中成药可选用醒消丸、银黄片口服。

外治 见痈。

转归预后 大部分患者经治疗后病情向愈，预后较好。若火毒炽盛或年老体弱，调护不当，病发于一侧者，可向对侧蔓延，或压迫结喉而形成锁喉痈，或绕颈而生，下及胸腋而危及生命；个别病例因大量使用苦寒药物治疗，形成慢性迁延性炎症，肿块坚硬，经久不消。

预防调护 见痈。

（孙朗清）

yèyōng

腋痈（axillary abscess） 发于腋窝的痈。又称夹肢痈，俗称夹痈。特点是腋下暴肿、灼热、疼痛而皮色不变，发热恶寒，上肢举动不利，2周左右成脓，溃后容易形成袋脓。清·吴谦等编写的《医宗金鉴》云："腋痈暴肿生腋间，肿硬焮赤痛热寒，肝脾血热兼忿怒，初宜清解溃补痊。"相当于西医学的腋下急性化脓性淋巴结炎。

病因病机 多为上肢皮肤破损染毒，或有疮疡等感染病灶，毒邪循经流窜所致；或肝脾血热兼忿怒气郁导致气滞血壅，经脉阻滞而成。

诊断要点 发病前多有手部或臂部皮肤破损或疮疡等病史。初起多暴肿，皮色不变，灼热疼痛，同时上肢活动不利，伴有恶寒发热、纳呆、苔薄脉滑数等症状。若疼痛日增，寒热不退，势在酿脓，经10~14天肿块中间变软，皮色转红，按之波动明显，此为脓已成。溃后一般脓出稠厚，肿消痛止，容易收敛；若溃后脓流不尽，肿势不退，多因引流口过小，或因疮口位置偏高，引起袋脓，需及时扩创，否则迁延时日，难以收口。血常规检查显示白细胞计数及中性粒细胞比例可增高。

鉴别诊断 腋疽：肿块初起推之可动，疼痛不甚。化脓约需3个月，溃后脓水稀薄，挟有败絮样物质，收口缓慢，一般无明显全身症状。

治疗 内治以清肝解郁、消肿化毒为主；外治切开低位引流。

内治 肝郁痰火证：腋部肿胀热痛，恶寒发热，头痛，胸胁牵痛，舌质红，苔黄，脉弦数。治宜清肝解郁，消肿化毒。方选柴胡清肝汤加减。脓成加炙甲片、皂角刺。常用药物有柴胡、黄芩、生山栀、连翘、赤芍、川芎、防风、牛蒡子、生地黄、当归、白芍等。中成药可选用清解片、龙胆泻肝丸口服。

外治 见痈。

转归预后 大部分患者经治疗后病情向愈，预后较好。

预防调护 疮口收敛后加强上肢功能锻炼，其他见痈。

（孙朗清）

qíyōng

脐痈（umbilical abscess） 发于脐部的痈。特点是病前脐孔流出液体，初起脐部微肿，渐大如瓜，溃后脓稠无臭则易敛，脓臭夹杂终成漏则不易愈合或反复发作。清·祁坤《外科大成》："脐痈，生于脐，大如瓜，突如瘤，属任脉与胃经。"相当于西医学的脐炎或脐肠管异常、脐尿管异常继发感染。

病因病机 多先有脐部湿疮出水，复因搔抓染毒；或先天脐部发育不良，又有心脾湿热，下移于小肠，致使火毒结聚脐部，血凝毒滞而成。若日久不愈，可致心脾两伤，气血耗损，余毒难尽而成脐漏。

诊断要点 发病前往往有脐孔湿疮病史，或脐孔有排出尿液或粪便史。初起脐部微痛微肿，渐渐肿大如瓜，或高突如铃，皮色或红或白，根盘较大，触痛明显。酿脓时可伴有恶寒发热等全身症状。溃后脓水稠厚无臭味者易敛；溃出臭脓挟有粪块等物质及脐孔正中下方有条状硬结者，往往形成脐漏而久不收口。辅助检查可做瘘管造影以明确诊断。

鉴别诊断 脐风：脐部不痛不肿，潮红湿润，或湿烂流滋，瘙痒不适，可反复发作。

治疗 治以清火利湿解毒为主。形成脐漏者应考虑手术治疗。

内治 ①湿热火毒证：脐部红肿高突、灼热疼痛，全身恶寒发热，纳呆口苦，舌苔薄黄，脉滑数。治宜清火利湿解毒。方选黄连解毒汤合四苓散加减。常用药物有黄连、黄芩、黄柏、山栀、茯苓、泽泻、猪苓、白术。脓成或溃脓不畅，加皂角刺、黄芪；热毒炽盛，加败酱草、大青叶；脐周肿痒，加苦参、白鲜皮。中成药可选用清解片、六应丸口服。②脾气虚弱证：溃后脓出臭秽，或挟有粪汁，或排出尿液，或脐部胬肉外翻，久不收敛，伴面色萎黄、肢软乏力、纳呆、便溏，舌苔薄，脉濡。治宜健脾益气托毒。方选四君子汤加减。常用药物有人参、茯苓、白术、甘草、黄芪、皂角刺、当归、川芎。中成药可选用四君子丸、归脾丸。

外治 脐漏者，疮口中可插入七三丹药线提脓，待脓腐脱尽后，加用垫棉法，其他见痈。

其他疗法 反复发作或久不收口而成漏者，可行手术治疗。

转归预后 大部分患者经治疗后病情向愈，溃出脓液稠厚者预后较好，可渐收口。溃后脓液臭，或挟有粪汁，或排出尿液，或脐翻胬肉，久不收敛者，有溃膜或瘘之虑。

预防调护 保持脐部清洁、干燥，勿抠挖、搔抓，积极治疗脐部先天性疾病，其他见痈。

(孙朗清)

wěizhōngdú

委中毒（popliteal infection）

发生于腘窝委中穴的痈。特点是初起木硬疼痛，皮色不红，小腿屈伸不利，愈合后可遗留短期屈曲难伸。清·吴谦等编写的《医宗金鉴》曰："木硬肿痛、微红、屈伸艰难。"相当于西医学的腘窝部急性化脓性淋巴结炎。

病因病机 寒湿侵袭，蕴积化热，或湿热下注，或患肢皮肤破伤（足跟皲裂、冻疮溃烂、脚湿气、湿疮等）感染毒邪，致使湿热蕴阻，经络阻隔，气血凝滞而成。

诊断要点 发病前多有患侧足、腿皮肤破伤史。初起在委中穴木硬疼痛，皮色如常或微红，形成肿块则患肢小腿屈伸困难，行动不便。伴有寒热、纳呆、苔黄腻，脉滑数等症状。若肿痛加剧，身热不退，2～3周后则欲成脓。脓成后切开，切口过小或位置偏高，或任其自溃，均能使排脓不畅，影响疮口愈合。溃后疮口流出清稠如鸡蛋清状黏液时，乃即将收口之兆。溃后疮口愈合约需2周。疮口愈合后，患肢仍然屈曲不能伸展，需经功能锻炼，一般2～3个月可恢复正常。

鉴别诊断 胶瘤：可发生于腘窝，结块如核桃大小不等，呈圆形，表面光滑，质韧或囊性感，局部可有微痛，不发热，不化脓，穿刺可吸出胶样液体。

治疗 以清热利湿、和营祛瘀为主。初起重在消散，脓成宜透脓托毒，溃后气血已亏宜益气养血、生肌收口。

内治 ①气滞血瘀证：初起木硬疼痛，皮色如常或微红，活动稍受限，恶寒发热，舌苔白腻，脉滑数。治宜和营活血，消肿散结。方选活血散瘀汤加减。常用药物有当归、赤芍、桃仁、大黄、川芎、牡丹皮、泽兰、金银花、枳壳、紫花地丁。中成药可选用活血解毒丸口服。②湿热蕴阻证：腘窝部木硬肿胀，焮红疼痛，小腿屈曲难伸，恶寒发热，口苦且干，纳呆，舌苔黄腻，脉滑数。治宜清利湿热，和营活血。方选活血散瘀汤合五神汤加减。常用药物有当归、赤芍、牛膝、金银花、茯苓、车前子、紫花地丁、川芎、桃仁、牡丹皮。中成药可选用清解片、三黄片口服。③气血两亏证：起病缓慢，脓成难溃，溃后脓出如蛋清状，疮口收敛迟缓，小腿屈伸不利，舌质淡，苔薄或薄腻，脉细。治宜调补气血。方选八珍汤加减。常用药物有人参、白术、茯苓、甘草、当归、白芍、熟地黄、川芎。中成药可选用八珍丸、人参养荣丸口服。

外治 脓成不宜过早切开。若溃后流脓不尽，多因切口过小，以致形成袋脓，需及时扩创。脓出如鸡蛋清样黏液时，即停用药线，改用生肌散收口，并以棉垫紧压疮口，可以加速愈合，其他见痈。

转归预后 大部分患者经治疗后病情向愈，预后较好。脓成切开后易于形成袋脓，若不适时应用垫棉法，可影响愈合；若治疗不当，可影响屈伸功能。

预防调护 愈后患肢筋缩难伸者，可加强患肢功能锻炼，直至恢复，其他见痈。

(孙朗清)

kuàfùyōng

胯腹痈（inguinal abscess）

发于胯腹部的痈。又称跨马痈。特点是胯腹部有一结块，皮色不变，患侧步行困难。清·许克昌、毕法合撰《外科证治全书》中说："跨马痈，生肾囊之旁，大腿根里夹缝中，肿如鹅卵，阴坠壅重，赤色焮痛。"相当于西医学腹股沟浅部急性化脓性淋巴结炎。

病因病机 多由湿热内蕴，气滞夹痰凝结而成；或由下肢、阴部皮肤破损，感染毒邪循经继发。

诊断要点 发病前多有下肢、阴部破伤或疮疡史。初起在胯腹部有一结块，形如鸡卵，肿胀发热，皮色不变，疼痛明显，患侧步行困难，伴有恶寒发热等症状。若肿块增大，皮色转红，持续跳痛，伴有恶寒发热、大便干结等症状，此为化脓之象。一般脓出易敛。

鉴别诊断 髂窝流注：初起患侧大腿突然拘挛不适，步履呈跛行。2~3日后局部疼痛，大腿即向上收缩，略向内收，不能伸直。7~10天后在髂窝部可触及一长圆形肿块，质较硬，有压痛。

治疗 以清热利湿解毒为主。脓成宜托毒透脓。

内治 湿热壅结证：胯腹部结块肿痛，患肢拘急，全身发热，小便黄热，苔黄腻，脉数。治宜清热利湿解毒。方选五神汤合萆薢渗湿汤加减。常用药物有茯苓、金银花、牛膝、车前子、紫花地丁、萆薢、薏苡仁、黄柏、牡丹皮、泽泻。脓成前加炙山甲、皂角刺。中成药可选用清解片、三黄片口服。

外治 见痈。

转归预后 一般预后良好。

预防调护 尽量减少行走，其他见痈。

（孙朗清）

fā

发（phlegmon） 湿热火毒侵袭肌肤，致气血凝滞，热盛肉腐，发于皮肉之间的病变范围较痈大的疾病。分原发和继发两类。原发者初起无头，红肿蔓延成片，中央明显，四周较淡，边界不清，灼热疼痛，有的3~5后中央色褐腐溃，周围湿烂，全身症状明显；继发者有痈、疽等原发病灶。以继发者为多见。发在中医文献中常和痈、有头疽共同命名。有些虽名为发，其实属有头疽范围，如明·申斗垣《外科启玄》中的"体疽发""对心发""莲子发"等。有些痈之大者，属发的范围，但文献中称作痈，如锁喉痈、臀痈等。此病常见的有发生于结喉处的锁喉痈、生于臀部的臀痈、

生于手背部的手发背、生于足背的足发背，虽均属发的范围，但证治不同。发相当于西医学的蜂窝织炎。

（孙朗清）

suǒhóuyōng

锁喉痈（abstructive throat phlegmon） 发于颈前正中结喉处的发。又称猛疽、结喉痈，俗称盘颈痰毒。因其红肿绕喉故名。特点是来势暴急，初起结喉处红肿绕喉，根脚散漫，范围较大，肿势蔓延至颈部两侧、腮颊及胸前，坚硬灼热疼痛。肿势连及咽喉、舌下，并发喉风、重舌甚至痉厥等险症，伴壮热口渴、头痛项强等全身症状。相当于西医学的口底蜂窝织炎。

病因病机 多为外感风温，客于肺胃；或患痄痘、麻疹之后，体虚余毒未清；或素体虚弱，口唇齿龈生疮、咽喉糜烂等感染邪毒，导致痰热上蕴结喉，气血凝滞，热胜肉腐而成。

诊断要点 多发生于儿童，发病前有口唇、咽喉糜烂及痄痘史。初起结喉处红肿绕喉，根脚散漫，坚硬灼热疼痛，来势猛烈。经2~3天后，肿势可延及两项，甚至上延腮颊，下至胸前。可因肿连咽喉、舌下，并发喉风、重舌以致汤水难下，甚至气喘痰壅，发生痉厥，伴有壮热口渴、头痛项强、大便燥结、小便短赤，舌苔黄腻，舌质红绛，脉象弦滑数或洪数。若肿势渐趋局限，按之中软应指，为脓已成熟。溃后脓出黄稠，热退肿消者轻；溃后脓出稀薄，疮口有空壳，或脓从咽喉部溃出，全身虚弱者重，收口亦慢。辅助检查：血常规检查示白细胞计数及中性粒细胞比例明显增高。

鉴别诊断 ①颈痈：初起结

块如鸡卵，皮色不变，肿胀范围相对较小，灼热疼痛，经7~10日成脓，10~14日可以愈合。伴有明显外感风温症状。②瘿痈：发病前多发风温、风热症状，颈前结喉两侧结块，皮色不变，微有灼热，疼痛牵引至耳后枕部，较少化脓。

治疗 宜清热解毒、化痰消肿。初期散风清热，化痰解毒；中期凉血透脓；后期清养胃阴。成脓后应及早切开排脓。必要时配合西医治疗。

内治 ①痰热蕴结证：红肿绕喉，坚硬疼痛，肿势散漫，壮热口渴，疼痛项强，大便燥结，小便短赤，舌红绛，苔黄腻，脉弦滑数或洪数。治宜散风清热，化痰解毒。方选普济消毒饮加减。常用药物有黄芩、黄连、陈皮、柴胡、桔梗、升麻、僵蚕、玄参、连翘、薄荷。壮热口渴者，加鲜生地、天花粉、生石膏；便秘者，加枳实、生大黄、芒硝；气喘痰壅者，加鲜竹沥、天竺黄、莱菔子；痉厥者，加安宫牛黄丸或紫雪散。中成药可选用清解片、银黄片、醒消丸口服。②热胜肉腐证：肿势局限，按之中软应指，脓出黄稠，热退肿减，舌红，苔黄，脉数。治宜清热化痰，和营托毒。方选仙方活命饮加减。常用药物有穿山甲、皂角刺、当归、金银花、甘草、赤芍、乳香、没药、天花粉、白芷等。中成药可选用银黄片、六应丸口服。③热伤胃阴证：溃后脓出稀薄，疮口有空壳，或脓从咽喉溃出，收口缓慢，胃纳不香，口干少津，舌光红，脉细。治宜清养胃阴。方选益胃汤加减。常用药物有沙参、麦冬、生地黄、玉竹、天花粉等。中成药可选用生脉饮口服。

外治 初起用玉露散、金黄

散或双柏散以金银花露或菊花露调敷。脓成后应及早切开引流，用九一丹药线引流，外盖金黄膏或红油膏。脓尽改用生肌散、白玉膏。

转归预后　治疗后以根脚渐收，肿势高起，渐趋局限，容易溃脓为顺证；若根脚不收，漫肿平塌，色转暗红，难以溃脓为逆证。溃后脓出黄稠，热退肿消者轻；溃后脓出稀薄，疮口有空壳，或溃脓从咽喉部穿出，全身虚弱者重，收口亦慢，可因炎症水肿引起喉头水肿，呼吸困难，有发生窒息的危险，预后较差。

预防调护　①积极处理原发病灶。②高热时应卧床休息，气喘痰壅时取半卧位。③初期、成脓期宜进半流质饮食。

（孙朗清）

túnyōng

臀痈（phlegmon of buttock）

发于臀部肌肉丰厚处的发。特点是发病来势急，病位深，范围大，难于起发，成脓较快，但腐溃较难，收口亦慢。清·吴谦等编写的《医宗金鉴》："此证属膀胱经湿热凝结而成，生于臀肉厚处，肿、溃、敛俱迟慢。"相当于西医学的臀部蜂窝织炎。

病因病机　急性者多由湿热火毒蕴结，或注射时感染毒邪而成；亦可因局部疮疖发展，湿热火毒相互搏结，逆于肉理，营气不从，腐肉化脓而成。慢性者多为湿痰凝结所致，或注射药液吸收不良引起。

诊断要点　局部常有注射史，或患疮疖，或臀部周围有皮肤破损病灶。急性者多发生在臀部一侧，初起疼痛，肿胀焮红，皮肤灼热，中央明显，四周较淡，逐渐扩大，有硬结，边缘不清。2~3日后皮肤湿烂，可色黑腐溃

或中软不溃。伴有恶寒发热，胃纳不香，骨节酸痛。若溃后脓出黄稠伴有大块腐肉脱落，可致疮口深大而形成空腔，则收口甚慢，需1个月左右方能痊愈。慢性者初起多漫肿，皮色不变，红热不显而结块坚硬，有疼痛或压痛，患肢步行不便，进展较为缓慢，全身症状也不明显。一般经过治疗后，多能自行消退。实验室检查：血常规检查示白细胞计数及中性粒细胞比例明显增高。

鉴别诊断　①有头疽：患处初起有粟粒样脓头，痒痛并作，溃烂时状如蜂窝。②流注：患处漫肿疼痛，皮色如常，不局限于臀部一处，有此处未愈他处又起的特点。

治疗　急性者清热解毒，和营化湿；慢性者和营活血，利湿化痰；溃后调补气血。外治脓成宜切开排脓。

内治　①湿火蕴结证：臀部先痛后肿，焮红灼热，或湿烂溃脓，伴恶寒发热、头痛骨楚、食欲缺乏，舌质红，苔黄或黄腻，脉数。治宜清热解毒，和营化湿。方选黄连解毒汤合仙方活命饮加减。常用药物有黄连、黄芩、黄柏、山栀、穿山甲、当归尾、金银花、赤芍、天花粉、白芷等。局部红热不显者，加重活血祛瘀，如桃仁、红花、泽兰等。中成药可选用清解片、三黄片口服。②湿痰凝滞证：漫肿不红，结块坚硬，病情进展缓慢，多无全身症状，舌苔薄白或白腻，脉缓。治宜和营活血，利湿化痰。方选桃红四物汤合仙方活命饮加减。常用药物有桃仁、红花、当归、赤芍、生地黄、川芎、金银花、白芷、乳香、没药、穿山甲、皂角刺等。中成药可选用清解片、银翘片口服。③气血两虚证：溃

后腐肉大片脱落，疮口较深，形成空腔，收口缓慢，面色萎黄，神疲乏力，纳谷不香，舌质淡，苔薄白，脉细。治宜调补气血。方选八珍汤加减。常用药物有人参、白术、茯苓、甘草、当归、白芍、熟地黄、川芎等。中成药可选用八珍丸、人参养荣丸口服。

外治　①未溃时红热明显用玉露膏，红热不显用金黄膏或冲和膏。②成脓后宜切开排脓，并清除腐肉。③溃后用八二丹、红油膏盖贴，脓腔深者用药线引流；脓尽用生肌散、白玉膏收口；疮口有空腔不易愈合者，用垫棉法加压固定。

转归预后　大部分患者经治疗后病情向愈，预后较好。

预防调护　①患病后宜减少活动，避免肿势扩散，病情加剧。②肌内注射时必须严格消毒。

（孙朗清）

féishuànfā

腓腨发（calf phlegmon）

发于小腿屈侧的发。特点为初起局部胀痛，影响活动，继而皮肤焮红，边界不清，中间略紫，高肿疼痛，伴有恶寒、发热等全身症状。清·吴谦等编写的《医宗金鉴》在"腓腨发"中说："此证发于腓腨，即小腿肚也。由肾水不足，膀胱积热，凝结而成。"相当于西医学的小腿蜂窝织炎。

病因病机　多由湿热下注与气血凝结而成，或劳伤筋脉、外伤瘀血感染毒邪所致。

诊断要点　初期局部胀痛不舒，影响活动，继而皮肤焮红，边界不清，中间略紫，高肿疼痛，伴有恶寒发热、纳呆、便干、溲赤、苔黄腻、脉滑数等全身症状。1周左右局部跳痛如锥刺，按之波动，为脓已成。溃破脓水黄白，挟有血水，全身症状随之减轻或

消失。

鉴别诊断 丹毒：多发于小腿伸侧，发病前有恶寒发热等明显全身症状，继则局部皮肤见小片红斑，迅速蔓延成大片鲜红斑，触之灼热，肿胀，疼痛，边界清楚，一般不化脓溃腐，常有反复发作史。

治疗 宜清热解毒、和营利湿。脓成宜托毒外出，切开排脓。

内治 湿热壅结证：局部胀痛，皮肤焮红，高肿疼痛，伴有恶寒发热、便干、溲赤，苔黄腻，脉滑数。治宜清热解毒、和营利湿。方选五神汤合萆薢渗湿汤加减。常用药物有金银花、紫花地丁、山栀、黄柏、泽兰、赤芍、丹参、苍术、萆薢、土茯苓、生甘草等。脓成加皂角刺、炙山甲。中成药可选用清解片、银黄片口服。

外治 初起敷金黄膏或玉露膏消肿；脓成循经直切开引流。溃后红油膏、九一丹加药线引流；脓净用生肌散、白玉膏收口。

转归预后 大部分患者经治疗后病情向愈，预后较好。

预防调护 ①患足忌行走，宜抬高患肢。②腿部外伤及时治疗。

（孙朗清）

shǒufābèi

手发背（phlegmon of dorsum of hand） 发于手背部的发。又称手背毒、手背发、蜘蛛背。特点是全手背漫肿，红热疼痛，手心不肿，若溃迟敛难，久则损筋伤骨。明·王肯堂《证治准绳》："两手背发痈疽，初生如水刺，无头脑，顽然满手背，肿满后聚毒成疮，深入至骨而为手发背。"相当于西医学的手背蜂窝织炎。

病因病机 多为饮食不节，情志内伤，湿火内生，或局部外伤染毒，导致湿热结聚手背，气血壅滞，热盛肉腐。

诊断要点 初起患部漫肿，边界不清，胀痛不舒，或有恶寒、发热、舌苔黄、脉数等全身症状。化脓需 7～10 天，患部中间肿胀高突，皮色紫红，灼热疼痛如鸡啄，全身症状加重。若按之有波动感，为脓已成。溃破时皮肤湿烂，脓水色白或黄，或挟有血水，逐渐脓少而愈合。如 2～3 周肿势不趋局限，溃出脓稀薄而臭，是为损骨之征。实验室及辅助检查：血常规检查示白细胞计数及中性粒细胞比例明显增高，X 线摄片可确定有无死骨。

鉴别诊断 ①托盘疔：病在手掌部，手掌部肿胀，失去正常的掌心凹陷或稍突出，并伴手背部肿胀。②毒虫咬伤：被毒虫咬伤后，手背迅速肿起，或红热疼痛，或伴风团，咬伤处可见瘀点。严重者疼痛剧烈，可伴皮肤坏死；若毒邪走散，循经走窜可引发红丝疔；若毒邪走散入营，也可危及生命。

治疗 初起宜消，治以疏风清热利湿，和营消肿解毒；脓成后宜透脓托毒；溃后体虚宜补益生肌。

内治 ①湿热壅阻证：手背漫肿，红热疼痛，化脓溃破，伴皮肤湿烂，易损筋伤骨，疮口难愈，或伴壮热恶寒、头痛骨楚，舌苔黄腻，脉数。治宜清热解毒，和营化湿。方选五味消毒饮合仙方活命饮加减。常用药物有金银花、野菊花、紫花地丁、天葵子、蒲公英、赤芍、当归尾、乳香、没药、穿山甲、皂角刺、白芷等。中成药可选用清解片、银黄片口服。②气虚不足证：日久肿势不趋局限，溃后脓液稀薄，伴神疲乏力，舌质淡，苔薄，脉细。治宜调补气血。方选托里消毒散加减。常用药物有人参、黄芪、川

芎、当归、白芍、白术、金银花、茯苓、白芷、甘草等。中成药可选用八珍丸、人参养荣丸口服。

外治 初起用金黄膏或玉露膏外敷；脓成切开排脓，八二丹药线引流，红油膏盖贴；脓尽改用生肌散、白玉膏。

转归预后 大部分患者经治疗后病情向愈，预后较好。病位表浅，脓溃易出者为轻，预后较好；病位较深，溃脓较迟者为重；损筋伤骨者，预后较差。

预防调护 ①加强劳动保护。②患手忌持重，并用三角巾悬吊固定，手背朝下以利引流。③及时治疗手部外伤，勿使毒邪从皮肤破损处乘隙而入。

（孙朗清）

zúfābèi

足发背（phlegmon of dorsum of foot） 发于足背部的发。特点是全足背高肿焮红疼痛，足心不肿。明·王明堂《证治准绳》曰："足发背属足厥阴肝、阳明胃经之会，多因湿热乘虚而下注。"相当于西医学的足背蜂窝织炎。

病因病机 多因局部外伤感染毒邪，或湿热下注，导致湿热毒邪壅阻肌肤，气血凝结，热盛肉腐而成。

诊断要点 初期足背红肿灼热疼痛，肿势弥漫，边界不清，影响活动。一般 5～7 天迅速增大化脓，伴有寒战高热、纳呆、泛恶、舌质红、苔黄腻、脉滑数等全身症状。溃破后脓出稀薄，挟有血水，皮肤湿烂，全身症状多随之减轻。实验室检查：血常规检查示白细胞计数及中性粒细胞比例明显增高。

鉴别诊断 丹毒：患部皮色鲜红，边缘清楚，一般不化脓腐溃，常有反复发作史。

治疗 以清热利湿解毒为主。

内治 湿热下注证：足背红肿弥漫，灼热疼痛，化脓溃破，伴寒战高热，纳呆，泛恶，舌质红，苔黄腻，脉滑数。治宜清热解毒，和营利湿。方选五神汤加减。常用药物有茯苓、金银花、牛膝、车前子、紫花地丁、野菊花、蒲公英、赤芍等。成脓者加皂角刺、穿山甲。中成药可选用清解片、银黄片口服。

外治 见手发背。

转归预后 大部分患者经治疗后病情向愈，预后较好。病位表浅，脓溃易出者为轻，预后较好；病位较深，溃脓较迟者为重。

预防调护 ①患足忌行走，宜抬高患肢，并使患足置于有利于脓液引流的位置。②足部外伤及时治疗。

（孙朗清）

jū

疽（deep-rooted carbuncle）气血为毒邪所阻，沉滞于皮肉深里，发于肌肉骨骼的疾病。疽者，阻也，是气血被毒邪阻滞而不行之义。古代文献中把痈疽作为一切疮疡的总称。《黄帝内经》中以痈发浅而轻，疽发深而重，并以痈为阳证，疽为阴证来区分，如《灵枢经》云："何谓疽……热气淳盛，下陷肌肤，筋髓枯，内连五脏，血气竭，当其痈下，筋骨良肉皆无余，故命曰疽。疽者，上之皮夭以坚，上如牛领之皮，痈者，其皮上薄以泽，此其候也。"清·吴谦等编写的《医宗金鉴》："发于筋骨间者，名疽。"临床上疽分有头疽和无头疽两类。有头疽多发于肌肤，多属阳证，相当于西医学的痈；无头疽多发于骨骼或关节等深部组织，多属于阴证，病在筋骨，可损筋伤骨，如附骨疽、环跳疽、足踝疽等，相当于西医学的化脓性骨髓炎、

化脓性关节炎等。

（阚华发）

yǒutóujū

有头疽（carbuncle）发于肌肤间的疽。特点是初起皮肤上即有粟粒样脓头，焮热红肿胀痛，迅速向深部及周围扩散，脓头相继增多，溃后状如莲蓬、蜂窝，范围常超过9cm，大者可在30cm以上。好发于项后、背部等皮肤厚韧之处，多见于中老年人，尤以伴消渴者多见，易出现陷证。有头疽在古代文献中根据发病部位、发病原因、形态等有多种病名。中国最早的方书——汉代《五十二病方》中有"肉疽倍黄芪"的记载，隋·巢元方《诸病源候论》把有头疽的病因、病理及部位结合起来，做了简明的论述，明·张景岳《景岳全书》提出有头疽的临床诊断与治疗及其预后顺逆，清·吴谦等编写的《医宗金鉴》对有头疽的阐述，重视经络，着重辨证及其预后，清·许克昌、毕法合撰《外科证治全书》强调素体虚弱是发生有头疽不可忽视的因素，清·高秉钧《疡科心得集》对有头疽病程有所描述："七日成形，二候成脓，三候脱腐，四候生肌。"相当于西医学的痈。

病因病机 总由内因与外因相合所致。外感风温、湿热，内有情志内伤，恼怒伤肝，思虑伤脾，肝脾郁结，气郁化火；或房事不节，恣欲伤肾，劳伤精气，真阴亏损，相火蹈灼；或恣食膏粱厚味，脾胃运化失常，湿热火毒内生，均能导致脏腑蕴毒，凝聚肌肤，以致营卫不和，气血凝滞，经络阻隔而成。年老体弱及消渴患者每因体虚之际更易发生。其发展过程中，阴虚之体，每因水亏火炽，热毒蕴结更甚；气血虚弱之体，每因毒滞难化，不能

透毒外出，病情加剧，甚而发生疽毒内陷。

诊断要点 多见于中老年人，尤以伴消渴者多见。根据其病变过程，可分为初期、溃脓期及收口期3个阶段。临床辨证分为实证、虚证两大类。

实证 ①初期：局部红肿结块，肿块上有粟粒状脓头，作痒作痛，向周围扩散，脓头增多，色红，灼热疼痛，伴有恶寒发热、头痛、食欲缺乏等。②溃脓期：疮面腐烂形似蜂窝，范围超过10cm，伴高热口渴、便秘溲赤等。③收口期：脓腐渐尽，新肉生长，肉色红活，后逐渐收口而愈。

虚证 阴液不足、火毒炽盛者，局部疮形平塌，根盘散漫，疮面紫滞，不易化脓，腐肉难脱，溃出脓水稀少或带血水，疼痛剧烈，兼有壮热、唇燥口干、饮食少思、大便秘结、小溲短赤等全身症状。气血两亏、毒滞难化者，局部疮形平塌散漫，疮色灰暗不泽，化脓迟缓，腐肉难脱，脓水稀薄，色带灰绿，闷肿胀痛不显，疮口易成空壳，兼有发热但热度不高、大便溏薄、小便频数、口渴不欲饮、精神不振、面色少华等全身症状。若兼见神昏谵语、气息急促、恶心呕吐、腰痛、尿少、尿赤、发斑等严重全身症状者，为合并内陷。辅助检查：包括血常规、血糖、尿糖、疮面脓液细菌培养及药敏试验、血细菌培养及药敏试验、电解质等检查。

鉴别诊断 ①发际疮：生于项后部，病小而位浅，范围局限，多在3cm左右，或多个簇生在一起，2~3天化脓，溃脓后3~4天即能愈合，无明显全身症状，易脓、易溃、易敛，但易反复发作，缠绵不愈。②脂瘤染毒：见暑疖。

治疗 分期辨证，内外合治

是治疗关键。积极治疗消渴，必要时配合西医治疗。

内治 ①火毒凝结证：局部红肿高突，灼热疼痛，根脚收束，脓液稠黄，能迅速化脓脱腐，全身发热，口渴，尿赤，舌苔黄，脉数有力。治宜清热泻火，和营托毒。方选黄连解毒汤合仙方活命饮加减。常用药物有当归、赤芍、丹参、金银花、连翘、紫花地丁、黄芩、黄连、象贝母、皂角刺、生甘草。恶寒发热者，加荆芥、防风；便秘者，加生大黄、枳实；溲赤者，加泽泻、车前子。②湿热壅滞证：局部症状与火毒凝结证相同，伴全身壮热、朝轻暮重、胸闷呕恶，舌苔白腻或黄腻，脉濡数。治宜清热化湿，和营托毒。方选仙方活命饮加减。常用药物有当归、赤芍、丹参、紫花地丁、黄芩、象贝母、生甘草。胸闷呕恶者，加藿香、佩兰、厚朴。③阴虚火炽证：多见于消渴患者。肿势平塌，根脚散漫，皮色紫滞，脓腐难化，脓水稀少或带血水，疼痛剧烈，全身发热烦躁，口渴多饮，饮食少思，大便燥结，小便短赤，舌质红，舌苔黄燥，脉细弦数。治宜滋阴生津，清热托毒。方选竹叶黄芪汤加减。常用药物有生地黄、麦冬、石斛、生黄芪、当归、竹叶、生石膏、黄连、紫花地丁、皂角刺、生甘草。④气虚毒滞证：多见于年迈体虚、气血不足患者。肿势平塌，根脚散漫，皮色灰暗不泽，化脓迟缓，腐肉难脱，脓液稀少，色带灰绿，闷肿胀痛，易成空腔，高热，或身热不扬，小便频数，口渴喜热饮，精神萎靡，面色少华，舌质淡红，舌苔白或微黄，脉数无力。治宜扶正托毒。方选托里消毒散加减。常用药物有生黄芪、党参、白术、茯苓、当归、白芍、桔梗、皂角刺、白芷、金银花、生甘草。⑤气血两虚证：脓水稀薄，疮面新肉不生，新肌色淡红而不鲜或暗红，愈合缓慢，伴面色㿠白、神疲乏力、纳差食少，舌淡胖，苔少，脉沉细无力。治宜补益气血，托里生肌。方选十全大补汤、人参养荣汤加减。常用药物有生黄芪、党参、白术、茯苓、当归、白芍、川芎、陈皮、谷芽、金银花、生甘草。

外治 ①初起：局部红肿高突，灼热疼痛，根脚收束者，金黄膏外敷；局部肿势平塌，根脚散漫，皮色灰暗者，冲和膏外敷。②成脓期：用八二丹掺疮口，如脓水稀薄而带灰绿色者，改用七三丹，外敷金黄膏；若脓腐阻塞疮口，脓液蓄积，引流不畅，可用药线蘸五五丹或药线蘸八二丹插入多枚疮口；若腐肉大部脱落，疮面渐净，用九一丹外掺。③收口期：疮面脓腐已净，新肉渐生，以生肌散掺疮口，外敷白玉膏。若疮口有空腔，皮肤与新肉一时不能黏合者，用垫棉法。④若疮周频发疖肿，可用生肌散或青黛散干扑患部。

其他疗法 ①若疮肿有明显波动，用切开法引流。②若大块坏死组织一时难脱，用蚕食疗法。③若疮肿面积巨大，经常规切开法引流多遗留较大手术瘢痕，且疮腔巨大、疮面愈合时间长者，用拖线疗法。④若气血两亏、疮形不起者，用神灯照法或桑柴火烘法。⑤消渴者积极治疗、控制血糖。⑥病情严重者应短期及时选用敏感抗生素治疗。

转归预后 一般情况下，发于项背部的病情较重，不易透脓，内陷变证多见；发于四肢部的病情较轻，容易透脓，内陷变证少见。

预防调护 ①高热时应卧床休息，多饮开水。②宜侧卧位，切忌挤压。③疮周皮肤保持清洁，外敷药膏应紧贴患部，掺药宜散布均匀。④饮食宜清淡，忌食鱼腥、辛辣等刺激发物以及甜腻食物。⑤避风邪，保持精神愉快，严防恼怒，减少房事。⑥伴消渴者应坚持调控饮食。

(阙华发)

bǎihuìjū

百会疽（carbuncle at Baihui point）　发于巅顶正中的有头疽。又称玉顶疽。百会疽之名首见于明·王肯堂《证治准绳》。清·顾世澄《疡医大全》综合前人见解，进一步阐述了病因、症状及论治："头为诸阳之首，巅乃脑髓之穴，此处患毒，非诸阳蕴热亢极，即心事劳攘火炎，或素有蓄热，醇酒炙煿而成，或过服升、柴，提动积热而起。初起如粟，根脚坚硬，不红不焮，痛疼彻脑，头如顶石；破后无脓，鼻流秽物者死。如初起红肿，根脚分明，溃后得脓者吉，但不可轻敷凉药，逼毒入脑。"《无愧青囊》认为此病由心经受病，提出"治之忌灸"的观点。

病因病机 外感风温、风寒邪毒，致使气血运行失常；或恣食膏粱厚味，醇酒炙煿，致使湿热火毒内生，脏腑蕴热，以致内外邪毒结聚巅顶，营卫不和，气血凝滞，经络阻隔而成。

诊断要点 根据其病变过程，可分为初期、溃脓期及收口期3个阶段。临床辨证分为实证、虚证两大类。实证：初期，局部疮形如粟，根脚收束，逐渐肿大，或状如葡萄，高起、色红、焮热、疼痛；溃脓期，肿痛加剧，局部溃烂，形似蜂窝，伴高热、口渴等；收口期，局部肿消痛减，脓腐渐尽，新肉生长，逐渐收口而愈。虚证：初期，局部疮形平塌散漫，疮色紫暗，肿块坚硬，伴肢体不温、神疲乏力、饮食少进、脉细数等；溃脓期，局部疼痛剧烈，不易化脓，脓成不腐，溃出脓水稀少或带血水；收口期，腐肉难脱，新肌难生或不生，愈合迟缓。若兼见肿势蔓延、延及耳项、神昏谵语等严重全身症状者，为合并内陷。

鉴别诊断　应与脂瘤染毒鉴别，见暑疖。

治疗　分期辨证，内外合治是治疗关键。积极治疗消渴，必要时配合西医治疗。

内治　①火毒凝结证：局部疮形如粟，逐渐高肿，焮红，灼热，疼痛，全身发热，口渴，尿赤，舌苔黄，脉数有力。治宜清热泻火解毒。方选黄连解毒汤合仙方活命饮加减。常用药物有当归、赤芍、丹参、金银花、连翘、黄芩、黄连、象贝母、皂角刺、白芷、生甘草。恶寒发热，加荆芥、防风；便秘，加生大黄、枳实。②气虚毒滞证：局部肿势平塌，根脚散漫，皮色紫暗，伴肢体不温、神疲乏力、饮食少进，舌质淡红，舌苔白或微黄，脉细数。治宜扶正托毒。方选托里消毒散加减。常用药物有生黄芪、党参、白术、茯苓、当归、白芍、桔梗、皂角刺、白芷、金银花、生甘草。若见阳虚，加熟附子、肉桂。

外治　见有头疽。

其他疗法　见有头疽。

转归预后　一般预后较好。内陷者预后不良。

预防调护　保持精神愉快，防止恼怒。食宜清淡，忌食鱼腥、辛辣等刺激发物以及甜腻食物。

（阙华发）

nǎojū

脑疽（carbuncle in nape）　发于脑后、项后部位的有头疽。又称脑后发。特点是脑后、项后皮肤上初起即有粟粒样脓头，根盘坚硬，焮热红肿，疼痛剧烈，易向深部及周围扩散，脓头相继增多，溃后状如莲蓬、蜂窝，范围常超过9cm，大者可在30cm以上。多见于中老年人，尤以伴消渴者多见，易出现陷证。古代文献中根据发病部位不同有对口疽、偏脑疽之分。脑疽之名见于宋·李迅《集验背疽方》。《灵枢经》称为脑烁，宋·陈无择《三因极一病证方论》叙述了脑疽的针灸疗法，元·朱震亨《丹溪心法》提出脑疽的饮食疗法，清·吴谦等编写的《医宗金鉴》对脑疽的阐述，重视经络，着重辨证及其预后。相当于西医学的项后痈。

病因病机　见有头疽。

诊断要点　见有头疽。

鉴别诊断　见有头疽。

治疗　分期辨证，内外合治是治疗关键。积极治疗消渴，必要时配合西医治疗。

内治　①热毒炽盛证：局部结块，上有粟粒样脓头，迅即红肿高突，灼热疼痛，脓头增多，溃后状如蜂窝，脓出稠黄，脓腐迅速化脱，疮面易于收敛，全身发热，口渴，尿赤，舌苔黄，脉数有力。治宜清热解毒，和营消肿。方选黄连解毒汤合仙方活命饮加减。常用药物有当归、赤芍、丹参、金银花、连翘、紫花地丁、黄芩、黄连、象贝母、皂角刺、生甘草。肿痛甚者，加生地黄、牡丹皮；恶寒发热，加荆芥、防风；便秘者，加生大黄、枳实；溲赤者，加泽泻、车前子。②湿热壅滞证：见有头疽。③阴虚火炽证：见有头疽。④气虚毒滞证：见有头疽。⑤气血两虚证：见有头疽。

外治　见有头疽。

其他疗法　见有头疽。

转归预后　经治疗后，溃后脓出黄稠，肿消痛减，易生肌敛疮，预后较好；若局部漫肿、根脚平塌，散漫不聚，皮色紫暗，脓水稀少，腐肉难脱，愈合迟缓，预后较差。

预防调护　见有头疽。

（阙华发）

duìkǒujū

对口疽（carbuncle on the nape opposite the mouth）　发于脑后、项后正中部位的有头疽。又称正脑疽、对口疮、对口发、对口。特点是发于脑后、项后正中，易脓、易腐、易敛，多属阳证、顺证。相当于西医学的项后痈。

病因病机　多因情志内伤，恼怒伤肝，思虑伤脾，肝脾郁结，气郁化火；或房事不节，恣欲伤肾，真阴亏损，相火踞灼；或恣食膏粱厚味，脾胃运化失常，湿热火毒内生，导致脏腑蕴毒，或夹外感风温、风寒邪毒，内外交蒸，邪毒结聚督脉，营卫不和，气血凝滞，经络阻隔而成。

诊断要点　根据其病变过程，可分为初期、溃脓期及收口期3个阶段。初期，局部结块，上有粟粒状脓头，迅即向周围扩散，脓头增多，色红，灼热疼痛，伴有恶寒发热、头痛、食欲缺乏等；溃脓期，疮面腐烂，状如蜂窝，脓出黄稠，伴高热口渴、便秘溲赤等；收口期，脓液畅泄，腐肉易脱，新肉生长，逐渐收口而愈。

鉴别诊断　应与发际疮鉴别，见有头疽。

治疗　分期辨证，内外合治是治疗关键。积极治疗消渴，必要时配合西医治疗。

内治 ①热毒炽盛证：见脑疽。②阴虚火炽证：见有头疽。③气虚毒滞证：见有头疽。④气血两虚证：见有头疽。

外治 见有头疽。

其他疗法 见有头疽。

转归预后 见脑疽。

预防调护 见有头疽。

（阚华发）

piānnǎojū

偏脑疽 （off-center nape carbuncle）

发于项后两侧部位的有头疽。又称偏对口。特点是发于项后偏旁、难脓、难溃、难敛，易于内陷，多属逆证。相当于西医学的项后痈。

病因病机 见对口疽。

诊断要点 见有头疽。

鉴别诊断 见有头疽。

治疗 分期辨证，内外合治是治疗关键。积极治疗消渴，必要时配合西医治疗。

内治 ①湿热壅滞证：见有头疽。②阴虚火炽证：见有头疽。③气虚毒滞证：见有头疽。④气血两虚证：见有头疽。

外治 见有头疽。

其他疗法 见有头疽。

转归预后 见脑疽。

预防调护 见有头疽。

（阚华发）

fābèi

发背 （carbuncle on the back）

发于脊背部正中的有头疽。又称背疽、莲子发、蜂窝发。特点是初起皮肤上即有粟粒样脓头，焮热红肿明显，根盘较大，脓头相继增多，溃后状如莲蓬、蜂窝。多发于中老年人，尤以伴消渴者多见，易出现陷证。发背根据发病部位不同，有上发背、中发背、下发背之分，分属督脉所主部位。上发背于天柱骨之下，伤于肺，又名脾肚发；中发背与心对发，

伤于肝，一名对心发；下发背与脐对发，伤于肾，一名对脐发；根据发背之形证，有痈发背、疽发背之分，两者均属阳证、热证，痈发背较疽发背红肿高大，易脓、易溃、易敛。发背之病名始见于齐·龚庆宣《刘涓子鬼遗方》，对发背的病因、症状、特征、治疗以及预后等方面做了概括性论述。隋·巢元方《诸病源候论》用脏腑来说明发背的致病原因，辨别明阳；唐·孙思邈《备急千金要方》与唐·王焘《外台秘要》着重指出"服石"是发背又一致病因素；元·齐德之《外科精义》内治方面沿用了金·刘完素《河间六书》中的"托里、疏通、和荣卫"三大治则，在外治上正式提出"搜脓散，翠霞散之类"的局部排脓引流原则，为发背的治疗奠定基础。

病因病机 见有头疽。

诊断要点 病发于脊背部正中，范围较大，余见有头疽。

鉴别诊断 应与脂瘤染毒鉴别，见暑疖。

治疗 分期辨证，内外合治是治疗关键。积极治疗消渴，必要时配合西医治疗。

内治 见有头疽。

外治 见有头疽。

其他疗法 见有头疽。

转归预后 见脑疽。

预防调护 宜侧卧位，余见有头疽。

（阚华发）

dāshǒu

搭手 （lumbodorsal cellulitis）

发于脊背部脊柱两侧的有头疽。患者可以手触及之，故名。有上搭手、中搭手、下搭手之分。生于背之上部肩胛处者为上搭手，生于背之中部者为中搭手，生于背之下部及腰部者为下搭手。

清·吴谦等编写的《医宗金鉴》指出搭手是足太阳膀胱经的疾病，其发病与肺、肝、肾等脏腑功能失调有关，内伤七情、房劳伤肾、火毒炽盛为发病关键，云："此证（上搭手）生于足太阳膀胱经肺俞穴，在两肩骨之动处，无论左搭手、右搭手，其名虽同，而偏在左者属肝，偏在右者属肺……总由气郁痰热凝结而成，初宜神授卫生汤双解之，次以逍遥散清之，兼以六郁汤调之。""此证（中搭手）生于脊骨两旁，属足太阳膀胱经膏肓穴，一名龙疽。""由七情不和，愤怒火凝而生，遇气寒而实，便燥不渴者，宜一粒金丹温下之。若气热而实，便燥大渴者，宜内疏黄连汤寒下之；若气血虚，疮不能发长者，宜内托黄芪散托补之。""此证（下搭手）发于腰窝旁开三寸，属足太阳膀胱经肓门穴。由房劳过度，有伤肾水……火旺以致荣卫不和，逆于肉里而生也。初发红活焮肿，令人寒热往来，口渴烦躁，百节疼痛，宜服仙方活命饮宣解毒火；次服内托黄芪散托毒发长。"

病因病机 见有头疽。

诊断要点 病发于脊背部脊柱两旁，范围较大而弥漫。余见有头疽。

鉴别诊断 应与脂瘤染毒鉴别，见暑疖。

治疗 分期辨证，内外合治是治疗关键。积极治疗消渴，必要时配合西医治疗。

内治 ①火毒凝结证：见有头疽。②湿热壅滞证：见有头疽。③阴虚火炽证：见有头疽。④气虚毒滞证：见有头疽。⑤气血两虚证：见有头疽。

外治 见有头疽。

其他疗法 见有头疽。

转归预后 见脑疽。

预防调护 宜侧卧位，余见有头疽。

（阚华发）

dànzhōngjū

膻中疽（carbuncle at Danzhong point） 发于心窝上，两乳中央，任脉膻中穴部位的有头疽。又称膻中发疽、膻中发。特点是局部结块，初起大小如粟，色紫坚硬，逐渐焮热红肿疼痛，并见恶寒壮热。膻中疽之名见于明·王肯堂《证治准绳》。元·齐德之《外科精义》认为此病毒邪易内攻陷里，治疗上着重托补："血气虚者，托里补之；阴阳不和，托里调之。""庶不至正虚者导致毒邪内陷，邪盛者脓毒旁窜深溃，引伤透膜之虞。"

病因病机 多由于情志不畅，肝气郁结，郁久化火，火毒凝结，或阴阳失调，气血凝滞而成。

诊断要点 根据其病变过程可分为初期、溃脓期及收口期3个阶段。初期，局部结块，疮形如粟，继而肿胀，坚硬，皮色焮红灼热疼痛，伴有恶寒发热，便秘溲赤等；溃脓期，如局部高肿跳痛，为内已成脓，如根脚散大，中央扪之质软，为脓毒内溃；收口期，脓腐渐尽，新肉生长，肉色红活，逐渐收口而愈。

鉴别诊断 应与脂瘤染毒鉴别，见暑疖。

治疗 分期辨证，内外合治是治疗关键。积极治疗消渴，必要时配合西医治疗。

内治 ①火毒凝结证：见有头疽。②气虚毒滞证：见有头疽。③气血两虚证：见有头疽。

外治 见有头疽。

其他疗法 见有头疽。

转归预后 见脑疽。

预防调护 见有头疽。

（阚华发）

shàofùjū

少腹疽（carbuncle of lower abdomen） 发于少腹部位的有头疽。又称少腹痈、小腹疽。特点是局部结块，或高肿红活，疼痛牵背，易溃，脓出黄稠；或漫肿坚硬，难溃，脓出清稀。明·王肯堂《证治准绳》认为此病由情志郁结所发，清·吴谦等编写的《医宗金鉴》将此病分为阴阳两证论治，清·陈士铎《辨证录》认为此病纯属阴证，清·高秉钧《疡科心得集》将此病分为阴阳两证，但治疗皆采用温补行气利血之品。

病因病机 寒邪侵袭，毒结少腹，客于经脉；或饮食不节，恣食膏粱厚味，损伤脾胃；情志内伤，恼怒伤肝，思虑伤脾，肝脾不和，以致脾气虚弱，气机升降失司，水湿内生，湿邪蕴结少腹，气血凝滞，积久化火而成。

诊断要点 病发于脐下，或局部结块高肿，皮色焮红灼热，疼痛牵背，易溃，肿势易聚，伴有恶寒发热、便秘溲赤等，溃后脓出黄稠；或局部漫肿坚硬，不红不热，溃脓迟缓，脓出清稀。

鉴别诊断 缓疽：生于少腹之旁，或坚硬如石，不红不热，痛引腰腿，数月不溃；或食少乏力，不红不溃，终致败证。

治疗 分期辨证，内外合治是治疗关键。积极治疗消渴，必要时配合西医治疗。

内治 ①湿热壅滞证：见有头疽。②气虚毒滞证：见有头疽。③气血两虚证：见有头疽。

外治 见有头疽。

其他疗法 初起不红不热，可用艾灸灸疮顶，每日1次，以知为度。其余见有头疽。

转归预后 初期局部高肿红活，脓出黄稠，预后较好；初起漫肿坚硬，皮色不变，脓出清稀，预后较差。

预防调护 见有头疽。

（阚华发）

wútóujū

无头疽（deep carbuncle） 发于肌肉深部、骨与关节的疽。因其初起无头，故名。特点是多发于儿童，发病急骤，初起无头，漫肿，皮色不变，疼痛彻骨，难消、难溃、难敛，溃后多损伤筋骨。发于骨骼的，多生于四肢长骨，如附骨疽、股胫疽等，易伤筋骨；生于关节的，如生于髋关节的环跳疽、生于膝关节的疵疽以及生于踝关节的足踝疽等，最易造成畸形。相当于西医学的急、慢性化脓性骨髓炎以及化脓性关节炎。

古代文献中没有"无头疽"病名，仅以疽与痈对论，历代医家均承此论。清·王维德《外科证治全生集》以阴阳二字分别痈疽，提出"阴疽"概念。阴疽特点是：多属寒邪为病；病情进展、变化缓慢；多发于肌肉之里，附筋着骨，固定不移；结肿坚凝，按之如石，顽木不仁，痛反和缓，或但觉酸楚牵强不作痛；早期局部疮形平塌，根盘散大，溃脓迟缓，脓液清稀，或挟有败絮状物；溃后肉芽生长迟缓，色紫暗或苍白，甚或形成漏道。临证多见气血两虚或脾肾阴虚证候，治疗除活血化瘀、清热解毒外，《外科证治全生集》创用温气血、开腠理大法，用阳和汤、犀黄丸、醒消丸、小金丹等药物治疗阴疽取得较好疗效。

阴疽并不是独立的疾病，而是具有外科阴证特征的多个外科病的总称。其范围广而杂，包括脱疽、乳疽、石疽等性质不同的疾病。1964年全国中医学院外科教材编写会议将疽分为有头疽、无头疽两类，并明确规定无头疽包括附骨疽、环跳疽、足踝疽等，而将其他性质各异的慢性外科疾病分门另立，沿用至今。

（阙华发）

fùgǔjū

附骨疽（suppurative osteomyelitis）

毒气深居，附着于骨的无头疽。又称附骨痰、贴骨痰。因所患部位不同，名称各异，如生在大腿外侧者称附骨疽；生在大腿内侧者称咬骨疽；生在手足腿臂等处，溃破后出朽骨者称多骨疽等。特点是多见于儿童，多发于四肢长骨，发病急骤，常以寒战、高热始，局部胖肿，附筋着骨，推之不移，疼痛彻骨，溃后脓水淋漓，不易收口，可成窦道，损伤筋骨。中国现存最古老的方书——汉代《五十二病方》中首先有"骨痛""骨疽"的记载；明·陈实功《外科正宗》提出早期宜消散，已成则温通经络，脓成宜泻，溃后宜补，关节不利者当滋补气血等治则；明·王肯堂《证治准绳》认为肾气虚者更易罹患此病；清·顾世澄《疡医大全》强调尽快取出腐骨是治愈此病的关键所在。相当于西医学的急、慢性化脓性骨髓炎。

病因病机　总由体虚之人，先天不足，或后天失调，气血不足，肾精亏虚，骨髓空虚，外邪乘虚内侵；或外感风邪寒湿，久蕴不解，阻于筋骨之间，气不宣行，阴血凝滞而成；或疔疮、有头疽、疮疖等化脓性炎症以及伤寒、天花、麻疹、猩红热等病后，毒邪未清，湿热内盛，其毒深窜入里，留于筋骨，或皮肤黏膜的毒邪，乘虚入于血络，使经脉被阻，气血不和，血凝毒聚而成；或跌打损伤筋骨，毒邪深袭，阻于筋骨，以致营卫不和，气血凝滞，热胜肉腐而成。

诊断要点　好发于儿童，尤以10岁以下男孩多见。多发于四肢骨干，尤以下肢多见，以胫骨最多，股骨、肱骨、桡骨次之。常有明显化脓性病灶或外伤史，或骨科手术史，或感受风寒湿邪等诱发因素。根据其病变过程，可分为初期、成脓期及溃后期3个阶段。初期：起病急骤，先有寒战高热等明显全身症状，患肢局部持续性剧痛，疼痛彻骨，1~2日即不能活动，而后出现皮肤微红、微热，胖肿骨胀明显，病变的骨端有深压痛和叩击痛。成脓期：患病后3~4周，全身高热持续不退，局部焮红胖肿，骨胀明显。溃后期：溃后脓出，初多稠厚，渐转稀薄，淋漓不尽，不易收口而形成窦道，窦口周围常并发湿疮、脓疱以及色素沉着；患处触之骨骼粗大，高低不平，以药线或探针探之，常可触到粗糙的朽骨。辅助检查：包括血常规、疮面脓液细菌培养及药敏试验、血细菌培养及药敏试验等，X线检查常在发病2周后才能显示病变，4周后显示死骨病变。

鉴别诊断　①流痰：好发于骨关节间，初起局部和全身症状均不明显，化脓迟缓，需半年甚至1年以上，溃后脓水清稀，每挟有败絮样物，常造成残疾。②流注：好发于肌肉丰厚处，并不附筋着骨，且常此处未愈，他处又起。疼痛较轻，成脓较快，溃后不损伤筋骨，容易愈合，病程较短。③历节风：起病缓慢，多处关节肿痛，呈游走性，压痛在关节面，日久亦可出现肌肉萎缩，关节变形，局部及全身症状较附骨疽轻，病程长，反复发作，不化脓。④骨瘤：多见于10~25岁青少年，病变多在肩关节下方或膝关节上方，初起隐隐酸痛继则掣痛难忍，呈钻骨样疼痛，夜间重，局部迅速肿大，发热不如附骨疽温度高。2~3个月后，局部可触及肿块，坚硬如石，高低不平，推之不移，紧贴于骨，但皮色渐变紫黑，终不化脓。

治疗　贵在早期诊断，早期正确治疗，以清热解毒、化湿和营为大法。内治与外治并重，必要时配合西医治疗。

内治　①湿热瘀阻证：初起寒战高热，患肢疼痛彻骨，不能活动，继则局部胖肿，皮色不变，按之灼热，有明显的骨压痛和患肢叩击痛，舌苔黄，脉数。治宜清热化湿，行瘀通络。方选仙方活命饮合五神汤加减。常用药物有当归、赤芍、金银花、连翘、茯苓、甘草。有损伤史者，加桃仁、红花；热毒重者，加黄连、黄柏、山栀；神志不清者，加犀角地黄汤。②风寒湿邪证：初起恶寒发热或无寒热，患肢筋骨隐隐酸痛，不红不热，胖肿和骨胀均不明显，患肢不能屈伸转动，舌苔白腻，脉紧数或迟紧，继则疼痛日益加重，胖肿和骨胀明显，皮色泛红，舌苔转黄腻，脉滑数。治宜温经散寒，祛风化湿。方选独活寄生汤加减。常用药物有当归、独活、桑寄生、秦艽、桂枝、赤芍、牛膝、生甘草。有寒热者，加荆芥、防风；体虚者，加党参、杜仲；患在上肢者，加羌活、姜黄；已化热者，加生黄芪、皂角刺、山甲片，去桂枝、细辛。③热毒炽盛证：起病1~2周后，高热持续不退，患肢胖肿，疼痛剧烈，皮肤焮红，灼热，内已酿脓，舌苔黄腻，脉洪数。治宜清热化湿，和营托毒。方选黄连解毒汤合仙方活命饮加减。常用药物有生地黄、赤芍、牡丹皮、犀角、金银花、黄连、黄柏、丝瓜络、紫花地丁、桑枝。④脓毒蚀骨证：溃后脓水淋漓，久则形成窦道，患肢肌肉萎缩，以探针检查常可触到粗糙朽骨，可伴乏力、神疲、头晕、心悸、低热、舌苔薄，脉濡细。治宜调补气血，清化余毒。方选托里消毒散加减。常用药物有生黄芪、党参、白术、茯苓、白芍、川芎、熟地黄、补骨脂、皂角刺、白芷、金银花、紫花地丁、生甘草。中成药可选用牛黄解毒片、小金丹等。

外治 ①初起：金黄膏或玉露膏外敷，患肢用夹板固定。②脓成：早期切开引流。③溃后：用药线蘸七三丹或八二丹引流，红油膏或冲和膏盖贴；脓尽改用生肌散、白玉膏。④窦道形成：千金散或五五丹药线腐蚀，疮口扩大后改用八二丹药线，太乙膏或红油膏盖贴；若窦道经久不敛，不能自动排出朽骨者，也可手术清创；若触及松动死骨者，可用镊子钳出。若有空腔或疮口较深，用垫棉法压迫。

其他疗法 ①手术疗法：可根据病情选用切开引流及骨开窗术、病灶清除术、病变骨切除术、截肢术等。②抗生素：急性化脓性骨髓炎或慢性化脓性骨髓炎急性发作时必须及早联合应用足量有效的抗生素，或根据血培养或病变部位穿刺液细菌培养、药敏试验结果选择抗生素，持续用药至体温正常后2～3周。③支持疗法：根据病情可少量多次输血，补充维生素，维持水和电解质平衡。

转归预后 大部分患者经治疗后病情向愈，预后较好。若累及关节可造成残疾。若有高热烦躁、神昏谵语等，则为并发内陷，可危及生命。

预防调护 ①积极治疗原发病。②急性期卧床休息、抬高患肢并用夹板制动，防止骨折和毒邪扩散。③慢性期避免负重及跌跤，防止骨折。④疾病治愈后，必须继续服药3～6个月，以防复发。⑤加强锻炼，增加饮食营养，患病后禁食鱼腥发物及辛辣之品。

（阙华发）

huántiàojū

环跳疽（suppurative coxitis）
发于髋关节处环跳穴的无头疽。又称股阴疽。特点是好发于儿童，发病急骤，局部漫肿疼痛，影响关节屈伸，溃而难敛，易成残疾，全身症状严重。环跳疽属骨疽范畴，较早见于清·祁坤《外科大成》；清·吴谦等编写的《医宗金鉴》指出有漫肿大痛、痛而筋挛、遍身走注作痛等症状，且在治疗方面进行发挥；清·王维德《外科证治全生集》在诊断上突出了此病的"患腿胯屈曲不能伸"的特征，立别名为"缩脚疽"，并首次提出以阳和通腠、温阳散寒之阳和剂作为主要治疗方法，提出"大忌开刀"的正确主张。相当于西医学的化脓性髋关节炎。

病因病机 直接由关节附近外伤感染毒邪，或附骨疽脓毒流注关节而发生。其他同附骨疽。

诊断要点 好发于4～14岁儿童，男多于女。有原发感染病灶及外伤史。根据其病变过程，可分为初期、成脓期及溃后期3个阶段。初期：发病急骤，恶寒壮热，全身不适；髋关节处隐痛，肿胀，皮色不变，活动受限；继则疼痛加剧，不能屈伸，臀部外突，大腿略向外翻。成脓期：壮热持续不退，皮肤灼热，皮色微红，疼痛剧烈，关节屈曲漫肿上延腰胯，下及大腿，按之有波动感者，为内已成脓，化脓在患病

后1～3个月。溃后期：脓出初黄稠，后稀薄，但因损骨，多不易愈合。可使关节畸形、僵硬、不能活动，或造成脱位等。辅助检查：包括血常规、关节腔穿刺液细菌培养及药敏试验、血细菌培养及药敏试验、X线摄片等检查。

鉴别诊断 ①臀部流注：病在肌肉，为多发性。易溃、易脓、易敛，愈后不损伤筋骨。②髂窝流注：患肢屈曲难伸，大腿略向内翻，愈后大多无残疾。

治疗 早期明确诊断，早期正确治疗，以清热解毒、化湿和营为大法。内治与外治并重，必要时配合西医治疗。

内治 ①湿热蕴阻证：关节肿胀、微痛，继则疼痛加剧，局部皮肤红热，伴寒战、发热、头痛、口干、溲赤，舌质红，舌苔黄腻，脉滑数。治宜清热解毒化湿，活血通络。方选黄连解毒汤合五神汤加减。常用药物有当归、赤芍、金银花、连翘、黄连、黄芩、黄柏、山栀、茯苓、生甘草。②热毒炽盛证：关节肿胀，疼痛剧烈，屈伸不利，皮肤焮红、灼热，伴壮热口渴、小便短赤、大便秘结、全身不适，舌质红，舌苔黄，脉滑数。治宜解毒泻热，通里。方选黄连解毒汤加减。常用药物有黄连、黄芩、山栀、黄柏、生地黄、牡丹皮、犀角（水牛角代）、赤芍、连翘、金银花、蒲公英、紫花地丁、生大黄、生石膏、生甘草。③气虚血滞证：关节可有挛缩，肌肉萎废，伸屈活动困难，或僵硬不能活动，疮口脓出稀薄，伴消瘦、神疲、乏力，舌质淡暗，舌苔白，脉沉细。治宜益气化瘀，通经活络。方选补阳还五汤加减。常用药物有生黄芪、当归、赤芍、川芎、桃仁、地龙、红花、忍冬藤、鸡血藤、伸筋草、

甘草。中成药可选用牛黄解毒片、小金丹等。

外治 脓成切开引流时以横切口为宜，以减少瘢痕对关节活动的影响。其他见附骨疽。

转归预后 见附骨疽。

预防调护 见附骨疽。

(阙华发)

shàngshíjū

上石疽 (upper stony carbuncle)

发于颈项间，坚硬如石的无头疽。特点是肿块生于颈项，状如桃李，皮色如常，肿块坚硬如石，有时具有弹性，缓慢增大，难消难溃，不痒不痛，溃则难敛。包括西医学的耳下、颈部多种性质的疾病，如慢性腮腺炎、慢性淋巴结炎、腮腺混合瘤、恶性淋巴瘤、颈部淋巴结转移癌等。多数学者认为西医学的恶性淋巴瘤属于石疽类疾病。

病因病机 七情不畅，肝气郁结，气郁化火，灼津为痰，以致气郁火郁痰郁，循经郁结肝经部位，郁久化火成毒，气滞血瘀与痰毒、热毒相互交结，聚而不散，积久成形而成；或头颈部其他岩肿蔓延而成。

诊断要点 肿块生于颈项，状如桃李，皮色如常，肿块坚硬如石，有时具有弹性，一般不会与皮肤粘连，生长缓慢，不痒不痛。后期可相互融合，并与皮肤粘连，患部皮肤可出现青筋，肿块可溃破，时流血水，难以收敛。可有发热、乏力、皮肤瘙痒、盗汗、消瘦，或有肝脾肿大、进行性贫血等。辅助检查：包括血常规、B超、X线摄片、CT、磁共振成像（MRI）、细针穿刺细胞学检查等。

鉴别诊断 ①颈痈：多见于儿童，冬春易见，初起时局部肿胀、灼热、疼痛而皮色不变，肿块边界清楚，具有明显的风温外感症状。②瘰疬：多见于儿童或青年，好发于颈部及耳后，病程进展缓慢。初起时结核如豆，不红不痛，缓缓增大，相互融合成串，成脓时皮色转为暗红，溃后脓水清稀，挟有败絮状物质，此愈彼溃，经久难敛，形成窦道，愈合后形成凹陷性瘢痕。

治疗 扶正祛邪相结合，注重标本缓急，分期辨证治疗。

内治 气滞痰凝证：多发于颈侧及身体两侧，为多发性肿块，质地坚硬而有弹性，无痛或轻度胀痛，皮色不变或有青筋暴露，伴胸闷不舒、口苦咽干，苔薄黄，舌尖红，脉弦细。治宜疏肝解郁，化痰软坚，散结消肿。方选舒肝溃坚汤加减。常用药物有柴胡、夏枯草、僵蚕、象贝母、香附、牡蛎、白芥子、姜半夏、莪术。

外治 外用阳和解凝膏掺黑退消或冲和膏盖贴。

转归预后 当视疾病而定，恶性者预后较差。

预防调护 ①保持心情舒畅，减少情绪刺激。②患部忌针刺，不可外用腐蚀药物及切开。③肿块溃破后，注意引流畅通。④发热患者加强支持治疗。

(阙华发)

xiàshíjū

下石疽 (lower stony carbuncle)

发于膝间，坚硬如石的无头疽。特点是皮色如常，肿块坚硬如石，有时具有弹性，缓慢增大，难消难溃，溃则难敛。与西医学的硬化性骨髓炎等相近。

病因病机 正气不足，易感受风寒湿邪毒，凝滞筋骨，积久而成。

诊断要点 膝部一侧出现肿块，皮色不变，形如鸡卵，坚硬如石，有时具有弹性，牵筋隐痛，夜间较甚，很少有发热等全身症状。病程缓慢，一般很少化脓，容易反复发作。辅助检查：包括血常规、X线摄片、CT等检查。

鉴别诊断 ①附骨疽：好发于胫骨，起病急骤，先有寒战高热等明显全身症状；患肢局部持续性剧痛，疼痛彻骨，1~2日即不能活动，继则局部胖肿骨胀明显，病变的骨端有深压痛和叩击痛。化脓在患病后3~4周，X线检查常在发病2周后才能显示病变，4周后显示死骨病变。②鹤膝痰：起病亦较为缓慢，常伴有肺结核病史，膝内隐隐疼痛，但其肿如绵，可以溃破，流出稀脓挟有豆腐脑样物质。③历节风：见附骨疽。④骨痨：见附骨疽。

治疗 扶正祛邪相结合，注重标本缓急，分期辨证治疗。

内治 寒痰凝滞证：肿块坚硬，渐渐增大，或融合成团，患部肤温不高，皮色晦暗，不痛不胀，伴形寒肢冷、体疲乏力，舌质淡，舌苔薄，脉沉细。治宜温化寒痰，消肿散结。方选阳和汤合二陈汤加减。常用药物有白芥子、姜半夏、制南星、鹿角片、白术、茯苓等。阳虚加仙灵脾、熟附子。

外治 可外用阳和解凝膏掺黑退消或冲和膏盖贴。

转归预后 大部分患者经治疗后病情向愈，预后较好。若累及关节可造成残疾。

预防调护 ①慢性期避免负重及跌跤，防止骨折。②加强锻炼，增加饮食营养。

(阙华发)

zúhuáijū

足踝疽 (ankle carbuncle)

发于踝部的无头疽。文献中有内踝疽、外踝疽、穿踝疽等名称。特点是好发于儿童，发病急骤，局部漫肿疼痛，影响关节屈伸，溃而难敛，易成残疾，全身症状严重。关于此病的描述，较早见于《灵枢经》；明·陈实功《外科正宗》提出"脓成宜针""溃后宜补"的治疗原则，并指出此病可能造成残疾；清·吴谦等编写的《医宗金鉴》："盖内踝骨属三阴经脉络也，外踝骨，属三阳经脉络也。俱由湿寒下注，血涩气阻而成。""此证由脾经湿寒下注，血涩气阻而成。先从里踝骨发起，串及外踝，致令里外通肿，以有头为阳，易破；若惟闷肿无头为阴，难溃……若溃出清水，或投方不应，缠绵日久者，必成废疾，难治。"相当于西医学的化脓性踝关节炎。

病因病机 因疔疮、有头疽、疮疖等化脓性炎症以及伤寒、麻疹、猩红热等病后，毒邪未清，湿热内盛，其毒深窜入里，留于筋骨；或因跌打损伤筋骨，复感毒邪，阻于筋骨，以致营卫不和，气血凝滞，热胜肉腐而成。

诊断要点 发病前有疔疮、伤寒等病史或损伤史。初起即有寒战高热，小便短赤，苔黄腻，脉数等症状，踝关节内侧或外侧活动时疼痛，继则持续性发热，局部焮热肿胀，皮色微红，疼痛彻骨，压痛点在关节线而不在骨端，腘窝或胯腹部有臀核肿痛。化脓约在患病后1个月，溃后出脓黄稠，不易收口，有时从内踝穿至外踝，或从外踝穿至内踝，愈后每因关节破坏而影响运动功能。辅助检查：包括血常规检查、X线摄片及关节穿刺等。

鉴别诊断 ①踝关节流痰：初起局部及全身症状均不明显，患部不热微痛，自后小腿肌肉萎缩明显，化脓在患病后半年至1年，溃后脓出清稀，并挟有败絮样物质。②风湿性关节炎：病变关节常为多发性，有反复发作史，不化脓，愈后关节无畸形，运动功能亦不丧失。

治疗 早期明确诊断，早期正确治疗，以清热解毒、化湿和营为大法。内治与外治并重，必要时配合西医治疗。

内治 见环跳疽。

外治 见环跳疽。

转归预后 见附骨疽。

预防调护 见附骨疽。

（阚华发）

liúzhù

流注（deep multiple abscess）

邪毒壅滞肌腠，致经络阻隔，气血凝滞，窜发于肌肉深部的疾病。特点是好发于四肢、躯干肌肉丰厚处的深部，发病急骤，局部漫肿疼痛，皮色如常，容易走窜，每此处未愈、他处又起，溃后易敛。根据发病原因和病情不同，分为暑湿流注、湿痰流注、余毒流注、瘀血流注、伤筋流注、瓜藤流注、髂窝流注等。流注证候的记载，最早见于隋·巢元方《诸病源候论》；流注之名，见于明·杨清叟《仙传外科集验方》；明·陈实功《外科正宗》概括地阐述了流注命名的含义以及由于气血运行不畅、瘀壅而形成流注的病理变化，云："夫流注者，流者行也，乃气血之壮，自无停息之机；注者住也，因气血之衰，是有凝滞之患。行者由其自然，注者由于瘀壅。"清·高秉钧《疡科心得集》明确了流注性质属实邪阳证，病变在肌肉而不是附骨而生。相当于西医学的脓血症、肌肉深部多发性脓肿、髂窝脓肿。

病因病机 正气不足，邪毒易侵，一旦染邪，则束毒无能，邪毒随血走窜，窜入营血，流注全身各处，邪毒壅滞肌腠，结滞不散，使经络阻隔，气血凝滞，着而为患。

诊断要点 多见于腰部、臀部、大腿后部、髂窝部等处。发病前有疮疖等化脓性病灶，或跌仆损伤、感受暑湿等病史。初起：先在四肢近端或躯干部有一处或数处肌肉疼痛，漫肿，微热而皮色不变。2～3天后，肿胀焮热疼痛日趋明显，并可触及肿块，伴有寒战高热、周身关节疼痛等全身症状。脓成：肿块增大，疼痛加剧，约2周肿块中央微红而热，按之有波动感，兼见高热不退、时时汗出、口渴欲饮等。溃后：脓出黄稠或白黏脓水，肿硬疼痛渐消，身热渐退，约2周脓尽疮口愈合。辅助检查：包括血常规检查、B超检查、疮面脓液细菌培养及药敏试验、血细菌培养及药敏试验等。

鉴别诊断 ①环跳疽：疼痛在髋关节部位，可致臀部外突，大腿略向外旋，患肢不能伸直和弯曲（髂窝流注是屈而难伸）；患侧漫肿可上延腰胯，下及大腿。②髋关节流痰：起病缓慢，可有虚痨病史，患肢伸而难屈，局部及全身症状均不明显，化脓在患病后6～12个月；大腿及臀部肌肉萎缩，站立时臀纹不对称。③历节风：患病关节大多红、肿、热、痛，且呈游走性，有反复发作史，不化脓溃破，患侧大腿收缩屈曲度较小，其全身症状也比流注轻。

治疗 以清热解毒，和营通络为基本法则。溃后应排尽脓腐，投以托毒排脓，清解余邪之剂，溃后忌用峻补及慎用寒凉。

内治 正虚毒恋证：局部漫肿疼痛，皮色如常，一处未退，他处又起，伴寒战发热、头痛头胀、周身关节疼痛、食欲缺乏、舌质红、舌苔薄腻、脉虚数等全身症状。治宜清热解毒，活血通络。方选黄连解毒汤合五神汤加减。常用药物有黄连、黄芩、黄柏、生地黄、牡丹皮、赤芍、紫花地丁、金银花、连翘、生甘草。脓成者，加当归、皂角刺、穿山甲。中成药可选用小金丹、犀黄丸。

外治 ①初期：肿而无块者，用金黄膏或玉露膏外敷；肿而有块者，用太乙膏掺红灵丹贴之。②脓成：宜切开引流。③溃后：先用八二丹药线引流，脓净改用生肌散，均以红油膏或太乙膏盖贴，可用垫棉法压迫。

其他疗法 ①若多处相互串联贯通，可用绷带缠缚患部，或将串连贯通处彻底切开，以加速疮口愈合。②病情严重者，可短期选用敏感抗生素治疗。

转归预后 大部分患者经治疗后病情向愈，预后较好。溃脓后身热不退者，为正虚邪恋，可能为续发之象，病情较重。

预防调护 ①积极治疗疖、疖、痈及皮肤破损等。②绝对卧床休息，多饮开水，或以西瓜汁代茶。③注意加强营养，宜清淡易消化饮食，忌鱼腥、辛辣、煎炒等刺激性食物。④热退而肿块未消时，仍需卧床休息，如强力走动，可使病情反复，更有酿脓之变。

（阙华发）

shǔshī liúzhù

暑湿流注 （deep multiple abscess with summer-heat dampness）

发于夏秋季节的流注。特点是多发于小儿，起病急骤，局部结块数处，无固定部位，色白微痛，恶寒发热。清·高秉钧《疡科心得集》提出此病由暑湿之邪蕴结于营卫肌肉而发，云："若

因风寒客热，或暑湿交蒸，内不得入于脏腑，外不能越于皮毛，行于营卫之间，阻于肌肉之内，或发于周身数处而为流注。"相当于西医学的肌肉深部多发性脓肿。

病因病机 夏秋之交，烈日暴晒，加之暑令多汗，暑湿之邪乘虚侵袭，暑热偏盛又易化火生毒，或露卧乘凉，风邪外袭，暑热为寒凉遏伏，或坐卧湿地，湿邪侵袭，与暑热相结，客于营卫，阻于肌肉，致使气血凝滞，经络阻隔而成。

诊断要点 发于夏秋季节，初期可伴有胸闷纳呆、渴不多饮、苔白腻、脉滑数等湿重于热的全身症状，中期可伴有壮热不退、时时汗出、口渴欲饮、舌苔黄腻、脉洪数。余见流注。

鉴别诊断 见流注。

治疗 以清热解毒，和营通络，清暑化湿为基本法则，注意顾护气阴。

内治 ①暑湿交阻证：局部漫肿，肌肉疼痛。初起恶寒发热，头胀，胸闷呕恶，周身骨节酸痛，舌苔白腻，脉滑数。治宜解毒清暑化湿。方选清暑汤加减。常用药物有荆芥、牛蒡子、大豆黄卷、藿香、佩兰、陈皮、茯苓、薏苡仁、桑枝。湿重者，加青蒿、佩兰；暑热重者，加金银花、连翘、紫花地丁；有肿块者，加当归、赤芍、丹参；脓成者，加皂角刺、穿山甲。②气阴两虚证：溃后肿势不消，脓水淋漓，或新肿又起，或身热又起，口渴，舌苔薄而干，脉濡数。治宜益气养阴，清解余毒。方选八珍汤、生脉饮合四妙汤加减。常用药物有生黄芪、党参、白术、茯苓、当归、生地黄、石斛、金银花。

外治 见流注。

转归预后 见流注。

预防调护 避免烈日直接暴晒及露卧乘凉，余见流注。

（阙华发）

shītán liúzhù

湿痰流注 （deep multiple abscess with dampness-phlegm）

发病于冬春季节，感受时邪，湿痰内阻引起的流注。

病因病机 风邪外感，湿痰内阻，稽留于肌肉之间，致使营卫不和，气滞血凝而成。

诊断要点 发于冬春季节，余见暑湿流注。

鉴别诊断 见流注。

治疗 以清热化痰解毒，和营利湿通络为基本治则。

内治 湿痰交阻证：局部漫肿，肌肉疼痛。初起恶寒发热，头胀，胸闷呕恶，周身骨节酸痛，舌苔白腻，脉滑数。治宜清热化痰解毒，和营利湿通络。方选藿香正气散合平胃散加减。常用药物有藿香、佩兰、紫苏梗、厚朴、姜半夏、陈皮、苍术、茯苓、薏苡仁。热重者，加金银花、连翘、紫花地丁；有肿块者，加当归、赤芍、丹参；脓成者，加皂角刺、穿山甲。

外治 见流注。

转归预后 见流注。

预防调护 见流注。

（阙华发）

yūxuè liúzhù

瘀血流注 （deep multiple abscess with static blood）

瘀血阻滞引起的流注。特点是多有跌仆损伤史或产褥史，局部结块肿硬，皮色紫红，疼痛明显。明·陈实功《外科正宗》阐述了病因及治疗，云："跌打损伤，瘀血凝滞；或产后恶露未尽，流宿经络……皆成斯疾也。"并且提出，初起因"跌仆伤损，瘀血凝滞而成者，复元活血汤逐之；产后恶露

未尽；流注经络而成者，木香流气饮导之"。明·汪机《外科理例》提出扶正散瘀、标本兼顾的治疗原则，云："闪扑及产后瘀血者散之……大要以固元气为主，佐以见证之药。"相当于西医学的肌肉深部多发性脓肿。

病因病机 劳动时不慎，皮肤破损，湿热毒邪流于筋脉，窜流阻滞，结而为肿；或跌打损伤，瘀血停留，流注经络，结聚壅滞而成；或产后正气不足，血脉空虚，恶露败血乘虚下注入络，或产后气虚，风寒之邪乘虚侵袭，血得寒而凝，瘀露停滞，阻于经脉而成。

诊断要点 有跌打损伤或产褥史。跌打损伤诱发者，多发于伤处；妇女产后恶露停滞而成者，多发于小腹及大腿等处。多为单发，局部结块肿硬，按之微热，皮色紫红，疼痛明显，全身症状轻微。约10天成脓，溃后脓液中挟有瘀血块。

鉴别诊断 见流注。

治疗 以和营活血，祛瘀通络为基本治则。

内治 瘀血凝滞证：局部漫肿疼痛，皮色微红，或呈青紫，溃后脓液中挟有瘀血块。发病较缓，初起一般无全身症状或全身疾状较轻，化脓时出现高热，舌苔薄白或黄腻，脉涩或数。治宜和营活血，祛瘀通络。方选活血散瘀汤或桃红四物汤加减。常用药物有当归、赤芍、丹参、桃仁、泽兰、牛膝。跌打损伤者，加三七、生蒲黄；产后瘀阻者，加香附、益母草、红花、泽兰等；有表证者，加荆芥、熟牛蒡子、葛根；脓成者，加炙山甲、皂角刺。

外治 初起用冲和膏外敷；成脓及溃后见流注。

转归预后 见流注。
预防调护 见流注。

（阙华发）

yúdú liúzhù

余毒流注（deep multiple abscess with remnant toxin） 余毒未尽，毒邪流窜所致的流注。特点是发病前有疔、疖或伤寒热病等病史，局部漫肿结块，疼痛明显。明·申斗垣《外科启玄》最早记载了毒邪走散形成的流注，明·王肯堂《证治准绳》详尽地阐述了因伤寒余毒不尽而形成的流注。相当于西医学的脓血症、肌肉深部多发性脓肿。

病因病机 先患疔疮、疖、痈，毒泄未尽或强行挤压、过早切开，或其他热病失治，余邪未尽，侵袭经络，火热之毒窜入血分，流于经络，稽留肌肉之中而成。

诊断要点 发病前有疔、疖或伤寒热病等病史，儿童多见，多发于秋季，以四肢胸背腰臀等处较多见。局部结块，疼痛明显。起病暴急，初起即有壮热、口渴引饮等全身症状。

鉴别诊断 见流注。

治疗 以凉血清热，和营解毒为基本治则。

内治 余毒攻窜证：局部漫肿疼痛，伴壮热、口渴，甚则神昏谵语，舌苔黄，脉洪数。治宜凉血清热，和营解毒。方选黄连解毒汤合犀角地黄汤加减。常用药物有生地黄、牡丹皮、赤芍、黄连、黄芩、黄柏、紫花地丁、金银花、连翘、生甘草。脓成者，加当归、皂角刺、穿山甲，去生地黄；神昏谵语者，加安宫牛黄丸或紫雪散。

外治 见流注。

转归预后 见流注。
预防调护 见流注。

（阙华发）

shāngjīn liúzhù

伤筋流注（deep multiple abscess with sinew injury） 劳动不慎，闪挫扭伤筋脉所致的流注。特点是有外伤史，多发于四肢内侧，下肢多于上肢，局部漫肿或条索状结块，酸楚掣痛。明·薛己《外科心法》较早记述了伤筋流注；清·沈金鳌《沈氏尊生书》认为气不运行，邪气壅滞为伤筋流注主要病因。相当于西医学的肌肉深部多发性脓肿。

病因病机 劳动不慎，皮肤破伤，湿热毒邪入于筋脉，窜流阻滞，结而为肿。

诊断要点 局部漫肿或肿块呈条索状，四周肿胀，按之坚硬疼痛，皮肤灼热。多在患处上下形成多个肿块，一处未愈，他处又起，或二三处相互串连，状如瓜藤缠。病变在浅部筋脉者，结块多而皮色较红；病变在深部筋脉者，结块少而大，皮色暗红。附近淋巴结肿痛，溃后脓液中挟有瘀血块。

鉴别诊断 孢子丝菌病：发生于四肢，在皮肤及皮下组织有孤立不痛的硬节或溃疡，附近淋巴结不肿大，脓液培养可查到孢子丝菌。

治疗 以和营活血，祛瘀通络为基本治则。

内治 见瘀血流注。
外治 见瘀血流注。
转归预后 见流注。
预防调护 见流注。

（阙华发）

guāténg liúzhù

瓜藤流注（melon vines-like deep multiple abscess） 发于多处，如瓜藤之蔓延，甚而遍及全身的流注。又称气毒流注、瓜藤马痂。特点是数处同时并发，或先后相继，此愈彼起，甚至遍及全身。

瓜藤流注的描述见于宋·窦汉卿《疮疡经验全书》，指出此病由风湿热结聚而成。清·赵濂《医门补要》指出风寒湿痰为此病的病因："风寒与痰湿走窜经络，结为流注，愈者将愈，发者又发。"同时阐述了其病机："有一日发注痰十数块，或发二十余块，亦有数日内发二十多处，若是者乃气虚不能运血流贯经络，故随注随肿。"相当于西医学的肌肉深部多发性脓肿。

病因病机 见流注。

诊断要点 见流注。

鉴别诊断 见流注。

治疗 见流注。

转归预后 见流注。

预防调护 见流注。

（阙华发）

qiàwō liúzhù

髂窝流注 （deep multiple abscess of iliac fossa） 发于髂窝部的流注。因患侧大腿常不能伸直，又称缩脚流注。特点是患侧局部疼痛，髋关节处屈曲而不能伸直，大腿略向内收，髂窝部可扪及肿块。清·高秉钧《疡科心得集》中有类似髂窝流注的描述，云："其发为腿痛也，则漫肿无头，皮色不变，乍寒乍热，时痛时酸，筋屈不伸。"相当于西医学的髂窝脓肿。

病因病机 可由会阴、肛门、外阴、下肢破损或生疮疖，或附近脏器染毒，邪毒流窜，以致余毒、暑湿、湿热结聚，气血凝滞而成。余见流注。

诊断要点 多见于儿童。初起：患侧大腿突然拘挛不适，步履呈跛行，伴恶寒发热、头痛、无汗或微汗、纳呆倦怠。2～3天后局部疼痛，髋关节处屈曲而不能伸直，大腿略向内收，但膝关节仍能屈伸，如用手将患肢拉直，可引起剧烈疼痛，痛牵腰部，腹部前突，脊柱似弓状。7～10天后，在髂窝部可触到一长圆形肿块，质较硬，有压痛。成脓：约1个月可成脓，但皮色如常，按之波动亦不甚明显，但觉中软，伴高热持久不退。溃后：在髂窝部或腰部破溃，肿消痛减，约20天收口，愈后患侧大腿仍屈曲难伸，常需经1～2个月才恢复正常，或溃后脓水清稀，淋漓不净，日久不敛。辅助检查：包括血常规检查、B超检查、疮面脓液细菌培养及药敏试验、血细菌培养及药敏试验等。

鉴别诊断 ①环跳疽：疼痛在髋关节部位，可致臀部外突，大腿略向外旋，患肢不能伸直和弯曲，患侧漫肿上延腰胯，下及大腿。②髋关节流痰：见流注。③肠痈：起病急骤，转移性右下腹痛，局部压痛明显，并有恶心呕吐，常无寒战，触痛和肿块多位于右下腹深部，较髂窝脓肿略高，且偏向内侧，腰大肌试验呈阳性，大腿可伸直，一般无髋关节屈曲姿态。

治疗 见流注。

转归预后 见流注。若溃后脓水淋漓，日久不敛，可致功能障碍或因损骨而残疾。

预防调护 ①见流注。②愈后功能障碍者，宜时时帮助其做适当的下肢伸屈功能锻炼。患者坐在椅子上，取直径8cm左右的圆筒或酒瓶或竹筒置于地上，患足踏在瓶上，来回滚动，初起每次半小时，以后逐渐增加至1小时，每日2～3次，以促其恢复。

（阙华发）

fāyí

发颐 （suppurative parotitis） 热病后余邪热毒结聚于颐颌间引起的疾病。又称颐发、汗毒。特点是常发于成人及热病后期，多一侧发病，颐颌部肿胀疼痛，张口受限，并伴高热。明·王肯堂《证治准绳》强调发颐与足少阴肾经的关系，并且观察到发颐失之于治，则预后严重；清·王维德《外科证治全生集》提出了发颐与痄腮的鉴别诊断；清·高秉钧《疡科心得集》云："发颐，乃伤寒汗下不彻，余热之毒未除，邪结在腮颌之上，两耳前后硬肿疼痛。""治则有清热解毒，凉营泻热内消之法，溃后扶胃和营之托补之法，可称为善治者。"相当于西医学的急、慢性化脓性腮腺炎。

病因病机 伤寒或温病后汗出不畅，以致余邪、热毒未能外达，结聚于少阳、阳明之络，气血凝滞而成；或饮食不节，恣食膏粱厚味，火毒内生，胃火积聚上攻，蕴络而发；或手术后损伤气血，阴津亏损，或久病伤阴，肾阴亏耗，致使阴虚火旺，上攻而成。

诊断要点 多发于成年人，尤多见于伤寒、温病等热性病后，大手术后或体质虚弱者，多数单侧发病，亦可双侧同时发病。初起：颐颌之间出现疼痛及紧张感，轻微肿胀，张口稍感困难。继则肿胀逐渐显著，并延向耳之前后，如压迫局部，在第二臼齿相对的颊黏膜腮腺导管开口处有黏稠的分泌物溢出，张口困难，唾液分泌大为减少，并可出现暂时性口眼歪斜之症，伴发热甚至高热、口渴、便秘、舌苔黄腻、脉弦数。脓成：发病7～10天，腮腺部疼痛加剧，呈跳痛，皮色发红，肿胀更甚，肿势可波及同侧眼睑、颊部、颈部等处，压痛明显，按压局部有波动感，同时腮腺导管开口处能挤出混浊黄稠脓性分泌物。如患者极度衰弱，或失于调治，或过投寒凉攻伐之品，常可使肿势漫及咽喉，而见痰涌气塞，汤水难下，神识昏糊等毒邪内陷之证。溃后：若不及时切开，脓肿可在颐颌部或口腔黏膜或向外耳道溃破，脓出臭秽。辅助检查：包括血常规、B超、X线腮腺造影等检查。

鉴别诊断 ①疒腮：见颈痛。②颈痈：结肿每于耳下、颌下，多见于一侧，口内颊部管口处不红肿，腮部不肿胀，可致化脓。③骨槽风：多发于20~40岁青壮年，有拔牙史，腮颊部漫肿焮痛，色红或白，牙关拘紧，不能咀嚼，脓成溃后疮口久而不收，且有死骨流出。

治疗 以清热解毒为法，但有风火、胃火、虚火之分，故分别采用疏风、清脾、益胃、滋补肾水等法。

内治 ①热毒蕴结证：颐颌之间结块疼痛，张口不利，继则肿痛渐增，检查腮腺导管开口处常现红肿，压迫局部有黏稠的分泌物溢出，身热恶寒，口干渴，溲短赤，大便干，舌苔薄腻，脉弦数。治宜清热解毒。方选普济消毒饮加减。常用药物有牛蒡子、黄芩、黄连、象贝母、连翘、赤芍、桔梗、僵蚕、生甘草；热甚者，加生山栀、生石膏（打碎）；便秘者，加生大黄（后下）、枳实。②毒盛酿脓证：颐颌间结肿疼痛日增，甚至肿势延及面颊和颈项，焮红灼热，张口困难，继之酿脓应指，腮腺导管开口处能挤出脓性分泌物，高热口渴，舌苔黄腻，脉弦数。治宜清热解毒透脓。方选普济消毒饮合透脓散加减。常用药物有牛蒡子、黄芩、黄连、象贝母、连翘、生地黄、赤芍、桔梗、皂角刺、僵蚕、生甘草。便秘者，加生大黄。③热毒内陷证：颐颌间肿块多平塌散漫，肿势延及面颊和颈项，焮红灼热，疼痛剧烈，汤水难咽，壮热口渴，痰涌气粗，烦躁不安，甚至神昏谵语，舌质红绛，舌苔少而干，脉弦数。治宜清营解毒，化痰泻热，养阴生津。方选清营汤加减。常用药物有生地黄、玄参、麦冬、赤芍、牡丹皮、黄连、竹叶、金银花、僵蚕、生甘草。中成药可选用安宫牛黄丸、西黄丸等。④余毒未清证：病程日久，患者多有数月至数年的反复发作病史，发作时颐颌部肿痛，触之似有条索状物，进食时更明显，但进食后又逐渐减轻，两次发作的间歇期，患者口内常有臭味，早晨起床后挤压腮腺部，腮腺导管开口处有黏稠的涎液或脓液溢出，舌苔薄黄或腻，脉滑。治宜清脾泻热，化瘀散结。方选四妙汤加减。常用药物有苍术、黄芩、竹茹、金银花、连翘、夏枯草、王不留行、玄参、莪术、芦根。

外治 ①初起：金黄膏或玉露膏外敷。②脓成：及早切开排脓。③溃后：先用八二丹药线引流，外敷金黄膏；口腔黏膜出脓处用青吹口散外搽。脓尽用生肌散、红油膏。

转归预后 大部分患者经治疗后病情向愈，预后较好。若失治误治，可出现内陷，危及生命。

预防调护 ①热病、大手术后，注意保持口腔清洁，经常漱口。②给予流质或半流质饮食，急性期避免酸性饮食及辛辣刺激之品。③保持大便通畅。④病久反复发作者，常食酸性食物，或以乌梅咀嚼，或按摩腮腺部，急性发作时暂停。

（阚华发）

dāndú

丹毒（erysipelas） 火热毒邪阻于肌肤，导致皮肤突然发红、色如丹涂并迅速蔓延的疾病。又称丹疹、丹膘、天火。特点是好发于颜面、腿足，病起突然，恶寒壮热，局部皮肤忽然变赤，色如丹涂脂染，焮热肿胀，迅速扩大，边界清楚，发无定处，数日内可逐渐痊愈，容易复发。此病发无定处，根据其发病部位不同名称各异，如内发丹毒、抱头火丹、流火、腿游风、赤游丹毒等。此病最早记载见于《素问》；隋·巢元方《诸病源候论》明确提出了丹毒的病名及风热邪致病观，并认识到丹毒失治可引起坏死；明·王肯堂《证治准绳》首载流火；清·吴谦等编写的《医宗金鉴》记载了赤游丹顺逆预后："小儿赤游丹之证，皆由胎毒所致……起于背腹，流散四肢者顺；起于四肢，流入胸腹者逆。"清·高秉钧在《疡科心得集》中按其常见的发病部位分篇论述，对丹毒的认识更为明确。此病西医学也称为丹毒。

病因病机 总由血热火毒为患。素体血分有热，外受火毒，热毒蕴结，郁阻肌肤而发；或肌肤破损（如鼻腔黏膜、耳道皮肤或头皮破伤，皮肤擦伤，脚湿气糜烂，毒虫咬伤，臁疮等），毒邪乘隙侵入而成。凡发于头面部者，多挟有风热；发于胸腹腰胯部者，多挟有肝脾湿火；发于下肢者，多挟有湿热；发于新生儿者，多由胎热火毒所致。

诊断要点 多发于小腿、颜面部。发病前可有皮肤或黏膜破损、足癣等病史。发病急骤，初起先有恶寒发热、头痛骨楚、胃纳不香、便秘溲赤、舌苔薄白或薄黄、舌质红、脉洪数或滑数等全身症状，继则局部皮肤见小片红斑，迅速蔓延成大片鲜红斑，略高出皮肤表面，边界清楚，压之皮肤红色稍褪，放手后立即恢复，表面紧张光亮，摸之灼手，肿胀、触痛明显。甚者局部出现紫癜、瘀点、水疱，偶见结毒化脓及皮肤坏死，患处附近臖核肿痛。辅助检查包括血常规等。

鉴别诊断 ①发：局部色红，但中间隆起而色深，四周较淡，边界不清，胀痛呈持续性，化脓时跳痛，大多可坏死、溃烂；全身症状没有丹毒严重；不会反复发作。②接触性皮炎：有明显的过敏物接触史。皮损以红肿、水疱、丘疹为主，焮热、瘙痒，但无触痛。一般无全身症状。

治疗 以凉血清热、解毒化瘀为基本原则。根据局部皮损及发病部位的不同，分期辨证论治。同时应结合外敷、砭镰等治法。

内治 ①风热毒蕴证：发于头面部，皮肤焮红灼热，肿胀疼痛，甚则发生水疱，眼胞肿胀难睁，伴恶寒发热，头痛，舌质红，舌苔薄黄，脉浮数。治宜疏风清热解毒。方选普济消毒饮加减。常用药物有生地黄、赤芍、牡丹皮、牛蒡子、黄芩、黄连、板蓝根、金银花、连翘、僵蚕、生甘草等。大便干结者，加生大黄、芒硝。②肝脾湿火证：发于胸腹腰胯部，皮肤红肿蔓延，摸之灼手，肿胀胁痛，伴口干口苦，舌质红，舌苔黄腻，脉弦滑数。治宜清肝泻火利湿。方选柴胡清肝汤、龙胆泻肝汤或化斑解毒汤加减。常用药物有柴胡、黄芩、生山栀、龙胆草、生地黄、赤芍、牡丹皮、金银花、连翘、生甘草等。③湿热毒蕴证：发于下肢，局部红赤肿胀、灼热疼痛，或见水疱、紫斑，甚至结毒化脓或皮肤坏死，可伴轻度发热、胃纳不香，舌质红，舌苔黄腻，脉滑数。反复发作可形成大脚风。治宜利湿清热解毒。方选五神汤合萆薢渗湿汤加减。常用药物有生地黄、赤芍、牡丹皮、金银花、萆薢、薏苡仁、黄柏、土茯苓、虎杖、牛膝、赤茯苓等。肿胀甚，或形成大脚风者，加赤小豆、丝瓜络、忍冬藤。④胎火蕴毒证：发生于新生儿，多见臀部，局部红肿灼热，常呈游走性，或伴壮热烦躁，甚则神昏谵语、恶心呕吐。治宜凉血清热解毒。方选犀角地黄汤合黄连解毒汤加减。常用药物有生地黄、赤芍、牡丹皮、水牛角、紫花地丁、黄连、黄芩、黄柏、金银花、连翘、生甘草等。壮热烦躁，甚则神昏谵语者，加服安宫牛黄丸或紫雪丹；阴虚，舌质绛、舌苔光者，加玄参、麦冬、石斛等。⑤毒邪内攻证：红肿迅速蔓延，势如燎原，甚至毒邪内走，壮热神昏，谵语烦躁，头痛，恶心呕吐，便秘溲赤，舌质红绛，舌苔黄，脉洪数等。治宜清心开窍，凉营解毒。方选清瘟败毒饮加减。常用药物有生地黄、赤芍、牡丹皮、水牛角、黄连、金银花、半枝莲、紫花地丁、生甘草等。神志昏迷者，加安宫牛黄丸或紫雪散；舌绛苔光者，加玄参、麦冬、石斛等。

外治 ①金黄膏、玉露膏外敷。②玉露散或金黄散以冷开水或鲜丝瓜叶捣汁或金银花露调敷，并时时湿润之。③鲜荷花叶、鲜蒲公英、鲜地丁全草、鲜马齿苋、鲜冬青树叶、绿豆芽菜等捣烂湿敷，干后调换，或以冷开水时时湿润。④结毒成脓者，可在坏死部分做小切口引流，外掺九一丹，敷红油膏。

其他疗法 砭镰法：适用于下肢复发性丹毒，禁用于抱头火丹、赤游丹毒患者。患处消毒后，用七星针或三棱针叩刺患部皮肤，放血泄毒，或配合拔火罐，令出恶血，任其自流，待自止后，敷玉露散。

转归预后 一般预后良好。发于下肢者，可形成大脚风。新生儿及年老体弱患者，治疗不当或调护不慎易致毒邪内陷，而致危证。丹毒皮损由四肢或头面走向胸腹者，为逆证。

预防调护 ①卧床休息，充分饮水，床边隔离。②下肢丹毒患者应抬高患肢 30°~40°。③及时治疗肌肤破损。脚湿气致下肢复发性丹毒患者，应彻底治愈脚湿气，不要捏脚。已形成大脚风者，每天在起床时可用绷带缠缚，松紧适度，亦可用医用弹力护套绷缚。④多走、多站及劳累后易复发，应尽量避免。

(阙华发)

nèifā dāndú

内发丹毒（endogenous erysipelas） 发于胸腹腰胯部的丹毒。特点是局部红肿蔓延，灼热疼痛，部分可见水疱，伴有口苦、目赤以及烦热不适等症状。内发丹毒之名，见于明·王肯堂《证治准绳》，云："或问：胁下至腰胯间，肿痛赤色如霞何？如曰：此名内发丹毒，治之稍缓，毒攻于内，呕哕昏迷，胸腹胀者死。二便不通，遍身青紫者死。急砭出恶血，服防风通圣散去白术、甘草，紫金丹、胜金丹汗之。服汗剂得汗则生，无汗则死，呕吐不食，谵语者死。"相当于西医学的躯干部丹毒。

病因病机 总由血热火毒，夹肝脾湿火而成。

诊断要点 见丹毒。

鉴别诊断 见丹毒。

治疗 以凉血清热、解毒化瘀、清肝泻脾为法，配合外治。

内治 肝脾湿火证：见丹毒。

外治 见丹毒。

转归预后 一般预后良好。如治疗不当或调护不慎易致毒邪内陷，而致危证。

预防调护 见丹毒。

（阙华发）

bàotóuhuǒdān

抱头火丹（head erysipelas）

发于头面部的丹毒。特点是皮肤掀红炽热，肿胀疼痛，甚则出现水疱，眼睑肿胀难睁。病名首见于清·高秉钧《疡科心得集》，云："抱头火丹毒者，亦中于天行热毒而发，较大头瘟证稍轻。初起身发寒热，口渴舌干，脉洪数，头面掀赤有晕。"相当于西医学的颜面部丹毒。

病因病机 素体血分有热，外感风热之邪，化火化毒，袭于肌肤而发；或挖鼻、挖耳、头面部外伤，毒邪乘隙侵入而成。

诊断要点 发病前或有挖鼻、挖耳、头面部外伤史。初起往往先有恶寒发热、头痛骨楚、便秘溲赤等明显的全身症状。继则在头面耳项等任何一处，先有红斑，迅速蔓延，灼热，肿胀，触痛。重者头大如斗，两目合缝，患处附近臖核肿痛；甚者壮热不退，咽喉闭塞，汤水难下。辅助检查包括血常规等。

鉴别诊断 ①面游风：病发突然，掀热红肿，两目合缝。然界限不明显，发病前一般无恶寒发热病史，常有服药或饮食不当史。②漆疮：有油漆接触史，皮损界限不明显，以红肿、水疱、丘疹为主，伴掀热、瘙痒，但无疼痛；一般无明显的全身症状。

治疗 以凉血清热、解毒化瘀、散风清热为法，结合外敷、箍围疗法等外治法。

内治 ①风热毒蕴证：见丹毒。②毒邪内攻证：见丹毒。

外治 见丹毒。

其他疗法 箍围疗法：取金黄散或玉露散，用金银花露或麻油调成糊状，敷于局部。

转归预后 一般预后良好。治疗不当或调护不慎易致毒邪内陷，而致危证。皮损走向胸腹者，为逆证，预后较差。

预防调护 戒除挖耳、挖鼻恶习，余见丹毒。

（阙华发）

liúhuǒ

流火（shank erysipelas）

发于小腿、足部的丹毒。又称腿游风。特点是局部红赤肿胀、灼热疼痛，或见水疱、紫斑，甚至结毒化脓或皮肤坏死。易反复发作，可形成大脚风。腿游风之名首见于明·王肯堂《证治准绳》；流火之名首见于清·王维德《外科证治全生集》；清·邹岳《外科真诠》对流火病因、症状、治疗有所论述，云："腿游风，生于两腿里外，忽然赤肿，状如堆云，掀热疼痛，由营卫风热相搏结滞而成。宜先砭去恶血。"相当于西医学的下肢丹毒。

病因病机 湿热下注，化火化毒，或有脚湿气糜烂、外伤、臁疮，毒邪乘隙侵入而成。

诊断要点 发病前或有脚湿气糜烂、外伤、臁疮史。好发于小腿部。发病前常先有恶寒发热、头痛骨楚、便秘溲赤等全身症状，继则局部红赤肿胀、灼热疼痛，或见水疱、紫斑，甚至结毒化脓或皮肤坏死，患处附近臖核肿痛，易反复发作，可形成大脚风。辅助检查包括血常规等。

鉴别诊断 ①瓜藤缠：好发于青年女性，侵及下肢，常绕胫而发，分布于小腿伸侧，皮肤色红漫肿，疼痛或压痛，常反复发作，皮下可触及结节。②余见丹毒。

治疗 以凉血清热、解毒化瘀、清热利湿为法，结合外敷、砭镰等外治法。

内治 ①湿热毒蕴证：见丹毒。②湿热瘀阻证：局部肿胀疼痛为主，皮肤暗红作热，或见水疱，胃纳不香，舌质红，舌苔黄腻，脉滑数。治宜清热利湿，活血消肿。方选四妙丸合萆薢渗湿汤加减。常用药物有萆薢、黄柏、薏苡仁、土茯苓、虎杖、牛膝、当归、赤芍、丹参、泽兰、泽泻、忍冬藤。肿胀甚，加路路通、益母草等。

外治 见丹毒。

其他疗法 见丹毒。

转归预后 见丹毒。

预防调护 见丹毒。

（阙华发）

chìyóu dāndú

赤游丹毒（wandering erysipelas）

发于新生儿的丹毒。又称赤游丹、赤游火丹、游风。特点是初始一片红斑，游走迅速，甚至延及全身，多有皮肤坏死，伴高热、烦躁、呕吐等严重全身症状。宋·窦汉卿《疮疡经验全书》云："小儿患赤游火丹，皆从母胎中受蕴热，故发皮肤游走不定，从腹起于四肢收者轻，四肢收于腹者重，急治得生。小儿赤游火丹，因蕴热所致，即胎毒也。"清·祁坤《外科大成》、清·吴谦等编写的《医宗金鉴》依赤游丹发病原因而异其称，分胎热丹毒、胎惊丹毒、食滞丹毒。相当于西医学的新生儿丹毒。

病因病机 多因母食五辛、炙煿之物，胎火胎毒内蕴，复因外感风热毒邪，客于肌肤，与气血相搏而成；或因断脐或臀、腿等外伤，感染毒邪而成。

诊断要点 多见于新生儿脐

周及臀腿部。局部红斑，游走迅速，甚至延及全身，多有皮肤坏死，伴高热、烦躁、呕吐、啼哭惊叫不安、手足冰凉等严重全身症状。

鉴别诊断 猢狲疳（又称猴疳）：初生儿臀部周围皮肤溃烂脱落，中间露出红色一片，有如猢狲的臀部，可逐渐蔓延全身。此病类于脱屑性红皮病。

治疗 以凉血清热、解毒化瘀为基本原则，多采用内治法。①胎火蕴毒证：见丹毒。②毒邪内攻证：见丹毒。

转归预后 一般预后良好，若脐腹板硬者预后不良。

预防调护 新生儿断脐时，刀具必须严格消毒。

（阙华发）

zǒuhuáng

走黄（carbuncle complicated by septicemia） 疗疮火毒炽盛，早期失治，毒势未能及时控制，或挤压等使毒邪走散入血，内攻脏腑而引起的全身性危急疾病。又称癀走。临床特点为疗头忽然陷黑，肿势蔓延，心烦作躁，神昏谵语。宋·窦汉卿《疮疡经验全书》曰："疗疮初生时红软温和，忽然顶陷黑，谓之'癀走'，此症危矣。"清·高秉钧《疡科心得集》曰："其重者……根盘漫肿不透，面目浮肿，或坚肿焮红，恶寒身烙热，恶心呕吐，肢体拘急；三四日后，或口噤如痉，神识模糊，此以火毒陷入心包，即名走黄疗，十有九死之证。"并云："外证虽有一定之形，而毒气之流行，亦无定位。故毒入于心则昏迷，入于肝则痉厥，入于脾则腹疼胀，入于肺则喘嗽，入于肾则目暗、手足冷，入于六腑亦皆各有变象、兼症，七恶叠见。"相当于西医学的全身化脓性感染。

病因病机 主要是火毒炽盛。生疗之后，早期失治，毒势不得控制；或挤压碰伤，或过早切开，造成毒邪扩散；或因误食辛热及酒肉鱼腥等发物，或因艾灸疮头等，更增火毒，促使火毒鸱张，疗毒走散，毒入血分，内攻脏腑，而成走黄之证。

诊断要点 多有疗疮病史，但以颜面疗疮、烂疗、疫疗合并走黄者多见。症状变化多端，多与火毒走窜的途径及侵害部位有关，或内传于脏腑或外达于肌肤。局部症状为在原发病灶处忽然疗顶陷黑无脓，肿势软漫，迅速向周围扩散，边界不清，失去护场，皮色转为暗红。全身症状为寒战高热、头痛、烦躁、胸闷、四肢酸软无力，舌质红绛，舌苔多黄燥，脉洪数或弦滑数；或伴恶心呕吐、口渴喜饮、便秘腹胀或腹泻；或伴肢体拘急、骨节肌肉疼痛，或并发附骨疽、流注等；或伴身发瘀斑、风疹块、黄疸等；甚至伴神志昏迷、呓语谵妄、咳嗽气喘、咳吐痰血、胁肋疼痛、发痉发厥等。以上各症每每相兼出现。

血常规检查提示白细胞计数及中性粒细胞比例显著增高，血液或脓液细菌培养加药敏试验常呈阳性，尿液检查可出现蛋白、红细胞、白细胞和管型。可根据病情进行肝肾功能、电解质测定及心电图、胸部X线摄片、B超等检查。

根据原发感染病灶史，疮顶忽然凹陷，色黑无脓，肿势散漫，迅速扩散，结合全身症状，再结合血常规及血培养等检查，可明确诊断。

治疗 可按温病治则进行救治，急投重剂清热、解毒、凉血之品，并根据疾病发展不同阶段的病机特点或毒邪内传脏腑不同详细辨证，选方随证应变，或清热解毒，或清营透邪，或凉血滋阴，或开窍定神。外治主要是处理原发病灶。病情危重者中西医结合救治。

内治 毒盛入血证：局部症状多为在原发病灶处忽然疮顶陷黑无脓，肿势软漫，迅速向周围扩散，边界不清，失去护场，皮色转为暗红。全身有寒战、高热（多数在39℃以上）、头痛、烦躁、胸闷、四肢酸软无力，舌质红绛，舌苔多黄燥，脉洪数或弦滑数；或伴恶心呕吐、口渴喜饮、便秘腹胀或腹泻；或伴肢体拘急、骨节肌肉疼痛，或并发附骨疽、流注等；或伴身发瘀斑、风疹块、黄疸等；甚至伴神志昏迷、呓语谵妄、咳嗽气喘、咳吐痰血、胁肋疼痛、发痉发厥等。治宜凉血清热解毒。方选五味消毒饮、黄连解毒汤、犀角地黄汤三方合并加减。神识昏糊，加紫雪丹或安宫牛黄丸；咳吐痰血，加象贝母、天花粉、藕节炭、鲜茅根；咳喘，另加鲜竹沥（炖温冲服）；大便溏泄，加地榆炭、黄芩炭，金银花改用金银花炭；大便秘结，舌苔黄腻，脉滑数有力，加生大黄（后下）、元明粉（分冲）；呕吐口渴，加竹叶、生石膏（打碎）、生山栀；阴液损伤，加鲜石斛、玄参、麦冬；痉厥，加羚羊角（或用山羊角代，磨粉冲服）、钩藤（后下）、龙齿（先煎）、茯神；并发黄疸，加生大黄（后下）、生山栀、茵陈。并发流注、附骨疽，见流注、附骨疽。中成药可选用安宫牛黄丸调服。

外治 疮顶陷黑处用八二丹，外敷金黄膏，四周用金黄散或玉露散冷开水调制以箍围，并时时以冷水湿润之。

其他疗法 早期联合应用足量有效抗生素；补液并维持水、电解质及酸碱平衡；补充维生素；必要时少量多次输新鲜血液或血浆。

转归预后 大部分患者经及时积极治疗后病情向愈，预后较好；若失治、误治，可危及生命。

预防调护 ①疗疮尤其颜面疗疮切忌挤压、碰伤、过早切开、艾灸，患病后及时正确地处理。②绝对卧床休息，并固定患肢。③壮热恶寒无汗者，勿使袒露胸腹和当风受凉；壮热不恶寒、头晕烦躁、气急脉数者，头部可用冰袋降温；壮热汗多口渴、渴喜冷饮者，可给芭蕉根汁或菊花叶汁加凉开水冲饮，或给予西瓜汁，大量饮水。④饮食宜清淡，忌荤腥发物及甜腻之品，视病情酌情给予素半流质或素普食。⑤忌挤脓，务使创伤得到休息。⑥避免情志抑郁或急躁易怒，禁房事。

（陈红风）

nèixiàn

内陷（inward sinking） 在除疗疮以外的其他疮疡疾病过程中，正气内虚，火毒炽盛，导致正不胜邪，毒不外泄，反陷入里，客于营血，内传脏腑的危急疾病。因多由有头疽并发，又称疽毒内陷。内陷之名，见于清·王士雄《温热经纬》："病在卫分……以邪从气分下行为顺，邪入营分内陷为逆也。"清·高秉钧《疡科心得集》中称为"三陷变局"："犹有三陷变局，谓火陷、干陷、虚陷。"三种陷证主要根据病变不同阶段的临床表现区分，发于有头疽的1~2候毒盛期的称火陷；2~3候溃脓期的称干陷；4候收口期的称虚陷。相当于西医学的全身化脓性感染。

病因病机 发生的根本原因是正气内虚，火毒炽盛，加之治疗失时或不当，以致正不胜邪，反陷入里，客于营血，内犯脏腑。三陷证又各因所处病期之不同而有别。西医学认为，此病主要为致病菌经局部感染灶进入血液循环，生长繁殖、产生毒素而引起的严重全身反应。常见细菌为葡萄球菌、链球菌、大肠埃希菌、铜绿假单胞菌、真菌等。

诊断要点 多见于老年人，或既往有消渴史的患者。常并发于脑疽或背疽患者，尤以脑疽多见。局部症状为疮顶不高或陷下，肿势平塌，散漫不聚，疮色紫滞或晦暗，疮面脓少或干枯无脓，脓水灰薄或偶带绿色，腐肉虽脱而新肉难生，局部灼热剧痛或闷胀疼痛或不痛。全身症状为高热寒战，或体温不升，头痛烦躁，或精神不振，甚至神昏谵语，气粗喘急；或气息低微，胸闷胸痛，咳嗽痰血，胁肋疼痛，恶心呕吐，腹胀腹痛，便秘或泄泻，汗多肢冷，或痉厥，或黄疸等。血常规检查提示白细胞计数及中性粒细胞比例显著增高，血液或脓液细菌培养及药敏试验常呈阳性，血糖、尿糖常见增高。

治疗 以扶正达邪，祛邪安正为基本大法。并审邪正之消长，随证治之。病情危重者，宜中西医结合救治。

内治 邪盛热极，多见于火陷证；正虚邪盛，多见于干陷证；脾肾阳衰及阴伤胃败，多见于虚陷证。见火陷、干陷、虚陷。

外治 邪盛热极，用金黄膏或千捶膏外敷；正虚邪盛，用冲和膏外敷。成脓期，八二丹掺疮口，如脓水稀薄而带灰绿色者，改用七三丹，外敷金黄膏；若脓腐阻塞疮口，脓液蓄积，引流不畅，可用药线蘸五五丹或药线蘸

八二丹插入多枚疮口，蚀脓引流；若疮肿有明显波动，可做十字形切开术，如大块坏死组织难以脱尽，可蚕食清疮。脓腐大部脱落，疮面渐洁，改用九一丹外掺，外敷红油膏。收口期，疮面脓腐已净，新肉渐生，以生肌散掺疮口，外敷白玉膏。若疮口有空腔，皮肤与新肉一时不能黏合者，可用垫棉法加压包扎；无效时应采取手术扩创。

其他疗法 如有糖尿病，必须口服降糖药物或注射胰岛素控制血糖。

转归预后 此病可见于有头疽及疮疡其他疾病的不同阶段，属危重之证。大部分患者经及时积极治疗后病情向愈，预后较好；若失治、误治，可危及生命。相比较而言，火陷发生在疾病的初起阶段，邪盛热极，预后较佳；干陷发生在溃脓阶段，正虚邪盛，预后次之；虚陷发生在收口阶段，正虚邪衰，阴阳两竭，预后最差。

预防调护 ①绝对卧床休息，并固定患肢。②壮热恶寒无汗者，勿袒露胸腹和当风受凉；壮热不恶寒，头晕烦躁，气急脉数者，头部可用冰袋降温；壮热汗多口渴，渴喜冷饮，可给芭蕉根汁或菊花叶汁加凉开水冲饮，或给予西瓜汁，应大量饮水。

（陈红风）

huǒxiàn

火陷（fire-type of inward sinking） 发于有头疽1~2候毒盛期的内陷。清·高秉钧《疡科心得集》："火陷者，气不能引血外腐成脓，火毒反陷入营，渐致昏迷，发痉发厥。"相当于西医学的全身化脓性感染。

病因病机 阴虚毒炽，内陷入里；阴液不足，火毒炽盛，复

因挤压疮口，或治疗不当或失时，以致正不胜邪，毒邪客于营血，内犯脏腑而成。

诊断要点 多见于疽证1～2候毒盛期，属正虚邪盛。局部疮顶不高，根盘散漫，疮色紫滞，疮口干枯无脓，灼热剧痛，全身见壮热口渴，便秘溲赤，烦躁不安，神昏谵语，或胁肋偶有隐痛，舌质红绛，舌苔黄腻或黄糙，脉洪数、滑数或弦数。

治疗 以凉血、清热解毒为治则。

内治 治宜凉血清热解毒，养阴清心开窍。方选清营汤合黄连解毒汤、安宫牛黄丸或紫雪丹或紫雪散，加皂角刺、穿山甲。

外治 见内陷。

转归预后 见内陷。

预防调护 忌食烟、酒、鱼腥、辛辣食品。

(陈红风)

gānxiàn

干陷（dry-type of inward sinking） 发于有头疽2～3候溃脓期的内陷。清·高秉钧《疡科心得集》有云："干陷者，脓腐未透，营卫已伤，根盘紫滞，头顶干枯，渐致神识不爽，有内闭外脱之象。"相当于西医学的全身化脓性感染。

病因病机 正虚毒陷，内闭外脱。气血两亏，正不胜邪，不能酿化为脓，载毒外泄，以致正愈虚，毒愈盛，从而形成干陷。多见于疽证2～3候溃脓期，证属邪盛热极。

诊断要点 局部脓腐不适，疮口中央糜烂，脓少而薄，疮色灰暗，肿势平塌，散漫不聚，闷胀疼痛或微痛。全身症状见发热或恶寒，神疲，食少，自汗胁痛，神昏谵语，气息粗促，舌质淡红，舌苔黄腻或灰腻，脉象虚数；或

体温反而不高，肢冷，大便溏薄，小便频数，舌质淡，舌苔灰腻，脉沉细等。

治疗 以补养气血，托毒透邪为治则。

内治 治宜补养气血，托毒透邪，佐以清心安神。方选托里消毒散、安宫牛黄丸加减。

外治 见内陷。

转归预后 见内陷。

预防调护 宜增加营养。

(陈红风)

xūxiàn

虚陷（dificiency-type of inward sinking） 发于有头疽4候收口期的内陷。清·高秉钧《疡科心得集》："虚陷者，脓腐虽脱，新肉不生，状如镜面，光白板亮，脾气不复，恶谷日减，形神俱削，渐有腹痛便泄寒热，宛似损怯变象，皆不治之证也。"相当于西医学的全身化脓性感染。

病因病机 阴阳两竭。毒邪衰退，气血大伤，脾气不复，肾阳亦衰，导致生化乏源，阴阳两竭，从而余邪走窜入营形成虚陷。

诊断要点 多见于疽证四候收口期。脾肾阳衰证：局部肿势已退，疮口腐肉已尽而脓水稀薄色灰，或偶带绿色，新肉不生，状如镜面，光白板亮，不知疼痛。全身症状见虚热不退，形神萎顿，纳食日减，或有腹痛便泻，自汗肢冷，气息低促，舌质淡红，舌苔薄白或无苔，脉沉细或虚大无力等，旋即陷入昏迷厥脱。

治疗 以温补脾肾或生津益胃为治则。

内治 ①脾肾阳衰证：治宜温补脾肾。方选附子理中汤加减。自汗肢冷，加肉桂；昏迷厥脱，加别直参（另煎服）、龙骨（先煎）、牡蛎。②阴伤胃败证：局部症状同脾肾阳衰证，伴口舌生糜，

纳少口干，舌质红绛，舌光如镜，脉象细数等。治宜生津益胃。方选益胃汤加减。

外治 见内陷。

转归预后 见内陷。

预防调护 宜食甘香开胃食品。

(陈红风)

liútán

流痰（flowing phlegm） 风寒湿邪侵袭，气血凝滞，痰浊内生，发于骨与关节的疾病。因其成脓后，脓液可在病变附近或较远的组织间隙内流窜而形成脓肿，破溃后稀薄如痰，故名。以其后期可出现虚痨症状，又称骨痨。特点是好发于儿童与青少年，多见于骨与关节，起病缓慢，局部皮色不变，漫肿酸痛，化脓亦迟，溃后脓水清稀并挟有败絮样物质，脓出肿仍不消，继之胬肉突出，形成瘘管窦道，多数损伤筋骨，轻则形成残疾，重则危及生命。由于发病部位和形态不同，流痰命名各异，如发生在膝部的鹤膝痰，发生在胸背的龟背痰，发生在髋关节部的附骨痰，发生在足踝的穿拐痰，发生在手指骨节的蜣螂痰等。以上名称虽异，但病因、症状、治法及预后基本一致，所以总称为流痰。有关此病的记载最早见于《灵枢经》："有所结，深中骨，气因于骨，骨与气并，日以益大，则为骨疽。"隋·巢元方《诸病源候论》叙述了此病相关特征："初肿后乃破，破而还合，边旁更生，如是或六七度，中有脓血，至日凸发痛，如有针刺……婴孩嫩儿，亦着髀脊肩背……乃至全身成脓。"清·高秉钧《疡科心得集》记载了"附骨痰"，并专立篇章，认为此证属阴寒，并首立"肾俞虚痰"病名单独论述，将其与其他部位的脊骨流痰区分开。清·王维德《外科

《证治全生集》认为痰由阴寒凝集而成，治疗采用阳和汤、小金丹、犀黄丸等，丰富了治疗内容，至今仍在临床沿用。清·余听鸿《外证医案汇编》强调正虚是流痰形成的主要条件，而外邪、损伤是诱因，溃后治疗应注意养阳与养阴。相当于西医学的骨与关节结核。

病因病机 ①先天不足，肾亏髓空：儿童多由先天不足，骨髓不充，骨骼柔嫩，若强令早坐，或闪挫折伤，以致气血失和，风寒湿夹痰浊留滞筋骨而成。②后天失调，肝肾亏损：饮食失调，损伤脾胃，脾失健运，痰浊内生；成人房事不节，遗精滑泄，带下多产，以致肾亏络空，正不胜邪，风寒痰浊乘虚而入，侵袭经隧骨髓。③外来伤害：跌仆损伤，或小儿强坐太早，以致气血失和，积于肌肉腠理之间，恶血不去，留于经络，日久瘀血化热，肉腐成脓而成。④风寒侵袭：风寒湿痰之邪乘隙而入，导致血脉被阻，寒邪注于筋骨关节之间，不得流行，乃成此病。

在整个病程中，此病的发生发展是内外因杂合而致。内虚是发病的基本原因，外邪和损伤常为此病诱因。在整个过程中，其始为寒，其久为热；化脓之时，不仅寒化为热，阴转为阳，而且肾阴不足逐渐显露，此后阴愈亏，火愈旺，所以在病程中，后期常出现阴虚火旺的证候。由于脓水淋漓不断，又可出现气血两虚的症状。

诊断要点 多发于儿童和青壮年，可有肺痨病史，或肺痨病接触史；局部症状早期可见轻度肿胀及压痛，晚期可见关节功能障碍，各种畸形，寒性脓肿及窦道，结合 X 线检查表现为坏死型

或溶骨型，红细胞沉降率增快，结核菌素试验强阳性，结核分枝杆菌培养阳性，以及全身症状，一般可明确诊断。

鉴别诊断 ①历节风：病变在关节，日久亦可出现肌肉萎缩，关节变形，但初起即有恶寒发热，汗出，关节灼热剧痛，肢节窜痛无定处，压痛在关节面，并不化脓，病变关节常左右对称，甚则遍及全身关节，常有多发性关节炎史。②骨瘤：多见于 10～25 岁青少年，病变多在肩关节下方或膝关节上方，初起隐隐酸痛，继则掣痛难忍，2～3 个月后，局部可触及肿块，坚硬如石，高低不平，推之不移，紧贴于骨，但皮色渐变紫黑，终不化脓。③鹤膝痰：起病急，发展快，患病关节红肿热痛，活动障碍，成脓快，破溃速，疮口流黄稠脓液，全身症状明显，伴发热寒战，甚至高热不退等症。

治疗 此病为阴证，属里、寒、虚证，与肾脏空虚有密切关系，因为肾主骨，肾强则骨易合而骨质坚强，外邪不易侵犯；反之，则生长有障碍而骨质疏松，外邪有隙可乘。还应依据其临床表现，划分为初期、成脓、溃后各个阶段，拟定适当的治疗原则，同时按照患者的体质和症状表现阶段进行辨证施治。

内治 ①寒痰凝滞证：倦怠乏力，患处隐痛，或有漫肿，或有溃破，关节活动受限，舌质淡或红，苔薄白，脉沉细。治宜补益肝肾，温经通络，散寒化痰。方选阳和汤加减。常用药物有麻黄、熟地黄、桂枝、炮姜、鹿角胶（烊化冲服）或鹿角片（研粉吞服）。②寒痰化热证：身热朝轻暮重，局部肿胀明显，肤色转红，脓肿形成，按之应指，舌质红，

苔薄黄，脉弦细数。治宜育阴清热，托毒透脓。方选托里消毒散化裁。常用药物有人参、黄芪、白术、当归、川芎等。③阴虚火旺证：午后潮热，骨蒸盗汗，失眠，患处隐痛，或有漫肿，或为寒性脓肿，或有溃破，颧红，舌红少苔或无苔，脉沉细数。治宜养阴除蒸。方选大补阴丸化裁。常用药物有熟地黄、玄参、龟甲、生鳖甲、知母、地骨皮等。④正虚邪实证：形体消瘦，面色无华，失眠盗汗，局部漫肿，皮色微红，中有软陷，重按应指，舌淡或红，苔薄白，脉细或虚大。治宜温补托毒。方选神功内托散化裁。常用药物有黄芪、党参、焦白术、当归、丹参、炙穿山甲、皂角刺、附子等。⑤气血两虚证：面色无华，形体畏寒，心悸，失眠，自汗，瘘管形成，周围皮色晦暗，舌淡红，苔薄白，脉濡细或虚大。治宜补气养血，生肌收敛。方选人参养荣汤或十全大补汤化裁。常用药物有黄芪、党参、当归、白芍、熟地黄、茯苓、五味子、酸枣仁、远志、炙甘草等。中成药可选用虎挣散（或虎挣片）、小金丹，无论已溃未溃，均可与上述方剂配合使用，以辛温通络，消肿散结。

外治 初期，冲和膏或阳和解凝膏掺黑退消贴之以活血化瘀，消肿散结；或配合隔姜灸、雷火神针灸等法，或配合熨风散局部熨之，以促其消散。脓成，应及时穿刺抽脓或切开排脓。溃后，先用五五丹插药线引流，以提脓祛腐；脓尽用生肌散以生肌收口。

其他疗法 若内脓已经成熟，患处皮肤上有透红一点，或按之有明显应指者，则主张及时切开，或用火针烙法，开口大小以排脓通畅为度；根据不同病情，采用

病灶清除术或关节融合术，彻底治疗原发病灶。

转归预后 此病溃后而见阴虚火旺者，则渐成疮痨，预后较差，倘脾胃未败，亦有治愈可能。凡病变在大关节者，治愈率较低；若在小关节者，则治愈率较高。

预防调护 ①积极防治肺结核。②发生于胸、腰椎、髋关节等部位者，均需睡木板床；生于肘、膝、指部者，以木板固定并限制活动；全身症状未控制时应绝对卧床休息。③加强营养，平时宜多食富于营养的食物，如牛奶、鸡蛋、牛骨髓等；在病情进展时忌食鱼腥、酒类及葱、椒、大蒜等腥燥发物。④宜清心静养，同时节制房事，有助于康复。⑤并发瘫痪者应注意经常帮助其变换体位和擦浴，预防褥疮发生。

(陈红风)

hèxītán

鹤膝痰 (crane's knee phlegm)

发于膝部的流痰。因痰损于膝，病膝呈上下纤细，状如鹤膝而得名。流痰发生在膝部的概率比较高，仅次于脊柱，占下肢结核的37.18%。此病多见于儿童及青壮年，常为单发，双膝同时累及的少见，常有结核病史或接触史。局部症状可见膝部明显肿胀，关节上下大小腿肌肉萎缩，形如鹤膝，如病及整个膝关节则疼痛明显，伸膝受限，行走跛行或仰仗拐棍，脓肿溃破后脓液挟有败絮样物质或死骨碎片，疮口经久不愈。相当于西医学的膝关节结核。

病因病机 见流痰。

诊断要点 膝关节肿胀明显，单纯骨与滑膜结核时疼痛多不明显，转变为全关节结核之际则疼痛加重，甚至十分剧烈，伸膝受限，行走跛行，不能用患腿走路，需用足尖着地或仰仗拐棍。膝关节上下大小腿肌肉萎缩，尤以大腿为甚。脓肿常见于腘窝、膝关节两侧、小腿周围等处。脓肿溃破后，由窦道流出米汤样脓液，挟有败絮样物质或死骨碎片，疮口经久不愈，瘢痕累累，长期屈膝不伸，日久形成半脱位或膝内翻、外翻畸形，可致患侧髋部及患侧跟腱发生挛缩，患肢较正常为短。X线检查见膝部软组织肿胀，骨质疏松，关节间隙可稍增宽或狭窄，晚期可见骨质破坏增加，关节间隙狭窄或消失，有时可见胫骨向后，外侧脱位及屈曲畸形；红细胞沉降率加速；结核菌素试验阳性。

鉴别诊断 同鹤膝痈鉴别，见流痰。

治疗 见流痰。

转归预后 见流痰。

预防调护 见流痰。

(陈红风)

guībèitán

龟背痰 (tortoise-back phlegm)

发于胸背部的流痰。因病损导致胸背后凸畸形而名。清·赵濂《医门补要》："龟背痰起于小儿筋骨脆弱，加以先天不足……或跌伤碰损。""腰痛日久成龟背痰，脾肾二亏，加之劳力过度，损伤筋骨，使腰胯隐痛，恶寒发热，食少形瘦。""盖肾衰则骨痿，脾损则肉削，龟背已成，愈者甚寡，纵保得命，遂为废人。"患者脊柱后凸畸形，肿如梅李，渐至背伛、背驼，而显鸡胸鳖背之象。可伴腹痛、便秘、二便潴留或失禁、纳少、日久两足萎弱软瘫。相当于西医学的胸椎部结核。

病因病机 见流痰。

诊断要点 可见胸前凸出、脊骨后凸而显鸡胸龟背之象，重者可有下肢瘫痪，二便潴留或失禁，站立或行路时常以两手撑腰部或胁部，脓肿多发生在肾俞穴附近。X线检查见胸椎的后凸弧度在病灶部增加；受累椎体变窄，边缘不齐，密度不匀，常可见死骨形成；早期椎间隙狭窄、椎体上下缘模糊，晚期椎间隙多消失；脊柱后凸继发棘突翘起和分离；椎体周围可见不同类型的椎旁脓肿阴影。

鉴别诊断 见流痰。

治疗 见流痰。

转归预后 见流痰。

预防调护 见流痰。

(陈红风)

fùgǔtán

附骨痰 (bone-attaching phlegm)

发于髋部的流痰。又称穿骨流痰、缩脚隐痰、环跳痰。发病率居流痰的第三位，仅次于脊柱和膝关节。清·高秉钧《疡科心得集》云："附骨痰者，亦生于大腿之侧骨上，为纯阴无阳之证，小儿三岁、五岁时，先天不足，三阴亏损，又或因有所伤，致使气不得升，血不得行，凝滞经络，隐隐彻痛、遂发此疡。初起或三日一寒热或五日一寒热，形容瘦损，腿足难以屈伸，有时疼痛，有时不痛，骨酸漫肿，朝轻暮重，久则渐渐微软，似乎有脓，及刺破后，脓水清稀，或有豆腐花块随之而出，肿仍不消。"此病以4~5岁儿童最多见，10岁以后发病明显减少，男性发病率略高于女性。特点是发病缓慢，早期症状轻微，局部无特殊变化，髋部前方稍有压痛，多数患儿午后或晚间出现跛行，病髋或同侧膝部内侧疼痛；病情继续发展，髋部饱满隆起，患肢屈伸、内外旋均受限，脓肿穿破后，久不收口。相当于西医学的髋关节、骶髂关节结核。

病因病机 见流痰。

诊断要点　患腿难以屈伸，两臀部肌肉不对称，患肢先长后短，稍有跛行，有时疼痛，有时不痛，往往患处不痛，其痛表现在膝部，骨酸漫肿，渐渐微软，脓肿可以出现在原发部位，也可在大腿外侧部。X 线检查为此病早期诊断的重要依据，单纯滑膜结核可见患侧闭孔变小；髋臼与股骨头骨质疏松，骨小梁变细，骨皮质变薄；关节囊肿胀，关节间隙稍宽或稍窄，股骨头或股骨颈结核中心型死骨多见，边缘型死骨较少或无死骨；晚期全关节结核，常合并病理性脱位或畸形，可形成骨性或纤维性强直，或股骨头、颈消失。

鉴别诊断　见流痰。

治疗　见流痰。

转归预后　见流痰。

预防调护　见流痰。

（陈红风）

luǒlì

瘰疬（scrofula）　在致病因素的作用下，肝郁痰凝，阴虚火旺，发于颈部，结核累累如串珠的慢性疾病。古代文献中有病子颈、马刀挟瘿等名。特点是多见于儿童或者青年，好发于颈部，亦可延及耳后、颔下、锁骨上凹、腋部。起病缓慢，初起时肿块如豆，皮色不变，不觉疼痛，逐渐增大增多，融合成团，成脓时皮色转为暗红，溃后脓水清稀，挟有败絮样物质，此愈彼溃，经久难敛，形成窦道。瘰疬之名首见于《灵枢经》，云："寒热瘰疬在于颈腋者，皆何气使生……此皆鼠瘘寒热之毒气也，留于脉而不去者也。"汉·张仲景《金匮要略》阐述了马刀挟瘿的发生与虚损的关系。明·陈实功《外科正宗》曰："夫瘰疬者，有风毒、热毒、气毒之异，又有瘰疬、筋疬、痰

病之殊。"清·梁希曾所著的《瘰科全书》是治疗瘰疬的专著，认为瘰疬与痨病的病因同源。相当于西医学的颈部淋巴结结核。

病因病机　①肝郁痰凝证：初期由于情志不畅，肝气郁结，气滞伤脾，脾失健运，痰热内生，结于颈项，而成此证。后期肝郁化火，下灼肾阴，热盛肉腐成脓，或脓水淋漓，耗伤气血，以致气血两虚。②阴虚火旺证：肺肾阴亏，以致阴虚火旺，肺津不能输布，灼津为痰，痰火凝结，聚于颈腋，而成此证。

诊断要点　初起颈部一侧或两侧有单个或多个核状肿块，皮色不变，不痛不热，推之可移，继之肿块逐渐增大、增多，数个融合成团或与皮肤粘连；化脓时皮色转为暗红，肿块变软，溃后脓液稀薄，挟有败絮状物，疮口边缘潜行，久不愈合，可形成窦道；结合全身症状，有肺痨病史或肺痨病接触史，结核菌素试验强阳性，红细胞沉降率增快，脓肿穿刺涂片找到结核分枝杆菌，活体组织检查符合结核组织改变，一般可明确诊断。

鉴别诊断　①颈痈：发病甚快，起即寒热交作，结块形如鸡卵，漫肿坚硬，焮热疼痛，易消，易溃，易敛。②臖核：可由头面、口腔等部破溃或生疮引起，一般单个，在下颌下、颏下、颈部结核如豆，起发迅速，压之疼痛明显，很少化脓。③失荣：生于耳前后及项间，初起结核形如栗子，顶突根收，按之石硬，推之不移，生长迅速，溃破之后，疮面如石榴样或菜花样，血水浸淫，常由口腔、鼻、咽喉或脏腑的岩转移而来；恶性淋巴瘤先从颈部结块，迅速进行性发展，可出现全身肿块，高度肿大，但无红、热、痛

表现，早期出现各种压迫症状，如颈部浮肿，呼吸困难，声音嘶哑或失语。

治疗　以祛邪扶正为治疗总则。按中医辨证可分为肝郁痰凝证、阴虚火旺证和气血两虚证，内治贯穿消、托、补治疗大法，外治以祛腐提脓、生肌收口为治疗原则，内外合治，必要时配合西医治疗。

内治　①肝郁痰凝证：多见于初期。肿块坚实，无明显全身症状，苔薄白或白腻，脉弦滑。治宜疏肝解郁，健脾化痰。方选逍遥散合二陈汤化裁。常用药物有柴胡、当归、夏枯草、海藻、百部、丹参等。中成药可选用小金丹。②阴虚火旺证：多见于中期。核块逐渐增大，与皮肤粘连，皮色转暗红，午后潮热，夜间盗汗，舌红少苔，脉弦细数。治宜滋阴降火，托毒透脓。方选六味地黄丸合清骨散或逍遥散合透脓散化裁。常用药物有党参、生地黄、山药、山萸肉、地骨皮、生牡蛎（先煎）、百部等。中成药可选用内消瘰疬丸口服。③气血两虚证：多见于后期。疮口脓出清稀，挟有败絮样物，形体消瘦，精神倦怠，面色无华，舌淡质嫩，苔薄，脉细弱。治宜滋肾补肺，养营化痰。方选香贝养营汤化裁。常用药物有党参、焦白术、茯苓、当归、熟地黄、川芎、制香附、象贝母等。

外治　初期，冲和膏或阳和解凝膏掺黑退消贴之以活血化瘀、消肿散结，5~7 日更换 1 次。中期，脓成未熟，可外用千捶膏、冲和膏等。后期，脓腐阶段一般用九一丹药线引流，红油膏外敷以祛腐生新，腐脱新生改用生肌散、生肌白玉膏等以生肌收口。

其他疗法　①针刺：适用于

瘰疬未溃。取肺俞、膈俞、肝俞、胆俞、肾俞，均为双穴。持三棱针直刺至患者有强烈酸麻胀痛反应。每周施术 2 次，每次 1 对穴位。②挑治：适用于瘰疬未溃。选取患者瘰疬同侧结核穴或肺俞穴，以钢制粗针或三棱针挑断穴位处皮内纤维。每周施术 2 次，直至痊愈。③火针烙法：适用于发生 1 个月左右的单纯型（单个活动的）和硬结型（2~3 个联结不活动）瘰疬。烙针前在进针处搽以少许生油，或碱、石灰、朱砂等，用大小不等的铜环套于肿核做固定之用，最后以烧红的火针迅速刺入肿核。每隔 5~7 日刺 1 次。

转归预后 预后一般良好，但常因体虚或劳累而复发，尤以产后多见。中医药在此病治疗上有较强优势。

预防调护 ①积极治疗其他部位的虚痨病变。②加强食物营养，忌服发物及辛辣刺激、生痰助火、陈腐之品。③保持心情舒畅，情绪稳定。④注意休息，节制房事，避免过度体力活动。

（陈红风）

rùchuāng

褥疮（bedsore） 长期卧床，躯体重压或长期摩擦，导致皮肤破损而形成的溃疡。又称席疮、印。临床多见于长期卧床患者，好发于易受压和摩擦的部位。清·顾世澄《疡医大全》引申斗垣言："席疮乃久病着床之人挨擦磨破而成。"西医学称压疮。

病因病机 多因气血耗伤，久卧伤气，气虚血行不畅，局部长期受压及摩擦，气血失于流通，不能营养肌肤，肌肤失于温煦濡养，皮肉坏死，复因挨擦磨破，皮肤破损染毒而成。

诊断要点 根据病史，局部受压部位皮肤红斑，渐趋暗紫，继之出现水疱，皮肤变黑，形成干痂或溃疡，可明确诊断。

鉴别诊断 ①痈：多发生于颈部、腋下、脐部等不同部位，不限于易受摩擦的部位。②丹毒：起病突然，局部皮肤变赤，色如涂丹，焮热肿胀，伴有高热、寒战等全身症状。

治疗 止痛与散结消块是治疗要点，根据具体情况辨证论治。

内治 ①气滞血瘀证：局部皮肤出现褐色红斑，继而紫暗红肿或有破损，舌脉随原发疾病而异。治宜理气活血，疏经通络。方选血府逐瘀汤加减。常用药物有柴胡、当归、赤芍、丹参、桃仁、红花、香附等。②蕴毒腐溃证：褥疮溃烂，腐肉及脓水较多，或有恶臭，严重者溃烂可深及筋骨，四周漫肿，伴有发热或低热、口苦且干、形神萎靡、不思饮食等，舌质红，苔少，脉细数。治宜益气养阴，利湿托毒。方选参脉饮、透脓散合萆薢渗湿汤加减。常用药物有生地黄、赤芍、丹参、皂角刺、黄柏、薏苡仁、土茯苓、金银花等。③气血两虚证：疮口腐肉难脱，或腐肉虽脱，但新肉不生，或新肌色淡不红，愈合迟缓，伴面色㿠白、精神萎靡、神疲乏力、纳差食少，舌质淡，舌苔少，脉沉细无力。治宜大补气血，托毒生肌。方选托里消毒散加减。常用药物有生黄芪、党参、白术、茯苓、当归、赤芍、白芍、丹参、金银花、蒲公英、生甘草等。中成药可选用八珍颗粒冲服。

外治 ①初起：红斑未溃者，做局部按摩，外搽红灵酒或 4%红花酊，或 50%乙醇湿敷，或外扑三石散或滑石粉，或红外线照射，每日 2 次。②溃后：疮底浅者九一丹外扑，外盖红油膏纱布；疮底深者 10%黄柏液冲洗，九一丹、红油膏纱布填塞。腐肉未尽，新肉已生之时，用藻酸钙敷料以祛腐生肌；腐尽后，用白玉膏掺生肌散外敷。如有组织坏死，宜蚕食清除；如渗液较多，可用 10%黄柏液湿敷。③手术疗法：扩创引流术适用于皮下积脓者；范围较大的褥疮可采用蚕食疗法，或根据病情行局部切除、骨隆突切除或旋转皮瓣等治疗。

其他疗法 可配合微波理疗、半导体激光、闭式负压引流技术等。

转归预后 若疮面干净，肉芽鲜红，周围皮肤生长较快，则有望愈合。若疮面持续扩大，或疮面呈绿色，脓水臭而稀薄，而患者又体弱形瘦，预后较差。若染毒成脓，组织迅速坏死，可诱发内陷而危及生命。

预防调护 ①长期卧床患者应加强受压部位的皮肤护理，避免久压，如局部肤色变暗及早处理。②经常更换衣服、被单，保持床单柔软、干燥、平整。③积极治疗全身疾病，给予必要的支持治疗。

（陈红风）

dòudào

窦道（sinus tract） 管道由深部组织通向体表，只有外口而无内口相通的病理性盲管。可发生于任何年龄，患病前有手术史或感染史。属于中医学"漏"的范畴。宋·陈自明《外科精要》中说："疮疡为漏，皆因元气不足，营气不从，逆于肉里，或寒气相搏，稽留血脉，腐溃既久，阳气虚寒，外邪乘虚下陷，即成是患。"认为疮疡成漏，有先天禀赋不耐，血气不足，后久溃不敛，及阳气虚寒两种情况，对此病的病因病理有进一步的认识。明·申斗垣《外科启玄》提出了八漏的分类。

清·顾世澄《疡医大全》在八漏病名的基础上又提出:"凡破漏之证,多因气血亏损……亦有因庸医以药线插入,将疮内嫩肉磨成厚肉,疮口久不能骤合,少初则嫩管,久则长成硬管,渐生岔管者甚多,亦有脓血去多,阴分受亏,阳火亢盛,梦泄遗精,或不慎房欲,多成九漏之候,最为难治。"此书首先提出了阴虚火旺成瘘的新见解。古代文献中,窦道多与瘘管一起被统称为漏、瘘。

病因病机 以气血不足为本;疮面引流不畅,或医治不当或手术中异物留滞为诱因。

诊断要点 根据手术或感染史,局部溃口,脓水淋漓不尽,经久不敛,或愈合后又复溃,结合 B 超、磁共振成像等检查可明确诊断。

鉴别诊断 需与瘘鉴别。

治疗 以外治为主,内治以补益气血,和营托毒生肌为原则。

内治 ①气血两虚证:疮口色淡,肉色灰白,脓水清稀淋漓,经久不愈,新肌不生,伴面色㿠白、神倦乏力、食少懒言,舌质淡,舌苔白,脉沉细。治宜补益气血,托里生肌。方选十全大补汤加减。常用药物有生黄芪、党参、当归、赤芍、白芍、熟地黄、红花、皂角刺等。阴虚者,可加麦冬、生地黄、玄参等。中成药可选用八珍颗粒冲服。②余毒未尽证:疮口胬肉高突,久不收敛,脓水淋漓,时稠时清,时多时少,有时局部可有轻微肿痛、焮热,一般全身症状不明显。治宜和营托毒。方选托里消毒散加减。常用药物有生黄芪、党参、当归、皂角刺、白芷等。红肿疼痛明显者,加黄连解毒汤;脓水多者,加薏苡仁、车前子等。

外治 ①贴敷疗法:局部红肿热痛,金黄膏或青黛膏外敷;局部不红不热,冲和膏外敷。②祛腐生肌法:先用五五丹或千金散拔毒蚀管,取出死骨等异物。脓液由多而稀薄转为少而稠厚时,用八二丹药线引流;腐尽,用生肌散、白玉膏。③手术疗法:行窦道切除术可彻底切除窦道。扩创引流法适用于脓出不畅而引流、垫棉等方法治疗无效,窦道所在部位允许做扩创手术者。以探针为引导,切开窦道,搔刮窦道内肉芽组织及窦道壁纤维结缔组织,外用祛腐生肌药物。搔刮疗法:用刮匙或其他器械伸入窦道基底部,自深而浅进行搔爬,每日 1 次或数日 1 次,直到窦道内肉芽新鲜、分泌物排尽。

其他疗法 ①药捻引流法:适用于管腔较直的窦道。②拖线疗法:适用于重要脏器或颅骨等不宜行手术扩创的窦道。③滴灌疗法:适用于分支较多,管道狭长,药线引流无法到位,又不宜扩创者。④垫棉绑缚法:适用于疮面腐肉已尽,新肉生长阶段。⑤病情较重者必要时使用有效抗生素治疗。

转归预后 窦道属于外科疑难病症,病程常较长,不宜治愈。不与内脏相通者,预后较佳;与内脏相通者,不易治愈。

预防调护 ①注意疮面卫生。②保持引流通畅。③加强营养,促进疮面愈合。④探查瘘管时宜耐心细致,动作轻柔,忌用暴力。

(陈红风)

jiǎjū

甲疽(paronychia) 指(趾)甲侧缘嵌入甲沟引起的疾病。又称沿甲疔。多见于青少年或妇女。隋·巢元方《诸病源候论》首先记载:"甲疽之状,疮皮厚,甲错剥起是也,其疮亦痒痛,常欲抓搔之,汁出,其初皆是风邪折于血气所生。"明·申斗垣《外科启玄》称嵌指,曰:"嵌指者,非气不和而生,乃因靴短或因踢蹴故甲内长于肉内,时时流水,痛不可忍……须令修脚人修去肉甲,上生肌散即愈。"相当于西医学的嵌甲。

病因病机 多因修剪趾(指)甲不当,或趾(指)甲过长而侵入肉内,或鞋子狭窄使局部气血阻遏,复又染毒而成。

诊断要点 根据病因,初起肿胀不甚,微有疼痛,甲向内嵌,皮色微红,继而肿渗焮红,疼痛增剧,破时流黄水、胬肉高突,待至化脓溃烂,红肿疼痛,可明确诊断。

鉴别诊断 类丹毒:发病前多有猪骨、鱼虾等刺伤史,红肿明显,一般不会化脓。

治疗 一般不需要内服药物,化脓时可配合三妙散合五味消毒饮加减内治,也可选用六应丸、六神丸、清解片、新癀片、清热败毒饮等。①外敷法:初起金黄膏外敷,溃后胬肉高突者用平胬丹或千金散平胬,胬肉平后用生肌散收口。②手术疗法:溃后胬肉突出,趾(指)甲嵌入肉里,剪除部分趾(指)甲。如脓水侵入整个甲下,将整个趾(指)甲拔除,压迫止血后,用九一丹、红油膏盖贴,再以生肌散、生肌白玉膏收口。

转归预后 多数患者经治疗后病情向愈,预后较好。

预防调护 ①鞋袜不要过紧。②外敷油膏不宜过厚。③患处不宜水洗。

(陈红风)

rǔfáng jíbìng

乳房疾病(breast disease) 在致病因素的作用下,脏腑经络功能失调，发于乳房部位的疾病。男女均可发病，女性发病率明显高于男性，故清·沈金鳌《妇科玉尺》说："妇女之疾，关系最钜者，则莫如乳。"主要包括乳痈、乳痨、乳核、乳癖、乳疬、乳漏、乳衄、乳岩等。

乳房与脏腑、经络的关系

乳房位于胸前第二肋和第六肋水平之间，分乳囊、乳晕、乳头、乳络等部分。乳房与经络关系密切，如足阳明胃经行贯乳中；足太阴脾经络胃上膈，布于胸中；足厥阴肝经上膈，布胸胁绕乳头而行；足少阴肾经上贯肝膈而与乳联。冲任两脉起于胞中，任脉循腹里，上关元至胸中，冲脉夹脐上行，至胸中而散，故有称"男子乳头属肝，乳房属肾；女子乳头属肝，乳房属胃"。所以乳房疾病与肝、胃、肾经及冲任两脉有密切联系。

病因病机

乳房疾病的发生，主要由于肝气郁结，或胃热壅滞，或肝肾不足，或痰瘀凝结，或乳汁蓄积，或外邪侵袭等，影响肝肾、脾胃的生理功能而产生病变。如清·余听鸿《外证医案汇编》说："乳症，皆云肝脾郁结，则为癖核；胃气壅滞，则为痈疽。"一般而言，感染性乳房疾病多由乳头破碎、感染毒邪，或嗜食肥甘厚味、脾胃积热，或情志内伤、肝气不舒，以致乳汁瘀滞，排泄障碍，久而化热，热腐而成脓肿。肿瘤性乳房疾病则因忧思郁怒，肝脾受损，气滞痰凝而成"乳中结核"。

辨证要点

临床辨证除观察局部病变外，尚须结合全身症状，辨证求因，审因论治。①肝郁胃热：由于肝气不舒，失于条达；胃经积热，经络阻塞，气血瘀滞，日久化热，致局部红肿热痛，成

脓时则剧痛。伴有恶寒发热、口渴欲饮、小便短赤、舌苔白或黄、脉弦数。如乳痈、乳发等。②肝气郁结：情志不畅，郁闷忧思，致肝气不舒而失条达，气不舒则气滞血瘀；肝郁而致脾失健运，则痰浊内生，气滞痰瘀互结而成肿核，形如桃李，质地坚实或坚硬，表面光滑，推之可动或固定不移。伴有胸闷不舒、心烦易怒、月经不调、舌苔薄白、脉弦滑等。如乳癖、乳岩等。③肝肾不足：由于先天不足或后天失调，生育过多，以致肝肾亏损，冲任失调，精血不足，水不涵木，易致肝火上升，火灼津为痰，痰瘀互结聚而成核。其核生长与发展，常与发育、月经、妊娠等有关。胀痛常在经前加重，伴有头晕、耳鸣、腰酸肢软、月经不调、舌苔薄白、脉弦细数症状。如乳疬、乳癖等。④阴虚痰凝：肺肾阴虚致阴虚火旺，肺津不布，灼津为痰，痰火循经结于乳房，其肿块皮色不变，微微作痛，化脓迟缓，脓水清稀。常伴有午后潮热、夜间盗汗、形瘦食少、舌质红苔薄白、脉细数等症状。如乳痨。

乳房肿块检查法　及时正确地进行乳房检查，对于乳腺疾病的早期发现、早期诊断有重要意义。乳房检查的体位可采用坐位或仰卧位，方法主要依靠望诊和触诊。腋淋巴结及锁骨上、下淋巴结的检查在乳腺疾病诊断中占有重要位置。

辅助检查　①X线检查：常用方法是钼靶X线摄片。②超声显像：属无损性检查，可鉴别肿块是囊性还是实质性。彩色多普勒超声检查可观察血供情况。③病理学检查：常用细针穿刺抽吸细胞学检查。乳头溢液未触及肿块者，可做溢液涂片细胞学检

查。乳头糜烂疑为湿疹样乳腺癌时，可做乳头糜烂部刮片或印片细胞学检查。

治疗　《外证医案汇编》中指出："治乳症，不出一气字定之矣。""若治乳从一气字著笔，无论虚实新久，温凉攻补，各方之中，挟理气疏络之品，使其乳络舒通。气为血之帅，气行则血行……自然壅者易通，郁者易达，结者易散，坚者易软。"

内治　①疏表解毒法：适用于邪气阻滞经络，营卫不和。局部肿痛，伴有恶寒发热，舌苔薄白，脉浮数。治宜疏表清热解毒。选用瓜蒌牛蒡汤、银翘散等。②清热解毒法：适用于热毒炽盛，肉腐成脓阶段。局部红肿高突、灼热疼痛，伴有壮热口渴、尿赤便秘，舌苔黄，脉弦数。治宜清热解毒，以抑热毒之势。可选用内疏黄连汤、橘叶散等。③托里透脓法：适用于气血两虚，不能托毒外出，脓成难溃，或溃后脓水清稀。疮形平塌，漫肿不收，日久不易破溃，隐隐作痛；或溃后脓水清稀，久不收口，唇舌淡红，脉沉细无力。治宜补益托毒，使毒聚透脓，或生肌收口。选用托里透脓汤、托里消毒散等。④解郁化痰法：适用于肝气不舒，情志不畅，失其疏泄，气机不利，运化失司，痰气互结而致"乳中结核"类的乳房疾病，伴有胸闷不舒、乳房胀痛，舌苔白腻，脉弦滑。治宜疏肝解郁、化痰软坚。选用开郁散、逍遥散合小金丹等。⑤补益扶正法：适用于乳癌、乳痨破溃后，面色无华，气短乏力，食欲缺乏，唇舌淡红，脉细无力；或潮热盗汗，头晕耳鸣，舌质红，脉细数；或形寒肢冷，大便溏薄，苔白质淡，脉沉迟等症状；或感染性乳房疾病破溃后，脓出毒泄

而气血两虚，难于生肌收口者，可酌情使用补益扶正法，即"虚者补之"。气血虚者，可用香贝养荣汤、归脾汤等；肝肾不足者，可选用右归饮、二仙汤、六味地黄丸等。

外治 ①敷贴：应分辨阳证的乳痈、乳发或阴证的乳痨等。阳证宜清热解毒，活血消肿，用金黄散、玉露散、双柏散等，水、蜜调后外敷，每日1~2次；或用金黄膏、玉露膏外敷。溃破后提毒祛腐，选用八二丹、九一丹药捻；脓尽腐脱，肉芽新鲜，改用生肌散、生肌玉红膏等。阴证用阳和解凝膏掺桂麝散或黑退消敷贴。②手术：对感染性乳房疾病，脓肿形成，宜及时切开排脓。肿块性乳房疾病，经积极药物治疗无明显好转时，亦可施行手术。对疑有恶变以及恶性肿瘤者，应早期采取手术治疗，以免贻误病情。

（裴晓华）

rǔyōng

乳痈（acute mastitis） 发于乳房部位的病。乳痈之名首见于晋·皇甫谧《针灸甲乙经》，载有"乳痈有热，三里主之"。乳痈占乳腺感染性疾病的75%，产后妇女发病率达9.5%~16%。在哺乳期发生的，名外吹乳痈；在妊娠期发生的，名内吹乳痈；在非哺乳期和非妊娠期发生的，名不乳儿乳痈。临床上以外吹乳痈最为常见。此病相当于西医学的急性乳腺炎。

病因病机 ①乳汁郁积：是最常见的原因。初产妇乳头破碎，或乳头畸形、凹陷，影响充分哺乳；或哺乳方法不当，或乳汁多而少饮，或断乳不当，均可导致乳汁郁积，乳络阻塞结块，郁久化热酿脓而成痈肿。②肝郁胃热：情志不畅，肝气郁结，厥阴之气失于疏泄；产后饮食不节，脾胃运化失司，阳明胃热壅滞，均可使乳络闭阻不畅，郁而化热，形成乳痈。③感受外邪：产妇体虚汗出受风，或露胸哺乳外感风邪；或乳儿含乳而睡，口中热毒之气侵入乳孔，均可使乳络瘀滞不通，化热成痈。西医学认为此病多因产后抵抗力下降，乳头破损，乳汁淤积，细菌沿淋巴管、乳管侵入乳房，继发感染而成。致病菌多为金黄色葡萄球菌，其次为白色葡萄球菌和大肠埃希菌。

诊断要点 多见于产后3~4周的哺乳期妇女。①初起：常有乳头皲裂，哺乳时感觉乳头刺痛，伴有乳汁郁积或结块，乳房局部肿胀疼痛，皮色不红或微红，皮肤不热或微热，或伴有全身感觉不适。②成脓：患乳肿块逐渐增大，局部疼痛加重，或有雀啄样疼痛，皮色焮红，皮肤灼热，同侧腋淋巴结肿大压痛。后肿块中央渐渐变软，按之应指有波动感，穿刺抽吸有脓液，有时脓液可从乳窍中流出，全身症状加剧。③溃后：若脓出通畅，则肿消痛减，寒热渐退，疮口逐渐愈合；若溃后脓出不畅，肿势不消，疼痛不减，身热不退，可能形成袋脓，或脓液波及其他乳络形成传囊。亦有溃后乳汁从疮口溢出，久治不愈，形成乳漏。

在成脓期大量使用抗生素或过用寒凉中药，常可见肿块消散缓慢，或形成僵硬肿块，迁延难愈。血常规检查可见白细胞计数及中性粒细胞数增高。深部脓肿可行B超检查。脓液细菌培养及药敏试验有助于确定致病菌种类，指导治疗。

鉴别诊断 炎性乳腺癌：多见于青年妇女，尤其是在妊娠期或哺乳期。患乳迅速增大，病变局部皮肤呈暗红或紫红色，皮肤肿胀有韧性感，毛孔深陷呈橘皮样改变，局部无痛或轻压痛，同侧腋淋巴结明显肿大，质硬固定。全身症状较轻，体温正常，白细胞计数不高，抗炎治疗无效。此病进展较快，预后不良。

治疗 当以消为贵。瘀滞者以通为主，成脓者以彻底排脓为要。对并发脓毒败血症者，及时采用中西医结合疗法。

内治 ①气滞热壅证：乳汁郁积结块，皮色不变或微红，肿胀疼痛，伴恶寒发热、周身酸楚、口渴、便秘，苔薄，脉数。治宜疏肝清胃，通乳消肿。方选瓜蒌牛蒡汤加减。常用药物有瓜蒌仁、牛蒡子、天花粉、黄芩、陈皮、生栀子、连翘、皂角刺、金银花、生甘草、青皮、柴胡。乳汁壅滞者，加王不留行、路路通、漏芦等；肿块明显者，加当归、赤芍、桃仁等。中成药可选用利癖消等。②热毒炽盛证：乳房肿痛，皮肤焮红灼热，肿块变软，有应指感，或切开排脓后引流不畅，红肿热痛不消，有传囊现象，壮热，舌红，苔黄腻，脉洪数。治宜清热解毒，托里透脓。方选透脓散加味。常用药物有当归、生黄芪、炒山甲、川芎、皂角刺。热甚者，加生石膏、知母、金银花、蒲公英等；口渴甚者，加天花粉、鲜芦根等。中成药可选用黄连解毒片等。③正虚毒恋证：溃脓后乳房肿痛虽轻，但疮口脓水不断，脓汁清稀，愈合缓慢或形成乳漏，全身乏力，面色少华，或低热不退，饮食减少，舌淡，苔薄，脉弱无力。治宜益气和营托毒。方选托里消毒散加减。常用药物有人参、川芎、当归、白芍、白术、金银花、茯苓、白芷、皂角刺、甘草、桔梗、黄芪。中成药可选用八珍颗粒等。

外治　①初起：可用热敷加乳房按摩，以疏通乳络。先轻揪乳头数次，用五指从乳房四周轻柔地向乳头方向按摩，将瘀滞的乳汁渐渐推出。可用金黄散或玉露散外敷；或用鲜菊花叶、鲜蒲公英、仙人掌去刺捣烂外敷；或用六神丸研细末，适量凡士林调敷；亦可用50%芒硝溶液湿敷。②成脓：脓肿形成时，应在波动感及压痛最明显处及时切开排脓。切口应按乳络方向并与脓腔基底大小一致，位置应选择脓肿稍低的部位，使引流通畅而不致形成袋脓，应避免手术损伤乳络形成乳漏。若脓肿小而浅者，可用针吸穿刺抽脓或用火针刺脓。③溃后：切开排脓后，用八二丹或九一丹提脓拔毒，并用药线插入切口内引流，切口周围外敷金黄膏。待脓净仅有黄稠滋水时，改用生肌散收口。若有袋脓现象，可在脓腔下方用垫棉法加压，使脓液不致潴留，若有乳汁从疮口溢出，可在患侧用垫棉法束紧，促进愈合；若成传囊者，也可在疮口一侧用垫棉法。若无效可另做一切口以利引流；形成乳房部窦道者，可先用七三丹药捻插入窦道以腐蚀管壁，至脓净改用生肌散、红油膏盖贴直至愈合。

其他疗法　若患者出现持续发热、乳房红肿难消、疼痛、白细胞计数升高等症状酌情加用抗生素，可首选青霉素类，或根据细菌培养结果选择。

转归预后　①初期：治疗得当则邪散块消，肿痛皆除，可以痊愈。初起大量使用抗生素或过用寒凉中药，导致局部结块质硬难散，可迁延数月不消。如邪热鸱张可发展为乳发、乳疽。②成

脓期：溃后脓出稠厚，多能身热渐退，肿消痛减，逐渐愈合。若脓出不畅，肿痛不减，身热不退，可能形成袋脓，或脓液旁侵其他乳囊形成传囊。部分僵块可再次染毒，邪热蕴蒸，也能导致酿脓。③溃后：如有乳汁从疮口溢出，或正虚无力托毒生肌，脓水淋漓，久难收口，可形成乳漏。极少数患者因治疗不当，或妄加挤压，以致毒邪扩散，出现热毒内攻脏腑的危象。

预防调护　①妊娠5个月后，经常用温开水或肥皂水洗净乳头。乳头内陷者，可经常提拉矫正。②乳母宜心情舒畅，情绪稳定。忌食辛辣炙煿之物，不过食肥甘厚腻之品。③保持乳头清洁，不使婴儿含乳而睡，注意乳儿口腔清洁；要定时哺乳，每次哺乳应将乳汁吸空，如有积滞，可按摩或用吸奶器帮助排出乳汁。④若有乳头擦伤、皲裂，可外涂麻油或蛋黄油；身体其他部位有化脓性感染时，应及时治疗。⑤断乳时应先逐步减少哺乳时间和次数，再行断乳。断乳前可用生麦芽、生山楂煎汤代茶，并用皮硝装入纱布袋中外敷。⑥以胸罩或三角巾托起患乳，脓未成者可减少活动牵痛，破溃后可防止形成袋脓，有助于加速疮口愈合。

（裴晓华）

rǔzhǒng

乳肿（mammary swelling）乳痈之早期症状。最早见于隋·巢元方《诸病源候论》：“足阳明之经，胃之脉也。其直者，以缺盆下于乳。因劳动则足腠理虚，受风邪，入于荣卫，荣卫否涩，气血不流，热结于乳。故令乳肿。其结肿不散，则成痈。”常发生于产后未满月的哺乳妇女，尤以初产妇多见。相当于西医学的

急性化脓性乳腺炎。

病因病机　见乳痈。

诊断要点　患者多数为哺乳期妇女，尤以婴儿未满月的初产妇为多见。乳房内有疼痛性肿块，皮肤不红或微红，排乳不畅，可有乳头破裂糜烂，患侧腋下可有臀核肿大疼痛，多有恶寒发热、头痛、周身不适等症。血白细胞计数及中性粒细胞数增高。

鉴别诊断　①炎性乳腺癌：见乳痈。②晚期乳腺癌：皮下淋巴管被癌组织破坏，淋巴回流受阻，造成皮肤水肿，癌组织坏死后将溃破时，表面皮肤也常有红肿现象，易误诊为乳腺炎。然而晚期乳腺癌一般不发生在哺乳期，除皮肤红肿和皮下硬结以外，并无其他局部炎症表现，尤其没有急性乳腺炎的全身反应。晚期乳腺癌的局部表现往往非常突出，如肿块质硬，与皮肤粘连、乳头回缩或朝向改变等。活体组织检查或穿刺针吸细胞学检查易鉴别。③乳房蜂窝织炎：此病多发生于平时不注意卫生的哺乳期妇女。发病急骤，来势凶险，病变范围较大。症状较重，局部焮红漫肿，中央颜色较深，四周较浅且与周围组织分界不清，局部灼热，疼痛剧烈，呈持续性胀跳痛，患部组织迅速坏死、化脓，病程阶段性不能明确分清，全身症状常有寒战、高热等。

治疗　以消为贵。

内治　气滞热壅证：见乳痈。

外治　①外敷金黄散、四黄膏或玉露膏，每日1换。②黄柏、制乳香、制没药，共研细末，米醋调成糊状敷患处，每2小时更换1次。③六神丸研细末，加入适量凡士林调匀，外敷患处，每日1换。④鲜泽兰叶切细，混合芒硝捣细绒。将细绒摊于布或敷

料上，清洁患乳后包敷，每日换药 2~3 次。⑤蟾酥二黄散太乙膏：局部常规消毒，将蟾酥二黄散撒于太乙膏上，敷贴患处，2 日换药 1 次。⑥芙蓉膏外敷患乳，每日换药 1 次。⑦芒硝溶于开水中，以厚纱布或药棉蘸药液热敷患处，每日 3 次，每次 20~30 分钟。⑧先用白葱煎汤熏洗患乳 20 分钟，再用葱白捣泥敷患处，每日 2 次。⑨取食醋，加水煮沸，以小方巾蘸取热醋液，拧半干半湿后趁热敷于肿块部（温度以可以耐受为宜），同时以盛装热水的热水袋覆于热醋巾上保温。每日热敷 1~2 次。⑩复方仙人掌糊：将仙人掌（去皮刺）捣烂如泥，另取青黛粉、朱砂、冰片、红粉，共研细末，与仙人掌共调成糊，药糊直接涂于患处并保持湿润，干后再涂。

其他疗法 ①揉抓排乳法：见乳痈。②针灸：取肩井、膻中、足三里、列缺、膈俞、血海等穴位，用泻法，留针 15~20 分钟，每日 1 次。③塞鼻法：丁香研细末，用棉球包好塞鼻；或鲜芫花根皮洗净捣烂，搓成细长条塞鼻。

转归预后 一般预后较好。如能得到及时合理的治疗，可完全消散。若治疗不当或不充分并发传囊及乳漏，则病程延长，但及时采取综合治疗措施，亦可获痊愈。

预防调护 ①妊娠 5 个月后，经常用温开水或肥皂水洗净乳头；乳头内陷者，可经常提拉矫正。②乳母宜心情舒畅，情绪稳定。忌食辛辣炙煿之物，不过食肥甘厚腻之品。③保持乳头清洁，不使婴儿含乳而睡，注意乳儿口腔清洁；定时哺乳，每次哺乳应将乳汁吸空，如有积滞，可按摩或用吸奶器帮助排出乳汁。④若有

乳头擦伤、皲裂，可外涂麻油或蛋黄油；身体其他部位有化脓性感染时，应及时治疗。⑤断乳时应先逐步减少哺乳时间和次数，再行断乳。⑥以胸罩或三角巾托起患乳可减少活动牵痛。

（宋爱莉）

chuánnáng

传囊 （transmission of acute mastitis） 乳痈之传变症状。又称传囊乳痈。表现为乳痈溃后脓出不畅，肿势不消，疼痛不减，身热不退，脓液波及其他乳络后形成多个脓腔。

治疗应用中西医结合的方法，可以缩短疗程。具体方法为：在局部麻醉下，将传囊乳痈的所有脓腔打通，以黄连油膏纱布填塞止血。若脓毒不能顺利畅泄，可用提脓祛腐的药捻插入脓腔基底部，使坏死组织液化排出，直至脓尽肌生。内治以健脾益气养血、和营托毒排脓为治则。常用药物有黄芪、党参、白术、穿山甲、皂角刺、蒲公英、当归、瓜蒌、赤芍等。

（裴晓华）

rǔgēnyōng

乳根痈 （abscess of Rugen point） 发于乳头之下的乳痈。乳头之下为乳根穴，故名。出自明·龚居中《外科活人定本》。明·万全《万氏秘传外科心法》载："乳根痈，生于两乳之下，乃厥阴阳明之所司也。因气壅血滞，湿气蕴蓄而生，宜海马崩毒饮、醉忍冬汤、败毒定毒饮。初觉以艾灸，外用膏药生肌散可愈。"海马崩毒饮药物组成：朱砂、雄黄、乳香、没药、白矾、穿山甲、白芷、大黄、连翘、木香。用法：食远服。醉忍冬汤药物组成：蒲公英、忍冬藤。用法：以好酒煮热，尽量饮之醉，仍以生葱 1 根，

灌蜜入内要满，以灰火煨热压酒，以被盖睡取汗，汗出而愈。败毒定毒饮药物组成：羌活、独活、防风、白术、荆芥、白芍、升麻、干葛、金银花、连翘、黄芪、蒲公英。用法：食远服。

（裴晓华）

rènshēn rǔzhǒng

妊娠乳肿 （mastitis during pregnancy） 妊娠期发生的乳痈。又称内吹乳痈、胎前乳肿、内吹乳。病名见清·叶天士《叶氏女科证治》。一般见于妊娠六七月时，因孕妇肝气不舒，气滞血瘀，瘀阻经络，乳管阻塞，以致乳房肿硬疼痛，寒热并发。

病因病机 多由孕妇忿怒郁闷、情志不畅、肝气不舒，加之饮食厚味，胃中积热，肝胃失和，肝气不得疏泄，与阳明之热蕴结，以致经络阻塞，乳络失宣，气血瘀滞而成乳房肿硬疼痛，寒热并发。

诊断要点 妊娠期患者感觉患侧乳房肿胀疼痛，并出现硬块（或无硬块），伴有发热、寒战、头痛骨楚、食欲缺乏等全身症状。

鉴别诊断 ①乳岩：常无意中发现肿块，肿块质地坚硬，表面高低不平，边缘不规整，多与皮肤粘连，按压不痛，活动度差，患侧淋巴结可肿大，后期肿块溃破呈菜花样。病理切片检查有助于鉴别。②乳核：多见于 20~25 岁女性，肿块大多为单个，呈圆形或卵圆形，边缘清楚，表面光滑，活动度好，生长缓慢。无疼痛，乳头无分泌物。

治疗 原则以消散为主，在疾病早期消散邪气，防止毒邪不散反蓄积入里。

内治 气滞热蕴证：乳房部肿胀疼痛，肿块或有或无，皮色不变或微红，伴恶寒发热，头痛骨楚，口渴，便秘，舌淡红或红，苔薄

黄，脉浮数或弦数。治宜舒肝解郁，清热消肿。方选清肝解郁汤。

外治 用金黄散或玉露散以冷开水或醋调敷；或用金黄膏或玉露膏敷贴；或用鲜野菊花、鲜蒲公英、鲜紫花地丁、仙人掌（去刺）等洗净捣烂外敷；或用20%芒硝溶液湿敷；或用大黄、芒硝研末，适量凡士林调敷。

其他疗法 包括以下两方面。

按摩疗法 选穴：乳根、中脘、期门、天宗、肩井、尺泽、脾俞、肝俞。基本手法：①摩揉乳周消瘀法：掌或多指摩揉患乳周围的乳根、天谷、食窦、屋翳、膺窗等穴数分钟；多指末节指腹向乳头方向梳刮乳腺数十次，由乳根部向乳头方向挤捏乳房数遍。②蹬腋牵指行气法：一足顶紧患侧腋部，同时用双手分别握拿，手五指用力牵拉数次。体虚者不用此法。③按摩腧穴通络法：拇指揉按患侧肝俞、脾俞、胃俞、天宗、尺泽穴各1分钟；掐少泽穴半分钟，捏拿肩井穴数次。

针灸 取肩井、膻中、足三里、列缺、膈俞穴，用针刺泻法，留针15~30分钟，每日1次。

转归预后 一般预后较好。中医药在此病治疗上有较强优势。

预防调护 妊娠5个月后，经常用温热水或75%酒精擦洗乳头；孕妇有乳头内陷者，应经常挤捏提拉矫正，可用小酒杯扣吸。

(宋爱莉)

wàichuī rǔyōng

外吹乳痈（postpartum mastitis） 哺乳期发生的乳痈。中医对此病的认识从晋代始已非常清晰，中国古代医家先后使用了妒乳、吹乳、吹奶、产后吹奶、产后妒乳、产后乳结痈、外吹、乳毒、乳吹、外吹乳等病名描述哺乳期乳痈。其特点是哺乳期乳房局部发生结块，红肿热痛，并有恶寒发热等全身症状。

病因病机 见乳痈。

诊断要点 见乳痈。

鉴别诊断 见乳痈。

治疗 见乳痈。

转归预后 见乳痈。

预防调护 见乳痈。

(裴晓华)

fěncìxìng rǔyōng

粉刺性乳痈（plasma cell mastitis） 气血瘀阻，结聚成块，多发于乳晕部的反复发作、形成瘘管、经久难愈的慢性疾病。特点是常有乳头凹陷或溢液，初起肿块多位于乳晕部，化脓溃破后脓中挟有脂质样物质，易反复发作，形成瘘管，经久难愈，全身炎症反应较轻。以乳腺导管扩张，浆细胞浸润为病变基础，相当于西医学的浆细胞性乳腺炎。

病因病机 素有乳头凹陷畸形，加之情志抑郁不畅，肝郁气滞，营气不从，经络阻滞，气血瘀滞，聚结成块，蒸酿腐肉而成脓肿，溃后成瘘；若气郁化火，迫血妄行，可致乳头溢血。西医学认为由于乳头凹陷或乳腺导管开口堵塞，乳腺导管上皮细胞脱落及大量类脂分泌物积聚于导管内而导致其扩张，积聚物分解产生化学性物质刺激导管壁引起管壁炎细胞浸润和纤维组织增生，此种病变逐渐扩展累及部分乳腺而形成肿块，有时炎症呈急性发作则形成脓肿，脓液中常挟有粉渣样物排出，脓肿破溃后可形成瘘管。

诊断要点 可见于青春期后任何年龄女性，且均在非哺乳期、非妊娠期发病，大多数患者有先天性乳头全部凹陷或呈线状部分凹陷。单侧乳房发病，少数患者亦有双侧乳房先后发病，呈慢性经过，病情表现多样，病程长达数月或数年。①乳头溢液：是此病早期的一种表现。多表现为间歇性、自发性，并可持续较长时间。溢液性状多为浆液性，还可是乳汁样、脓血性或血性，量有多有少。输乳孔多有粉刺样物或油脂样物分泌，并带有臭味。②乳房肿块：最为常见。往往起病突然，发病迅速。患者感觉乳房局部疼痛不适，有刺痛或钝痛，并发现肿块。肿块多位于乳晕区，或向某一象限伸展。肿块大小不等，大多小于3cm，个别可达10cm以上。肿块形状不规则，质地硬韧，表面可呈结节样，边界不清，无包膜，常与皮肤粘连，但无胸壁固定，可推移。继则肿块局部可出现红肿热痛，红肿范围可迅速扩大，若炎症得不到控制，可形成脓肿；有的乳房皮肤水肿，呈橘皮样变；有的可伴患侧腋淋巴结肿大、压痛。一般无全身发热。也有些患者一直以乳房肿块为主诉，持续时间可达数年，始终无明显的红肿表现。③乳腺瘘管：脓肿自溃或切开后，常反复流脓并挟有粉渣样物，常形成与乳头相通的瘘管，经久不愈。辅助检查：包括乳腺钼靶X线摄片、乳头溢液涂片和乳腺肿块细针穿刺抽吸细胞学检查等。

鉴别诊断 ①炎性乳腺癌：粉刺性乳痈在急性炎症期易与炎性乳腺癌混淆，后者多见于妊娠期及哺乳期，乳房迅速增大，发热，皮肤呈红色或紫红色，弥漫性肿大，无明显肿块，同侧腋淋巴结明显肿大，质硬固定，病变进展迅速，预后不良，甚至于发病数周后死亡。②乳晕部痈疖：粉刺性乳痈在急性期局部有红肿热痛等炎症反应，常被误诊为乳晕部一般痈疖，根据素有乳头凹陷，反复发作的炎症以及切开排脓时脓液中挟有粉渣样或油脂样物等特点，可与一般乳房部痈疖相鉴别。③导管内乳头状瘤：有乳头溢液，呈血性及淡黄色液体，有时乳晕部触到绿豆大圆形肿块，易与粉刺性乳痈混淆，但此病无乳头凹陷畸形，乳孔无粉渣样物排出，肿块不会化脓。

治疗 中医药治疗有良好的疗效，宜首选。乳头溢液宜寻找病因，适当对症处理。乳房肿块尚未成脓时，促其消散；化脓成瘘管者，可采用中医内服外治结合治疗。

内治 ①肝经郁热证：乳头凹陷，乳晕部结块红肿疼痛，伴发热、头痛、大便干结、尿黄，舌质红，舌苔黄腻，脉弦数或滑数。治宜疏肝清热，活血消肿。方选柴胡清肝散加白花蛇舌草、山楂等。常用药物有生地黄、当归、白芍、川芎、柴胡、黄芩、山栀、天花粉、防风、牛蒡子。中成药可选用龙胆泻肝丸。②正虚邪滞证：脓肿自溃或切开后久不收口，脓水淋漓形成乳漏，时愈时发，局部有僵硬肿块，舌质淡红或红，舌苔薄黄，脉弦。治宜扶正托毒。方选托里消毒散加减。常用药物有人参、川芎、当归、白芍、白术、金银花、茯苓、白芷、皂角刺、甘草、桔梗、黄芪。中成药可选用八珍颗粒。

外治 ①肿块初起时用金黄膏外敷。②成脓后切开引流，术后创口用八二丹药捻引流，红油膏或金黄膏盖贴。③形成瘘管者，待急性炎症消退后，可根据情况选用切开法、挂线法及垫棉绷缚法等。

其他疗法 ①手术：可做乳腺区段切除术。少数年龄较大，肿块较大或皮肤粘连严重或形成多个窦道者，可行皮下乳腺切除术或乳房单纯切除术。②西医治疗：感染严重时可用甲硝唑（灭滴灵）与其他广谱抗生素联合应用。

转归预后 ①肿块期尚未成脓时，积极治疗可望消散。②局部红肿、化脓反复发作，容易形成瘘管。手术如未能打开通向乳头孔的瘘管或有残留支管，可能导致复发。多次反复发作者应警惕恶变，并加强随访。③部分患者的病变范围超出乳晕区，波及乳房一个甚至数个象限，严重者深度可达浅筋膜深层，治疗难度大，疗程长。

预防调护 ①保持乳头清洁，清除分泌物。②保持心情舒畅，忌食辛辣炙煿之物。③发病后积极治疗，形成瘘管后及时手术，以防病情加重。

（裴晓华）

rǔjū

乳疽（deep-seated mammary abscess） 生于乳房的有头疽。出隋·巢元方《诸病源候论》。明·申斗垣《外科启玄》中说："初发即有头曰乳疽。"民国祁广《校正外科大成》曰："乳痈、乳疽生于乳房。红肿热痛者为痈，坚硬木痛者为疽。由肝气郁结，胃热壅滞而成也。"相当于西医学的发于乳房部位的痈。

病因病机 总由外感风温、湿热，内有脏腑蕴毒，内外邪毒互相搏结，凝聚肌肤，以致营卫不和，气血凝滞，经络阻隔而成。素体虚弱时更易发生，如消渴患者常易并发此病。若阴虚之体，因水亏火炽，则热毒蕴结更甚；若气血虚弱之体，因正虚毒滞难化，不能透毒外出，均可使病情加剧，甚至发生疽毒内陷。

诊断要点 初起皮肤上即有粟粒样脓头，焮热红肿胀痛，迅速向深部及周围扩散，脓头相继增多，溃烂后状如莲蓬、蜂窝，范围常超过 9cm，大者可在 30cm 以上。好发于皮肤厚韧之处，多见于中老年人及消渴患者。若兼见神昏谵语，气息急促，恶心呕吐，腰痛，尿少，尿赤，发斑等严重全身症状者，为合并内陷。体虚或消渴患者，容易并发内陷。血常规检查示白细胞计数及中性粒细胞比例明显增高，脓液培养多见金黄色葡萄球菌生长。

鉴别诊断 乳痈：多见于产后 3~4 周的哺乳期妇女。初起乳房局部肿胀疼痛，皮色不红或微红，皮肤不热或微热，或伴有全身感觉不适。成脓时患乳肿块逐渐增大，局部疼痛加重，或有雀啄样疼痛，皮色焮红，皮肤灼热。同侧腋淋巴结肿大压痛。后肿块中央渐渐变软，按之应指有波动感，脓液已成。

治疗 应明辨虚实，分证论治，谨防疽毒内陷。积极治疗消渴等病，必要时配合西医治疗，见有头疽。

转归预后 病情的轻重、顺逆、陷与不陷，与热毒的轻重，气血的盛衰，年龄的大小有密切关系。

预防调护 ①注意个人卫生。患病后保持疮周皮肤清洁，可用 2%~10% 黄柏溶液或生理盐水洗涤拭净，以免脓水浸淫。②初起时，饮食宜清淡，忌食辛辣、鱼腥等发物；伴消渴者，及时进行治疗，并予消渴饮食；高热时应卧床休息，多饮开水。

（裴晓华）

rǔjiē

乳疖（mammary furuncle） 发于乳房部位的疖。常见于青壮年女性，多发于炎热之夏秋季节。

特点是病变表浅，乳晕部结节生长缓慢，边界清楚，按之柔软，隆起于皮肤表面，与皮肤紧密相连，继发感染后局部结节增大、潮红、瘙痒、疼痛化脓、破溃，一般无全身症状。相当于西医学的乳房乳晕部皮脂腺感染。

病因病机 常因内郁湿火，外感风邪，两相搏结，蕴阻肌肤而成；或夏秋季节感受暑毒而生；或因天气闷热汗出不畅，暑湿热蕴蒸肌肤，引起痱子，复经搔抓，破伤染毒而成。患疖后若处理不当，疮口过小引起脓毒潴留，或搔抓染毒，致脓毒旁窜。凡体质虚弱者，由于皮毛不固，外邪容易侵袭肌肤，若伴消渴、习惯性便秘等慢性疾病阴虚内热者，或脾虚便溏者，更易染毒发病，并可反复发作，缠绵难愈。西医学认为此病是皮脂腺排泄管阻塞，当机体局部或全身抵抗力降低时，细菌可由乳头或乳晕部皮肤破损处侵入而引起。致病菌多为金黄色葡萄球菌。

诊断要点 常见于青壮年女性。初起乳晕部见散在圆形或椭圆形小结节，生长缓慢，边界清楚，按之柔软，隆起于皮肤表面，与皮肤紧密相连，继则局部隆起结节增大，瘙痒微痛，红肿加剧，或初起皮肤潮红，结块光圆，肿胀疼痛，继则肿痛加剧，范围多在3cm左右，3~5天成脓，自行破溃或切开后，流出黄稠脓液，肿痛随之减轻。多无明显的全身症状，有时伴发热、头痛、乏力、食欲缺乏等。必要时可进行血常规、血糖、免疫功能等辅助检查。

治疗 以清热解毒为主。暑疖需兼清暑化湿；疖病多虚实夹杂，必须扶正固本与清热解毒并施，或兼养阴清热或健脾和胃，应坚持治疗以减少复发；对伴消渴等慢性病者，必须积极治疗相关疾病。

内治 风湿热蕴阻证：乳晕部结节，边界清楚，按之柔软，表面潮红、瘙痒、疼痛，或初起结块无头，皮肤潮红、肿胀、疼痛，舌质正常或红，舌苔腻，脉数。治宜祛风清热，解毒化湿。方选五神汤加减。常用金银花、紫花地丁、蒲公英、车前草、白术、茯苓、赤芍、薏苡仁、夏枯草、生甘草。口干者，加生地黄、玄参；大便干结者，加生大黄；纳食不馨者，加神曲、炒谷麦芽。中成药可选用牛黄解毒片。

外治 ①金黄膏或青黛膏外敷，每日1~2次；或千捶膏盖贴或三黄洗剂外搽。②手术疗法：若出现黄白色脓头，用针挑破，排出脓性分泌物，外盖九一丹、红油膏；若形成脓肿，则乳晕边弧形切开引流。③术后九一丹、红油膏盖贴；脓尽以生肌散、白玉膏外敷以生肌收口。

转归预后 ①大部分患者经过治疗后病情向愈，预后良好。②疖病因反复发作，经久不愈，尤其是伴有消渴、肾病、习惯性便秘、营养不良、年老、体虚者。

预防调护 ①注意个人卫生，勤洗澡，勤换衣。②少食辛辣炙煿助火之物及肥甘厚腻之品，忌食鱼腥发物，保持大便通畅。③做好防暑降温工作，防止痱子发生。④消渴等应及时治疗。体虚者应积极锻炼身体，增强体质。

(裴晓华)

rǔfā

乳发（phlegmonous mastitis）发于乳房部位的发。明·申斗垣《外科启玄》云："乳肿最大者名曰乳发。"清·吴谦等编写的《医宗金鉴》云："此证发于乳房，焮赤肿痛，其势更大如痈，皮肉尽腐，由胃腑湿火凝结而成。"好发于哺乳期妇女。相当于西医学的乳房蜂窝织炎和乳房坏死性蜂窝织炎。

病因病机 产后劳伤精血，百脉空虚，腠理不固，湿热火毒之邪乘虚外侵乳房皮肉；或情志内伤，气郁化火，或平素过食膏粱厚味，产后饮食不节，脾胃湿热内生，肝胃二经湿热结滞乳房肌肤之间，热胜肉腐而成。乳痈火毒炽盛者也可并发此病。

诊断要点 多发于哺乳期妇女。发病迅速，病程阶段不能截然分开。①初起：乳房部皮肤焮红漫肿，疼痛剧烈，毛孔深陷，肿势迅即扩大，患侧腋淋巴结肿痛，伴有形寒壮热、骨节酸楚、不思饮食、大便干结等全身症状。②成脓：2~3日后患处皮肤湿烂，继而发黑溃腐，或中软不溃，疼痛更剧烈，伴壮热口渴、便秘。③溃后：一般治疗适当，身热渐退，腐肉渐脱，肿痛消退，新肉生长，月余可愈。若湿热毒邪传囊，乳络损伤，则转为乳漏，迟迟难以收口。若正虚邪盛，毒邪内攻，可有高热、神昏谵语、烦躁不安等症。辅助检查：白细胞计数及中性粒细胞比例大幅升高。

鉴别诊断 乳痈：好发于尚未满月的哺乳期妇女。发病相对较缓，病程阶段清楚。初起乳房局部肿胀疼痛，或有结块，但皮色不红不热，或微红微热，无皮肤湿烂发黑溃腐，病变部位较深，常形成脓肿，可并发乳发。

治疗 以中医辨证论治为主，宜内外治结合，必要时加用抗生素。

内治 ①热毒蕴结证：发病迅速，乳房皮肤焮红、漫肿、疼痛难忍，毛孔深陷，伴形寒发热、便秘溲赤，舌红，苔黄，脉数。

治宜清热解毒。方选黄连解毒汤加减。常用药物有黄连、黄芩、黄柏、山栀。高热者，加生石膏、知母以清热解毒；便秘者，加生大黄、芒硝以泻下通腑。中成药可选用牛黄解毒片。②火毒炽盛证：乳房皮肤湿烂，继而发黑溃腐，疼痛加剧，壮热不退，口渴，便秘，舌红，苔黄燥，脉数。治宜泻火解毒。方选龙胆泻肝汤合黄连解毒汤加减。常用药物有黄连、黄芩、黄柏、山栀、龙胆草、泽泻、木通、车前子、当归、生地黄、柴胡、生甘草。若火毒内攻，症见高热神昏者，加用安宫牛黄丸或紫雪丹以清心开窍。中成药可选用龙胆泻肝丸和牛黄解毒片。③正虚邪恋证：身热渐退，腐肉渐脱，肿痛消退，新肉不鲜，生长缓慢，神疲乏力，面色少华，舌淡，苔薄，脉濡细。治宜调理气血，兼清余邪。方选四妙汤加味。常用药物有黄芪、当归、金银花、甘草。中成药可选用六神丸。

外治 ①未溃烂时，用玉露膏外敷，或如意金黄散醋调外敷；皮肉腐烂者，用黄柏溶液湿敷，或七三丹、玉露膏盖贴；腐肉脱尽，用生肌散、红油膏盖贴。②若局部腐黑不溃，按之中软有波动感，可做放射状切口切开排脓，术后用七三丹药捻引流，玉露膏盖贴。若成乳漏者，按乳漏外治法治疗。

其他疗法 若患者出现高热不退，白细胞计数持续升高等症状加重表现时加用抗生素，可首选青霉素类，或根据细菌培养结果选择。酌情使用支持疗法。

转归预后 若治疗适当，肿痛消退，月余可愈。若湿热毒邪传囊，乳络损伤，则转为乳漏。若正虚邪盛，毒邪内攻，可有内陷。

预防调护 ①哺乳期注意乳房卫生，经常用温开水清洗乳头，保持乳头清洁。②如有乳房外伤、乳头破碎、乳房及其他部位化脓性感染，应及时治疗。

（裴晓华）

rǔtóufēng

乳头风（nipple fissure） 乳头和乳晕部皮肤糜烂、破裂的疾病。多见于哺乳期妇女，初产妇最易发生，经产妇亦不少见。因为乳头、乳晕处有丰富的感觉神经，故损伤时疼痛明显。恢复后症状可以完全消失。此病常伴发乳房湿疹、乳头炎、乳腺炎、乳房脓肿。相当于西医学的乳头皲裂。除局部疼痛，影响哺乳外，还可引起乳痈、乳疬等。

病因病机 ①肝经火旺：情志不畅，郁久伤肝，致气机郁滞，乳汁蕴结化热，不得疏泄，外发于乳头肌肤而成。②肝脾湿热：饮食不节，情志不舒，致脾失健运，气血蕴结，湿热内生，结于乳头而成。③外伤所致：哺乳妇女乳头皮肤柔嫩，或被衣服擦伤，或被婴儿出牙时吮乳咬破，或产妇乳汁分泌过多或不耐婴儿唾液，乳汁浸渍，湿烂而裂；或由初产妇乳头平陷、内缩，婴儿强力吮吸而致。

诊断要点 多见于哺乳期的初产妇，在哺乳期的第一周即可发生乳头皲裂，多有先天性乳头内陷或乳头过短畸形。乳头或乳晕部疼痛，伴皮肤破裂，或流滋水或有结痂，常为燥烈性疼痛，小儿吮乳时，疼痛剧烈如刀割。乳头或乳晕表面有小裂口和溃疡，上皮浸软也可表现为糜烂状，分泌滋水，干后结成黄痂皮。乳头的裂口多为放射状，可成环形或垂直形，裂口深者可引起出血。环形皲裂常发生在乳头基底和乳晕连接处，可见乳头表皮剥离，形成大小不等的裂口。环裂甚者乳头可部分断裂；垂直皲裂严重时，乳头可分成两半。辅助检查：必要时可做脱落细胞学检查以助诊断。

鉴别诊断 乳头乳晕部湿疹：多发于中青年妇女，常双侧同时发病，有急性、亚急性及慢性之分。皮损有丘疹、水疱、渗出、糜烂及脱屑，自觉瘙痒，但无裂口和剧痛。

治疗 西医治疗常用医用软膏或油剂局部涂抹润滑，促进愈合。为防止感染发生，也可适当使用抗生素软膏。疼痛甚者给予口服镇痛剂缓解疼痛。

内治 ①肝经火旺证：乳头和乳晕部潮红，燥裂性疼痛，裂口较深可引起出血，伴口苦咽干、烦躁易怒、头晕目眩，舌质红，脉弦数。治宜清肝泻火。方选丹栀逍遥散加减。常用药物有黄芩、山栀、车前子、泽泻、柴胡、生地黄、牡丹皮、赤芍、生甘草。口苦咽干加玄参、夏枯草；胸闷不舒加郁金、香附；头晕目眩加钩藤、菊花。中成药可选用丹栀逍遥丸。②肝脾湿热证：乳头和乳晕部有裂口，痛痒交作，滋水浸渍并有糜烂，结黄痂，伴胸闷倦怠、大便秘结或溏薄、口渴不多饮，舌质红，苔黄腻，脉滑数。治宜清热化湿。方选龙胆泻肝汤加减。常用药物有龙胆草、柴胡、黄连、黄芩、山栀、薏苡仁、茯苓、牡丹皮、泽泻、车前子。乳头糜烂者，加苦参、白鲜皮；黄痂阻塞窍孔者，加王不留行、丝瓜络、路路通；胸闷倦怠者，加八月札、佛手。中成药可选用龙胆泻肝丸（水丸）。

外治 鸡蛋黄熬油外搽；或青黛膏或青吹口油膏外涂；或生

肌散加猪油或麻油调敷患处；或黄柏、白芷研末，香油或蜂蜜调涂患处；或滑石粉、赤石脂粉、冰片混匀干撒于患部；或炉甘石粉、花蕊石粉、寒水石粉、冰片和匀用菜油调敷患处。

其他疗法 ①针刺：泻法，选用肩井、天宗、行间、梁丘、合谷、阳陵泉等穴。每周5次，可不留针，疼痛缓解后停用。②耳针或耳压：选用神门、胸、肝、胆。间日1次，两耳交替进行，乳头疼痛缓解后停用。

转归预后 乳头皲裂在没有明显感染的情况下，对患者本人及婴儿没有损伤。若护理不当，可并发乳头炎、乳晕炎和乳腺炎。

预防调护 预防方法是在妊娠5个月后每日用75%的酒精涂抹乳头，增强乳头皮肤耐力。乳头内陷者，可以在孕前行手术矫正或孕期用手法帮助使乳头外凸，如果乳头内陷未得到矫正可选用吸乳器吸出乳汁喂养婴儿。哺乳期避免在乳头部位使用使皮肤干燥的肥皂、酒精和香水香料等，授乳时选择舒适的体位，让婴儿恰当地吮吸。授乳完成后保持局部乳头干燥，可在乳头部位涂抹少许医用软膏，促进愈合。局部清洗用清水即可，清洗后用洁净干毛巾擦干。

(裴晓华)

rǔláo

乳痨（mammary phthisis） 结核分枝杆菌感染乳房所致的传染病。溃后脓液稀薄如痰，故又称乳痰。清·祁坤《外科大成》云："乳房结核初如梅子，数月不疗，渐大如鸡子，串延胸胁，破流稀脓白汁而内实相通，外见阴虚等症。"特点是起病缓慢，初起乳房内有一个或数个结如梅李的肿块，边界不清，皮肉相连，日久破溃，

脓液清稀但挟有败絮样物，常伴有阴虚内热之证。相当于西医学的乳房结核。

病因病机 多因体质素虚，肺肾阴亏，阴虚则火旺，虚火灼津为痰，痰火凝结成核；或情志不畅，肝郁化火，耗损阴液，更助火势；或肝气犯脾，脾失健运，痰湿内生，阻滞乳络而成；或因肺痨、瘰病等病所继发。

诊断要点 多见于20~40岁的体弱妇女，并常有其他部位结核病史。①初起：乳中一个或数个结块，大小不等，边界不清，硬而不坚，推之可动，皮色不变，不痛或微痛，全身症状不明显。②成脓：病情进展缓慢，数月后结块渐大，与皮肉相连，皮色不红或微红，肿块变软，形成脓肿。可有胸胁、腋下结块肿大，常伴潮热颧红、形瘦食少、夜寐盗汗等症，舌苔白或黄，脉数。③溃后：脓肿溃破后，形成一个或数个溃疡，流出败絮样稀薄脓液，局部有潜形性空腔或窦道，伴身体瘦弱、潮热盗汗、食欲减退、神疲乏力等全身症状，舌质红而少苔，脉细数。辅助检查：活动期红细胞沉降率加快，结核菌素试验阳性，脓液涂片可找到结核分枝杆菌。必要时可做病理切片检查以明确诊断。

鉴别诊断 乳岩：为乳房部恶性肿瘤。常见于40~60岁妇女，乳房内有无痛性肿块，逐渐增大，肿块坚硬，表面高低不平，针吸细胞学检查或病理切片检查可明确诊断。

治疗 常规应用抗结核药物。中医多用解郁化痰、软坚散结、养阴清热等方法治疗。

内治 ①气滞痰凝证：多见于初起阶段。乳房肿块，形如梅李，不红不热，质地硬韧，不痛

或微痛，推之可动，或伴心情不畅、胸闷胁胀，舌质正常，苔薄腻，脉弦滑。治宜疏肝解郁，滋阴化痰。方选开郁散合消瘰丸加减。常用药物有柴胡、当归、白芍、白芥子、白术、全蝎、郁金、茯苓、香附、天葵子、炙甘草、玄参、煅牡蛎、川贝母。中成药可选用小金丹或小金片、内消瘰疬丸、芩部丹。②正虚邪恋证：多见于化脓或溃后阶段。乳房结块渐大，皮色暗红，肿块变软，溃后脓水稀薄挟有败絮状物质，日久不敛，有窦道，伴面色㿠白、神疲乏力、食欲缺乏，舌淡，苔薄白，脉虚无力。治宜托里透脓。方选托里消毒散加减。常用药物有人参、川芎、当归、白芍、白术、金银花、茯苓、白芷、皂角刺、甘草、桔梗、黄芪。中成药可选用西黄丸。③阴虚痰热证：溃后脓出稀薄，挟有败絮状物质，形成窦道，久不愈合，伴潮热颧红、干咳痰红、形瘦食少，舌质红，苔少，脉细数。治宜养阴清热。方选六味地黄汤合清骨散加减。常用药物有熟地黄、山萸肉、干山药、牡丹皮、茯苓、泽泻、银柴胡、鳖甲、炙甘草、秦艽、青蒿、地骨皮、胡黄连、知母。中成药可选用六味地黄丸。

外治 ①初起：用阳和解凝膏掺桂麝散或黑退消敷贴。②成脓：波动明显有脓者宜切开排脓。③溃后：七三丹、八二丹药线引流，红油膏盖贴；腐脱肉鲜，改用生肌散、生肌玉红膏。形成瘘管，用白降丹或红升丹药捻条插入，脓尽后改用生肌散。

其他疗法 应用抗结核药，常选异烟肼、利福平联合用药。

转归预后 患者整体状况与预后关系密切。脓肿溃破后多成乳漏，病情缠绵，容易反复，一

般疗程较长。注意身体其他部位是否有结核病变。

预防调护 ①保持心情舒畅，情绪稳定。②节制房事，以免耗损肾阴。避免过度体力活动，注意劳逸结合。③增加食物营养，忌食鱼腥发物、辛辣刺激之品。④积极治疗其他部位的虚痨病变。

（裴晓华）

rǔlòu

乳漏（mammary fistula） 乳房部或乳晕疮口溃脓后，久不收口形成管道的疾病。清·邹岳《外科真诠》："乳漏，乳房烂孔，时流清水，久而不愈，甚则乳汁从孔流出。"特点是疮口脓水淋漓，或挟有乳汁或豆腐渣样分泌物，溃口经久不愈。相当于西医学的乳房瘘管和窦道。

病因病机 乳房部漏管多因乳痈、乳发失治，脓出不畅；或切开不当，损伤乳络，乳汁从疮口溢出，以致长期流脓、溢乳而形成；或因乳痨溃后，身体虚弱，日久不愈所致。乳晕部漏管多因乳头内缩凹陷，感染毒邪，或脂瘤染毒，局部结块化脓溃破后疮口久不愈合而成。

诊断要点 ①乳房部漏：发病前有乳痈、乳发溃脓或切开病史，疮口经久不愈，常流乳汁或脓水，周围皮肤潮湿浸淫。若因乳痨溃破成漏，疮口多凹陷，周围皮肤紫暗，脓水清稀或挟有败絮样物质，或伴有潮热、盗汗、舌质红、脉细数等症。②乳晕漏：又称乳头漏。多发于非哺乳或非妊娠期的妇女。常伴有乳头内缩，并在乳头旁（乳晕部）有结块，红肿疼痛，全身症状较轻；成脓溃破后，脓液中兼有灰白色脂质样物，往往久不收口。若用球头银丝从疮孔中探查，银丝球头多可从乳窍中穿出。亦有愈合后在乳窍中仍有粉质外溢，带有臭味，或愈后疮口反复红肿疼痛而化脓者。若有局部手术或外伤史者，有时疮口中可有丝线等异物排出。辅助检查：乳腺导管或漏管X线检查有助于明确管道的走向、深度及支管情况，也可用探针探查。溃口内脓液涂片或细菌培养及药敏试验有助于判定乳漏的性质并指导用药。

鉴别诊断 应与粉刺性乳痈、乳衄、乳岩等鉴别。

治疗 关键是了解漏管管道的走向及分支情况，以外治为主，内治起辅助作用。乳痨所致的乳漏应配合抗结核药物治疗。

内治 ①余毒未清证：乳房部或乳晕部漏，反复红肿疼痛，疮口常流乳汁或脓水，经久不愈，局部有僵肿结块，周围皮肤潮湿浸淫，舌红，苔薄黄，脉滑数。治宜清热解毒。方选银花甘草汤加减。常用药物有鲜金银花、甘草。中成药可选用牛黄解毒片。②正虚毒恋证：乳漏脓水淋漓或漏乳不止，疮面肉色不鲜，伴面色无华、神疲乏力、食欲缺乏，舌质淡红，苔薄，脉细。治宜扶正托毒。方选托里消毒散加减。常用药物有人参、川芎、当归、白芍、白术、金银花、茯苓、白芷、皂角刺、甘草、桔梗、黄芪。中成药可选用八珍汤。③阴虚痰热证：脓出稀薄，挟有败絮状物质，久不愈合，伴潮热颧红、干咳痰红、形瘦食少，舌质红，苔少，脉细数。治宜养阴清热。方选六味地黄汤合清骨散加减。常用药物有熟地黄、山萸肉、干山药、牡丹皮、茯苓、泽泻、银柴胡、鳖甲、炙甘草、秦艽、青蒿、地骨皮、胡黄连、知母。中成药可选用六味地黄丸。

外治 ①腐蚀法：先用提脓祛腐药，如八二丹或七三丹药捻，外敷红油膏；脓尽后改用生肌散、生肌玉红膏，必须使疮面从基底部长起。②垫棉法：适用于疮口漏乳不止和乳房部漏脓腐脱尽后，以促进疮口愈合。③切开疗法：适用于浅层漏管及腐蚀法失败者。乳晕部乳漏手术的关键是切开通向乳头孔的漏管或扩张的乳腺导管。切开后疮面用药同腐蚀法。④挂线疗法：适用于深层漏管，常配合切开疗法。⑤拖线疗法：适用于漏管单一又不宜切开或挂开时。拖线必须待脓腐脱净后方能拆除，并加用垫棉法或绑缚法促使管腔闭合。

转归预后 此病常发生于乳房和乳晕，以前者多见，预后较好；后者常见于未婚妇女，病程较长。

预防调护 ①乳痈、乳发等病应及时彻底治疗，以防脓毒内蓄，损伤乳络形成乳漏。②正确掌握乳痈切开的部位、切口的方向和大小，以免误伤乳络成漏。③注意精神调摄和饮食营养，增强体质，以利疾病康复。

（裴晓华）

rǔpǐ

乳癖（mammary hyperplasia） 肝气郁结，冲任失调，气滞痰凝，导致乳房部位出现肿块并伴发疼痛的非炎症性非肿瘤性疾病。乳癖之名最早见于汉·华佗《中藏经》，至明清渐详。特点为一侧或双侧乳房出现单个或多个肿块，大小不等，形态不一，常伴有周期性乳房疼痛，多与情绪及月经周期有关。好发于30~45岁女性，发病率约占乳房疾病的75%，资料显示有一定的癌变倾向。相当于西医学的乳腺增生病，包括乳腺小叶增生病、乳腺纤维腺病、乳腺硬化性腺病等不同病理分期的乳腺疾病。

病因病机 冲任失调，则下不能充胞宫，上无以滋乳房，经脉壅阻，气血不和，影响肝气之疏泄条达；若情志内伤，肝气郁结不舒，气机阻滞则经脉不畅，亦可导致冲任二脉气血失调。因此，肝郁气滞和冲任失调在乳癖的发病过程中，既可单独致病，又相互关联。①肝郁痰凝：多因忧郁恼怒，肝气郁结，气血运行失常，或思虑伤脾，或肝木犯脾，脾失健运，痰湿内蕴，以致气滞、血瘀、痰凝相互结于乳房而成。②冲任失调：多为肝肾不足，冲任失调，以致气血瘀滞，或阳虚痰湿内结，经脉阻塞，可见乳痛、结块或伴月经紊乱等。

诊断要点 以单侧或双侧乳房肿块和疼痛为主要症状。乳房疼痛多在月经来潮前1周左右出现且逐渐加重，月经来潮后渐缓解至消失。疼痛性质多为间歇性、弥漫性钝痛或针刺样痛，亦有表现为窜痛或隐痛。其疼痛程度不一，常放射到同侧上肢、颈部、背部及腋窝处。乳房肿块可发生于单侧或双侧，大多位于乳房外上象限，也可见于乳房其他象限。常可触及单个或多个形态不规则的肿块，呈片块状、结节状、条索状或颗粒状，可多种形态混合存在。肿块边界不甚清楚，质地中等或稍硬韧，与周围组织无粘连，常有触痛，肿块大小不一。乳房外观无明显异常，腋淋巴结无肿大。乳房肿块可于月经前增大变硬，月经后则稍有缩小变软。乳房疼痛与肿块可同时出现，也可先后出现。个别患者可伴有乳头溢液，一般为双侧、多孔、浆液性溢液。辅助检查：包括影像学检查（乳腺钼靶X线摄片、乳腺B超等）、针吸细胞学检查和活体组织检查。结合患者发病年龄、症状、体征及相关辅助检查结果，一般均可明确诊断。但进一步明确病理分期、分型则需经活体组织检查。

鉴别诊断 ①乳岩：常无意中发现肿块，肿块质地坚硬，表面高低不平，边缘不规整，常与皮肤粘连，按压不痛，活动度差，患侧淋巴结可肿大，后期肿块溃破呈菜花样。②乳核：多见于20～25岁女性，肿块大多为单个，呈圆形或卵圆形，边缘清楚，表面光滑，活动度好，生长缓慢。无疼痛，乳头无分泌物。

治疗 清·余听鸿《外证医案汇编》谓"治乳症，不出一气字定之矣"，是乳房疾病的基本治疗法则。止痛与散结是治疗要点，应根据具体情况辨证论治。

内治 ①肝郁痰凝证：乳房胀痛，乳房肿块质韧稍硬，大小、形态不一，性情急躁或抑郁，胸胁胀闷不适，乳房肿块大小或可随喜怒而增减，或与月经相关，舌质淡，舌苔腻，脉弦；伴脾虚者，可兼见食少纳呆、食后腹胀、神疲懒言、失眠；若单见肝郁而痰凝不明显者，则可见两胁胀痛，烦躁易怒，舌质暗淡，舌苔白，脉弦。治宜疏肝解郁，行气止痛。方选逍遥散加减。常用药物有柴胡、当归、白芍、白术、茯苓、生姜、薄荷、香附、炙甘草、瓜蒌、牡蛎、海藻。脾虚者加用党参、山药。中成药可选用乳核散结片、舒肝颗粒或消乳散结胶囊。②冲任失调证：乳房肿块连绵隐痛，乳房肿块、疼痛经前加重，经后减轻，月经紊乱，或见形寒肢冷，腰膝酸冷或酸软而痛，或五心烦热，月经量少色淡、甚者闭经，舌质淡红或舌质红少津，舌苔薄或少，脉细数或濡。治宜调摄冲任，滋补肝肾。方选二仙汤加减。常用药物有仙茅、仙灵脾、肉苁蓉、巴戟天、青皮、熟地黄、当归、制香附、鹿角片、知母、黄柏、柴胡、炒白术。乳房胀痛明显者加用延胡索、川楝子。中成药可选用乳康舒胶囊、乳宁胶囊。

外治 可用中药外敷于乳房肿块处，多为辅助疗法。如用温经通络、化痰散结的阳和解凝膏掺黑退消或桂麝散盖贴；或以生白附子或鲜蟾蜍皮外敷；或用大黄粉以醋调敷；或用生南星、生半夏、生川乌、白芷、大黄、蜂房、蛇蜕、甘草共研细末，用蜂蜜调膏外敷，24小时换药1次，1个月为1疗程。皮肤过敏者忌用。

其他疗法 包括针灸、耳针和手术疗法等。针灸：取膻中、屋翳、合谷、天宗、肩井、肝俞、乳根、内关等穴，留针20～30分钟。耳针：取乳腺、神门、内分泌等穴。

转归预后 一般预后较好，但仍有一定癌变概率。中医药在此病的治疗上有较强优势。

预防调护 ①患者应调整生活节奏，保持心情舒畅。②适当控制脂肪类食物的摄入，不吸烟饮酒，防止乳房外伤。③及时治疗月经失调等妇科疾病和其他内分泌疾病。④发病高危人群重视定期检查。

（裴晓华）

rǔhé

乳核（breast nodule；fibroadenoma of breast） 肝气郁结，冲任失调，气滞痰凝，发于乳房部位的以表面光滑、实质、有弹性、与周围组织界限清楚为主要表现的良性肿瘤性疾病。此病好发于20～25岁女性。是由乳腺纤维组织和腺管两种成分增生共同构成的良性肿瘤。此病临床很常见，发病率在乳腺良性肿瘤中占 3/4。相当于西医学的乳腺纤维腺瘤。

病因病机 病机多为肝郁气滞和冲任失调。若有情志不遂，则内伤肝气，肝气郁结不舒，气机阻滞则经脉不畅，亦可导致冲任二脉气血失调。冲任失调，气血不和，经脉壅阻，则下不能充胞宫，上无以滋乳房，并影响肝气之疏泄条达。因此肝郁气滞和冲任失调在乳核的发病过程中既可单独致病，又相互关联。①肝郁痰凝：多因忧郁恼怒，肝气郁结，气血运行失常，或思虑伤脾，或肝木犯脾，脾失健运，运化失司，痰湿内蕴，以致气滞、血瘀、痰凝互结于乳房而成。②冲任失调：多因肝肾亏虚，冲任二脉失于调养，以致气血瘀滞；或阳气虚弱，痰湿内生、结滞，导致冲任二脉阻塞，积聚乳房胃络而成。

诊断要点 多发于 20～25 岁女性，其次是 15～20 岁和 25～30 岁者。一般无乳房疼痛，少数可有轻微胀痛，但与月经无关。肿块常为单发，也可见多个肿块在单侧或双侧乳房内同时或先后出现，呈圆形或椭圆形，直径大多在 0.5～5cm，边界清楚，质地中等或偏硬，表面光滑，按之有硬橡皮球之弹性，活动度大，触诊常有滑脱感。肿块通常生长缓慢，妊娠期可迅速增大，应排除恶变可能。辅助检查：包括乳腺 B 超、钼靶 X 线摄片等影像学检查。B 超显示肿块边界清楚，包膜完整，内部回声均匀，后方回声可见增强，周边可见环状血流；钼靶 X 线摄片显示圆形或椭圆形致密肿块影，边缘清楚，四周可见透亮带，偶见规整粗大的钙化点。活体组织检查可明确诊断。

鉴别诊断 ①乳岩：常无意中发现无痛性肿块，肿块质地坚硬，表面高低不平，边缘不规整，多与皮肤粘连，按压不痛，活动度差，患侧淋巴结可肿大，后期肿块溃破呈菜花样。病理切片检查有助于鉴别。②乳癖：好发于 30～45 岁女性。表现为周期性乳房疼痛和肿块，与月经和情志密切相关，月经前乳房疼痛、胀大明显，有多个大小不等的结节状或片块状肿块，边界不清，质地柔韧，肿块和皮肤不粘连，常见双侧乳房发病。

治疗 控制肿瘤生长、减少肿瘤复发、消除肿块是治疗要点。对多发或复发乳核可采用中药治疗，对单发乳核的治疗以手术切除为宜。

内治 ①肝气郁结证：肿块较小发展缓慢，不红不热，不觉疼痛，推之可移，伴胸闷叹息，舌质正常，苔薄白，脉弦；若口干口苦，心烦易怒，舌红，脉弦数为肝郁化火。治宜疏肝解郁，化痰散结。方选逍遥散加减。常用药物有柴胡、青皮、陈皮、香附、延胡索、川楝子、茯苓、白芍、郁金、海藻、莪术。肝郁化火，口干口苦，心烦易怒者，加夏枯草、栀子以清肝泻热；伴痛经者，加蒲黄以祛瘀通经止痛；乳头溢液者，选加牡丹皮、栀子、女贞子、墨旱莲以凉血养阴清热。中成药可选用平消片、乳核散结片、乳增宁片。②血瘀痰凝证：肿块较大，坚硬木实，重坠不适，伴胸闷牵痛、烦闷急躁或月经不调、痛经等，舌质暗红，苔薄腻，脉弦滑或弦细。治宜疏肝活血，化痰散结；月经不调兼以调摄冲任。方选逍遥散合桃红四物汤加山慈菇、海藻。常用药物有柴胡、丹参、当归、茯苓、浙贝母、山慈菇、生牡蛎。食少纳呆者，加

陈皮、神曲以健脾消滞开胃；肿块硬韧难消者，加炮山甲、全蝎、水蛭、昆布、海藻、白芥子以加强软坚散结之力；月经量少者，加桃仁、红花以活血通经；月经量多属阴虚内热、迫血妄行者，加生地黄、墨旱莲以滋阴清热、凉血止血；月经不畅、有血块者，加三七末以活血祛瘀。中成药可选用平消片。

外治 多为辅助疗法。可用中药外敷乳房肿块处，如用温经通络、化痰散结的阳和解凝膏掺黑退消或桂麝散盖贴。

其他疗法 ①手术：25 岁以内的女性，瘤体不大，诊断明确者，可选择适当时期手术；35 岁以上或老年妇女，不能确诊者，应立即行手术切检；婚后未孕者，应在计划妊娠前手术；妊娠期发现者，应在妊娠 3～6 个月期间手术，因妊娠、哺乳等均可使肿瘤生长加速，且此生理阶段乳房胀大，容易影响乳腺肿瘤的正确诊断。术后常规做病理检查，有条件应做术中冰冻切片检查。②针灸：取膻中、屋翳、合谷、天宗、肩井、肝俞、乳根、内关等穴，留针 20～30 分钟；或耳针取穴乳腺、神门、内分泌等。

转归预后 一般预后较好，但易反复发作。

预防调护 ①调摄情志，避免郁怒。②重视乳房疾病普查与自我检查，普查常能早期发现和及时治疗。③控制摄入厚味炙煿食物。

（宋爱莉）

rǔnù

乳衄（bleeding of nipple; thelorrhagia） 乳窍不时溢出少量血性液体的疾病。多发生于 40～50 岁经产妇女。特点是乳头单个或多个乳孔溢出血性液体，或伴有

乳晕下单发肿块。此病最早记载于清·顾世澄《疡医大全》："妇女乳不坚肿结核，惟乳窍常流鲜血，此名乳衄。乃忧思过度，肝脾受伤，肝不藏血，脾不统血，肝火亢盛，血失统藏，所以成衄也。治当平肝散郁，养血扶脾为主。"引起乳衄的疾病有多种，如乳腺导管内乳头状瘤、乳腺癌、乳腺增生病等。乳腺导管内乳头状瘤包括大导管内乳头状瘤和多发性导管内乳头状瘤，前者发生在大乳管近乳头的壶腹部，后者发生在乳腺的中小导管内。

病因病机　人体脏腑气血津液中，以肾的先天精气、脾胃的后天水谷之气以及肝的藏血与疏调气机，对乳房的生理、病理影响最大。人体的十二经脉中，以足阳明胃经、足厥阴肝经，以及冲任二脉与乳房的关系最为密切。①忧思郁怒，肝气不舒，郁久化火，迫血妄行而致乳窍流血。②思虑伤脾，脾不统血，血失统藏，溢于乳窍。③肝火亢盛，炼液为痰，或离经之血结于乳络，痰瘀互结，络脉痞塞，则成结核，可见乳晕下肿块。

诊断要点　以乳头溢出血性液体为主要症状。无痛感，有的乳晕部能摸到豆大圆形肿物，质软，不与皮肤粘连，推之活动。轻按肿物时，即可见乳头内溢出血性或黄色液体。肝火偏旺者，伴有性情急躁、心烦易怒、胸胁胀痛、口苦咽干、舌苔白或黄、舌边尖红、脉象弦数；脾不统血者，伴有四肢倦怠、食欲缺乏、舌苔薄白、脉象沉细等。辅助检查：一般包括乳腺导管内镜、乳腺导管造影及乳头溢液细胞学检查。根据患者的症状、体征及相关辅助检查结果等，一般可明确诊断。

鉴别诊断　乳癖：部分患者可伴有乳头溢液，常为双侧多孔溢液，以浆液性为多，血性较少，且有乳房肿块，并有周期性乳房疼痛等症。

治疗　手术治疗为主，药物治疗为辅。手术关键是切除病变乳管。中医治疗应根据具体情况辨证论治。

内治　①肝郁痰凝证：乳窍流血色鲜红或暗红，乳房胀痛，乳房内肿块质韧稍硬，大小、形态不一，可随喜怒而增减，或与月经相关，性情急躁或抑郁，胸胁胀闷不适，舌质淡，苔腻，脉弦；有时可伴食少纳呆、食后腹胀、神疲懒言、失眠等症，此为肝郁兼脾虚证；若只见两胁胀痛，烦躁易怒，舌质暗淡，舌苔白，脉弦，为肝气郁盛。治宜疏肝解郁，行气止痛。方选逍遥散加减。常用药物有柴胡、当归、白芍、白术、茯苓、生姜、薄荷、香附、炙甘草、瓜蒌、牡蛎、海藻。脾虚者加党参、山药。中成药可选用乳核散结片或舒肝颗粒口服。②冲任失调证：乳窍溢血色淡红，乳房肿块连绵隐痛，经前加重，经后减轻，月经周期紊乱，或见形寒肢冷，腰膝酸冷或酸软而痛，或五心烦热，月经量少色淡，甚者闭经，舌质淡红或舌红少津，舌苔薄或少，脉细数或濡。治宜调摄冲任，滋补肝肾。方选二仙汤加减。常用药物有仙茅、仙灵脾、肉苁蓉、巴戟天、青皮、熟地黄、当归、制香附、鹿角片、知母、黄柏、柴胡、炒白术。乳房胀痛明显者加延胡索、川楝子。中成药可选用乳康舒胶囊、乳宁胶囊。③肝火偏旺证：乳窍流血色鲜红或暗红，乳晕部可扪及肿块，压痛明显，伴性情急躁、乳房及两胁胀痛、胸闷嗳气、咽干口苦、失眠多梦，舌质红，苔薄

黄，脉弦。治宜疏肝解郁，清热凉血。方选丹栀逍遥散加减。常用药物有白术、柴胡、当归、茯苓、甘草、牡丹皮、山栀、芍药。血色鲜红加生地黄、小蓟；乳房胀痛加橘叶、川楝子、香附；肿块难消加山慈菇、土贝母、牡蛎。④脾不统血证：乳窍溢液色淡红或淡黄，乳晕部可扪及肿块，无压痛，伴多思善虑、面色少华、神疲倦怠、心悸少寐、纳食量少，舌质淡，苔薄白，脉细。治宜健脾养血。方选归脾汤加减。常用药物有白术、当归、茯苓、黄芪、龙眼肉、远志、木香、人参。心烦不寐加柏子仁、酸枣仁；食欲缺乏加橘叶、砂仁、神曲等。中成药可选用夏枯草口服液。

其他疗法　原则上以手术为主，对单发的导管内乳头状瘤可做病变导管单纯切除术，术前需准确定位，用指压确定溢液的导管口，插入钝头探针，可注射亚甲蓝，沿针头或亚甲蓝显色部位做放射状切口，切除此导管及周围的乳腺组织，对切除组织常规做病理检查。对年龄较大且导管上皮细胞高度增生或不典型增生者，可行单纯乳房切除术。若有恶变者，则按乳腺癌进行手术。

转归预后　一般预后较好，但仍有一定癌变概率。

预防调护　①患者应调整生活节奏，保持心情舒畅。②定期自我检查，如发现乳头溢液及时就诊。

(宋爱莉)

rǔyán

乳岩（breast cancer）　肝郁气滞，浊痰凝聚，发于乳房部位的恶性肿瘤性疾病。早期称为（乳）石痈，因其痈疽之至牢有根而硬如石。特点是乳房肿块，初期无痛无觉，按之质地坚硬，表面不

平，边界不清，推之不移，晚期溃烂或凸如泛莲，或凹如岩穴，直至死亡。多发生于35~50岁女性。宋·陈自明《妇人大全良方》对此病有比较准确的描述："若初起内结小核，或如鳖棋子，不赤不痛，积之岁月渐大，巉岩崩破如熟石榴，或内溃深洞……名曰乳岩。"明·陈实功《外科正宗》又有进一步认识："初如豆大，渐若棋子，半年一年，二载三载，不疼不痒，渐渐而大，始生疼痛，痛则不解，日后肿如堆栗，或如覆碗，紫色气秽，渐渐溃烂，深如岩穴，凸者若泛莲，疼痛连心，出血则臭，其时五脏俱衰，四大不救，名曰乳岩。"相当于西医学的乳腺癌。

病因病机 发病主要与禀赋体质、情志、饮食密切相关。先天禀赋不足，正气津血亏虚是乳岩发生的内因和根本，忧郁哀怨等失常的情志，可致气机升降出入失常，壅滞于胸胁乳房、经络痞塞、瘀浊难消，久而互结成岩，因此情志因素是此病发生发展的重要因素。恣食厚味辛辣、不洁之饮食，致使脾胃运化失司，以致痰浊凝结，积聚日久、痰凝成核亦可渐成乳岩。①正气不足、气血两虚：先天肝肾、冲任不足或后天脾胃失养，导致正气不足，引致客邪乘虚而入，乳络痞塞或即成岩。②情志内伤、气机紊乱、经络痞涩：郁怒伤肝，肝失疏泄，则胸胁脉络气机不利、瘀血内生；乳房属胃，脾胃互为表里，脾伤则运化无权而痰浊瘀浊内生，无形之气郁渐成有形痰瘀之邪，久而变岩。③厚味所酿、痰浊凝滞：久嗜厚味炙煿则湿热蕴结脾胃，化生痰浊，随气流窜，结于乳中，阻塞经络，气血不行，日久成岩。

诊断要点 多发生于35~50岁女性，尤以未婚或婚后未生育者多见。初起：乳房内有一肿块，多见于外上方，质地坚硬，表面高低不平，逐渐长大。中期：肿块形如堆栗或覆碗，与周围组织粘连，推之不动，皮肤呈橘皮样变，乳头内缩或抬高。若皮色紫褐，上布血丝，提示即将溃破。后期：溃后岩肿愈坚，疮口边缘不齐，有的中间凹陷很深，形如岩穴；有的高凸，状如翻花，常流臭秽血水；患侧上肢肿胀；可在患侧腋下、锁骨上下凹处触到质地坚硬的肿块；癌肿转移至内脏或骨骼。辅助检查：X线检查主要表现为肿块局限致密浸润，呈毛刺状和恶性钙化；超声检查可见实质性占位病变，形状不规则，边缘不齐，光点不均匀，内部及周边可见血流信号；病理学检查可确诊。

鉴别诊断 ①乳癖：好发于30~45岁女性。月经前乳房疼痛、胀大明显，有多个大小不等的结节状或片块状肿块，边界不清，质地柔韧，肿块和皮肤不粘连，常见双侧乳房发病。②乳核：多见于20~25岁女性，乳房肿块形如丸卵，质地坚实，表面光滑，边界清楚，活动度好，病程进展缓慢。

治疗 早期诊断是治疗关键。原则上以手术治疗为主，中医治疗多用于晚期患者，特别对术后患者有良好的调治作用，对放、化疗有减毒增效作用；疏肝理气，健脾补肾，调理冲任，清热散结为其主要原则。

内治 ①肝郁痰凝证：情志抑郁，或性情急躁，胸闷胁胀，或伴经前乳房作胀，或少腹作胀，乳房部肿块皮色不变，质硬而边界不清，舌苔薄，脉弦。治宜疏肝解郁，化痰散结。方选神效瓜蒌散合开郁散加减。常用药物有瓜蒌、当归、没药、乳香、白芍、柴胡、全蝎、白术、茯苓、白花蛇舌草、香附、甘草。中成药可选用平消片。②冲任失调证：经事紊乱，素有经前期乳房胀痛，或婚后未育，或有多次流产史，乳房结块坚硬，或术后患者伴对侧乳房多枚片块，舌质淡，苔薄，脉弦细。治宜调摄冲任，理气散结。方选二仙汤合开郁散加减。常用药物有仙茅、仙灵脾、巴戟天、黄柏、知母、白芍、白芥子、柴胡、全蝎、白术、白花蛇舌草、茯苓、郁金、炙甘草。中成药可选用川黄口服液。③正虚毒炽证：乳房肿块扩大，溃后愈坚，渗流血水，不痛或剧痛，精神萎靡，面色晦暗或苍白，纳食量少，心悸失眠，舌质紫或有瘀斑，苔黄，脉弱无力。治宜调补气血，清热解毒。方选八珍汤加减。常用药物有人参、当归、川芎、白芍、熟地黄、白术、茯苓、白花蛇舌草、半枝莲、蜂房、炙甘草。中成药可选用威麦宁胶囊。④脾胃虚弱证：见于手术或放化疗后，神疲肢软，食欲缺乏，恶心欲呕，肢肿倦怠，舌质淡，苔薄白或腻，脉细。治宜健脾和胃。方选参苓白术散加减。常用药物有人参、茯苓、白术、山药、莲子肉、薏苡仁、白扁豆、砂仁、炙甘草。中成药可选用参苓白术丸。⑤气血两亏证：多见于晚期或手术、放化疗后。患者形体消瘦，面色萎黄或㿠白，头晕目眩，神倦乏力，少气懒言，术后切口皮瓣坏死糜烂，日久不愈，舌质淡，苔薄白，脉沉细。治宜补益气血，养心安神。方选香贝养荣汤加减。常用药物有人参、熟地黄、白术、茯苓、陈皮、川芎、当归、贝母、香附、桔梗、甘草。中成药可选用参芪扶正颗粒。

外治 适用于有手术禁忌证或已远处广泛转移不适宜手术者，初起用阿魏消痞膏外贴，溃后用海浮散或冰狮散、红油膏外敷，坏死组织脱落后改用生肌玉红膏、生肌散外敷。

其他疗法 ①化疗和放疗：手术仍是首选治疗方法，目前手术范围渐趋缩小，配合化疗、放疗，或采用新辅助化疗、放疗。②内分泌治疗：适用于雌激素受体、孕激素受体阳性患者，一般需5年。绝经前用激素受体拮抗剂，绝经后用芳香化酶抑制剂。③靶向治疗：适用于癌基因表皮生长因子受体2阳性患者，如曲妥珠单抗（赫赛汀）等。④免疫治疗及中药提取剂治疗等。

转归预后 少部分可完全治愈；大部分临床治愈后复发，一旦复发预后欠佳。

预防调护 ①最初2年每3~6个月体检1次，其后3年每半年1次，5年后每年1次。②乳腺超声检查半年1次；乳腺钼靶X线摄片检查每年1次；X线胸片检查每年1次；腹部超声检查半年1次，3年后改为每年1次；存在腋淋巴结转移4个以上等高危因素的患者，行骨扫描检查，每年1次，5年后可改为2年1次；血常规、血液生化、乳腺癌标志物检测半年1次，3年后每年1次；应用他莫昔芬（三苯氧胺）的患者每年进行1次盆腔检查。③畅情志、调饮食、规律运动，如打太极、练瑜伽等。

（宋爱莉）

rǔgān

乳疳（mammary necrosis） 湿热侵袭，乳头生疮，经久不愈，甚至腐去半截，状如莲蓬的恶性肿瘤性疾病。出自于明·申斗垣《外科启玄》。特点为乳晕部生疮肿，糜烂结痂，经年不愈，甚或腐去半截乳头，状如莲蓬，痛楚难忍。相当于西医学的乳头乳晕湿疹样癌。

病因病机 肝郁化火，湿热蕴结所致。

诊断要点 好发于40~60岁女性。乳头和乳晕部皮肤发红、糜烂、潮湿、奇痒或灼痛，有时上覆黄褐色痂皮，病变皮肤变硬，与周围组织分界清楚。病程进展缓慢，病变向深部发展时，乳晕下方可触及肿块，乳头内陷或腐去半截乳头，状如莲蓬，痛楚难忍。晚期病变延及乳房四周皮肤，腋窝可触及肿块，形体消瘦。乳头溢液涂片检查、活体组织检查有助于诊断。

鉴别诊断 乳头乳晕部湿疹：乳头、乳晕部出现群集的丘疹、疱疹、水疱，基底潮红，可有渗液糜烂，瘙痒不适，多双乳同时发生，病久皮肤肥厚，色素沉着，有抓痕等表现。

治疗 应尽早手术治疗，并配合中医辨证论治。

内治 ①肝经湿热证：乳头乳晕皮肤发红、糜烂、潮湿、发硬，与周围组织分界清楚，有时覆黄褐色痂皮，奇痒或灼痛，舌红苔黄腻，脉弦数。治宜清热化湿解毒。方选柴胡清肝汤加减。②气血两虚证：病程日久，乳头腐溃，状如莲蓬，基底坚硬，疼痛难忍，面色少华，四肢倦怠，体羸消瘦，精神萎靡，舌淡少苔，脉细无力。治宜补气生血。方选八珍汤或十全大补汤加减。

其他疗法 ①手术治疗：手术切除范围应以乳腺内能否摸到肿块而定。病变局限在乳头而乳腺内无肿块、腋淋巴结不大，可行全乳切除术；如果腋淋巴结肿大，疑有癌转移，应行改良根治术；如果乳腺内有肿块应行根治术或扩大根治术。②放射治疗：患者因各种原因不能耐受手术时，可采用X线放射治疗，但疗效较差。乳头乳晕湿疹样癌可能源于大汗腺，故应采用较深的X线照射治疗（组织半价层8~10mm）。

转归预后 常多年不愈，但一般不在他处出现新皮损，邻近淋巴结可肿大。

预防调护 ①患者应调整生活节奏，保持心情舒畅。②强调均衡营养，注重扶正补虚。③重视定期检查。

（宋爱莉）

quērǔ

缺乳（oligogalactia） 产后哺乳期内，产妇乳汁甚少或无乳可下的疾病。又称产后乳汁不行。早在隋·巢元方《诸病源候论》中即列有"产后乳无汁候"。特点为产妇在哺乳期内，乳汁甚少，不足以喂养婴儿，或全无乳汁；亦有原本泌乳正常，情志过度刺激后突然缺乳者。此病见于新产之后，多发生在产后第3~15天，也可在哺乳期中出现。对母婴的身心健康造成直接影响，不利于优生优育。相当于西医学的产后乳汁缺少症。

病因病机 乳汁为血之所化，赖气运行，明·张景岳《景岳全书》云："妇人乳汁，乃冲任气血所化，故下则为经，上则为乳。"清·傅山《傅青主女科》有云："夫乳乃气血之所化而成也，无血故不能生乳汁，无气亦不能生乳汁。"而气血来源于水谷精微，若脾胃虚弱，气血生化之源不足，或分娩时失血过多，以致气血亏虚，不能化为乳汁，因而乳汁缺乏，甚或无乳。素多抑郁，或产后情志不遂，肝失调达，气机不畅，乳脉不通，乳汁运行不畅，或"肥人气虚"，无力行乳，遂致缺乳，《景岳全书》曰："肥胖妇人痰气壅盛，乳滞不来。"此外，尚有精神紧张、劳逸失常或哺乳方法不当等，均可影响乳汁分泌。

诊断要点 产妇精神欠佳，产前两三周已呈现营养不良，少数孕妇有慢性肠炎病史。常有乳腺发育不良，乳房柔软，无胀痛感。乳汁分泌不畅者，常表现为乳房胀、硬、痛伴发热等。易疲倦，常年饮食、起居不正常，缺乏母乳喂养信心。根据产后乳汁不足，或点滴皆无，不能满足哺乳的需要，可诊断。

鉴别诊断 乳痈缺乳：初起乳房红肿热痛，恶寒发热，继之化脓成痈。

治疗 治则为大补气血，佐以疏肝解郁，通络下乳。

内治 ①气血虚弱证：产后乳汁甚少或全无，乳汁稀薄，乳房柔软无胀感，面色少华，倦怠乏力，舌淡，苔薄白，脉细弱。治宜补气养血，佐以通乳。方选通乳丹（《傅青主女科》）。常用药物有人参、黄芪、当归、麦冬、木通、桔梗、猪蹄。气虚为主者，重用黄芪，加肉桂、升麻以补气升阳，鼓舞气血；血虚为主者，加熟地黄、制何首乌、阿胶（烊化）以补血荣脉；乳汁清稀如水，漏乳特甚，伴四肢清冷，脉沉微者，加干姜（炒黄）、熟附子、淮山药、砂仁（后下）以补益脾肾通乳；食少便溏，脘胀，脾胃运化不足者，加炒白术、砂仁（后下）、陈皮以滋化源。②肝郁气滞证：产后乳汁分泌少，甚或全无，乳房胀硬、疼痛、乳汁稠，伴胸胁胀满、情志抑郁、食欲缺乏，舌质正常，苔薄黄，脉弦或弦滑。治宜疏肝解郁，通络下乳。方选

下乳涌泉散（《清太医院配方》）。常用药物有当归、白芍、川芎、生地黄、柴胡、青皮、天花粉、漏芦、通草、桔梗、白芷、穿山甲、王不留行、甘草。乳房胀痛甚者，酌加橘络、丝瓜络、香附以增理气通络之效；乳房胀硬热痛，触之有块者，加蒲公英、夏枯草、赤芍以清热散结。③瘀血阻滞证：产后乳汁不行，乳房硬痛拒按或乳房柔软，少腹疼痛拒按，恶露不行或恶露不绝而量少，色紫暗而有块，面色青白，舌质暗紫，或舌边有瘀斑，脉沉紧或弦涩。治宜活血祛瘀通乳。方选加味生化汤（《傅青主女科》）。常用药物有当归、川芎、桃仁、炮干姜、红花、泽兰、益母草、瞿麦、炙甘草。胸胁胀闷者，加柴胡、青皮以增强行气之功；少腹疼痛消失而泌乳仍不增加者，加党参、黄芪、升麻以升补通乳。④痰浊阻滞证：乳汁甚少或无乳可下，乳房硕大或下垂不胀满，乳汁不稠，形体肥胖，胸闷痰多，纳少便溏，或食多乳少，舌淡胖，苔腻，脉沉细。方选苍附导痰丸（《叶天士女科诊治秘方》）合漏芦散。常用药物有茯苓、法半夏、陈皮、甘草、苍术、香附、胆南星、枳壳、生姜、神曲、漏芦、蛇蜕、瓜蒌。气虚明显者，加黄芪、党参、白术；口淡纳呆，脘腹胀闷，小便清长，大便稀溏者，加桂枝、干姜以温阳散寒；若见乳汁行而渐少，乳汁稠黄，乳房胀痛，胸脘痞闷，为痰浊化热，上方去苍术、香附、白芥子，加全瓜蒌、漏芦、天花粉、浙贝母以清热宽胸，化痰通乳。

外治 ①橘叶、葱白适量，煎汤熏洗双乳，每日1次。洗后用手掌来回轻揉乳房。②双柏散

（黄柏、侧柏叶、大黄、薄荷、泽兰）水蜜调敷双乳，每日1~2次。③乳房结块胀痛者，用仙人掌（剪去刺）切薄片贴敷局部，或生马铃薯捣烂成糊状外敷患处，干则调换，不可中断，1~2日可消肿痛；或局部用金黄膏外敷，每日1次；或局部用蒲公英捣烂外敷，每日2次。

其他疗法 ①针灸：主穴选膻中、乳根；实证配穴加少泽、太冲、后溪，虚证配穴加足三里、脾俞。每次选3~4个穴位，实证用泻法，或于少泽穴点刺放血；虚证用补法，或加灸法；虚实夹杂用平补泻针刺法。得气后留针30分钟。每10分钟行针1次，或加电针。每日1次，一般3~5次为1个疗程。②穴位注射：主穴选膻中、乳根，配穴选肝俞、脾俞、液门、期门、足三里、三阴交，药物可采用当归注射液、复方丹参注射液或胎盘组织液。每次选用主穴及1~3个配穴，上述注射液各选1种（亦可将当归注射液和复方丹参注射液混合使用），将注射针刺入穴位得气后，每穴各注入1ml药液。每日1次，一般3~5次为1个疗程。③耳穴贴压：取胸、乳、内分泌、交感、神门、皮质下、脑、肝、脾、胃等穴，材料可采用王不留行、磁珠等。上述耳穴辨证伍用，每次双侧各选取3~5个穴位，用王不留行或磁珠贴压，于哺乳前30分钟按压1次。每日按压5~6次。④耳针：取穴同耳穴贴压，宜选用26~28号、0.5~1寸毫针。上述耳穴辨证伍用，每次双侧各选取3~5个穴位，常规消毒，针刺得气后，施先泻后补手法，每隔10分钟行针1次，留针30分钟，出针后用酒精棉球按压针孔。每日治疗1次。⑤鸡血藤、红枣、

桑寄生煎水代茶。⑥猪蹄、通草同炖，去通草，食猪蹄饮汤。⑦生黄芪、当归炖猪蹄。

转归预后 此病若能及时治疗，脾胃功能、气血津液恢复如常，则乳汁可下；若身体虚弱，虽经治疗，乳汁无明显增加，或先天乳腺发育不良，即"本生无乳者"，则预后较差；若乳汁壅滞，经治疗乳汁仍然排出不畅，可转化为乳痈。

预防调护 ①孕期做好乳头护理，防止乳头皲裂造成哺乳困难。产检时若发现乳头凹陷，要嘱孕妇经常将乳头向外拉。②纠正孕期贫血，预防产后大出血。③提倡产科病房母婴同室，早期哺乳、定时哺乳，促进乳汁分泌。④加强产后营养，尤其是富含蛋白质食物和新鲜蔬果。⑤保持情绪乐观，心情舒畅。适当锻炼，维护气血和调。⑥注意恶露情况，恶露过多或淋漓日久会影响乳汁化生，故治疗缺乳的同时要治疗恶露。

(宋爱莉)

xiārǔ
瞎乳（crater nipple）

发生乳头内陷的疾病。西医学认为先天性真性乳头内陷是乳头及乳晕平滑肌发育不良致乳头缺乏组织撑托，不能突出之故；后天性乳头内陷多为乳头受乳腺内病理组织牵拉，造成乳头不能突出而形成。

病因病机 与肝脾胃有关。乳头为足厥阴肝经所属，乳房为足阳明胃经所司。乳房发育正常与否，全赖肝气之疏泄调达，脾胃之化生滋养，气血充沛，乳房丰腴；气机调畅，泌乳有度。乳头不出者，无非肝气不疏而郁滞，脾气不升而下陷。

诊断要点 一侧或两侧乳头退缩到乳房皮肤下。如有导管周围乳腺炎，患者乳晕周围可有红斑或疼痛，乳晕下有肿块。如为乳腺癌引发，患者乳腺可有橘皮、铠甲样表现。

治疗 内治与外治相结合，手术矫正可损坏乳头部大导管，影响哺乳功能。

内治 治当补中升陷、疏解肝郁，乳头自当而出矣。处方以升陷汤加减治之。方中黄芪补中升陷，杭白芍、淮山药、炙甘草健脾益气，当归、川芎补血养肝，鹿角霜温补而通乳，柴胡疏肝而升阳。诸药之升发，与肝脾升发之性同气相求，桔梗载药上行，而上达胸中以求收效。后乳头忽陷忽起，功不健稳，盖肾为身之本，故应用温养肝肾之法以稳固其效。

其他疗法 可于妊娠期防治，如坚持患侧乳头按摩、牵引，使凹陷乳头挤出；亦可采用水煮竹管拔吸患侧乳头之方法等，凹陷之乳头可逐渐外突。先天性乳头内陷以手术矫正为首选，后天性内陷者应辨清良恶性。

预防调护 ①凡母亲等直系亲属中的女性有乳头内陷者，应作为重点预防对象：女婴出生后，母亲可轻轻将小乳头向外提拉，每日1~2次。注意动作一定要轻柔，最好请有经验者操作。这样，可以看到婴儿乳头呈绿豆状或小圆片状高出皮肤，将来发生乳头内陷的机会就大大减少。②贴身内衣应为棉制品，并经常换洗、日光照射。乳头如有发红、裂口的迹象时，内衣应进行蒸煮消毒，少女使用乳罩不可过早。③内衣、乳罩适当，不可过紧，乳房丰满的少女更应注意乳房部衣着宽松。少女有俯卧习惯要及时纠正，防止乳头遭受挤压，加重乳头内陷。

(宋爱莉)

rǔxuán
乳悬（mastoptosis）

产后乳房过度下垂，甚至悬挂于腹部的疾病。又称乳卸。产妇盛怒之下偶有罹患，临床已很少见。此病最早见于宋·窦汉卿《疮疡经验全书》："一妇产后，两乳忽然细小，下垂过小腹，痛甚，名乳悬，用芎归各一斛，内用半斛，水煎服，余用烧烟，熏鼻口，二料乃效。"明·李梴《医学入门》指出此病是一种"危症"。清代列为"怪症"。类似于西医学的产后乳房松弛。

病因病机 根据古代文献记载，此病的发生有产后瘀血上攻、胃虚血燥、肝经风热外泄等原因，与肝胃两经关系最为密切。产后气血两虚，又因暴怒，肝火外泄，气散不收，肝筋弛张则乳房过伸；肝木克土，胃虚血燥，乳房失于摄养，则乳房松弛而下垂。

诊断要点 妇人产后两侧乳房松弛下垂，甚至下垂至腹部，可伴乳房疼痛以及全身虚弱征象。有的在过度劳损或暴怒时发生。

鉴别诊断 乳房畸形肥大：发育不良引起的一侧或双侧乳房肥大，生育前已有。

治疗 以中医辨证论治为主，配合休息和适当运动，必要时手术塑形。

内治 ①肝经风热证：治宜疏肝理气，疏风清热。方选小柴胡汤加羌活、防风，或用丹栀逍遥散加减。常用药物有柴胡、半夏、党参、羌活、防风、牡丹皮、栀子、茯苓、芍药、白术、当归等。②胃虚风燥证：治宜滋阴清热，养血祛风。方选解悬汤加减。常用药物有党参、当归、荆芥、益母草、麦冬、防风等。劳累后复发者，可加炙黄芪、焦白术、升麻；月经后复发者，可加菟丝

子、补骨脂。

外治　①当归、川芎入炉火内烧之，令患妇伏于桌上，以鼻吸烟，1~2料效。②羌活、防风、白蔹火烧烟熏之。③蓖麻子、麝香同研烂，涂百会穴。乳悬回缩，即可洗去。④轻者戴乳罩以固定双乳，若太长影响劳动，则应手术切除。

转归预后　此病治疗得当，预后较好，但每因体虚而复发。

预防调护　①产后保持心情舒畅，减少郁怒动气。②适当运动，增强体质。

（夏仲元）

rǔqì

乳泣（spontaneous lactorrhea）

非妊娠期、非哺乳期有乳白色液体自乳头溢出的疾病。又称漏乳。古代多指妊娠未产时有乳汁自出，如明·武之望《济阴纲目》说："未产前，乳汁自出者，谓之乳泣。"清·顾世澄《疡医大全流不禁门主论》对其鉴别诊断和病因进行了描述："其有乳汁自出者，若胃气虚而不能敛摄津液者，宜补胃气以敛之；若气血大虚，气不卫外，血不荣里，而为妄泄者，宜调补荣卫以止之；若未产而乳自出者，谓之乳泣，生子多不育；若产妇劳役，乳汁涌下，此阳气虚而厥也，独参汤主之。"相当于西医学的非血性乳头溢液。

病因病机　多与劳倦内伤、情志失调及多产房劳而致脾失固摄、肝失疏泄、肾失封藏有关。

诊断要点　非哺乳期一侧或两侧乳头单孔或多孔溢液，自行溢出，或挤压乳房后溢出，呈乳白色，或色质稀薄，乳房松软无结块，亦无压痛。部分患者可伴有月经稀发，甚至长期闭经。

鉴别诊断　①乳汁自流：产后乳汁未经婴儿吸吮而自行流出，甚至终日不断，因此也称"乳汁自出"。②乳岩：乳房结块质地坚硬，高低不平，乳头可溢血性液体，而非乳白色液体。③乳衄：乳窍溢出血性液体，乳晕部摸及可活动的、质软无痛肿块。④粉刺性乳痈：多有乳头内陷畸形，乳头中有粉渣样物排出，乳晕或乳房有肿块，伴红肿疼痛，可化脓溃破。

治疗　应明辨虚实寒热，分证施治，同时配合固涩收敛回乳之品。

内治　①气血两虚证：乳头溢液色清稀而量多，面色少华，神疲乏力，食少纳呆，或头晕、心悸、畏寒，月经量少色淡，脉细弱，舌淡。治宜气血双补，佐以固摄。方选八珍汤加减。常用药物有党参、黄芪、当归、芍药、川芎、熟地黄、白术、茯苓、炙甘草、桂枝、五味子、芡实、牡蛎、枣仁等。②肝经郁热证：乳房胀痛，加重时伴乳头溢液，甚则自流不止，心烦不寐，急躁易怒，或精神抑郁，烦怨欲哭。治宜舒肝解郁，佐以清热。方选丹栀逍遥散加减。常用药物有牡丹皮、山栀、柴胡、郁金、当归、赤芍、夏枯草、蒲公英、五味子、牡蛎、生甘草等。闭经者，加当归、益母草等；烦躁易怒者，加黄芩、钩藤；便秘溲赤者，加制大黄、车前子。③阳气虚弱证：乳头溢液滴沥不止，质稀色清，面色不泽，形寒怕冷，舌淡苔薄白，脉虚细无力。治宜峻补阳气，固阳摄阴。方选真武汤加减。常用药物有党参、白术、茯苓、黄芪、龙骨、牡蛎、陈皮、半夏、炮姜、肉桂、五味子、香附、大枣、甘草等。

其他疗法　①手术疗法：有垂体肿瘤、卵巢肿瘤、肾上腺瘤等肿物者，宜手术切除。②验方：五味子为粉，食后开水送服，每日3次。③针灸经验方：用1寸毫针刺双侧足临泣穴，留针30分钟。每周2次，连续5周。

转归预后　因导致乳泣的疾病和原因不同而异，但一般预后较好。

预防调护　①调节情志，乐观开朗，忌忧思郁怒。②产前、产后均宜合理安排饮食，注意调养，增强体质。③避免因乳汁浸渍皮肤而发生湿疹或炎症等。④药物引起者应及时停药。

（夏仲元）

rǔtòng

乳痛（breast pain）

单纯乳房疼痛不伴有结节的疾病。多见于中年女性。病名首见于明·汪机《外科理例》。明·王肯堂《证治准绳》谓："妇人内热，胁胀，两乳不时作痛，口内不时辛辣，若卧而急起，则脐下牵痛，此带脉为患。"相当于西医学的乳房疼痛。

病因病机　多为情志失调，肝郁气滞，乳络不通所致；亦有冲任不调，经脉失养所致者。

诊断要点　根据乳痛发作和月经周期的关系，可以分为周期性乳痛和非周期性乳痛。周期性乳痛通常表现为双侧乳房弥漫性酸痛或沉重感，可放射至腋下或上臂，也可仅累及单侧乳房，症状多在月经前加重，随月经来潮而有不同程度的缓解；非周期性乳痛症见双侧或单侧乳房持续或间歇性疼痛，症状时轻时重，疼痛与月经周期无关，绝经前后均可见。

鉴别诊断　①乳癖：乳房不同程度的胀痛、刺痛或隐痛，一侧或两侧乳房出现单个或多个大小不等、形态多样的肿块，肿块边界不甚清楚，活动，有触痛，可随情绪及月经周期变化而消长。②乳痛：常发生于哺乳期妇女，尤以初产妇多见，乳房局部肿胀疼痛，结块或有或无，皮肤发红，可成脓破溃，常伴有发热等症状。

治疗　治以舒肝解郁，调理冲任，疏通经络为主。

内治　①肝郁气滞证：乳房胀痛，经前疼痛明显，行经后症状好转或消失，性情急躁或抑郁，伴胸胁胀闷不适、纳差，舌淡苔白，脉弦。治宜疏肝解郁，行气止痛。方选逍遥散加减。常用药物有柴胡、当归、白芍、茯苓、白术、香附、瓜蒌、牡蛎等。若两胁胀痛，口苦，苔黄，脉弦数，加牡丹皮、栀子；若月经有血块，行经腹痛，加桃仁。中成药可选用逍遥丸。②冲任失调证：乳房绵绵隐痛，疼痛不明显，经前加重，经后减轻，或围绝经期疼痛明显，或见形寒肢冷，腰膝酸软，或五心烦热，月经量少色淡，甚至闭经，舌质淡红，苔薄，脉细数或濡。治宜补益肝肾，调理冲任。方选二仙汤加减。常用药物有柴胡、白术、仙茅、仙灵脾、肉苁蓉、当归、香附、知母、白芍、丹参等。

外治　阳和解凝膏掺黑退消或桂麝散敷贴，或用大黄粉醋调外敷，药物过敏者忌用。

其他疗法　针灸疗法：常用穴位有乳根、膻中、肝俞、足三里、太冲、关元、三阴交、血海等。还可采用头针、耳针治疗。

转归预后　大多预后良好。

预防调护　①戴合适的乳罩以支持乳房。②保持心情舒畅，避免情志过极。③多食含碘食物，少食肥甘厚腻及辛辣之品。④适当运动，有助于增强体质和放松心情。

（夏仲元）

rǔpéng

乳膨（breast swelling）　妇女产后乳汁瘀积导致两乳膨胀作痛的疾病。见清·张璐《张氏医通》："初产因子不育，蒸乳而发寒热作痛者，俗名乳膨，用断乳法。"类似西医学的乳汁郁积。多为产后未哺乳或哺乳不当，乳汁郁积引起，表现为乳房肿胀疼痛，可伴局部发热等。治疗宜用炒麦芽水煎频饮回乳。外治可用芒硝外敷。也可口服溴隐亭等西药回乳。若不及时处理，乳汁内结可发展成乳痈。

（夏仲元）

rǔlì

乳疬（gynecomastia）　肝肾不足，气滞痰凝导致乳房异常发育的疾病。特点是乳晕中央有扁圆形肿块，质地中等，有轻压痛。西医学的性早熟、男性乳房发育症等可参照此病论治。

病因病机　男子由于肾气不充，肝失所养；女子因冲任失调，气滞痰凝所致。中老年男性发病多因年高肾亏，或房劳伤肾，虚火自炎，或情志不畅，气郁化火，灼津炼液成痰，导致痰火互结而成。西医学认为此病与性激素代谢有关。

诊断要点　好发于50～70岁中老年男性及男女儿童。乳房稍大或肥大，乳晕下有扁圆形肿块，一般发生于一侧，也可见于双侧，质地中等或稍硬，边缘清楚，活动良好，局部有轻度压痛或胀痛感。少数患者乳头有白色乳汁样分泌物，部分男性患者伴有女性化征象，如发音较高、面部无须、臀部宽阔、阴毛按女性分布等特征。老年人或有睾丸萎缩、前列腺肿瘤或肝硬化等。有些患者有长期使用雌激素类药物史。部分患者肿块可自行消失。辅助检查：针对可能病因进行肝功能、性激素等检测，卵巢、睾丸、前列腺等B超检查，骨龄判别等。

鉴别诊断　男性乳岩：乳晕下有质硬无痛性肿块，迅速增大，与皮肤及周围组织粘连固定，乳头内缩或破溃，乳头溢液呈血性者可伴有腋淋巴结肿大质硬。必要时可做活体组织检查以确诊。

治疗　服用某些药物而致乳房肥大者，停药后症状即逐渐消退。疼痛或有其他兼症者，应辨证治疗；乳房明显肥大影响外貌者，可考虑手术治疗。

内治　①肝气郁结证：性情急躁，遇事易怒，乳房肿块疼痛，触痛明显，胸胁牵痛，舌红，苔白，脉弦。治宜疏肝散结。方选逍遥蒌贝散加减。常用药物有柴胡、当归、白芍、茯苓、白术、瓜蒌、贝母、半夏、南星、生牡蛎、山慈菇。中成药可选用逍遥散。②肾气亏虚证：多见于中老年。轻者多无全身症状。重者，偏于肾阳虚，面色淡白，腰腿酸软，容易倦怠，舌淡，苔白，脉沉弱；偏于肾阴虚，头目眩晕，五心烦热，眠少梦多，舌红，苔少，脉弦细。治宜补益肾气。偏于肾阳虚者，方选右归丸加小金丹；偏于肾阴虚者，方选左归丸加小金丹。常用药物有熟地黄、山药、山茱萸、枸杞子、杜仲、菟丝子、制附子、肉桂、当归、鹿角胶、怀牛膝、龟甲胶、白胶香、草乌头、五灵脂、地龙、马钱子、乳香、没药、麝香、墨炭。中成药可选用左归丸、右归丸。

外治　用阳和解凝膏掺黑退消或桂麝散敷贴。

其他疗法　男性患者乳房明显肥大影响外貌者，可考虑手术治疗。女性患者进行活体组织检查应十分慎重。

转归预后 不同原因引起的乳疬预后差别较大。

预防调护 ①保持乐观开朗，心情愉悦，避免恼怒忧思。②节制房事，平时应忌烟酒及辛辣刺激食物。③避免服用对肝脏有损害的药物。有肝病者适当进行保肝治疗有助于此病康复。

（裴晓华）

chūshēng rǔhé

初生乳核（neonatal mammary nodule） 初生儿出现的乳房肿大及泌乳的现象。最早记载于《儿科萃精》："婴儿初生，两乳必有核子，历久不散，则肿硬成毒，啼哭不已，须常常将两乳揉去乳汁，其核自消。"为禀受母体冲任之气上溢于乳房所致。西医学认为胎儿在母亲体内受到母亲血液中高浓度的催乳素等激素的影响，出生以后，母体激素会在新生儿体内存留一段时间，导致新生儿出现乳房肿大，甚至可分泌乳汁。相当于西医学的新生儿乳房肿大和泌乳，是一种生理现象。

此现象可见于男女婴儿，以乳房肿大及泌乳为主要表现，需与乳疬鉴别。乳疬表现为男女儿童乳房稍大或肥大，乳晕下有扁圆形肿块，一般发生于一侧，也可见于双侧，质地中等或稍硬，边缘清楚，活动良好，局部有轻度压痛或胀痛感。

出现此现象后，无需治疗，切忌挤压以免感染，1～2周即可自行消退，亦有3个月才消退者。如果乳房肿大、泌乳的同时伴有乳房处皮肤发红、肿胀，触之婴儿即哭闹，应考虑乳腺炎，需及时就诊。

（宋爱莉）

yǐng

瘿（goiter） 在致病因素的作用下，脏腑经络功能失调，气滞、血瘀、痰凝结于甲状腺或颈部血管形成的疾病。又称瘿病。汉·许慎《说文解字》称"瘿，颈瘤也，从病婴音"，指出瘿为颈部疾病。特点是发于颈部，或为漫肿，或为结块，无痛或疼痛，多数皮色不变，肿物大多可随吞咽动作上下移动。在古代文献中按脏腑归属有五瘿之分，如宋·陈无择《三因极一病证方论》中载："坚硬不可移者曰石瘿，皮色不变者曰肉瘿，筋脉露结者曰筋瘿，赤脉交结者曰血瘿，随喜怒消长者曰气瘿。"瘿还有其他分类及名称，如瘿气、瘿痈等。临床常见的有气瘿、肉瘿、石瘿及瘿痈四种。相当于西医学的甲状腺疾病和颈部血管疾病。包括单纯性甲状腺肿、甲状腺腺瘤、甲状腺囊肿、甲状腺癌、甲状腺炎以及甲状腺功能亢进以及甲状腺功能减退等。

病因病机 体质因素、水土失宜、外感六淫、情志郁结等导致脏腑功能失调，气滞、血瘀、痰凝结于颈部，逐渐形成瘿病。明·陈实功《外科正宗》："夫人生瘿瘤之症，非阴阳正气结肿，乃五脏瘀血、浊气、痰滞而成。"①肝郁气滞：情志不畅，肝失疏泄，气机升降失常，则成气滞。气郁日久，积聚成形，或与外来或内生致病因素合邪为病，即可导致瘿病的发生，如气瘿。②瘀血阻滞：气为血之帅，气行则血行，气滞则血凝。气滞日久必致血瘀，加之病久入络，形成瘿结肿块，如石瘿。③脾虚痰凝：肝气郁滞，横逆犯脾，脾失健运，痰湿内生，或外邪所侵，体质虚弱等，多能使气机阻滞，津液积聚为痰，痰凝成核，如肉瘿。④外感六淫：风温风火上扰，客于颈部经络，积热上壅，热毒灼津为痰，痰火凝聚，搏结而成，如瘿痈。⑤冲任失调：先天禀赋不足和后天劳损，经孕胎产损伤肝肾，冲任失调，肝木失养，肾气不足，可结喉肿大，伴生长发育迟缓，健忘失眠，精神不振，月经不调等一系列症状。⑥气阴两虚：肝郁化火，耗气伤阴以及思虑过度，耗伤阴血等，导致气阴两虚。

诊断要点 女性发病多于男性，不同年龄均可发病。颈前结喉处漫肿或结块，大多随吞咽上下移动，质地或软或硬，一般皮色如常，可有颈部憋闷。肿块压迫明显时可出现声音嘶哑、吞咽不利、呼吸困难，可伴有其他全身不适。根据瘿的不同表现进一步分辨，明确其具体病症。

鉴别诊断 ①瘰疬：患病部位在颈部两侧，肿块大小、数目不等，常数个融合成串，质硬不痛，破溃后有败絮样分泌物。②石疽：表现为颈部及腋下等处多发肿块，其质地硬、不痛，且逐渐增大。

治疗 分为药物治疗和手术治疗。对于瘿痈、早期的气瘿、肉瘿及晚期石瘿不适合手术者，宜运用药物疗法，以辨证论治结合辨病论治。药物治疗历代医家多采用含碘丰富的植物类药，如海藻、昆布、黄药子等，因现代缺碘引起的瘿病减少，这类药物运用相应减少。石瘿以及其他瘿有压迫症状时需要手术。

内治 ①肝郁气滞证：结块漫肿软绵或坚硬如石，发病与精神因素有关，或见急躁易怒，胸闷，善太息，苔薄白，脉弦滑。治宜理气解郁。方选逍遥散加减。常用药物有柴胡、川楝子、延胡索、香附、青皮、陈皮、木香、八月札、砂仁、枳壳、郁金等。

②瘀血阻滞证：肿块色紫坚硬，表面凸凹不平，推之不移，痛有定处，肌肤甲错，舌紫暗，有瘀点瘀斑，脉涩或沉细。治宜活血化瘀。方选桃红四物汤加减。常用药物有桃仁、红花、赤芍、丹参、三棱、莪术、泽兰、乳香、没药、土鳖虫、血竭等。③痰瘀互结证：肿块按之坚实或有囊性感，患处不红不热，咽喉如有梅核堵塞，胸膈痞闷，女性患者常见月经不调，苔薄腻，脉滑。治宜化痰软坚。方选海藻玉壶汤加减。常用药物有海藻、昆布、夏枯草、海蛤壳、海浮石、生牡蛎、半夏、贝母、黄药子、山慈菇、白芥子等。④痰火郁结证：颈部肿胀疼痛，伴有发热、舌红、苔黄、脉弦数。治宜清热化痰。方选柴胡清肝汤加减。常用药物有柴胡、夏枯草、栀子、象贝母、青皮、黄芩、海蛤粉、瓜蒌仁、天花粉、连翘等。⑤冲任失调证：气瘿漫肿，面色无华，腰酸肢冷，月经量少色淡，甚或闭经，舌淡，苔白，脉沉细迟缓。治宜调摄冲任，温补肾阳，软坚散结。方选右归饮加减。常用药物有熟地黄、仙茅、淫羊藿、杜仲、枸杞、山萸肉、菟丝子、肉桂、附子、夏枯草、半夏、白芥子、莪术、当归等。⑥气阴两虚证：结喉肿块伴有短气乏力，怕热出汗，心慌胸闷，口干咽燥，失眠多梦，舌红少津，苔白，脉沉细数。治宜益气养阴，佐以软坚散结。方选生脉饮合沙参麦冬汤、四君子汤加减。常用药物有党参、麦冬、五味子、沙参、玉竹、玄参、当归、白芍、茯苓、鳖甲、龟甲、牡蛎、夏枯草、浙贝母等。中成药可选用小金丸和夏枯草制剂等。

外治 ①瘿肿结块无痛，皮色不变者，不发热，辨证属于阴证者，如肉瘿，可选用阳和解凝膏掺黑退消或桂麝散外敷。②瘿肿结块疼痛，皮色不变或发红，伴有发热，辨证属于半阴半阳证和阳证者，可选用金黄散、四黄散等外敷。③若成脓宜切开排脓，八二丹药线引流；脓尽后外用生肌散，促进疮口愈合。

其他疗法 ①手术：对于石瘿应早期诊断，尽早手术治疗；气瘿、肉瘿后期出现压迫症状或伴有甲状腺功能亢进，药物治疗无效，或疑有恶变者，应手术治疗。②单方验方：缺碘引起的瘿病患者，可选用昆布、海藻、海带中的一种，每日1剂，水煎服。③针灸治疗：选用甲状腺周围围刺法或根据不同类型的瘿辨病辨证取穴治疗。

转归预后 瘿的类型不同，转归预后不同。

预防调护 ①在缺碘地区以及处于青春发育期、妊娠期和哺乳期者，经常食用海带、海藻、紫菜等海产品。②保持心情舒畅，减少郁怒动气。③伴有甲状腺功能亢进的瘿病患者，应禁食含碘食物。

(夏仲元)

qiyǐng

气瘿（qi goiter） 情志内伤、水土失宜，致甲状腺出现无痛、可随喜怒消长的漫肿并继发结块的疾病。俗称大脖子病。好发于高原地区，不同年龄皆可发病，女性多见。隋·巢元方《诸病源候论》描述了气瘿的症状："气瘿之状，颈下皮宽，内结突起，腲腲然亦渐大，气结所致也。"并提出其发病与居住环境有关："诸山水黑土中出泉流者，不可久居，常食令人作瘿病，动气增患。"相当于西医学的单纯性甲状腺肿。

病因病机 此病的发生与情志因素、水土失宜关系最为密切。①情志内伤，肝失条达，气机郁滞，肝旺克土，脾失健运，气化不利，日久生痰，气滞痰凝结于颈前形成瘿肿。②发于流行地区者，多与当地水质及饮食中碘缺乏有关。③禀赋遗传，先天不足，以及后天经孕胎产等损伤肾气，也易罹患。

诊断要点 女性发病率高于男性。初起时无明显不适感，颈前双侧漫肿，继发结块，大小不一，边缘不清，质软无压痛，皮色如常，结块随吞咽动作而上下移动。结肿增大时，颈部可憋闷不适。情绪不良时颈部肿胀及憋闷常加重。肿块较大压迫喉返神经、气管、食管等时，出现声音嘶哑、呼吸不畅、吞咽不利等症状。辅助检查：甲状腺B超和甲状腺功能测定可帮助诊断。

鉴别诊断 ①肉瘿：结喉单侧或双侧肿块，多成球状，多为单个，边界清楚，表面光滑，质地柔韧。②瘿痈：突发颈前结喉肿块疼痛，质地较硬，伴发热、吞咽疼痛等全身症状。

治疗 一般采用内治法，以疏肝解郁、化痰软坚为主。

内治 ①肝郁气滞证：颈部漫肿结块，皮色不变，质软无痛，可随喜怒消长，伴心烦易怒、善太息，舌淡红，苔薄微腻，脉弦滑。治宜疏肝解郁，化痰消瘿。方选四海舒郁丸加减。常用药物有柴胡、昆布、海藻、青木香、陈皮、制香附、黄药子、海蛤壳、夏枯草；胸闷、胁痛者，加延胡索、枳壳；烦躁易怒、心悸多汗者，加栀子、牡丹皮、龙胆草、五味子、麦冬。②肝郁脾虚证：颈部漫肿结块，乏力食少，善太息，舌质淡，苔腻，脉细。治宜疏肝健脾，化痰散结。方选四海舒郁丸合二陈汤加减。常用药物有柴胡、昆布、海藻、青木香、陈皮、制香附、海蛤壳、夏枯草、半夏、茯苓。结块明显者，可加活血消瘿药物，如赤芍、莪术、当归、丹参等；伴有甲状腺功能亢进者，避免使用昆布、海藻等含碘中药。中成药可选用小金丸、五海瘿瘤丸和夏枯草制剂等。

外治　阳和解凝膏加桂麝散外敷。

其他疗法　①针灸治疗：取穴大椎、风池、天井、合谷等，以及甲状腺周围等针刺。②手术：结节明显增大变硬或压迫症状明显者，宜手术治疗。

转归预后　一般发展较慢，但难以消散，术后可复发，无明显不良预后。少数结块可突然增大，部分可发生恶变。

预防调护　①在缺碘流行地区，除改善饮水来源外，应使用碘盐。②经常食用海带、海藻、紫菜等海产品，尤其是在青春发育期、妊娠期和哺乳期。③保持心情舒畅，减少郁怒动气。④高碘地区气瘿患者，应少食含碘药物及饮食。

（夏仲元）

ròuyǐng
肉瘿（fleshy goiter）　忧思郁怒，气滞、痰浊、瘀血凝滞，致甲状腺出现圆形或椭圆形无痛结块的疾病。特点为颈前结块，多为单个，柔韧而圆，如肉团，随吞咽动作上下移动。好发于青壮年，女性发病率高于男性。病名首见于宋·陈无择《三因极一病证方论》："夫血气凝滞，结瘿瘤者，虽与痈疽不同，所因一也。瘿多着于肩项，瘤则随气凝结，此等皆年数深远，浸大浸长……皮色不变，即为肉瘿。"清·吴谦等编写的《医宗金鉴》分析了其

病因病机："脾主肌肉，郁结伤脾，肌肉浇薄，土气不行，逆于肉里，致生肉瘿。"相当于西医学的甲状腺腺瘤或甲状腺囊肿。

病因病机　由于忧思郁怒，气滞、痰浊、瘀血凝结而成。情志抑郁，肝失条达，气滞血瘀；或忧思郁怒，肝旺克土，脾失运化，痰湿内蕴。气滞、痰湿、瘀血随经络而行，流注于结喉，聚而成形，乃成肉瘿。

诊断要点　多发生于20~40岁女性。肿块多为单发，呈圆形或椭圆形，质地韧实或有囊性感，表面光滑，边界清楚，无压痛，可随吞咽动作上下活动，生长缓慢。多数患者无自觉症状。在肿块逐渐长大以后可感到憋气或有压迫感。若肿块短期内突然增大，可伴有疼痛。部分患者可伴急躁、胸闷易汗、心悸、手颤、体重减轻、神疲乏力等甲状腺功能亢进症状。

鉴别诊断　①颈痈：多位于颌下和颈部外侧，局部肿块疼痛，质地柔软，压之疼痛，皮色发红，可化脓破溃。②气瘿：颈前漫肿，两侧有多个大小不一的结块，质韧，多可随喜怒消长。③瘿痈：结喉突发肿痛，质地较硬，伴发热、吞咽疼痛等全身症状。④石瘿：结喉肿块质地坚硬如石，凹凸不平。

治疗　一般多采用内治法，以理气解郁、化痰软坚为主。必要时可手术治疗。

内治　①气滞痰凝证：颈部一侧或两侧肿块呈圆形或椭圆形，质地柔软，随吞咽动作上下移动，一般无明显全身症状，如肿块过大可有呼吸不畅或吞咽不利，苔薄腻，脉弦滑。治宜理气解郁、化痰散结。方选逍遥散合海藻玉壶汤加减。常用药物有白术、茯

苓、半夏、陈皮、香附、夏枯草、昆布、海藻、海浮石、土贝母、连翘、当归。若胸闷、声音嘶哑，加川楝子、郁金、桔梗；若汗多、心悸，加生地黄、麦冬、五味子等。②气阴两虚证：颈部肿块柔韧不痛，随吞咽动作上下移动，常伴有急躁易怒、汗多、心悸、失眠多梦、消谷善饥、形体消瘦、月经不调等，舌红，苔薄，脉弦数。治宜益气养阴，软坚散结。方选生脉散合海藻玉壶汤加减。常用药物有党参、麦冬、五味子、夏枯草、半夏、陈皮、当归、生地黄、黄药子、丹参、土贝母、玄参。中成药可选用小金丸和夏枯草制剂等。

外治　阳和解凝膏掺黑退消或桂麝散外敷。

其他疗法　①手术治疗：结块较大，内服药物无明显改善者；或近期肿块增大较快，有恶变倾向者，应考虑手术治疗。②针刺：取定喘穴，隔日针刺1次；或沿甲状腺周围针刺。

转归预后　肉瘿的肿块，边界清楚，质地柔韧，单个结块者，一般预后较好，少数有恶变可能。

预防调护　①保持心情舒畅，避免忧思郁怒。②定期检查肿块大小、硬度、活动度，以除外恶变。

（夏仲元）

yīngyōng
瘿痈（thyroadenitis）　外感风温、风热，内有肝郁胃热，致甲状腺肿胀、发硬伴有疼痛的疾病。特点是起病较急，结喉处肿大、结块、疼痛，常伴有发热、头痛等症状。女性多见，30~50岁为发病高峰，夏秋季多发。相当于西医学的亚急性甲状腺炎和急性甲状腺炎。

病因病机　多为外感风温、

风热，内有肝郁胃热，积热上壅，夹痰蕴结，聚于颈前所致。

诊断要点 瘿痈以亚急性甲状腺炎较为常见，多发于中年女性，发病前多有感冒、咽痛等病史。起病较急骤，结喉一侧或继发两侧肿胀疼痛，伴有结块，皮色如常，质地较硬，触之痛甚，疼痛可牵引头部、耳后等，发热以午后为甚。瘿痈属急性甲状腺炎者较为少见，表现为结喉处肿块疼痛，皮肤灼热发红，逐渐变软甚至化脓破溃。反复发作或久治不愈者，可出现神疲乏力、畏寒肢冷等症。

鉴别诊断 ①颈痈：病发于颈侧、颌下、颏下、耳后等部位，局部红、肿、热、痛，伴发热；成脓后有波动感。②锁喉痈：急性发病，颈部弥漫性红肿，范围较大，甚至上延腮颊，下至胸前，坚硬灼热疼痛，可伴喉风、重舌，全身热毒症状明显。

治疗 以内治为主，初期宜疏风清热、化痰散结，后期佐以扶正益气。

内治 ①风热痰凝证：颈前结块，疼痛明显，按之痛甚，皮色不变，伴恶寒发热、头痛、口渴、咽干，苔薄黄，脉浮数或滑数。治宜疏风清热化痰。方选牛蒡解肌汤加减。常用药物有牛蒡子、荆芥、防风、薄荷、连翘、栀子、牡丹皮、麦冬、玄参、夏枯草等。②气滞痰凝证：肿块坚实，轻度作胀，重按疼痛，其痛可牵引耳后枕部，或有喉间梗塞感，痰多，一般无全身症状，苔黄腻，脉弦滑。治宜疏肝理气，化痰软坚。方选柴胡舒肝汤加减。常用药物有柴胡、枳实、茯苓、白芍、夏枯草、白术等。③气虚阳虚证：乏力，纳差，精神不振，怕冷，舌淡苔白，脉弱。治宜益气健脾，温阳散寒。方选阳和汤合补中益气汤加减。常用药物有黄芪、党参、白术、茯苓、陈皮、熟地黄、肉桂、鹿角胶、白芥子、半夏。中成药可选用新癀片、板蓝根颗粒等。

外治 ①初期宜用箍围药，如金黄散、四黄散、双柏散，水或蜜调制外敷，每日1~2次。②成脓宜切开排脓，八二丹药线引流；脓尽后外用生肌散，促进疮口愈合。

其他疗法 针灸疗法：常用穴位有合谷、内关、神门、曲池、交感等。

转归预后 早期治疗预后良好，少数患者遗留不同程度的甲状腺功能减退。

预防调护 ①调起居、避风寒，预防感冒等。②饮食宜清淡，忌食辛辣之品，以免助热化火。③注意休息，避免劳累。

(夏仲元)

xuèyǐng

血瘿（blood goiter） 颈前血络扩张，纵横丛集，发为柔韧结块的肿瘤性疾病。特点是颈部肿块，皮色发红，赤脉显露，也可皮色不变，是一种比较少见的疾病。宋·陈无择《三因极一病证方论》将其症状特点概括为"赤脉交结者名血瘿"。相当于西医学的颈部血管瘤或甲状腺巨大肿物压迫颈部血管引起的合并症。

病因病机 多因心火妄动，逼血沸腾，复受外邪，致气血运行逆乱，相互搏结于颈部而成。如清·吴谦等编写的《医宗金鉴》说："心主血，暴戾太甚，则火旺逼血沸腾，复被外邪所搏，致生血瘿。"

诊断要点 颈前出现肿块，圆形或椭圆形，多单侧发生，皮肤色红，上有交叉显露的赤脉红丝，亦可皮色不变，按之柔韧，或有囊性感，且不随吞咽移动，生长缓慢。

鉴别诊断 肉瘿：结喉处出现圆形或椭圆形肿块，皮色如常，随吞咽上下移动，而血瘿不移动。

治疗 需根据肿块病因及大小性质不同进行手术或配合中医辨证论治。

内治 ①血热瘀结证：初起肿块皮肤发红或赤脉交叉，或局部作胀疼痛，舌红，脉数。治宜清热散结，凉血消肿。方选芩连二母丸加减。常用药物有黄芩、黄连、知母、贝母、当归、白芍、生地黄、蒲黄、地骨皮、川芎等。②寒凝血瘀证：病程日久，肿块肤色暗紫，疼痛较剧，按之较前发硬，可伴肢冷畏寒，苔白，舌紫暗，脉弦紧。治宜温经化瘀，软坚散结。方选琥珀黑龙丹加减。常用药物有琥珀、血竭、京墨、五灵脂、海藻、南星、木香、麝香，可增入黄芪、肉桂、莪术等。

外治 初起可外敷清凉膏。

其他疗法 ①注射硬化剂：瘤体较大时，术前可用消痔灵注射液局部注射，使瘤体变硬，边界清晰，便于手术切除，降低术后并发症的发生率及复发率。②激光或冷冻治疗。③手术切除。

转归预后 良性血管瘤常预后良好；肿物较大破裂可有危险。

预防调护 ①避免生气恼怒。②少食辛辣之品。③避免挤压导致肿物破裂。

(夏仲元)

shíyǐng

石瘿（stony goiter） 气滞、血瘀、痰湿凝聚，致甲状腺出现质地坚硬如石、凹凸不平、边界不清的结块的疾病。特点是结喉处结块，质地坚硬如石，表面高低不平。女性发病多于男性。病名首见于唐·孙思邈《备急千金要方》。宋·陈无择在《三因极一病证方论》中论述了石瘿的肿块特点是"坚硬不可移"。相当于西医学的甲状腺癌。

病因病机 忧思郁怒，肝气郁滞，气滞血瘀；肝木克土，脾失健运，水湿凝聚，气滞、血瘀、痰湿三者结聚颈前而成。亦可因禀赋不足，正气亏虚，素有瘿病日久转化而来。

诊断要点 多发生于40岁以上，女性多见。结喉处肿块坚硬如石，表面凹凸不平，边界不清，随吞咽动作移动，或推之不移。发病初期多无明显其他症状，后期侵及周围器官产生压迫症状，如呼吸困难、吞咽困难、声音嘶哑等。

鉴别诊断 ①肉瘿：肿块质地柔韧，光滑活动，边界清楚，能随吞咽动作上下移动，预后良好。②瘿痈：结喉肿大，疼痛，肿块质硬，触痛明显，伴有发热和其他全身症状。

治疗 石瘿为恶性肿瘤，一旦确诊应考虑早期手术切除，术后和不能手术者配合中医药治疗。

内治 ①痰瘀内结证：颈部结块，坚硬如石，高低不平，推之不移，但全身症状尚不明显，舌暗红，苔薄黄，脉弦。治宜解郁化痰，活血软坚。方选海藻玉壶汤合桃红四物汤加减。常用药物有夏枯草、昆布、海藻、当归、赤芍、红花、三棱、莪术、白花蛇舌草、山慈菇、蜂房、半夏。若疼痛，加延胡索、徐长卿；若骨转移，加骨碎补、续断、狗脊等。②瘀热伤阴证：石瘿术后，或颈部他处发现转移性结块，或声音嘶哑，口干咽燥，乏力，舌暗，或见瘀斑，脉沉涩。治宜和营养阴。方选通窍活血汤合养阴清肺汤加减。常用药物有赤芍、川芎、桃仁、红花、麦冬、百合、生地黄、牡丹皮、贝母、白芍、蝉蜕、蜂房。乏力、气短者，加黄芪、党参；口渴、怕热、汗多者，加玄参、麦冬、生地黄等。

外治 阳和解凝膏掺阿魏粉敷贴。

其他疗法 ①手术治疗：石瘿一旦确定，应早期手术治疗。②术后[131]I消融治疗。③促甲状腺激素抑制疗法：甲状腺癌术后终身补充甲状腺素制剂。

转归预后 早期确诊，早期治疗，预后较好；晚期广泛转移预后不良。

预防调护 ①儿童期应避免进行头颈部放射治疗。②积极治疗肉瘿，若肉瘿久治不愈，或结节突然增大变硬，生长迅速，宜及时进行手术治疗。③保持心情舒畅，避免情志过极。④术后及[131]I消融治疗后饮食宜清淡，忌辛辣油腻。

（夏仲元）

liú

瘤（tumor） 在致病因素的作用下，脏腑经络功能失调，瘀血、痰滞、浊气停留于机体组织间产生良性结块的疾病。早在殷代甲骨文上就有瘤的病名记载。在《灵枢经》中可查到多种瘤的名称，如筋瘤、肠瘤、脊瘤、肉瘤等。隋·巢元方《诸病源候论》曰："瘤者，皮肉中忽肿起，初如梅李大，渐长大，不痛不痒，又不结强，言留结不散，谓之为瘤。"宋·陈无择《三因极一病证方论》中，将瘤分为骨瘤、脂瘤、气瘤、肉瘤、脓瘤、血瘤六种。明·薛己《薛氏医案》和明·陈实功《外科正宗》等文献将瘤分为气瘤、血瘤、肉瘤、筋瘤、骨瘤五种，以后的文献也按此沿袭。

西医学的部分良性肿瘤及恶性骨肿瘤可参照此病论治。

病因病机 主要为脏腑功能失调所致。气瘤是肺的功能异常，气机郁结；血瘤是心的功能异常，血络纵横丛集；肉瘤是脾的功能异常，痰聚肉里；筋瘤是肝的功能异常，筋脉曲张；骨瘤是肾的功能异常，骨络瘀阻。因此，脏腑功能失调，阴阳气血亏虚，导致瘀血、痰滞、浊气留著聚结而成瘤。亦有生而有之者。

诊断要点 为局限性肿块，多生于体表，发展缓慢，一般没有自觉症状。

治疗 以调理脏腑、行气散结、破瘀消肿、化痰软坚为基本治法。

内治 瘤是脏腑功能失调引起的一类疾病，故调理脏腑功能是治瘤的重要法则。针对不同的赘瘤及病理上气滞、血瘀、痰凝侧重的不同，调理相应的脏腑功能，配合以下治则。①行气散结：气聚可以为肿，气病既可以引起血瘀，也可以使津液凝结为痰。所以行气散结法是治瘤的重要法则。常用药物有青皮、陈皮、木香、香附、沉香、乌药、乳香等。②破瘀消肿：气滞不散，痰凝不化，久之则可以致络阻血瘀。所以，对赘瘤多配合应用活血化瘀药；对难以消散者，则宜应用破瘀消肿药，常用药物有三棱、莪术、鬼箭羽、炮山甲、土鳖虫、没药等。③化痰散结：瘤赘已成，不痛不痒，或软或硬，多责之于痰湿、浊气所聚。所以化痰散结法也是消瘤的要法。常用药物有昆布、海藻、南星、半夏、山慈菇、僵蚕、白芥子等。

外治 ①非手术疗法：瘤的外治法较多，如药物敷贴法、缩瘤法、腐蚀法、枯瘤法以及结扎法等，可酌情选用，对于多发性及不宜手术者，中医内治、外治疗法适当配合，可以提高疗效。②手术疗法：软组织良性肿瘤在手术完全切除后多不会复发。

转归预后 此病一般预后较好，但有一定癌变概率。对于时间较久及短期内迅速长大的肿物应注意与恶性肿瘤进行鉴别。

预防调护 对于体表肿块不能妄加挤压；患者应注意保持情绪调畅。

（张董晓）

qiliú

气瘤（qi tumor） 痰凝气结，引起具有神经纤维瘤、咖啡牛奶色斑等特征性损害的遗传性疾病。是具有家族遗传倾向的先天性疾病，男女发病率无差别。气瘤出自明·薛己《薛氏医案》，曰："若劳伤肺气，腠理不密，外邪所搏而壅肿者，其自皮肤肿起，按之浮软，名曰气瘤。"明·陈实功《外科正宗》论述此病说："气瘤者，软而不坚，皮色如故，或消或长，无热无寒。"相当于西医学的多发性神经纤维瘤。

病因病机 肺主气，合皮毛。劳倦过度，肺气损伤，卫气失固，腠理不密，外为寒邪所搏，气结为肿；或忧思伤脾，脾土受损，母病及子，肺气郁滞，痰凝气结于腠理之间，形成气瘤。

诊断要点 此病多在小儿时期即有皮下多发性肿块，生长缓慢，青春期加重。皮肤上多发性肿物，一般突出于体表，用手指压之可扁，放手即弹起，也有仅能在皮下触及者。肿物大小不等，小者如米粒，大者如拳头，随年龄而增大，过大时则下垂。质地或软或坚实，但多数较软。患部皮肤如常，亦可出现褐斑。数目少则几个，多则成百上千，遍及全身，以躯干为多见。严重者可伴肢体功能障碍，若侵犯内脏器官可伴有全身症状。

鉴别诊断 ①肉瘤：瘤体在皮下，按之质软，多数呈分叶状，与表面皮肤无粘连。②血瘤：肿物柔软，触之如海绵状，或肿物表面色泽鲜红或紫暗，加压时可褪色。

治疗 中医药辨证治疗，可抑制肿瘤生长，消除疼痛，缓解压迫。

内治 ①肺气失宣证：瘤体多表浅，根浮，色白，伴少气懒言、倦怠乏力、动则气短、自汗畏寒、痰多清稀，舌淡红，苔薄白，脉虚弱。治宜宣调肺气，益气固表。方选通气散坚丸合玉屏风散加减。常用药物有麻黄、杏仁、桔梗、桑白皮、陈皮、枳壳、茯苓、胆南星、法半夏、甘草、天竺黄、猫爪草、黄芪、白术、防风等。②脾虚痰凝证：瘤体多且根稍深，质软，伴头身困重、口淡不渴、纳呆乏力、腹胀便溏，舌淡，苔白腻，脉滑或濡。治宜健脾解郁，化痰散结。方选十全流气饮加减。常用药物有陈皮、赤茯苓、乌药、川芎、当归、白芍、香附、青皮、甘草、木香。不论何种证型，中成药均可选用通气散坚丸。

外治 一般不需外治，若气瘤顶大蒂小者，可用丝线从根部结扎，使瘤体逐渐因缺血而坏死脱落。

其他疗法 手术疗法：若气瘤体积较大，基底较宽，或发生于面部，有损面容，或发生于四肢，妨碍肢体活动者，均可手术切除。

转归预后 此病难于根除，容易复发，中医药辨证治疗，可抑制肿瘤生长，消除疼痛，缓解压迫，具有一定优势。

预防调护 发现瘤体迅速增大，基底部固定，或局部剧痛时，则有恶变可能，应手术治疗。

（张董晓）

xuèliú

血瘤（blood tumor） 血络扩张，纵横丛集，发为柔软结块的良性肿瘤性疾病。可发生于身体任何部位，大多数为先天性。特点是病变局部色泽鲜红或暗紫，或呈局限性柔软肿块，触之如海绵状。血瘤病名首见于唐·王焘《外台秘要》："皮肉中忽肿起出，初如梅李，渐长大，不痒不痛，又不坚强，按之柔软，此血瘤。"清·林佩琴《类证治裁》："血瘤自血脉肿起，久而现赤缕或皮色赤。"说明血瘤的特点是生于血管而皮色鲜红或紫暗，呈局限性柔软的肿块，触之如海绵状。以后明·薛己《外科枢要》、明·陈实功《外科正宗》以及明·申斗垣《外科启玄》等文献都记载了血瘤的病因病机、症状和治法。《外科正宗》、清·吴谦等编写的《医宗金鉴》论述时还提出了此病的发生是由于先天肾中伏火之学说，说明了此病与先天遗传有关。相当于西医学的血管瘤，常见的有毛细血管瘤和海绵状血管瘤。

病因病机 中医认为心主血脉，脾统血，肝藏血，肾藏精，精血可相互转化。血瘤发病，多与火邪为患密切相关。①肾伏虚火：两精相搏，以气相传，因禀受父母肾中之伏火而引动心、肝之火，迫血妄行，复感外邪，相搏而瘀结成瘤。②心火妄动：《外科枢要》说"心裹血而主脉……若劳役火动，阴血沸腾，外邪所搏而为肿者，其自肌肉肿起，久而有赤缕，或皮俱赤，名曰血瘤。"过于劳累，可耗伤肾阴及津液，肾水不能上济心火，致心火亢盛，煎熬阴血，迫血离经妄行，复感寒湿之邪，凝聚成瘤。③肝火燔灼：郁怒伤肝，疏泄太过，肝火内动，必燔阴血，阴血沸腾走窜，感受寒湿之邪，相搏而成血瘤。④脾不统血：脾为气血化生之源，又可统摄血液。若脾气亏虚，则统摄失司，血液可以离经；脾虚运化失职，水湿凝聚生痰，离经之血与痰相搏，瘀积而成血瘤。

诊断要点 ①毛细血管瘤：多在出生后1~2个月内出现，部分在5岁左右自行消失，多发生在颜面、颈部，可单发，也可多发。多数表现为在皮肤上有红色丘疹或小的红斑，逐渐长大，界限清楚，大小不等，质软可压缩，色泽为鲜红色或紫红色，压之可褪色，抬手复原。②海绵状血管瘤：表现为质地柔软似海绵，常呈局限性半球形、扁平或高出皮面的隆起物，肿物有很大压缩性，可因体位下垂而充盈，或随患肢抬高而缩小，在瘤内有时可扪及颗粒状的静脉石硬结，外伤后可引起出血，继发感染，可形成慢性出血性溃疡。

鉴别诊断 血痣：指压其色泽和大小无明显改变，应与毛细血管瘤区别。

治疗 瘤体局限者可行手术切除，中医可辨证论治，或配合外治和其他疗法。

内治 ①心肾火毒证：多见于初生婴儿。肿块大小不一，色泽鲜红，不痛不痒，伴五心烦热、面赤口渴、尿黄便干、易口舌生疮，舌质红，苔薄黄，脉细数。治宜清心泻火，凉血解毒。方选芩连二母丸合凉血地黄汤加减。常用药物有黄连、黄芩、知母、贝母、羚羊角、赤芍、紫草、侧柏叶、鳖甲、生地黄、木通、生甘草、淡竹叶、当归尾、枳壳、地榆、荆芥、升麻、天花粉。中成药可选用西黄丸口服。②肝经火旺证：多发于头面或大腿部，肿块呈丘疹或结节状，表面呈红色，易出血，常因情志不遂或郁怒而发生胀痛，可伴心烦易怒、咽干口苦等症，舌质红，苔微黄，脉弦细数。治宜清肝泻火，祛瘀解毒。方选丹栀逍遥散合清肝芦荟丸加减。常用药物有芦荟、龙胆草、夏枯草、当归、白芍、青皮、郁金、紫草、半枝莲、黄芩、牡丹皮等。中成药可选用西黄丸口服。③脾统失司证：肿瘤体积不大，边界不清，表面色红，好发于下肢，质地柔软易出血，无疼痛，伴肢软乏力、面色萎黄、纳食不佳等，舌质淡，苔白或白腻，脉细。治宜健脾益气，化湿解毒。方选顺气归脾丸加减。常用药物有当归、炒白术、黄芪、党参、茯神、远志、酸枣仁、木香、香附、仙鹤草、半枝莲、甘草等。中成药可选用平消片口服。

外治 ①对小面积毛细血管瘤及海绵状血管瘤可用五妙水仙膏外搽。②清凉膏合藤黄膏外敷，包扎固定，1日换药1次，以促其消散。③若肿瘤出血，可用云南白药掺敷伤口，既可止血，又具消散作用。

其他疗法 ①注射疗法：消痔灵注射液加1%普鲁卡因混合后注入瘤体，缓慢注入，至整个瘤体稍高起为止。隔1周可再注射1次。②手术疗法：孤立病变可行手术切除。对病在头面部者要注意美容，以防术后瘢痕过大。③冷冻疗法：对于浅表较小的血瘤可采用冷冻方法治疗。④放射疗法：对于范围较大的血瘤可应用放射治疗。

转归预后 此病预后取决于其生长部位、大小及组织成分。少数海绵状血管瘤可发生恶变，继发为恶性血管内皮细胞瘤，因此，患病后应积极进行治疗。

预防调护 ①妊娠期间勿过食辛辣厚味，以免化热，引动胎火。②注意防止血瘤破溃出血。③宜调畅情志，避免恼怒。

（张董晓）

hóuliú

喉瘤（tumor of the throat） 气血凝滞，痰浊结聚，结块发于咽喉部位的良性疾病。清·吴谦等编写的《医宗金鉴》："形如元眼，红丝相裹，或单或双，生于喉旁，亦有顶大蒂小者，不犯不痛，或醇酒炙煿，或因怒气喊叫，犯之则痛。忌用针刀，宜服益气清金汤以消瘤，碧玉散点之即效。"指出了喉瘤的形状、部位、病因病机及治法。西医学的咽喉良性肿瘤、肿块和赘生物可参照此病论治，主要有纤维瘤、乳头状瘤、息肉以及各种小囊肿等。

病因病机 直接病机为气血相凝，或痰浊结聚。由于肺经受热，多语伤气；或郁怒高喊，诵读太急；或情志不舒，七情内郁，或多饮烧酒，多食炙煿等慢性刺激而成。①肝郁不疏，气滞血瘀：多因情志不舒，肝郁气滞，血行不畅，瘀阻脉络，日久渐成肿块；或肝郁犯脾，脾失健运，湿聚成痰，以致气血痰浊互结成瘤。②肺经郁热，痰浊凝滞：多因肺经郁热，宣发清肃失司，痰浊内生，与热互结，阻滞经络，日久积结成瘤。③脾失健运，湿浊流注：多因饮食劳倦伤脾，健运失常，聚湿成痰，循经流注，结成包块。

诊断要点 常发生于一侧，可呈多发性。肿物形如桂圆，或如芡实大小，肿而不破，边缘整齐，其色灰白、淡红或深红，上有血丝相裹，其根部呈蒂状，或基底宽广不一。犯之则痛，不犯不痛。常有声音嘶哑或失音，咳嗽，吞咽不利。肿瘤较大者可发生呼吸困难、喘息等症。部分儿童患者至青春期可自行消失。女性患者于妊娠期亦可消失，至产后月经恢复，仍可复发。成人患此病有时可发生恶变。异物感、声嘶、刺激性咳嗽、呼吸困难或喘鸣等临床表现，加之在腭垂、软腭边缘、腭扁桃体或声带等处表面发现肿瘤如黄豆大或蚕豆大小，呈桑葚状、息肉状，有蒂或广基，色灰白或淡红，不难诊断。

鉴别诊断 乳蛾：迁延者有反复发作史，咽部两侧患病多于一侧，蛾体肿大呈暗红色或紫红色，发时自觉痛，但犯之不痛。

治疗 需内外治结合，内治以行气、活血、化痰、散结为治疗大法，外治以手术为主。

内治 ①肝郁不疏、气滞血瘀证：初起瘤体小，可无明显症状，瘤体大后，可见鼻塞、涕血或大出血，或有耳鸣、耳聋、耳痛、头痛，或咽痒、咳嗽、梗阻感，或声音嘶哑，讲话费力，甚则吞咽不利、呼吸困难，局部可见肿胀隆起，可兼有头晕目眩、口苦咽干、胸胁不舒、嗳气、脘腹胀满，舌质红或暗红，舌尖边或有瘀点，苔黄，脉弦或弦细略数。治宜疏肝行气，活血散结。方选丹栀逍遥散加减。常用药物有柴胡、当归、白芍、白术、茯苓、薄荷、生姜、牡丹皮、栀子、甘草等。血瘀表现较明显者，加桃仁、泽兰、水蛭、郁金以增强活血祛瘀之效；气血痰浊互结者，加法半夏、制南星、陈皮、瓜蒌仁、浙贝母以行气散结、祛痰化浊。②肺经郁热、痰浊凝滞证：鼻塞，涕血，咽痒，咽喉异物感，

或吞咽不利，或有声嘶、失音，甚则呼吸不利，可兼有头痛，口苦咽干，气短疲乏，咳嗽咳痰，舌红，苔白腻或黄腻，脉滑或滑数。治宜清热宣肺，化痰散结。方选清气化痰丸加减。常用药物有半夏、陈皮、杏仁、瓜蒌仁、天南星、天竺黄、茯苓、黄芩、枳壳、竹茹等。③脾失健运、湿浊流注证：多见于痰包。鼻塞、流涕、嗅觉障碍，咽部异物感，可兼有头重，倦怠，纳差，腹胀，舌体胖，舌苔腻，脉滑或弦滑。治宜健脾除痰，祛湿散结。方选加味二陈汤加减。常用药物有茯苓、陈皮、法半夏、浙贝母、竹茹、桔梗、砂仁、淮山药、薏苡仁等。不论何种证型，均可配合使用中成药平消片、西黄丸。

外治 ①外涂：乳头状瘤可取鸦胆子油涂瘤体或患处，每日1～2次，可使肿瘤消退或预防术后复发。②手术摘除：术前黏膜表面麻醉，再用镊子将瘤体夹住，用刀齐根剪下，并用生蒲黄粉止血，或用烙铁烙法止血，术后可取鸦胆子油涂患处以防止复发。③六神丸：研末，吹喷于肿瘤肿痛、溃破之处。

转归预后 取决于其生长部位、大小及组织成分。患病后应积极进行治疗。

预防调护 ①避免精神刺激，注意饮食调节，勿过食辛辣炙煿之品，节制烟酒，忌食发霉变质食物。②不宜多语高喊。③定期复查，预防复发。

(张董晓)

ròuliú

肉瘤（fleshy tumor） 痰气郁结，发于皮里膜外，脂肪组织过度增生形成的良性肿瘤性疾病。特点是软似绵，肿似馒，皮色不变，不紧不宽，如肉之隆起。《黄

帝内经》中称"肉疽"，晋·葛洪《肘后备急方》始称为肉瘤，以后不少文献都有一些零星论述，唐·孙思邈《备急千金要方》云："陷肿散治二三十年瘿瘤及骨瘤、石瘤、肉瘤、脂瘤、脓瘤、血瘤。"明·陈实功《外科正宗》说："肉瘤者，软若绵，肿似馒，皮色不变，不紧不宽。"描述了其颜色、质地等。相当于西医学的脂肪瘤。西医学所称的肉瘤是指发生于软组织的恶性肿瘤，如脂肪肉瘤、纤维肉瘤等，与此病有本质区别，临证中不可混淆。

病因病机 脾主肌肉，又主运化，思虑过度或饮食劳倦伤脾，脾失运化，痰湿内生，脾气不行，津液凝聚为痰，痰气郁结发为肉瘤；或郁怒伤肝，肝失疏泄，肝克脾土，肝脾不和，气机不畅，瘀血阻滞，逆于肉里，乃生肉瘤。

诊断要点 多见于成年女性，可发于身体各部，好发于肩、背、腹、臀及前臂皮下。大小不一，边界清楚，皮色不变，生长缓慢，触之柔软，呈扁平团块状或分叶状，推之可移动，基底较广，一般无疼痛。多发者常见于四肢、胸或腹部，呈多个较小的圆形或卵圆形结节，质地较一般肉瘤略硬，压之有轻度疼痛。

鉴别诊断 ①气瘤：常见于皮肤或皮下组织，单发或多发，肿块呈结节状，与神经走行有关，硬韧而有弹性。必要时可做活体组织检查进行鉴别。②血瘤：肉瘤和血瘤都为质地柔软的肿块，但血瘤皮色发红或暗红，而肉瘤的皮色如正常肤色，可进行鉴别。

治疗 小的肉瘤可不处理，瘤体较大者宜手术切除，可配合中医药治疗。

内治 ①脾虚痰凝证：瘤体较大，软如绵，无触痛，伴面色

萎黄、神疲气短、舌淡、苔薄白、脉缓弱。治宜健脾燥湿化痰。方选归脾汤（《济生方》）和二陈汤加减。常用药物有党参、白术、黄芪、当归、远志、木香、酸枣仁、龙眼肉、半夏、陈皮、茯苓、山楂、生姜、甘草等。②肝郁痰凝证：瘤体小，常为多发性，质地稍硬，轻度触痛，伴精神抑郁、心烦易怒、胸闷善太息，舌红，苔薄黄，脉弦。治宜疏肝理气化痰。方选十全流气饮（《外科正宗》）加减。常用药物有陈皮、乌药、川芎、当归、白芍、香附、青皮、木香、生姜、柴胡、枳壳、甘草等。不论何种证型，均可配合使用中成药小金丸或西黄丸治疗。

外治 ①肿物未溃时，用阳和解凝膏掺黑退消外贴。②已溃疮面，掺八二丹或九一丹，外盖生肌玉红膏敷料。

其他疗法 手术治疗：对有明显增大趋势，或伴有疼痛，或瘤体较大者，宜行手术切除。

转归预后 预后较好。

预防调护 ①发现肿块时采取正确检查方法，避免挤压等过度刺激。②合理饮食，勿过食辛辣炙煿、肥甘厚味之品。③调畅情志，避免恼怒。④肿块外敷时忌用对皮肤过度刺激的药物。

（张董晓）

zhīliú

脂瘤（sebaceous cyst） 湿浊化痰，阻于腠理，皮脂腺中皮脂分泌物潴留郁积而形成的囊肿。又称粉瘤。特点是好发于皮脂腺丰富的部位，肿块为球状囊肿，隆出皮面，破出粉渣，且有臭味。感染化脓、局部红肿者，称脓瘤。脂瘤病名首见于宋·陈无择《三因极一病证方论》。明·申斗垣《外科启玄》描述此病时说："凡粉瘤大而必软，久久渐大，似乎有脓非脓，乃是粉浆于内。若不治之，日久大甚，亦被其累。"说明瘤体内容物是一种粉浆样物质。此后，明·陈实功《外科正宗》、清·邹岳《外科真诠》、清·许克昌、毕法合撰《外科证治全书》等文献分别对其病因病机、好发部位、诊断方法、治疗方法、预后和转归等方面进行了论述。相当于西医学的皮脂腺囊肿。

病因病机 多由情志抑郁，肝气不畅，腠理津液滞聚不散，渐以成瘤；或肝郁脾虚，运化失司，湿浊化痰，痰气凝结而成。若搔抓染毒，痰湿化热，则脂瘤红肿热痛，甚至酿脓溃破。

诊断要点 好发于头面、胸背、臀部等处。可发于任何年龄，青春期常见。肿物呈半球状隆起，小者如豆粒，大者如柑橘，边界清楚，生长缓慢，多无自觉症状。瘤体质地坚实或有囊性感，与皮肤粘连，不易分开，但基底部可移动。瘤体表面皮肤常可发现一个皮脂腺开口的小黑点，挤压时有少许白色脂粉样物溢出，且有臭味。若局部不洁或外伤染毒，则局部红肿热痛，并可化脓，可伴发热、头痛等全身症状。

鉴别诊断 肉瘤：瘤为单个或多个，瘤体大小不一，质地柔软如棉，按之可以压扁，推之可以移动，与皮下无粘连，无囊性感，张力较小，表面无黑色小孔。

治疗 应注意内外治结合。根据病情，选择清热、化痰等治疗方法，一旦脂瘤染毒脓肿形成，应及时切开排脓。

内治 ①痰气凝结证：瘤体皮色，或表皮中央有黑点，生长缓慢，常伴咽喉如有梅核堵塞、胸膈痞闷、急躁易怒、情志抑郁，舌淡，苔腻，脉滑。治宜疏肝理气，化痰散结。方选二陈汤合四七汤加减。常用药物有半夏、陈皮、茯苓、甘草、人参。中成药可选用保和丸、山楂丸。②痰湿化热证：瘤体红肿、灼热、疼痛，甚至化脓跳痛，伴发热、恶寒、头痛、便干尿赤，舌红，苔薄黄，脉数。治宜清热利湿，解毒散结。方选龙胆泻肝汤合仙方活命饮加减。常用药物有龙胆草、栀子、黄芩、柴胡、生地黄、车前子、泽泻、木通、金银花、防风、白芷、贝母、当归尾、赤芍、天花粉、乳香、没药、甘草。中成药可选用消炎利胆片、新癀片。

外治 ①脂瘤未染毒者，应选择手术切除。②脂瘤已染毒者，可用金黄膏、玉露膏外敷；成脓者，十字切开引流，清除皮脂和脓液，再用棉球蘸适量七三丹或用稀释后的白降丹塞入腔内，化去脂瘤包囊，待囊壁被完全腐蚀并彻底清除坏死组织后，再用生肌药收口，可减少复发。

转归预后 此病及时治疗，预后尚佳。但若失治、误治则易导致复发，或演变为脓瘤而迁延不愈。

预防调护 ①忌食辛辣食物，少食油腻甜食。②勤洗澡，并用硫黄药皂洗擦。③肿块处不宜挤压，以免继发感染而化脓。

（张董晓）

jiāoliú

胶瘤（ganglion） 痰液凝聚，发生于指关节或肌腱附近，内容物状如桃胶的囊肿。又称腕筋结、腕筋瘤、筋聚、筋结，俗称筋团子。多发于青壮年，女性多于男性。病名出自金·张从正《儒门事亲》："一女子未嫁。年十八，双手背皆有瘤。一类鸡距，一类角丸。腕不能钏，向明望之，如桃胶然……在手背为胶瘤，在面者为粉瘤。此胶瘤也，以针十字刺破，按出黄胶脓三两匙，立平。瘤核更不再作。"相当于西医学的腱鞘囊肿。

病因病机 过度劳累，或局部外伤，劳伤筋脉以致筋脉松弛，痰液凝聚，积而成形，发为此病。

诊断要点 发病部位以腕关节背侧最为多见，也可发生在手部背侧或掌面及足部背面等处，常在劳累过度，长期奔走或局部外伤后发生。肿块自指头到核桃大，呈圆形，表面光滑。初起推之可以活动，按之有囊性感；日久则活动度不大，囊性感不显而表面坚实。有的单个发生，有的数个发生，有的消退后（指非手术治疗）能反复发作。局部可有轻微酸痛及乏力感觉。如生长在手掌远端或手指近节掌侧面的，则肿物小如米粒，硬如骨质。根据肿块呈圆形，表面光滑，多位于关节附近，可明确诊断。

鉴别诊断 筋瘤：多发生于两小腿，青筋盘曲并呈条索状，坚而色带青紫，有时碰破后，流出较多瘀血。

治疗 以外治为主，外治可起到良好的消散作用。

内治 不需内服药物。

外治 冲和膏或阳和解凝膏加黑退消或桂麝散盖贴，适用于肿块较小、硬如骨质或使用重压法不能消失者。

其他疗法 ①重压法：用两拇指揿住肿块中央顶端，用重力加压，听到囊肿破裂声后，有的囊肿肿块即能消失，消失后用小方块棉垫按放于被压之肿块处，再用橡皮胶加压包扎固定，2日后去除，可以减少复发。此法用于肿块囊性感明显者效果较佳。②针刺法：局部消毒后，用三棱针在肿块当顶刺入，或用粗针头刺入肿块底部，多方向穿刺后，再用力重压针孔周围，在针孔处有白色胶状液体挤出，挤至肿块基本消失后，外盖消毒纱布用橡皮胶固定再加绷带包扎。此法适用于重压法无效时。③结扎法：病患处消毒，用1%普鲁卡因从囊肿边缘分四个点进行局部麻醉，然后用大皮肤针穿8号线，在麻醉点处进针，从对侧麻醉点穿出（缝线穿过囊肿中央），然后在囊肿顶端结扎打结，使两条丝线互成直角，最后用无菌辅料包扎，术后2周拆除全部缝线。对于较大的囊肿，可在穿线结扎前抽出部分黏液，以加速囊肿消退。术后3日有明显炎症反应，1周后消退，个别患者从针眼处流出胶状分泌物。④手术疗法：在应用上述各法后，仍反复发作者，可采用囊肿切除术或剥离术治疗。

转归预后 此病形成与关节囊、韧带、腱鞘中的结缔组织营养不良，发生退行性病变有关，劳损是此病发生的诱因，无论手术还是非手术治疗，治愈后均有复发现象，局部加压固定可预防复发。

预防调护 ①囊壁挤破后，在患部放置半弧形压片（如纽扣等），适当加压保持1～2周，以使囊壁间紧密接触，形成粘连，避免复发。②患部活动应适当，避免使用不适当的按摩手法，以免增加囊液渗出，使囊肿增大。

（张童晓）

gǔliú

骨瘤（bone tumor） 痰湿浊毒结聚成块，骨组织发生异常局限性肿大，形成质地坚硬的肿块的疾病。特点是多见于青少年，肿块坚硬如石，紧贴于骨，推之不移。明·陈实功《外科正宗》对骨瘤症状的描述较为详尽："形色紫黑，坚硬如石，疙瘩高起，推之不移，昂昂紧贴于骨。"清·许克昌、毕法合撰《外科证治全书》中则将此病命名为"贴骨瘤"，云："贴骨而生，极疼痛。"清·陈士铎《外科秘录》中说骨瘤亦名石瘤，述其症状："亦生皮肤上，按之如有一骨生于其中，或如石之坚，按之不疼痛者是也。"此病可发生于全身骨骼，但以颅骨、上下颌骨、长骨干骺端多见。相当于西医学的良性骨肿瘤、恶性骨肿瘤。

病因病机 多因先天禀赋不足，骨髓空虚；或恣欲伤肾，肾火长期郁遏。痰、湿、浊、毒易于乘虚而留，与正气相搏，骨络气血阻滞不畅，长期瘀积而成。亦有因外伤后，局部骨骼气滞血瘀，六淫或特殊邪毒乘虚内侵，凝结而成。

诊断要点 良性肿瘤一般无自觉症状，或轻微疼痛，瘤体生长缓慢，到一定年龄多能停止发展。如肿块巨大，则出现畸形或压迫邻近组织、器官，产生相应症状。恶性肿瘤疼痛是其重要症状，开始时轻微呈间歇性，逐渐发展为持续性剧痛，夜间明显。瘤体增大迅速，坚硬高突，局部皮肤青筋显露。除局部畸形、功能障碍外，有逐渐加重的贫血、消瘦、食欲缺乏等全身症状，发生脏器或他处转移。辅助检查：良性骨瘤X线检查表现为肿瘤界限清楚，密度均匀，有明显轮廓，通常无骨膜反应，无软组织阴影；恶性肿瘤X线检查表现为肿瘤边界不清，密度不均，无明显轮廓，骨质破坏，有软组织阴影，有骨膜反应。结合CT、磁共振成像、放射性核素骨显像等检查可使诊断更加明确。

鉴别诊断 ①鹤膝痰：见下

石疽。②风湿性关节炎：膝关节肿胀，疼痛剧烈，初起可有寒热，外见胖肿，常一膝方愈，他膝又病，或遍历全身关节。③附骨疽：虽多发于长骨，但起病较快，初期就有高热，局部压痛明显，后期可化脓溃破。

治疗 中医治疗不但重视局部，亦重视整体，故在用药时既重视攻逐、杀灭、抑制肿瘤细胞，亦重视提高患者体质，增强患者抵抗肿瘤的能力。

内治 ①气滞血瘀证：局部肿块明显，质地坚硬、痛有定处，脘腹胀痛，关节活动不利，面色偏暗，舌有瘀斑或紫暗，脉象沉弦或细涩。治宜理气活血，逐瘀散坚。方选抵挡汤、化瘀汤等。常用药物有红花、桃仁、青皮、三棱、莪术、水蛭、蜈蚣、土鳖虫、丹参、牡丹皮、赤芍等。中成药可选用三棱莪术注射液肌内注射治疗。②气滞痰凝证：局部肿块明显，或硬或软，皮色不变或暗，一般不痛，纳差腹胀，喘咳痰鸣，苔腻脉滑。治宜行气化痰，软坚散结。方选阳和汤加减。常用药物有石菖蒲、白芥子、桑白皮、夏枯草、海藻、昆布、猫爪草、茯苓、土茯苓、山慈菇、僵蚕、薏苡仁等。中成药可选用夏枯草膏。③热毒炽盛证：肿块明显，皮肤潮红发热或无肿块而局部肿胀，疼痛灼热，口干舌燥，大便干结，小便短赤，舌红，苔黄，脉结数。治宜清热解毒，化毒散结。方选清营汤加减。常用药物有半边莲、青黛、夏枯草、白花蛇舌草、苦参、栀子、连翘、龙葵、菊花、蒲公英、七叶一枝花等。④肝肾不足证：肿瘤晚期或术后，体质亏虚，面色苍白，头晕目眩，腰膝酸软，神疲乏力，舌淡或舌红少苔，脉沉细或细数。

治宜益气养血，补益肝肾。方选六味地黄汤、归脾丸、金匮肾气丸、八珍汤等。常用药物有女贞子、枸杞子、鳖甲、熟地黄、蜂房、黄芪、灵芝、仙鹤草、绞股蓝、五加皮、补骨脂、骨碎补等。中成药可选用金匮肾气丸、八珍颗粒、六味地黄丸口服治疗。

外治 局部用黑退消掺于阳和解凝膏上外敷。

其他疗法 手术疗法：恶性骨肿瘤或良性骨肿瘤逐渐增大者，应手术治疗。

转归预后 骨瘤无论良性、恶性，宜早诊断、早治疗，一些良性骨肿瘤有恶变可能，恶性骨肿瘤预后常较差。

预防调护 ①增强体质，提高抗病能力。②对并发病理性骨折的患者要外用石膏固定，既可避免加重损伤，又可减轻疼痛，争取修复。③注意饮食调养，清洁卫生；久病卧床不起者应注意防止发生褥疮。

（张董晓）

yán

岩（cancer） 在致病因素的作用下，脏腑经络功能失调、瘀血、痰滞、浊气停留于机体组织间产生恶性结块的疾病。因其质地坚硬，表面凹凸不平，形如岩石而得名。为外科疾病中最凶险者。古代"癌""岩""喦""巌"等字义相同且通用。特点是多发于中老年人，局部肿块坚硬，高低不平，皮色不变，推之不移，溃烂后如翻花石榴，色紫恶臭，疼痛剧烈，难于治愈，预后不良，故有绝症之称。有关岩的描述，早在晋·葛洪《肘后备急方》中就有石痈的记载，隋·巢元方《诸病源候论》、唐·孙思邈《备急千金要方》、唐·王焘《外台秘要》等隋唐文献多以"石痈"称之。

宋代有"癌"之称，但除少数文献记载外，宋元以来多以"岩"立名。此外，尚有不以"岩""癌"命名者，如失荣、茧唇、翻花疮等。此类疾病主要包括舌岩、茧唇、失荣、乳岩、肾岩、翻花疮等。相当于西医学的恶性肿瘤。

病因病机 此类疾病虽表现为局部病变，但却是全身性疾病。其发病原因较复杂，但不外乎内、外因两个方面。外因为六淫之邪，内因为正气不足和七情乖戾。由于致病因素作用，机体阴阳失调，脏腑功能障碍，经络阻塞，气滞血瘀，痰凝毒聚，热毒蕴结等互相交结而发病。①情志郁结：人的情志变化与内脏密切相关。七情所伤，情绪抑郁不畅，影响脏腑气机运行，气滞日久，必有血瘀，气滞血瘀长期蕴结不散，逐渐形成肿块。②六淫之邪：风、寒、暑、湿、燥、火之邪乘虚内侵，致气血凝结，阻滞经络，影响脏腑的正常功能，邪毒与郁气、积血凝聚，积久而为岩肿。③脏腑失调：脏腑虚损，功能失调，正气不足是致岩的内在因素。清·余听鸿《外证医案汇编》曰："正气虚则为岩。"不论内外因素，只有在正气不足的情况下致岩因素才能乘虚而入，邪气滞留，气滞血瘀，痰凝毒聚。正气与邪气之间盛衰强弱，还决定病势的进退变化。通过脏腑之间的相互联系，岩肿尚可转移到其他脏腑。④饮食不节：恣食膏粱厚味、辛辣炙煿之物，损伤脾胃，运化失职，水湿蕴结于内，积久不散，津液不化，凝聚为痰，痰积而发为岩肿。

诊断要点 辨证必须与辨病相结合，先辨病后辨证。辨病需要充分利用西医学检查方法，力求做到早发现、早诊断、早治疗。

在辨病的基础上辨证论治。岩的辨证应注意以下原则：岩肿是一类全身性疾病的局部表现，局部与整体存在对立统一的辨证关系；在岩的发展过程中，本证与标证常掺杂，辨证时应分清标本缓急。岩的辨证常是八纲、脏腑、气血津液辨证互参，以八纲辨证分清阴阳、虚实、寒热；以脏腑辨证确定病位；以气血津液辨证来辨明在气、在血之不同。其常见证型概括有气虚、气滞、血瘀、痰凝、湿聚、热毒等。正虚又可分为阴虚、阳虚、气虚及血虚。

治疗 应掌握以下3个原则。①兼顾局部与整体：局部与整体是对立统一的关系。岩的发生、发展与机体的抗岩能力相互制约、相互消长。因此，在治疗时不但要注意岩肿的消除，更要重视提高机体抗岩能力。局部岩肿的消除或控制可以改善整体状况；全身状况的好转又能有效控制岩肿的发展。所以，当整体情况较好时，治疗可侧重于肿物的攻伐；当体质虚弱、气血不足时，则需侧重于整体的调理，增强体质，提高抗病能力。②权衡扶正与祛邪：扶正即扶助正气，补其不足，还有调理脏腑、气血、阴阳等作用，以增强体质，利于祛邪，是治疗岩肿的重要法则。祛邪即用峻猛的攻坚解毒药物，消除癌毒，使局部气血恢复调和，除内服药物外，手术切除、外用药物治疗也属于祛邪疗法。在治疗恶性肿瘤时，必须权衡扶正与祛邪的辨证关系。一般情况，在岩肿早期，正气未衰，治疗重在祛邪，但不可伤正；中期，岩肿已发展到一定程度，耗气伤精，正虚邪实，治宜攻补兼施；晚期，正气已衰，或癌毒已有转移，不任攻伐，治宜扶正调理为主，少佐祛邪。

③分清标本缓急：祛邪攻伐，或扶正祛邪并施，以缩小或消除岩肿，谓之治本。若在病变过程中出现一些合并症，如感染、发热、出血、疼痛等，加重患者痛苦或危及生命，谓之标。此时这些合并症已上升为主要矛盾，及时对症处理，谓之急则治其标。待标症缓解后，再治其本，称缓则治其本。临床上，岩肿患者常出现标本错综复杂的情况，常需标本兼顾。

内治 ①清热解毒：热毒蕴结是岩的病因病机之一。临床见肿块增大，局部灼热，或岩肿溃烂，疼痛，渗液臭秽，或伴发热、心烦口渴、尿赤便秘等症。此属邪毒瘀热证，应选用清热解毒法。②活血化瘀：瘀血内阻是发生岩的主要病机之一。岩肿肿块坚硬为致病因素阻塞机体经络，局部气血不畅，气滞血瘀，瘀毒凝结而成；岩肿阻络，气血不通则痛；岩肿破溃，血离其经，则发生出血或积瘀。肿块、疼痛、出血和瘀斑都为血瘀的见症。活血祛瘀法，不论治本治标，都是常用的治岩法则。③化痰散结：痰是病理产物，其产生主要为各种致岩因素导致肺、脾、肾三脏功能失调，津液凝滞成痰，浊痰或瘀痰凝聚，互结而成肿块。痰瘀邪毒互结日久，则肿块坚硬如石，活动性差。此法以化痰法与软坚散结法结合使用，称为化痰散结法。④疏肝理气：情志不遂、郁怒忧思等七情所伤致肝郁气滞，气机不畅，气滞则血瘀，气滞则津停，津、液、血运行障碍，积久而成肿块。患病后许多患者情绪悲观、恐惧，影响饮食、睡眠，使机体抗病能力进一步下降，病情加重。因此，疏肝理气法是岩肿治疗的常用法则。⑤扶正补虚：岩肿形

成后，邪毒嚣张，发展迅速，耗伤气血，更伤正气，日久必致正气衰败。扶正补虚能控制其恶化、扩散及转移，是治岩的重要法则。常用的扶正补虚法有健脾益气法、养血滋阴法、养阴生津法、温补肾阳法。

外治 ①针灸疗法：针灸可减轻肿瘤患者的临床症状，增强体质，提高免疫力，减轻肿瘤患者放、化疗的副作用。②药物外敷：阳和解凝膏、冲和膏、回阳玉龙膏、太乙膏、金黄膏、桂麝散等可辨证选用外敷肿块。③手术治疗：根据病情选择手术，以切除瘤体或转移灶。④激光与冷冻疗法：可使癌性溃疡的癌组织坏死脱落。⑤放射疗法：可通过放射线治疗杀灭癌细胞，疗效直接。⑥西药治疗：常用化疗药物和免疫治疗药物，此外，支持疗法及对症治疗也常应用。

转归预后 虽经积极治疗，但大部分预后欠佳。

预防调护 ①调畅情志，增强体质，切忌七情过度。②提高警惕，对于肿块和溃疡等及时检查、早发现、早诊断、早正确治疗。③节制烟酒，增强营养，加强锻炼，改善体质，有益于提高抗病能力。

(张董晓)

shīróng

失荣（cervical malignancy with cachexia） 发于颈部及耳之前后的岩。因其晚期气血亏乏，面容憔悴，形体消瘦，状如树木枝叶发枯，失去荣华而命名。多见于40岁以上男性，属古代外科四大绝症之一。关于此病的记载，最早见于《素问》，曰："尝贵后贱，虽不中邪，病从内生，名曰脱营；尝富后贫，名曰失精。"明·陈实功《外科正宗》对此病

的症状及预后记载甚详："其患多生肩上，初起微肿，皮色不变，日久渐大，坚硬如石，推之不移，按之不动，半载一年，方生隐痛，气血渐衰，形容瘦削，破烂紫斑，渗流血水，或肿如泛莲，秽气熏蒸，昼夜不歇，平生疙瘩，愈久愈大，越溃越坚，犯此俱为不治。"相当于西医学的颈部淋巴结转移癌和颈部原发性恶性肿瘤。

病因病机 因足少阳胆经循行耳之前后，肝与胆相表里，故失荣的发生与肝胆关系密切。如七情内伤，忧思郁怒，肝失条达，气机不舒，气滞血瘀，阻于胆经颈络，则结为肿块；或脾虚运化失司，水湿津液凝聚为痰，痰瘀脏毒凝结于少阳、阳明之络，可发为此病。

诊断要点 一般表现为颈部淋巴结肿大，生长较快，质地坚硬。病变开始时多为单发结节，可活动；后期肿块体积增大，数量增多，融合成团块或联结成串，表面不平，固定不移。一般无疼痛，但合并染毒时，可有压痛。日久癌肿溃破，疮面渗流血水，高低不平，形似翻花。其肿痛范围可向面部、胸部、肩背部扩展。进行全面细致的体格检查，寻找原发病灶或做活体组织检查可协助确诊。

鉴别诊断 瘰疬：肿块常三五成群融合成串，质地韧，可化脓溃破，常伴咳嗽、低热等。必要时做活体组织检查进行鉴别。

治疗 应尽早选择放射或手术治疗，并配合中医辨证论治。

内治 ①气郁痰结证：颈部或耳前、耳后有坚硬之肿块，肿块较大聚结成团，与周围组织粘连而固定，有轻度刺痛或胀痛，颈项牵扯感，活动转侧不利，患部皮色暗红微热，伴胸闷胁痛、心烦口苦等症，舌质红，苔微黄腻，脉弦滑。治宜理气解郁，化痰散结。方选化痰开郁方（经验方）加减。常用药物有玄参、牡蛎、夏枯草、天竺黄、川贝母、胆南星、柴胡、青皮、荔枝核、橘核、鹿衔草、半枝莲、射干等。中成药可选用西黄丸。②阴毒结聚证：颈部肿块坚硬，不痛不胀，尚可推动，患部初起皮色如常，以后可呈橘皮样变，伴畏寒肢冷、纳呆便溏，舌质淡，苔白腻，脉沉细或弦细。治宜温阳散寒，化痰散结。方选阳和汤加减。常用药物有麻黄、熟地黄、白芥子、炮姜炭、肉桂、鹿角胶、甘草等。③瘀毒化热证：颈部岩肿迁延日久，肿块迅速增大，中央变软、周围坚硬，溃破后渗流血水，状如翻花，并向四周漫肿，范围可波及面部、胸部、肩背等处，伴疼痛、发热、消瘦、头颈活动受限，舌质红，苔黄，脉数。治宜清热解毒，化痰散瘀。方选五味消毒饮合化坚二陈丸加减。常用药物有金银花、野菊花、紫花地丁、冬葵子、蒲公英、陈皮、半夏、茯苓、黄连等。中成药可选用清热消炎宁治疗。④气血两亏证：颈部肿块溃破后长期渗流脓血，不能愈合，疮面苍白水肿，肉芽高低不平，胬肉翻花，伴低热、乏力、消瘦等，舌质淡，苔白或无苔，脉沉细。治宜补益气血，解毒化瘀。方选八珍汤合四妙勇安汤加减。常用药物有玄参、当归、金银花、川芎、熟地黄、白芍、人参、茯苓、甘草等。中成药可选用八珍颗粒。

外治 ①早期颈部硬肿为气郁痰结证者，可外贴太乙膏或外敷天仙子膏。②早期颈部硬肿若为阴毒结聚者，可外贴阳和解凝膏或冲和膏。③岩肿溃破胬肉翻花者，可用白降丹掺于疮面，其上敷太乙膏。若溃久气血衰败，疮面不鲜，可用神灯照法，疮面掺阴毒内消散，外敷阳和解凝膏。

其他疗法 局部病变可用X线放射治疗或配合全身化疗、手术治疗等。

转归预后 此病预后较差，应积极治疗，可延长生存期，提高生活质量。

预防调护 ①加强营养，提高机体抗病能力。②保持心情舒畅，避免精神刺激。③加强疮面护理，做到及时清洁疮面，防止感染。

（张董晓）

jiǎnchún

茧唇（lip cancer） 发于唇部的岩。多见于下唇，为无痛性局限性硬结，或如乳头及蕈状突起，溃烂后翻花如杨梅。宋·窦汉卿《疮疡经验全书》指出了此病的命名依据，曰："若肿起白皮皱裂如蚕茧，故名曰茧唇也。"清·吴谦等编写的《医宗金鉴》描述了其临床表现，说："茧唇脾胃积火成，初如豆粒渐茧形，痛硬溃若翻花逆，久变三消定主凶。"相当于西医学的唇癌。

病因病机 此病的发生和发展与心、脾、胃、肝、肾等脏腑功能失常有密切关系。①心脾火毒：思虑太过，致使心火焦炽，移热于脾经，夹脾之郁结湿浊，循经上升结于唇部，致使唇部气血瘀滞，火毒湿浊相互搏结而成唇茧。②脾胃湿热：过食肥甘厚腻及辛辣炙煿之品，致脾胃壅积化热，火毒内生，灼津为痰，痰随火行，留注于唇，湿热痰浊结为肿块。③阴虚火旺：肝肾精血受损，阴虚不能潜阳，阴虚火旺，相火上炎，炼液成痰，虚火痰毒循经蕴结于唇而发生此病。④不良刺激：长期的局部慢性刺激，如烟热火毒、烟斗积毒或局部长期使用劣质化妆品，或唇部湿疹、口唇白斑等均可诱发此病。

诊断要点 此病发病缓慢，多见于老年男性，病变多发于下唇的中、外1/3交界处的红缘部，口角及上唇者较少见。多在良性病变的基础上发生，如长期不愈的角化增生、白斑、皲裂或乳头状瘤等。初起为局限性硬结，状如豆粒，渐渐增大，开始多无疼痛，进而溃破如翻花，时流血水并伴疼痛，张口进食困难。病情进一步发展，患者下颌下及颏下淋巴结可肿大固定，常为癌肿转移之征象。

鉴别诊断 唇风（慢性唇炎）：下唇常见，初起发痒，色红伴肿，但肿不高突，表面干燥，可有细小裂口，易出血，因皮裂而疼痛较剧烈，基底部不坚硬，无溃烂翻花之症状。

治疗 一旦确诊应尽早手术。不能手术者可辨证论治，或配合其他疗法。

内治 ①心脾火炽证：下唇部肿胀坚硬，结多层痂皮形如蚕茧，溃烂后渗流血水，疼痛较剧，张口困难，伴口渴、尿黄、心烦、失眠，舌质红，苔黄，脉细而数。治宜清火解毒，养阴生津。方选清凉甘露饮（《外科正宗》）加减。常用药物有水牛角、银柴胡、茵陈、石斛、枳壳、麦冬、生地黄、黄芩、知母、栀子、土茯苓、半枝莲、甘草、僵蚕等。中成药可选用西黄丸。②脾胃实热证：唇红，肿块增大迅速，口唇红肿燥裂，灼热疼痛，伴面赤口渴、大便秘结、小便黄而短少，舌红，苔黄燥，脉滑数。治宜通腑泻热，解毒化痰。方选凉膈散合清胃散加减。常用药物有连翘、栀子、

黄芩、薄荷、大黄、芒硝、当归、生地黄、牡丹皮、牛蒡子、川贝母、夏枯草、射干、七叶一枝花等。③阴虚火旺证：肿块溃烂呈菜花状，疮面色紫暗不鲜，时流血水，痛如火燎，伴倦怠乏力、五心烦热、两颧潮红，舌红，无苔，脉细数。治宜滋阴降火，凉血解毒。方选知柏地黄汤（《医宗金鉴》）加减。常用药物有知母、黄柏、熟地黄、山萸肉、山药、泽泻、牡丹皮、茯苓、石斛、天花粉、鹿衔草、紫草等。中成药可选用知柏地黄丸。

外治 ①皮癌净外敷，每日或隔日1次。②蟾酥丸加醋研磨后外敷患部。③青吹口散：研成细末，麻油调敷于肿瘤处。

其他疗法 ①放射疗法：局部可用放射治疗，早期或晚期均可选用，可收到较好效果。②激光：局部病变可用激光烧灼，直至肿瘤消失。③手术：尤其适用于早期，可行局部楔形切除术。有转移之肿大淋巴结时，可做颈部淋巴结清扫术。

转归预后 此病虽经治疗，但预后较差。临床应注意早发现、早治疗。

预防调护 ①注意口腔卫生，忌吸烟。②积极治疗唇部口腔白斑、结节、疣赘、皮炎、湿疹等病变，以防恶变。③加强疮面护理，及时清洁疮面，防止感染。

（张董晓）

shéyán

舌岩（tongue cancer） 发于舌部的岩。又称舌菌、舌疳。特点是早期舌体肿物形如豆粒而质硬，溃烂后形成坚硬而高低不平的溃疡；晚期常累及颈、颌部，恶性程度高，预后不佳。此病在清·沈金鳌《沈氏尊生书》中称舌菌；清·邹岳《外科真诠》名舌岩；

清·许克昌、毕法合撰《外科证治全书》称舌痔或舌芝。清·吴谦等编写的《医宗金鉴》称舌疳，并对其病因病机、病程发展、预后转归等都做了较详细的描述，并明确指出此病"自古治法虽多，然此证百无一生，纵施药饵，不过苟延岁月而已"，说明此病属于难治之症。清·高秉钧《疡科心得集》对于此病论述甚详："其证初如豆，后如菌，头大蒂小，又名舌菌，疼痛红烂无皮，朝轻暮重……以致焮肿突如泛莲，或状如鸡冠，舌本短缩，不能伸舒，言语时漏臭涎，再因怒气上冲，忽然崩裂，血出不止，久之延烂牙龈，即名牙岩，甚则颌肿结核坚硬时痛。"对此病的症状、转移部位等做了细致叙述。相当于西医学的舌癌。

病因病机 多为心脾郁火或外感热毒，痰火瘀毒结滞所致。舌为心之苗，七情内伤，气郁化火，火性炎上，循经上行于舌；或思虑伤脾，脾气久郁，化火生痰；或嗜烟日久，火毒熏灼，外感热毒，均可导致舌部经络阻塞，气血瘀滞，火毒痰瘀互结为舌岩。

诊断要点 多发生于40岁以上男性。好发部位为舌中1/3的边缘部位，其次是舌根、舌面及舌尖部。舌癌可表现为外突型、溃疡型及浸润型。肿块质地坚硬，边界不清；或胬肉凸出呈菜花状；或溃疡面边缘隆起，坚硬不整齐，基底部高低不平。病情发展，或渐长大如菌，头大蒂小，或向深部及周围发展，可引起疼痛，疼痛可放射到同侧耳部。癌肿广泛累及舌肌可使舌运动受限，影响说话、进食及吞咽，并流涎臭秽，也可发生出血，延烂牙龈。严重者侵犯口底及颌骨，透舌穿腮，舌难转动，妨碍进食，日渐衰弱，

生命垂危。

鉴别诊断 ①血瘤：常自幼即有，生长缓慢，黏膜表面光滑，多呈紫暗、质软，有压缩性。②结核性溃疡：病变多在舌背部，溃疡表浅，边缘不齐不硬，表面不平，色灰黄污浊，自觉疼痛，常有肺结核病史。③舌乳头状瘤：多见于青年，发病部位多在舌尖边缘，外凸有蒂，周围组织软，无硬结，不向周围浸润。

治疗 中西医结合治疗，中医在缓解症状、提高生活质量方面起到重要作用。

内治 ①心脾郁火证：舌岩初起，肿物如豆而坚硬，或有糜烂、溃疡，腐臭疼痛，伴心烦失眠，口渴尿黄，舌红，苔黄，脉弦数。治宜清火解毒，化痰散结。方选导赤散加减。常用药物有生地黄、竹叶、黄连、栀子、莲子心、玄参、赤芍、牡丹皮、水牛角、车前草、泽泻、白茅根等。中成药可选用导赤片口服。②脾胃火毒证：肿块凸起坚硬，增大较快，糜烂、溃疡，边缘不整，臭味难闻，伴发热口渴、便秘尿黄，舌红，苔黄腻，脉滑数。治宜清泻脾胃，清热解毒。方选凉膈散、清凉甘露饮。常用药物有升麻、生石膏、知母、玄参、土茯苓、苍术、茵陈、厚朴、生大黄、滑石、车前子、石斛、玉竹、豆蔻等。中成药可选用梅花点舌丸、六神丸口服。③阴虚火旺证：肿块溃烂，边缘隆起，易出血，疼痛剧烈，午后潮热，舌红或红绛，舌苔或无苔，脉细数。治宜滋阴降火，凉血止血。方选知柏地黄丸。常用药物有生地黄、玉竹、石斛、山萸肉、怀山药、墨旱莲、女贞子、牡丹皮、泽泻、黄柏、知母、川牛膝等。中成药可选用知柏地黄丸口服。④气血两虚证：

舌岩晚期，舌体溃烂，甚则透舌穿腮，饮食难下，身体瘦弱，面色无华，脉沉细无力。治宜调补气血。方选归脾汤或人参养荣汤加减。常用药物有党参、白术、黄芪、龙眼肉、当归。中成药可选用归脾丸、八珍颗粒口服。

外治 ①初期未溃，用玉枢丹醋调外敷。②岩肿溃烂者，用青吹口散或锡类散外敷。③病灶出血不止，用云南白药或蒲黄炭、芦荟、马勃等药研细外用。④可用漱口方（山豆根、龙葵、草河车）煎汤去渣，代水含漱，每日3~4次。

其他疗法 ①手术疗法：根据情况，可行局部肿物切除，或半部舌体切除等术式，也可采取激光手术疗法。②放射治疗：为舌癌有效治疗方法之一，有时可以根治。

转归预后 此病虽经治疗，但预后欠佳。

预防调护 ①注意口腔卫生，对口腔白斑、赘瘤、口疮等病变宜及时诊治。②注意观察局部溃疡，发现出血及其他并发症及时处理。

（张董晓）

shènyán

肾岩（carcinoma of penis） 发于阴茎龟头部的岩。又称肾岩翻花。肾岩病名首见于清·高秉钧《疡科心得集》，谓："夫肾岩翻花者……初起马口之内，生肉一粒，如竖肉之状，坚硬而痒，即有脂水，延至一二年或五六载时，觉疼痛应心，玉茎渐渐肿胀，其马口之竖肉处，翻花若榴子样，此肾岩已成也。"相当于西医学的阴茎癌。

病因病机 阴茎为肾所主，足厥阴肝经循少腹绕阴器，肝主筋，阴茎为宗筋所聚，故肾岩的

发生与肝肾关系密切。①湿浊瘀结：因肾气内虚而不能主阴茎，外感寒湿邪毒或肝经湿热之邪乘虚下注阴茎，使湿热浊邪结于前阴，局部经络阻塞，气血凝滞，而发为此病。②火毒炽盛：湿热浊邪瘀久化热成毒，肝胆之火或心火移热于小肠滞于阴茎，皆可使阴茎发生肿块、结节，热盛则肉腐，则结节可溃烂、翻花。③阴虚火旺：素体肝肾亏虚，加之火毒日久耗散阴血津液，阴虚火旺，则发生低热、贫血、消瘦等症状。

诊断要点 此病多发于中老年人。初起时在包皮系带附近、阴茎头部、冠状沟部或尿道口处可见丘疹、红斑、结节、疣状增生等，逐渐增大、刺痒，甚至破溃，状如翻花石榴子样，并有恶臭分泌物，疼痛加重。严重者阴茎溃烂脱落。约有30%以上患者发生淋巴结转移，以腹股沟淋巴结最多见，也可波及髂外及直肠周围淋巴结等。此病早期一般无明显全身症状，晚期可出现发热、消瘦、贫血等。病理切片检查可以明确诊断。

鉴别诊断 ①阴茎乳头状瘤：为常见良性肿瘤。多发于冠状沟、龟头及包皮系带附近，可单发或多发，有蒂或无蒂，边界清楚，呈红色或淡红色，质软，生长缓慢，可进行活体组织检查确诊。②尖锐湿疣：多有不洁性交史，病变呈菜花状、乳头状或结节状，大小不等，数目不定，有时带蒂，多位于龟头、冠状沟及包皮内板。③阴茎白斑：一般认为是癌前病变。常位于包皮、龟头、尿道外口的黏膜处，病变大小不等，边缘清楚，灰白色、质硬。

治疗 以手术治疗为主，可配合中医辨证论治或其他疗法。

内治 ①湿浊瘀结证：阴茎

龟头或冠状沟出现丘疹或菜花状结节，逐渐增大，痒痛不休，溃后渗流血水，有的可出现腹股沟淋巴结肿大，伴畏寒、乏力、小便不畅、尿道涩痛，舌质淡红，苔白微腻，脉沉弦。治宜利湿化浊，解毒化瘀。方选三妙丸合散肿溃坚汤（《兰室秘藏》）加减。常用药物有牛膝、升麻、柴胡、独活、龙胆草、黄芩、桔梗、昆布、当归、白芍、葛根、黄连、三棱、木香、瓜蒌根、连翘、知母等。中成药可选用新广片、小金丸口服。②火毒炽盛证：阴茎赘生结节，红肿胀痛，溃烂后状如翻花，渗出物腐臭难闻，伴发热、口渴、大便秘结、小便短赤，舌质红，苔黄腻，脉弦数或滑数。治宜清热泻火，解毒消肿。方选龙胆泻肝汤合四妙勇安汤加减。常用药物有龙胆草、黄芩、栀子、泽泻、木通、车前子、当归、生地黄、柴胡、玄参、金银花、甘草。中成药可选用西黄丸口服。③阴虚火旺证：多见于肾岩手术、放化疗后，或病变晚期。阴茎溃烂脱落，伴口渴咽干、疲乏无力、五心烦热、身体消瘦，舌红，少苔，脉细数。治宜滋阴降火，清热解毒。方选知柏地黄丸合大补阴丸（《丹溪心法》）加减。常用药物有知母、黄柏、熟地黄、龟甲、山萸肉、山药、泽泻、牡丹皮、赤芍等。

外治 ①岩肿溃烂不洁，将五五丹或千金散撒于疮面，或用红灵丹油膏外敷，每日更换1~2次，腐蚀至癌肿平复后，改用九一丹。如疮面渗血可掺海浮散，外敷生肌玉红膏。疮面清洁后，改用红油膏或白玉膏。②皮癌净外敷，每日1次或隔日1次。

其他疗法 ①化学治疗：有一定疗效，多与手术及放射治疗联合应用。②放射治疗：单纯放射治疗适用于尚未侵犯尿道或海绵体的表浅鳞癌。③手术：根据病变范围和浸润程度，可选择阴茎局部切除、阴茎部分切除或阴茎全切除术。

转归预后 此病预后和肿瘤发生的部位、恶性程度以及肿瘤侵犯阴茎的深度、就诊时间的早晚、所用的治疗方法等因素有关。一般情况下，阴茎癌的恶性程度较低，肿瘤较为浅表，容易早期发现，行肿瘤切除后再配合放射治疗或化学治疗，5年治愈率可达90%。晚期病例有腹股沟淋巴结转移者，5年治愈率仅50%左右。如果出现髂淋巴结转移，预后更差。

预防调护 ①保持包皮内清洁卫生，避免积垢。②包茎、包皮过长者宜尽早施行包皮环切术。③及时处理癌前病变，如乳头状瘤、尖锐湿疣、阴茎白斑等，对可疑癌变者，应做活体组织检查。④加强疮面护理，及时清洁疮面，防止感染。

（张董晓）

zǐyán

子岩 (testicle cancer) 发于睾丸或附睾部的岩。又称木肾。多因瘀血、浊气凝聚，日久恶变而成。是男性最常见的恶性肿瘤。《素问》曰："岁太阳在泉，寒淫所胜，则凝肃惨栗。民病少腹控睾，引腰脊，上冲心痛，血见，嗌痛颔肿。"元·朱震亨《丹溪心法》详细记载了其病因病机及治疗。相当于西医学的睾丸癌或附睾癌。

病因病机 肾子亦称外肾，足厥阴肝经循少腹绕阴器，故睾丸为肝肾所共同主宰。若肝肾功能失调，则邪毒积聚而成肿块。①寒湿瘀结：心主火，肾主水；心火下降以温肾水，则肾水不寒；心之真阳下行，以接济肾阳和肾气，则肾阳温和，气化正常。若心肾不交，则阴阳不交，水火不济，肾气亏损，而寒湿之邪乘虚凝滞结于肾子，故肾子肿硬，皮色不变；瘀滞日久，经络阻塞，可合并坠胀疼痛。②肝气郁结：肝开窍于二阴，肝经环绕阴器、络肾子。若忧思郁怒过度，则肝气郁结；气滞则血瘀，肾子因此失于肝气之疏泄，经气不通，络脉瘀阻，而瘀血、痰浊之邪结聚于肾子，以致肾子肿块坚硬如石，坠胀疼痛。肾之脉络心，故疼痛尚可上冲于心。③肝肾亏损：肝藏血，肾藏精，精血可相互转化。若先天不足或患有其他疾病，均可损伤肝肾。肝肾亏损，精血同亏，则肝虚血燥，肾虚精怯，以致肾子经络痞涩，痰浊之邪凝聚而成肿块；或在子岩疾病过程中，消耗过多精血，亦可损伤肝肾，使病情进一步加重而迁延不愈。

诊断要点 多见于20~40岁男性，早期可有阴囊下坠感或胀痛。睾丸出现无痛性肿块，表面凹凸不平，质地坚硬，增长迅速。出现内分泌失调症状：临床上可出现男性乳房发育、性早熟及女性化等。B超检查提示阴囊内有实质性占位性病变。

鉴别诊断 ①子痰：多有其他部位结核病史，且较早侵犯阴囊及皮肤。结核常侵犯附睾尾部，输精管往往受累，呈串珠样结节。②水疝：做透光试验时透光良好，睾丸肿瘤则不透光。③睾丸外伤性积血：有外伤史可查，且可逐渐吸收。④子痈：起病迅速，发热伴疼痛，病侧睾丸肿大光滑，质软，压痛明显。局部温度升高。

治疗 应中西医结合治疗。中医治疗在手术、化学治疗、放射治疗等各期均可发挥作用。

内治 ①寒湿凝结证：治宜温阳散寒化湿。方选阳和汤加减。主要药物有鹿角霜、白芥子、麻黄、熟地黄、肉桂、黄连、小茴香、车前子、橘核、荔枝核、猫爪草、土鳖虫等。②肝气郁结证：治宜疏肝理气，破气散结。方选橘核丸。常用药物有橘核、猫爪草、莪术、连翘、土鳖虫、蜂房等。③肝肾亏损证：治宜滋补肝肾，软坚散结。方选知柏地黄丸加减。主要药物有山萸肉、茯苓、怀山药、熟地黄、知母、黄柏、鳖甲、龟甲、川贝母、鹿衔草、半枝莲、荔枝核、香附等。

外治 ①喜神消瘤止痛散（膏）外敷止痛：主要药物组成为桃仁、红花、生乳香、没药、刺猬皮、阿魏、冰片等。上药共研细末，用酒醋各半调成糊状（或用蜂蜜调制）贴于疼痛处。每24小时换药1次，7次为1疗程。可以反复使用，局部有溃烂忌用。②生肌散：用于局部溃疡或溃烂，每日1~2次。③板蓝根、金银花、连翘、皂角刺、黄柏，水煎，头煎内服，二煎冲洗局部，每日1剂。④皮癌净：用于失去化学治疗或放射治疗机会，以及放射、化学治疗无效者。

其他疗法 ①西药治疗：抗肿瘤药物对睾丸精原细胞瘤的疗效较突出，对胚胎性癌和绒毛膜癌也有效，对恶性畸胎瘤效果较差。②手术治疗：睾丸肿瘤无论哪一种类别都应先做高位肿瘤切除术及精索结扎术。③放射治疗：精原细胞瘤术后可行放射治疗。术后照射的适应证是在清除术后病理检查阳性或清除不彻底者及已有腹腔转移的患者。

转归预后 经及时的综合治疗，多数患者可以治愈。如不予治疗，多数在数年内死亡。

预防调护 ①对隐睾和睾丸异位者施行手术治疗，预防睾丸创伤，若有创伤应彻底治疗。②积极防治病毒感染性疾病，以避免其诱发睾丸肿瘤。③一旦发现睾丸肿块，应及早综合治疗。④鼓励患者，乐观至上，树立战胜疾病的信心，务使肝气条达，则岩肿易于消除。⑤患者应避免房事。

（张董晓）

pífūbìng

皮肤病（dermatosis） 在致病因素的作用下，脏腑经络功能失调，发于皮肤、黏膜及其附属器的疾病。为常见病、多发病，大多数不严重，但少数严重者可危及生命。皮肤病种类繁多，有1000多种，是中医外科学的重要组成部分。

病因病机 病因归纳起来分为内因、外因。病机是在病因作用下，机体气血不和，脏腑功能失调，邪毒结聚，而致生风、生湿、化燥、致虚、致瘀、化热、伤阴等。

内因 ①七情内伤：若情志失调，气血郁结于内，致气血凝滞经络，或导致阴血耗伤，化燥生风或导致血热生风，肌肤失养而发病。②禀赋不耐：导致发病原因有三：一是接触过敏物质导致过敏性皮肤病的发生，如漆疮；二是食物致病，如海鲜发物；三是药物致病，如中药毒。③血虚风燥：久病导致脾虚，脾胃失其健运，阴血失其化源，以致血虚生风或风邪化燥，皮肤失于濡养而发病。④肝肾不足：肝藏血，若肝血虚，则爪甲失养，指甲肥厚干燥变脆；肝虚血燥，筋气失荣，则生疣目；肝经怒火血郁，可致血痣。肾精不充，发失其养，则毛发干枯易脱；肾虚本色上泛，则面生黧黑斑等。⑤饮食失节：过食肥甘厚味，醇酒炙煿之物，导致脏腑传导功能失常，湿热火毒内生，邪毒结聚不散，循经外发肌肤。若饮食摄入不足，营养不良，气血虚弱，易发慢性皮肤病，如皮肤干燥、瘙痒等。

外因 ①风邪：为六淫之首，善行而数变，风为阳邪，其性趋燥而喜升扬。故风邪所致皮肤病，其病变多具有发生迅速，骤起骤消，游走不定，泛发全身或多发头面，皮肤干燥、脱屑、瘙痒等特点。②寒邪：为阴邪，伤人阳气，若袭人体表入于经络，血流痞涩，气血凝滞不行，肌肤失养发为冻疮；若阳气不行，血行不畅，则肢端发冷青紫；若导致经络阻塞，皮肤由白变紫，肢端发凉而逐渐变黑坏死，发病为脱疽；郁而化热，伤及血络，则发寒疮；毒邪流窜，则损害内脏。③暑邪：为阳邪，多夹湿邪致病，常使湿热留滞肌表发为疖疮、热痱、日晒疮等，与脾胃邪毒相合则致发天疱疮、瘾疹等。④湿邪：皮肤病以外湿居多，湿邪侵入肌肤，郁结不散，与气血相搏，蕴结肌表而发皮肤病，其皮肤损害为水疱或为多形性，或皮肤糜烂，常患病于人体下部，或浸淫四窜，滋水淋漓，病程缠绵，难以速愈。若湿邪与寒邪相合，则伴有四肢乏力，一身肌肉疼痛，四肢受凉则肢端发冷、苍白或紫暗等症状。⑤燥邪：燥伤阴，燥伤人则阴液不足，使皮肤干燥脱屑发为风瘙痒、白疕；若内燥伤人则夺精耗血，故伤及脏腑发为燥毒（干燥综合征）等。⑥火邪：为阳邪，热微则痒，火为热之甚，热盛则痛。热邪蕴郁肌肤，不得外泄，熏蒸肌表，其发病暴速，蔓延也快，故热邪致病多发于人体上部，化火则易灼伤营血。⑦虫邪：由虫致生的皮肤病多种多样，虫的种类不同导致发生的皮肤病的皮损也不同。一为皮肤中寄生虫直接致病，如疥虫引起的疥疮；真菌引起的手癣、足癣、体癣、甲癣等；一为昆虫的毒素侵入或过敏引起的皮肤病，如蚊虫、臭虫、蠓虫、虱子叮咬所致的损伤和虫咬皮炎。此外，尚可由肠道寄生虫过敏及禽类寄生虫毒、桑毛虫毒、松毛虫毒等引起皮肤病。⑧毒邪：为特殊之毒，常见引起皮肤病的毒邪为食物毒、药物毒、虫毒、漆毒等。其病机为禀赋不耐，中其毒邪而发病。由毒邪引发的皮肤病，发病前有进食物史或用药史，或接触某种物质，或有毒虫叮咬史，需经过一定的潜伏期后方发病，其皮损表现为红斑、肿胀、丘疹、水疱、风团、糜烂等多种形态，或痒或痛，轻则局限一处，重则泛发全身。严重者皮肤暴肿，起大疱，破流滋水，皮肤层层剥脱，甚则危及生命。

诊断要点　包括以下几方面。

辨症状　皮肤病在发病过程中，会产生一系列的自觉症状和他觉症状，是辨证和诊断的重要依据。

自觉症状　取决于皮肤病的性质、病情轻重等因素。最常见的症状是瘙痒，其次是疼痛，此外尚有灼热、麻木、蚁走感等。①瘙痒：可由多种因素引起，重在风邪。急性皮肤病的瘙痒多由外风所致，故其瘙痒流窜不定，皮损泛发而起病迅速，可有风寒、风热、风湿热的不同。风寒所致瘙痒，遇寒加重而皮疹色白，遇热减轻等；风热所致瘙痒，皮疹色红，遇热加重，遇冷减轻等；风湿热所致瘙痒，抓破有渗液或起水疱或苔藓化等；营血有热生

风所致的瘙痒，皮损色红灼热，出现丘疹、红斑、风团，瘙痒剧烈，抓破出血，伴有心烦不安等。慢性皮肤病的瘙痒原因复杂，寒、湿、痰、瘀、虫淫、血虚风燥等因素均可导致。②疼痛：多为寒邪或热邪或痰凝血瘀，阻滞经络不通所致，即"通则不痛，痛则不通"。寒证疼痛表现为局部青紫，疼痛遇寒加剧，得温则缓；热证疼痛表现为红肿、发热与疼痛性皮损；痰凝血瘀疼痛可有痰核结节或瘀斑、青紫，疼痛位置多固定不移。此外，气血虚衰的蛇串疮患者，虽皮肤损害已愈，但后遗疼痛，且较剧烈，属虚证兼气滞血瘀疼痛。③灼热感：为热邪蕴结或火邪炽盛，炙灼肌肤的自觉感受，常见于急性皮肤病。④蚁走感：与瘙痒感颇为近似，但程度较轻，虫淫为患或气血失和所致。⑤麻木感：常见于一些特殊的皮肤病如麻风病的皮损，有的慢性皮肤病后期也偶见麻木的症状，一般认为麻木为血虚或湿痰瘀血阻络，导致经脉失养，或气血凝滞，经络不通所致。

他觉症状　以表现在患部的皮肤损害最具有诊断意义。皮损可发于皮肤及黏膜，病变常有一定的形态，都是由一些基本损害构成，掌握这些基本损害的特点，对皮肤病诊断、辨证、治疗都很重要。

*原发性皮肤损害*是在皮肤病病变过程中直接发生及初次出现的皮损。①斑疹：是皮肤病的局限性色素改变，不高出皮肤，也不陷下。面积大而成片的称斑片。其色有红有白。红斑压之褪色者多属血热；压之不褪色者除血热外，尚兼血瘀；红斑稀疏者为热轻，密集者为热重，红而带紫为热毒炽盛。红斑常见于丹毒、药

毒等。白斑多为气血凝滞或血虚兼风邪所致，最常见者为白驳风。②丘疹：为高出皮面的实性丘形小粒，直径一般小于0.5cm，多为风热、血热所致。丘疹数目多少不一，有的散在分布，有的互相融合而成扁平隆起的片状损害，称斑块。介于斑疹与丘疹之间，稍有隆起的皮损称斑丘疹。丘疹顶部有较小水疱或脓疱时，称丘疱疹或丘脓疱疹。③脓疱：疱内含有脓液，其色浑浊或为黄色，周围常有红晕，疱破后形成糜烂，溢出脓液，结脓痂。多为湿热或热毒炽盛所致，常见于脓疱疮等。④风团：为局限性水肿性隆起，常突然发生，迅速消退，不留任何痕迹，发作时伴有剧痒。有红色与白色之分，红色者为风热所致，白色者为风寒所致，常见于瘾疹。⑤疱疹：为内有腔隙、含有液体、高出皮面的损害。小者如针尖或米粒大者称小水疱；直径大于0.5cm者称大疱；水疱内含有血样液体者称血疱。水疱为白色，血疱为红色或紫红色。疱疹的疱壁一般较薄易破，破后形成糜烂，干燥后结痂脱屑。疱疹常发于红斑之上，多为湿热或热毒所致，常见于湿疮、接触性皮炎、虫咬皮炎等。⑥结节：为大小不一境界清楚的实质性损害，质较硬，深在皮下或高出皮面，多为气血凝滞所致，常见于结节性红斑等。

*继发性皮肤损害*是原发性皮损经过搔抓、感染、治疗处理和在损害修复过程中演变而成。①鳞屑：为表皮角质层的脱落，大小、厚薄不一，小者呈糠秕状，大者为数厘米或更大的片状。急性病后见之，多为余热未清；慢性病见之，多为血虚生风、生燥，皮肤失其濡养所致。②糜烂：为

局限性的表皮缺损，系疱疹、脓疱破裂，痂皮脱落等露出的红色湿润面，多属湿热为患。糜烂因损害较浅，愈合较快，且不留瘢痕。③溃疡：为皮肤或黏膜深层真皮或皮下组织的局限性缺损。溃疡大小不一，疡面有脓液、浆液或血液，基底可有坏死组织。多为热盛肉腐而成，常见于疮疖、外伤染毒等溃烂形成，愈后留有瘢痕。④结痂：为皮肤损害处的渗液、滋水、渗血或脓液与脱落组织及药物等混合干燥后形成。脓痂为热毒未清；血痂为血热络伤，血溢所结；滋痂为湿热所致。⑤抓痕：系搔抓将表皮抓破、擦伤而形成的线状损害，表面结成血痂，多为风盛或内热所致。⑥皲裂：为皮肤上的线形坼裂，多为血虚、风燥所致，常见于角化型湿疮等。⑦苔藓样变：为皮肤增厚、粗糙、皮纹加宽、增深、干燥、局限性边界清楚的大片或小片损害，常为一些慢性瘙痒性皮肤病的主要表现，多为血虚风燥，肌肤失养所致。⑧色素沉着：为皮肤中色素增加所致，多呈褐色、暗褐色或黑褐色。色素沉着有的属原发皮损如黄褐斑、黑变病等，多为肝火、肾虚引起；有的属继发皮损，如一些慢性皮肤病后期局部皮肤色素沉着，多为气血失和所致。

辨性质 包括急性皮肤病和慢性皮肤病。

急性皮肤病 大多发病急骤，皮损表现为红、热、丘疹、疱疹、脓疱、糜烂等，伴有渗液或脓液。发病原因大多为风、湿、热、虫、毒，以实证为主。一般与肺、脾、心三脏关系最为密切。

慢性皮肤病 大多发病缓慢或由急性皮肤病演变而来，皮损表现苔藓样变、色素沉着、皲裂、鳞屑等，或伴有脱发、指（趾）甲变化。大多为血瘀或营血不足，肝肾亏损，冲任不调引起，以虚证为主。一般与肝、肾两脏关系最为密切，肝主藏血，血虚则生风生燥，肤失濡养而为病；肾主藏精，黑色属肾，发为肾之所华，肾精不足，则可发生皮肤色素改变以及脱发等。

治疗 皮肤病是人体全身性疾病在皮肤上的表现，中医治疗强调内外合治。

预防调护 包括讲究卫生、加强宣传教育、注意饮食宜忌等。①对各种传染性皮肤病，做好预防和隔离工作，及时、限时上报疾病控制中心。对患者接触过的衣服、床单、毛巾等生活用品进行消毒或销毁。患者予以隔离并积极治疗，切断传染源，防止广泛传播。②积极防治性病。③加强工矿职业性皮肤病的防护，改善生产设备和操作流程，加强劳动保护，保护环境，减少污染。

（艾儒棣）

rèchuāng

热疮（herpes simplex） 感染单纯疱疹病毒所致的皮肤病。又称热气疮、剪口疮。特点是皮损为成簇的水疱，有的相互融合，多数可在1周后痊愈，但容易复发。热疮病名首见于晋·葛洪《肘后备急方》："阴疮有二种：一者作白脓出，曰阴蚀疮，二者但亦作疮，名为热疮。"宋·赵佶《圣济总录》中提到："热疮本于热盛，风气因而乘之，故特谓之热疮。"历代医家认为其多发于感冒、猩红热、疟疾等高热疾病的病程中。相当于西医学的单纯疱疹，发于外阴部位的称生殖器疱疹。

病因病机 外感风温热毒，邪客肺胃二经，热毒互结蕴蒸皮肤，循经发于口鼻之处；情志内伤，肝气郁结，久而化火，肝经火毒蕴积，或恣食辛辣之品，脾胃运化失常，湿热内生，下注阴部，乃生热疮；发病日久，正虚毒恋，热盛伤津，阴虚内热，若遇发热、受凉、劳倦、月事，以致正气更虚，伏邪所凑，循经而发。

诊断要点 多见于高热患者发病过程中或发热后，好发于皮肤黏膜交界处，常见于口角、唇缘、鼻孔周围、面颊及外阴等部位。皮损为针尖至绿豆大小簇集成群的水疱，疱液先清后浊，周围红晕，数日后疱破露出糜烂面，渐结痂痊愈，病程约1周，但易反复发作（图）。患者自觉局部灼热、瘙痒，一般无全身不适感。此病根据发病部位、人群、病程的不同临床表现各异。如发于眼部者，常有刺痒、疼痛、怕冷、发热等症状；发于口角、唇缘、口腔黏膜者，可见颌下或颈部臖核肿痛；发于外阴者，水疱易糜烂染毒，可伴发热、便干溲赤、尿频、尿痛、苔黄脉数等症状；发于孕妇，易引起早产、流产或新生儿热疮；反复发作，迁延不愈者，常有咽干、口渴、舌红、脉数等症状。辅助检查：可将疱疹基底部刮取物、活体组织标本固定后染色镜检，或将感染部位的分泌物、唾液、脑脊液、血液等标本在一定条件下进行培养，可分离出单纯疱疹病毒。

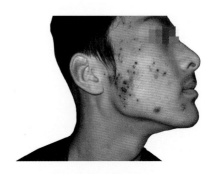

图 热疮

鉴别诊断 ①蛇串疮：皮肤上出现多个成簇水疱，多沿一侧神经走行，呈带状分布，疱群间有正常皮肤间隔，局部刺痛明显，多数愈后不再复发。②黄水疮：皮损为红斑、水疱，继而形成脓疱，疱破结黄色脓痂，好发于暴露部位，严重者有全身症状，有传染性。

治疗 以清热解毒养阴为基本原则。初发者用清热解毒之法，反复发作者扶正祛邪并用。

内治 ①肺胃热盛证：皮疹呈群集红斑、丘疱疹、水疱，多发于口角、唇缘、鼻孔或面颊等处，灼热疼痛伴痒，轻度周身不适，口干，心烦，大便干结，小便黄赤，舌质红，舌苔薄黄，脉浮数。治宜疏风清热解毒。方选辛夷清肺饮加减。常用药物有辛夷、桑叶、菊花、板蓝根、金银花、连翘、黄芩、栀子、芦根、石膏。热盛者合用竹叶石膏汤加减。中成药可选用牛黄解毒片、黄连上清丸、板蓝根冲剂。②湿热下注证：皮疹以水疱、糜烂为主，多见于外阴部，局部灼热，肿胀，疼痛，可伴有尿频、尿急、尿痛，大便秘结，小便黄赤，舌质红，舌苔黄腻，脉滑数或弦数。治宜清热利湿解毒。方选龙胆泻肝汤加减。常用药物有龙胆草、栀子、黄芩、生地黄、泽泻、通草、车前子、柴胡、大黄、甘草。热毒重伴疼痛者，加板蓝根、紫草、延胡索。中成药可选用龙胆泻肝丸、三妙丸。③阴虚内热证：病程较长，反复发作，迁延日久，伴口干咽燥、口渴引饮、午后潮热，舌质红或绛，舌苔薄，脉细数。治宜养阴清热。方选增液汤加减。常用药物有玄参、生地黄、麦冬、天花粉、知母、地骨皮、竹叶、板蓝根、紫草。中成药可选用知柏地黄丸。

外治 初起者局部碘伏消毒，用三棱针或一次性注射针头浅刺放出疱液后外搽黄连软膏；水疱已破，糜烂渗液者，可用金黄散蜜调外敷或地榆草油膏外搽；皮疹干燥结痂者，外搽黄芩膏。

其他疗法 ①针刺：取穴曲池、合谷、大椎、胆俞、膀胱俞、阳陵泉、尺泽、肺俞、三阴交、外关，留针 20 ~ 30 分钟。②艾灸：主穴取足三里、丰隆、局部水疱处，采用悬灸法，每次 5 分钟，以周围出现红晕为宜，每日 1 次，局部皮损结痂后只灸足三里、丰隆。③耳穴：取穴脾、肺、肾、口、面颊，每次于单侧贴王不留行，两耳交替，2 日 1 次。

转归预后 一般预后良好，但易反复发作。

预防调护 ①积极锻炼，增强体质，预防感冒。②病程中宜清淡饮食，多饮水，忌食辛辣腥发、肥甘厚味之品。③保持皮疹清洁，防止继发感染，结痂皮疹宜涂软膏，防其痂壳裂开。④患阴部疱疹孕妇可考虑行剖宫产，以防新生儿被感染。⑤反复发作者应避免接触诱发因素。

(杨素清)

shéchuànchuāng

蛇串疮（herpes zoster） 潜伏在体内的水痘-带状疱疹病毒再激活所致的皮肤病。又称甀带疮、缠腰火丹、火带疮、蛇丹、蜘蛛疮。特点为皮肤上出现红斑、水疱或丘疱疹，累累如串珠，排列成带状，沿一侧周围神经分布区出现，局部刺痛或伴臖核肿痛（图）。此病多发于春秋季节，发病急骤，成年人居多，老年人病情尤重，但是在愈后很少复发。此病首见于隋·巢元方《诸病源候论》："甀带疮者，绕腰生。此

亦风湿搏血气所生，状如甀带，因以为名。"清·祁坤《外科大成》中云"缠腰火丹，一名火带疮，俗名蛇串疮"，首先提出了"蛇串疮"的病名，现多沿用。相当于西医学的带状疱疹。

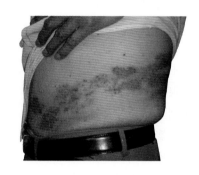

图 蛇串疮

病因病机 多因情志不遂，饮食不调，以致脾失健运，湿浊内停，郁而化热，湿热搏结，兼外感毒邪，邪郁致经络不通而发病。此病初期以湿热火毒为主，后期属正虚血瘀兼夹湿邪为患。①肝经郁热：由于情志内伤，肝气郁结，久而化火，肝经火甚，夹风邪发于头面；或夹湿邪发于阴部及下肢；火毒炽盛者则多发于躯干。②脾虚湿蕴：饮食不节，脾失健运，蕴湿化热，湿热搏结，并感毒邪而成。③气滞血瘀：年老体弱，血虚肝旺，湿热毒蕴，气血凝滞，经络阻塞不通，以致疼痛剧烈，病程迁延。

诊断要点 好发于春秋季节，成年患者居多。病程 2 周左右，老年人 3 ~ 4 周，一般不超过 1 个月。发病前，常有轻度发热、疲乏无力、胃纳不佳、全身不适之前驱症状，患部皮肤常有感觉过敏、灼热刺痛。发病时，患部多有刺痛，发病初期，皮损多为带片状红色斑丘疹，继而出现粟米至黄豆大小的水疱，3 ~ 5 个簇集

成群，累累如串珠，聚集一处或数处，排列成带状，疱群之间间隔正常皮肤，疱液初澄清透明，数日后混浊化脓，或部分破裂，重者有出血点、血疱或坏死。轻者无皮损，仅有刺痛感，或稍潮红，没有典型的水疱。皮损常发生于身体的一侧，如腰胁部、胸部、颜面部、大腿内侧等，常单侧性沿皮神经分布，一般不超过正中线。但发于头面部者，尤其是眼部、耳部者，病情较重，疼痛剧烈，往往伴有附近瘰核肿痛，甚至影响视力及听觉，应特别注意。疼痛为此病的主症，疼痛有的在发疹前发生，有的伴随皮疹出现，有的发生在皮疹出现后。且疼痛之缓急轻重因人而异。儿童及年轻人疼痛轻微，年老体弱者疼痛剧烈而延续时间长，疼痛范围常扩大到皮损范围之外，部分中老年患者皮损消退后可遗留顽固性神经痛，甚至可持续半年以上。辅助检查：疱疹基底部刮取物、活体组织标本固定后染色镜检可见多核巨细胞和核内嗜酸性包涵体；早期疱疹液和某些带状疱疹患者的脑脊液标本可分离到水痘-带状疱疹病毒（VZV）。

鉴别诊断 ①热疮：多发生于皮肤黏膜交界处，皮疹为针头到绿豆大小的水疱，常为一群，1周左右痊愈。②接触性皮炎：皮疹局限于接触部位，有明显的过敏物接触史，无疼痛感，皮疹潮红、肿胀、有水疱，边界清楚。

治疗 以清热利湿，行气止痛为基本原则。初期以清热利湿为主，后期以活血通络止痛为主，体虚者扶正祛邪与通络止痛并用。

内治 ①肝经郁热证：皮损鲜红，疱壁紧张，灼热刺痛，伴口苦咽干、烦躁易怒、大便干或小便黄，舌质红，舌苔薄黄或黄厚，脉弦滑数。治宜清泄肝火，解毒止痛。方选龙胆泻肝汤加减。常用药物有龙胆草、黄芩、栀子、板蓝根、当归、生地黄、泽泻、车前子、通草、甘草。大便干者加用生大黄；有血疱者加用牡丹皮、水牛角、赤芍；发于面部者加用菊花、牛蒡子、石决明；发于眼部者加用草决明、谷精草。中成药可选用龙胆泻肝丸、苦胆草片。②脾虚湿蕴证：皮损颜色较淡，疱壁松弛，伴食少腹胀、口不渴、大便时溏，舌质淡或正常，舌苔白或白腻，脉沉缓或滑。治宜健脾利湿，解毒止痛。方选除湿胃苓汤加减。常用药物有厚朴、苍术、陈皮、炒白术、防风、赤茯苓、通草、泽泻、栀子、鸭跖草、甘草。发于下肢者加用牛膝、黄柏；水疱大而多者加用土茯苓、车前草、萆薢。中成药可选用参苓白术散、人参健脾丸。③气滞血瘀证：皮疹减轻或消退后局部疼痛不止，痛不可忍，伴坐卧不安，舌质暗，舌苔白，脉弦细。治宜理气活血，通络止痛。方选柴胡疏肝散合桃红四物汤加减。常用药物有柴胡、当归、川芎、川楝子、延胡索、龙骨、牡蛎、珍珠母、乳香、没药、赤芍、白芍、三七。心烦眠差者加用栀子、酸枣仁；疼痛剧烈者加用蜈蚣；舌光红者加用龟甲、玄参、天冬。中成药可选用当归浸膏片、季德胜蛇药片。

外治 水疱未破者，可用金黄散、二味拔毒散、三黄洗剂、玉露膏或2%龙胆紫溶液外搽；水疱破后，可用青黛膏、黄连膏或四黄膏外搽；有坏死者，用海浮散或九一丹换药；若水疱不破，可用三棱针或消毒针头挑破，使疱液流出，以减轻疼痛，出血为度。

其他疗法 ①针刺：体针取穴内关、曲池、阳陵泉、足三里、合谷、三阴交、支沟、阿是穴、夹脊穴；耳针取穴肝区、皮质下、内分泌、交感、肾上腺、神门，直至疼痛消失为止；围针法可在疱疹区周围进行施针，针尖朝向皮损区的中心，每两针间隔20~30mm，留针30分钟；火针操作时可将针体在酒精灯上烧红后直接点刺皮损处，阿是穴或对应的夹脊穴，不留针。②刺络放血：三棱针点刺疱疹及周围皮肤后，采用拔罐疗法，留罐约10分钟，隔日1次。③理疗：采用紫外线、氦氖激光、频谱治疗仪等进行局部照射治疗。

转归预后 一般预后较好，病程一般不超过1个月，部分中老年患者皮损消退后可遗留顽固性神经痛，甚至可持续半年以上。

预防调护 ①保持局部干燥、清洁，忌用刺激性强的软膏涂敷。②保持心情舒畅，注意休息，以免肝郁气滞化火，加重病情。③忌食辛辣肥甘厚味，饮食宜清淡，多吃蔬菜、水果。④忌用热水烫洗患处，内衣宜柔软宽松，以减少摩擦。

（杨素清）

yóu

疣（verruca） 人乳头瘤病毒感染皮肤黏膜引起良性赘生物的疾病。因其皮损形态和发病部位不同而名称各异。发于手背、手指、头皮等处，表面呈刺状者称疣目，又称千日疮、悔气疮、枯筋箭或瘊子，西医学称之为寻常疣；发于颜面、手背、前臂处，表面扁平光滑者称扁瘊，西医学称之为扁平疣；发于胸背部有脐窝的赘疣称鼠乳，西医学则称传染性软疣；发于足趾部者称跖疣，西医学称之为掌跖疣；发于颈周围及眼睑部，呈细软丝状突起者称丝状疣或线瘊，西医学亦称丝状疣；发于外阴或肛门等部者称瘙瘊或瘙瘊，西医学称之为尖锐湿疣。疣之病名最早见于汉代《五十二病方》，并提出采用灸法治疣："即燔其末，以久（灸）尤（疣）末，热，即拔尤（疣）去。"《灵枢经》中亦云"虚则生疣"，指出正气虚弱乃此病发生的前提。

病因病机 疣的发病根据部位不同，其病因病机亦有差异。①疣目：多由外感风热毒邪，邪犯肌表，或肝经血燥，血不荣筋，筋失所养而得；亦可因湿热与邪毒相互搏结，以致局部气滞血瘀，发为疣目。②扁瘊：多由风热之邪客于肌表或肝火妄动，气血不和，热瘀相搏，阻于肌肤所致。③鼠乳：多由风热邪毒搏结于肌肤或内动肝火而成。④跖疣：多因外伤或摩擦引起局部气血凝滞所得。⑤丝状疣：多由风热之邪搏于肌肤而发。⑥瘙瘊：见尖锐湿疣。

诊断要点 根据发病部位、易感群体、症状表现等可以区分。①疣目（图1）：多发于儿童及青年，好发于手背、手指，也可见于头面部。初起赘生物针尖大，逐渐扩大至绿豆大，呈半球形或多角形，色灰黄或污黄，表面蓬松枯槁，状如花蕊，坚硬粗糙；体积渐次增大发展为乳头状赘生物，此为母疣，为原发性损害，数目不等，初起为1个，由于自身接种，可逐渐增多到数个至数十个，亦有呈群集状。一般无自觉症状，可伴轻度瘙痒，偶有压痛，常因搔抓、碰撞、摩擦破损而出血。生于甲下者，疼痛异常。有的可自行消退。②扁瘊（图2）：多发于青年男女，好发于颜面部和手背。初起为针头、米粒到黄豆粒大小，表面光滑的扁平丘疹，圆形、椭圆形或多角形，呈淡红色、褐色或正常皮肤颜色，数目较多，可散发也可聚集成群，有的相互融合，且可自身接种，搔抓后沿表皮剥蚀处形成一串新的皮损。一般无自觉症状，偶有瘙痒感，可自行消退，但也可复发。③鼠乳（图3）：多见于儿童，好发于躯干和面部。皮疹为米粒到黄豆粒、豌豆粒大小，皮损为半球形丘疹，中央有脐凹，表面有蜡样光泽，可挤出白色乳酪样软疣小体，数目不定，数个到数十个不等，散在分布或簇集分布而不融合。可伴痒感，有一定的传染性，可因搔抓致自身传染而扩散，愈后不留瘢痕。④跖疣（图4）：多发于手掌、足底或指（趾）间外伤或摩擦部位，足部多汗易生此病。初期为角化性小丘疹，逐渐增大，中央稍凹，外周有稍带黄色高起增厚的角质环，若除去表面角质，可见疏松的白色乳头状角质物，挑破后易出血，可单发也可多发，数目多时可融合成片。有明显压痛，用手挤之疼痛加剧。⑤丝状疣（图5）：多见于中年妇女或老年人，多生于颈项或眼睑部。皮损形如小刺倒立在皮肤上，呈单个细软的丝状突起，淡红色、褐色或正常肤色，可自行脱落，但不久又可长出新的皮损。一般无自觉症状。⑥瘙瘊：见尖锐湿疣。

鉴别诊断 ①疣目与疣状痣：疣状痣多从幼年开始，常排列成线状，往往与神经分布走向一致，表面平滑或粗糙，或呈刺状损害，颜色灰褐或灰黄。②扁瘊与扁平苔藓：扁平苔藓皮疹呈多角形扁平丘疹，表面有蜡样光泽，多数丘疹可融合成斑片，多呈暗红色，一般瘙痒较重，多发于四肢伸侧、背部及臀部。③鼠乳与汗管瘤、毛发上皮瘤：汗管瘤多见于女性，好发于上眼睑及上胸部，有小米

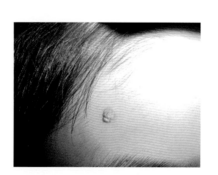

图1 疣目

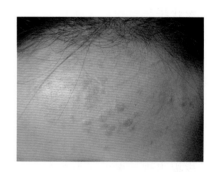

图2 扁瘊

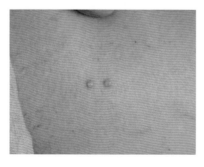

图3 鼠乳

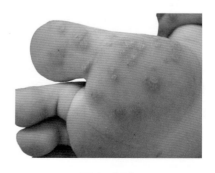

图4 跖疣

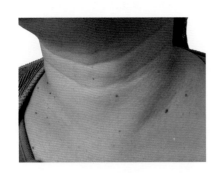

图5　丝状疣

粒大小的结节，夏季隆起更加明显，呈正常肤色；毛发上皮瘤多有遗传史，以鼻根、颊部、前额多见，皮疹呈针头或绿豆大小之半圆形结节，浅黄或淡红色。④跖疣与鸡眼、胼胝：鸡眼皮损为根陷皮内的圆锥形角质增生，表面为褐黄色鸡眼样的硬结，压痛明显，步履疼痛，多生于足底和趾间受压处；胼胝皮损为不规整形角化斑片，中厚边薄，范围较大，表面光滑，皮纹清晰，疼痛不甚，一般发于跖部受压迫处。⑤丝状疣与皮赘：皮赘以中老年女性较为多见，好发于皮肤褶皱区域，皮损为柔软、皮色的增生物，表面光滑，体积稍大，通过一个细的蒂样组织附着在皮肤表面，一般无自觉症状。⑥瘊疣与扁平湿疣：后者为二期梅毒特征性皮损表现，多发于肛门生殖器部位，疣体多成群分布，呈红褐色薹样，表面扁平，基底较宽，常伴有糜烂和渗出。活体组织检查可找到梅毒螺旋体，梅毒血清反应阳性。

治疗　以清热解毒散结为基本原则。疣目、扁瘊、瘊疣数目较多时采用内外合治，其余疣多以外治为主。

内治　①血虚兼瘀证：多见于疣目。皮疹结节如豆，色黄或红，大小不一，坚硬粗糙，高出皮肤，舌质淡，舌苔薄，脉迟缓。治宜养血活血，清热解毒。方选治瘊方加减。常用药物有柴胡、桃仁、红花、熟地黄、白芍、川芎、当归、牡蛎、穿山甲、板蓝根、夏枯草。中成药可选用银黄颗粒。②湿热血瘀证：多见于疣目。皮疹结节疏松，色灰或褐，大小不一，高出皮肤，舌质暗红，舌苔薄，脉细。治宜清热化湿，活血化瘀。方选马齿苋合剂加减。常用药物有马齿苋、败酱草、紫草、大青叶、夏枯草、龙骨、牡蛎、桑叶、薏苡仁、冬瓜子。中成药可选用板蓝根冲剂。③风热毒蕴证：多见于扁瘊。病程较短，皮疹淡红，数目较多，伴微痒，口干不欲饮，舌质红，舌苔薄白或薄黄，脉浮数或弦。治宜疏风清热，解毒散结。方选桑菊消疣汤加减。常用药物有桑叶、野菊花、蒲公英、大青叶、赤芍、马齿苋、土茯苓、木贼。中成药可选用防风通圣丸、银翘解毒丸。④热瘀互结证：多见于扁瘊。病程较长，皮疹黄褐或暗红，质略硬，大小不一，不痒不痛，舌质红或暗红，舌苔薄白，脉沉弦。治宜活血化瘀，清热散结。方选桃红四物汤加减。常用药物有桃仁、红花、当归、川芎、黄芪、板蓝根、紫草、马齿苋、浙贝母、薏苡仁。中成药可选用血府逐瘀胶囊。⑤肝经湿热证：多见于瘊疣。疣体红色或灰色，表面潮湿，易于溃烂、渗液，尿赤便结，口苦咽干，舌质红，舌苔黄腻，脉滑数。治宜清热泻火，利湿化浊。方选龙胆泻肝汤加减。常用药物有龙胆草、车前子、通草、柴胡、泽泻、生地黄、当归、黄芩、栀子、薏苡仁、败酱草、甘草。中成药可选用龙胆泻肝丸。⑥气滞血瘀证：多见于瘊疣。疣体暗红或暗紫色，表面坚硬，时感会阴部或胸胁刺痛，舌质紫暗或偏暗，脉沉涩。治宜行气活血，化瘀消疣。方选桃红四物汤加减。常用药物有桃仁、红花、当归、赤芍、川芎、熟地黄、穿山甲、丝瓜络、三棱、牛膝。中成药可选用血府逐瘀片。⑦肝肾亏虚证：多见于瘊疣。反复发作，疣体色红，伴腰膝酸软、头目眩晕、盗汗遗精、小便色黄量少、大便干燥，舌质红，少苔，脉细数。治宜滋肾养肝，柔筋消疣。方选六味地黄丸加减。常用药物有熟地黄、山茱萸、山药、茯苓、泽泻、牡丹皮、黄连、黄柏、土茯苓、大黄。中成药可选用六味地黄丸。

外治　各种疣皆可选用中药外洗，如木贼、板蓝根、马齿苋、苦参、白鲜皮、薏苡仁等煎汤热洗。①疣目：可选用推疣法或药物疗法。推疣法主要治疗头大蒂小，明显高出皮肤的疣，在疣的根部用棉棒与皮肤平行或呈30°，均匀用力推疣，有的疣体即可脱落，推除疣体后创面压迫止血，并以纱布包扎；药物疗法则先用热水浸泡患处，用刀刮去角质层，再将鸦胆子捣烂敷贴，将其用纱布固定，每3日换药，疣体一般可自行脱落，或用荸荠去皮，用白色果肉摩擦疣体至其角质软化、脱掉、有微痛感及点状出血为宜，一般数日可愈。②扁瘊：用内服方的第三煎汁外洗，以海螵蛸蘸药汁轻轻擦洗疣体至微红即可；治疗散在扁瘊，可用鸦胆子仁油外搽疣体，以不损害正常皮肤为度。③鼠乳：可选用针挑法、涂点法或刮疣法。针挑法：先局部用酒精消毒，然后用10ml一次性注射器针头在软疣顶端挑破，挤出乳酪样物质，再以棉棒蘸碘酒涂布挑破处，数目多者分批治疗，并要对挤出的软疣小体进行严格处理，避免皮肤接触。涂点法：用棉棒蘸取少许液态氮点涂疣上，3日1次，一般1~3次可结痂脱落痊愈。刮疣法：局部消毒后用刮匙刮去疣体，部分大的疣体刮除后会有创面渗血，用棉棒压迫止血即可，亦可在创面上撒涂珍珠粉。④跖疣：可选用外敷法、电灼法或手术法。外敷法：用鸦胆子仁捣烂如泥外敷疣上包扎，3~5日换药1次即可，或用千金散局部外敷，亦可将乌梅用盐水浸泡1天混为泥状，每次少许外敷贴患处。电灼法：先局部麻醉后进行电灼，但不宜过深，较大较深的疣体可分次进行灼烧。手术法：局麻后做切开，取出疣体。⑤丝状疣：可选用推疣法或结扎法。推疣法见疣目。结扎法：用细丝线或头发结扎疣体根部，使其坏死自行脱落。⑥瘙疣：可采用五妙水仙膏或鸦胆子仁捣烂后点涂于疣体，进行包扎固定，3~5日换药1次，同时应保护周围正常皮肤，此法适用于疣体小而少者。

其他疗法　①针灸：针刺时用针尖从疣顶部刺入达到基地部，四周再以针刺加强刺激，针后挤出少许血液，有效者3~4天可萎缩逐渐脱落，适用于疣目、跖疣；数目少者可用艾柱着疣体上灸之，每日3壮，至疣体脱落，适用于疣目、跖疣；火针操作时可将针体在酒精灯上烧红后在疣体的基底部快速焠刺以烫灼疣体，适用于疣目、丝状疣、扁瘊等。②理疗：除电灼、刮除疗法外，还可根据适应证采取冷冻、激光等物理疗法，多用于皮损数目较少者。

转归预后　一般经过1~3年可自行消退，但亦有部分患者皮疹可持续多年，此病的病程与皮损无关，愈后一般不留瘢痕，但易反复发作。

预防调护　①疣目、丝状疣应避免碰撞和摩擦，以防出血合并感染。②扁瘊忌搔抓，抓破后会加重皮损。③鼠乳应保持局部清洁，抓破后可自身接种，使皮损增多，并要避免继发感染。④跖疣应避免挤压。⑤瘙疣应禁止不洁性交，必要时使用避孕套，注意洗浴用具、内衣裤等的清洁卫生，性伴侣应同时积极治疗，避免交叉感染。

（杨素清）

fēngrèchuāng

风热疮（wind-heat sore）　风热之邪阻于肌肤，引起的斑丘疹色红如玫瑰、脱屑如糠秕的自限性炎症性皮肤病。又称风癣、血疳。特点为初发时多在躯干部首先出现母斑，继而在躯干、四肢分批出现大小不等的子斑，皮疹的长轴与皮纹或肋骨的方向一致（图）。此病好发于中青年，以春秋两季最为多见。风热疮之名首见于清·陈士铎《外科秘录》："风热疮，多生于四肢胸胁，初起如疙瘩，痒而难忍，爬之少快，多爬久搔，未有不成疮者。"明·陈实功《外科正宗疮毒门》云"风癣如云朵，皮肤娇嫩，抓之则起白屑"，对此病的临床特征进行了初步阐述。相当于西医学的玫瑰糠疹。

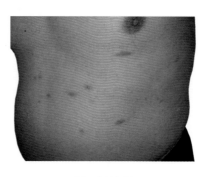

图　风热疮

病因病机　初期多因外感风热之邪，闭塞腠理而成，或机体有热内生，血热化燥，外泛肌肤所致；后期常因营血耗伤，风邪留恋乃病。①风热外感，郁闭肌肤：风热之邪，入于皮毛腠理之间，与血热相合，闭塞腠理，不得宣发而致病。②血热内蕴，化燥生风：过食辛辣肥甘，或情志抑郁化火，均能导致血分有热，热伤津液而化燥生风，外泛肌肤所致。③营血虚弱，肌肤失养：病程日久，耗营伤血，风邪留恋，肌肤失荣而成。

诊断要点　皮损先于躯干或四肢某处出现母斑，约为指甲大小或稍大的圆形或椭圆形的淡红色或黄红色斑片，被覆糠秕样鳞屑。如无瘙痒，患者易忽视此母斑，母斑出现1~2周后，在躯干、四肢近端、颈部等处出现与母斑形状相似而较小的皮疹，称为子斑或继发斑。皮损长轴与皮纹方向一致，躯干部沿肋骨方向走行。自觉症状多有不同程度瘙痒，大多无全身症状，部分患者可出现轻度头痛、咽喉痛、低热及臀核肿痛等症状。此病有自限性，一般经4~6周皮疹可自行消退，遗有暂时性色素沉着斑，亦有病情迁延至数月才痊愈者，部分患者愈后可复发。

鉴别诊断　①圆癣：一般皮疹数目不多，边缘有丘疹或小水疱等，皮疹呈堤状隆起，真菌检查阳性。②白疕：皮疹多分布于四肢伸侧及肘膝关节，皮损为大小不等的红色斑片，上覆银白色鳞屑，刮除鳞屑后有露水珠样点状出血，病程较长，冬季易发作或加重。③紫白癜风：多发于胸背、颈项、肩胛等处，皮损为黄豆至蚕豆大小的斑片，微微发亮，先淡红或赤紫，将愈时呈灰白色斑片，真菌检查阳性。

治疗 初用祛风清热之剂，继用凉血清热之法，后用养血润燥之方，可明显收效。

内治 ①风热蕴肤证：发病急骤，皮损成淡红色斑片，上覆少量糠秕状鳞屑，伴瘙痒、心烦口渴、便干溲赤，舌质红，舌苔白或黄，脉浮数。治宜疏风清热，凉血止痒。方选消风散加减。常用药物有当归、生地黄、防风、蝉蜕、知母、苦参、胡麻、荆芥、苍术、牛蒡子、石膏、甘草、通草。痒甚者加用白鲜皮、地肤子。中成药可选用银翘解毒丸、消风止痒颗粒。②血热风燥证：皮损为鲜红或紫红的斑片，上覆鳞屑较多，瘙痒剧烈，伴有抓痕血痂等，舌质红，舌苔薄黄，脉弦数。治宜疏风清热，凉血润燥。方选凉血消风散加减。常用药物有生地黄、当归、荆芥、防风、蝉蜕、苦参、蒺藜、知母、石膏、甘草、水牛角、牡丹皮。心烦口渴者加用黄连、天花粉；病久不愈者加用桃仁、赤芍。中成药可选用复方青黛丸。③血虚风燥证：病程日久，皮损停止进展，部分开始痊愈，疹色转为淡红或褐色，痒轻，上覆少量鳞屑，舌质淡，舌苔少，脉滑数无力。治宜养血润燥，消风止痒。方选当归饮子加减。常用药物有当归、生地黄、白芍、川芎、制何首乌、荆芥、防风、蒺藜、甘草。血虚甚者加用熟地黄、桑葚；伴气虚者加用党参、黄芪。中成药可选用润燥止痒胶囊、消银胶囊。

外治 三黄洗剂或炉甘石洗剂外搽，硫黄膏外搽亦可；选用苦参、蛇床子、花椒、地肤子等中草药煎汤外洗。

其他疗法 ①针刺：取穴合谷、曲池、大椎、肩髃、肩井、血海、足三里。②理疗：采用红斑量或亚红斑量分区交替进行紫外线照射，此法适用于进行期患者。

转归预后 此病为有自愈倾向的炎症性皮肤病，大多数患者预后良好，也有数月甚至数年不愈者，部分患者愈后可复发。

预防调护 ①注意卫生，避免潮湿，减少热水沐浴。②忌食辛辣腥发之物。③多饮水以保持大便通畅。④避免外用刺激性药物，以免加重病情。

（杨素清）

huángshuǐchuāng

黄水疮（yellow fluid ulcer; impetigo） 感染金黄色葡萄球菌和（或）乙型溶血性链球菌所致的皮肤病。古时又称滴脓疮。特点为皮损以红斑、浅在性脓疱、脓痂为主，脓水浸淫之处常因接触传染或自身接种而出现新的皮损（图）。此病多发于夏秋季节，以2~6岁儿童多见，常在托儿所、幼儿园和家庭中传播流行。明·申斗垣《外科启玄》记载"一名滴脓疮。疮水到处即成疮"，说明此病具有一定传染性；明·陈实功《外科正宗》记载"黄水疮于头面耳项忽生黄泡，破流脂水，顷刻沿开，多生痛痒"，从发病部位、皮损形态、病情演变、自觉症状等角度对疾病进行了描述。相当于西医学的脓疱疮。

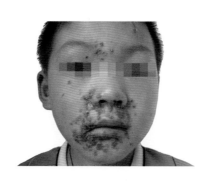

图 黄水疮

病因病机 夏秋之季，气候炎热，暑湿交蒸，热毒外袭，熏蒸肌肤而成，且小儿肌肤娇嫩，汗多腠理开，暑湿之邪外袭，更易发生此病。①暑湿热蕴：夏秋季节，气候炎热，暑湿热邪袭于肌表，以致气机不畅，疏泄障碍，熏蒸皮肤而成。②脾虚湿滞：小儿机体虚弱，肌肤娇嫩，汗多而腠理不固，暑邪湿毒侵袭，则易发病，且可相互传染，反复发作者，邪毒日久，可致脾气虚弱。

诊断要点 好发于头面、四肢等暴露部位，重则可以蔓延全身，多见于儿童，好发于夏秋季节，尤以夏末秋初发病率最高，有传染性。皮损初起为红斑、水疱，约黄豆至豌豆大小，疱液透明，后变混浊，最终变成脓疱，四周红晕，界限分明，疱壁极薄。脓疱较大者，疱壁由紧张渐变松弛，后脓液沉积分为脓清与脓渣两层，形成半月状积脓现象，此时疱壁薄而松弛，易于破裂，破后露出湿润而潮红的糜烂疮面，流出黄水，干燥后形成黄色脓痂，痂皮逐渐脱落而愈，愈后不留瘢痕。脓液流溢之处，又可引起新的脓疱。自觉有不同程度的瘙痒，破后糜烂作痛，可引起附近臀核肿痛，一般无全身症状，但皮损广泛而严重者，可伴有发热、恶寒、口渴、面肿、尿少等症，新生儿患者，因抵抗力弱，症状较重，可并发败血症、肺炎、脑膜炎、急性肾炎而危及生命。此病病程长短不一，少数患者可迁延数月，入冬后病情减轻或痊愈。辅助检查：血常规检查可见白细胞计数、中性粒细胞、淋巴细胞增高；部分患儿尿常规检查可见白细胞、红细胞、蛋白或细胞管型；脓液中可分离培养出金黄色葡萄球菌或链球菌，必要时可做菌型鉴定及药敏试验。

鉴别诊断 ①水痘：多见于冬春季节，常伴发热等全身症状，皮损呈向心性分布，以大小不等的水疱为主，疱大者可见脐窝，同时可见红斑、丘疹、水疱、结痂各时期皮损，亦常累及口腔黏膜。②脓窝疮：常因虱病、疥疮、湿疹、丘疹性皮肤病等继发感染而得，脓疱壁厚，破后凹陷成窝，结成厚痂，相当于西医学的继发性脓皮病。

治疗 以清暑利湿为基本治则。实证以祛邪为主，虚证以健脾为主。

内治 ①暑湿热蕴证：皮疹多而脓疱密集，脓汁色黄，脓疱四周有红晕，破后糜烂面鲜红，可伴臖核肿痛，或有发热、口干、便干、溲赤，舌质红，舌苔黄腻，脉濡数或滑数。治宜清暑利湿解毒。方选清暑汤加减。常用药物有连翘、天花粉、赤芍、甘草、滑石、车前子、金银花、泽泻、淡竹叶。壮热者加石膏、黄芩、黄连、栀子、马齿苋；面目浮肿者加桑白皮、猪苓、藿香。中成药可选用犀角化毒丸、穿心莲胶囊。②脾虚湿滞证：皮疹少而脓疱稀疏，脓汁色淡黄或淡白，脓疱四周红晕不显，破后糜烂面淡红，多伴食少便溏、面白无华，舌质淡，舌苔薄微腻，脉濡细。治宜健脾渗湿。方选参苓白术散加减。常用药物有莲子肉、薏苡仁、砂仁、桔梗、白扁豆、茯苓、甘草、白术、山药、冬瓜子、藿香。纳呆者加用鸡内金；便溏者加用葛根。中成药可选用人参健脾丸、参苓白术丸、藿香正气丸。

外治 脓汁多者可用马齿苋、蒲公英、野菊花、千里光等适量水煎湿敷或外洗；脓汁少者可用青黛散、煅蚕豆荚灰、颠倒散洗剂外搽；局部糜烂者用青黛散油外搽；痂皮多者外用5%硫黄膏或红油膏掺九一丹；痒感明显时可外用花椒油，或用化毒散软膏薄敷，或败酱草、蒲公英适量煎水轻轻外洗，亦可用鲜地黄全草煎水轻洗局部。

其他疗法 ①针刺：可取曲池、肺俞、神门、阴陵泉、血海，留针30分钟。②刺络放血：可取委中、耳尖、耳后静脉、尺泽以三棱针点刺放血，每日1穴。③敷穴：以吴茱萸、地龙研末后加鸡蛋清少许调成糊状，每晚敷于两足底涌泉穴1次。

转归预后 此病可因搔抓而不断将病菌接种到其他部位，使病程迁延数周或数月；重症患者可有高热，伴淋巴管炎、淋巴结炎，并可引发败血症；溶血性链球菌引起感染者可诱发小儿急性肾小球肾炎。

预防调护 ①患处禁止水洗及搔抓，防止蔓延，若清洗脓痂，可用10%黄柏溶液。②夏季天热，小儿宜常洗澡，洗后扑痱子粉，保持皮肤清洁干燥，亦可采用清暑降温、疏泄腠理的措施。③饮食宜清淡，忌食辛辣、刺激、油腻、鱼腥之物。④托儿所、幼儿园夏季应定期检查，如发现患儿应立即隔离治疗，并对已污染的物品及环境进行消毒处理。⑤及时治疗瘙痒性皮肤病和防治各种皮肤损伤，均有助于预防。

（杨素清）

tiānpàochuāng

天疱疮（pemphigus） 表皮细胞松解所致的自身免疫性大疱性皮肤病。因其水疱遍及全身，日久成疮而得名。特点为在正常皮肤、黏膜或红斑上出现松弛性水疱，疱壁薄而易破，难于愈合，全身症状严重，甚至危及生命。

天疱疮属少见皮肤病，发病以中老年居多，且男性多于女性。病名最早见于明·汪机《外科理例》："一儿十余岁，背侧患水泡数颗，发热脉数，此肺胃风热所致，名曰天泡疮。"但其所描述症状实为西医学的脓疱疮。清·吴谦等编写的《医宗金鉴》云："初起小如芡实，大如棋子，燎浆水疱，色赤者为火赤疮；若顶白根赤，名天疱疮。俱延及遍身，焮热疼痛，未破不坚，疱破毒水津烂不臭。"对此病临床症状进行了较为完整的阐述。西医学亦称天疱疮，临床一般分为四型，即寻常型、增殖型、落叶型以及红斑型。

病因病机 总由心火脾湿内蕴，外感风热毒邪，阻于皮肤而成。①热毒炽盛：心火旺盛，热邪燔灼营血，则以热毒炽盛为主。②湿热交阻：脾虚不运，则心火内蕴与脾经湿热交阻，阴水盛，阳火衰，因而以湿邪蕴积为甚。③阴伤胃败：日久湿火化燥，灼津耗气，胃液亏损，故病之后期，每致气阴两虚，阴伤胃败。明·陈实功《外科正宗》云："天疱者，乃心火妄动，脾湿随之，有身体上下不同，寒热天时微异。上体者风热多于湿热，宜凉血散风，下体者湿热多于风热，宜以渗湿为先。"

诊断要点 在正常皮肤、黏膜或红斑上成批出现松弛性水疱，大小不等，呈散发性，甚至遍及全身，疱壁薄而易破，疱液初为澄清，逐渐混浊，或含血液，糜烂面不易愈合，常伴有黏膜损害，尼科利斯基征阳性，全身症状明显。临床上四个类型的天疱疮常具有各自的特点。①寻常型天疱疮（图1）：临床最为常见和严重的类型，多累及中年人，好发于口腔、胸背、头部，亦可泛发全身，口腔黏膜受累几乎出现于所有患者，个别甚至可仅有口腔损害。皮损为在正常皮肤、黏膜或红斑上出现水疱，疱壁薄而易破，形成糜烂面，渗出较多，亦可结痂，若继发感染可伴难闻臭味。②增殖型天疱疮（图2）：少见，是寻常型天疱疮的良性型，好发于腋窝、乳房下、鼻唇沟、腹股沟、外阴、肛门、四肢等处，口腔黏膜症状出现较迟且较轻。皮损初起为薄壁水疱，破溃后在糜烂面上形成乳头瘤样增殖，表面有恶臭的分泌物，干燥后结污褐色厚痂。③落叶型天疱疮（图3）：多累及中老年人，好发于头面、胸背上部，口腔黏膜较少累及，即使发生也较轻微。皮损表现为水疱较浅，疱壁更薄，更易破裂，破裂干燥后形成黄褐色、油腻性、疏松的痂片，痂和鳞屑犹如落叶状，亦可产生臭味，与寻常型相比，此型病情较轻。④红斑型天疱疮（图4）：属落叶型天疱疮的良性型，好发于头面、躯干上部、上肢等暴露或皮脂腺丰富的部位，一般不累及黏膜及下肢。皮损为在红斑的基础上发生水疱，伴有角化过度，搔抓破溃后形成污褐色油腻性痂片，其下有潮红的湿润面，而面部皮损多成蝶形分布，似红斑狼疮，躯干部皮损与脂溢性皮炎相似。辅助检查：血液学检查可辅助治疗；细胞学检查、免疫学检查、电镜检查均具有一定诊断意义；皮肤活体组织检查为明确诊断的重要依据。

鉴别诊断 ①类天疱疮：好发于老年人，多累及腋窝、腹股沟、中腹部及四肢屈侧。皮肤上出现大疱或水疱，疱壁紧张不易破裂，糜烂面容易愈合，疱液清或浑浊，少有血性，少见黏膜损害，尼科利斯基征阴性，病程较长，预后良好。②疱疹样皮炎：好发于青壮年，多累及两肩、腰骶及四肢伸侧。皮疹多形性，红斑、丘疹、水疱、结痂可以并存，典型者以水疱为主且排列成环形，疱液清，少脓性，周围红晕明显，对称分布，剧烈瘙痒，尼科利斯基征阴性，血嗜酸性粒细胞可明显增多，病程较长，预后良好。③大疱性多形红斑：好发于儿童及青年，皮损可累及全身皮肤或黏膜。皮损多为大疱，周围有红斑，易破，疱液浑浊或血疱，可伴高热，尼科利斯基征阴性，血嗜酸性粒细胞正常，病程短，预后不定。

治疗 根据不同时期病情演变采取相应的治疗方法。初期急性者以邪盛为主，应清热泻火解毒；中期稳定者以邪正相争、湿热留恋为主，应健脾扶正、利湿祛邪；后期慢性者以正虚为主，应益气养阴扶正。必要时采用中西医结合治疗。

内治 ①热毒炽盛证：起病急骤，水疱成批出现，或有血疱及渗血，焮红糜烂，灼热疼痛，可伴寒战高热、口渴欲饮、烦躁不安、便干溲赤，舌质红绛，舌苔黄燥，脉弦细而数。治宜凉血清热，利湿解毒。方选犀角地黄汤加减。常用药物有生地黄、赤芍、牡丹皮、水牛角、金银花、连翘、栀子、黄芩、黄柏、石膏、白鲜皮、地肤子、土茯苓、甘草。神志不清者加服安宫牛黄丸或紫雪丹；腹胀呕吐者加用陈皮、厚

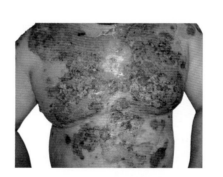

图1 寻常型天疱疮

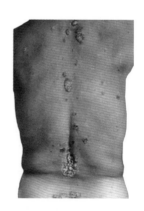

图2 增殖型天疱疮

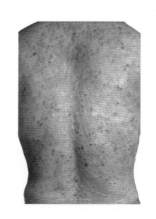

图3 落叶型天疱疮

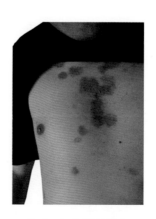

图4 红斑型天疱疮

朴；便溏者加用山药。中成药可选用蟾酥丸、火把花根片。②湿热交阻证：红斑水疱散在，成批发作较少，糜烂流水较多，或已结痂，病情稳定，或有增殖，稍有蔓延，伴胸闷纳呆、腹部胀满、大便溏薄，舌质红，舌苔薄黄而腻，脉濡滑数。治宜清火健脾，利湿解毒。方选除湿胃苓汤加减。常用药物有黄连、苍术、厚朴、白术、山药、猪苓、赤茯苓、赤小豆、茵陈、蒲公英、滑石、防风、通草、甘草。胸闷纳呆者加用陈皮、鸡内金；渗出较多者加用冬瓜皮、车前子；继发感染者加用半枝莲、重楼。中成药可选用龙胆泻肝颗粒、火把花根片。③阴伤胃败证：多见于病程后期，皮损多数结痂，或仍有少数水疱发出，伴神疲乏力、口渴欲饮、咽干口燥、饥不欲食，舌质红绛，舌苔光剥，脉沉细无力。治宜益气养阴，和胃解毒。方选益胃汤加减。常用药物有黄芪、太子参、生地黄、玄参、玉竹、沙参、麦冬、赤芍、金银花、地骨皮、甘草。气短乏力明显者加西洋参。中成药可选用参麦注射液、火把花根片。

外治 可选用金银花、地榆、野菊花、秦皮、苦参、黄柏、千里光等煎水外洗患部；滋水不止者可选用青黛散、煅海螵蛸粉、煅牡蛎粉、滑石粉等用麻油调后外搽；绿豆粉、樟脑、滑石粉等混匀后外扑亦可。

其他疗法 ①针刺：体针取穴大椎、身柱、灵台、曲池、太溪、风池、风门、肺俞、脾俞、膈俞、印堂、中脘、气海、天枢、足三里、三阴交；耳针选取皮损分布所属区之穴位进行针刺。②穴位注射：用维生素 B_{12} 或双黄连注射液，对曲池、三阴交、太溪、手三里、支沟、血海等穴位进行注射治疗。③理疗：取纱布浸入 10% 金粟兰酊或入地金牛酊后敷于皮损上，再用高效电磁波治疗机或频谱治疗仪照射治疗，亦可采用红光治疗仪、光化学疗法、光量子疗法等进行治疗。

转归预后 四型天疱疮有时可以相互转化，常见寻常型转变成增殖型，红斑型转变成落叶型，甚至两者界限不清，很难区分。此病预后较差，并与诸多因素相关。老年患者比中年患者病死率高；死亡者半数以上发生在起病后 3 年内，病期长者预后较好；皮损泛发、病变严重伴有并发症者病死率较高；类固醇激素维持量高的比低的预后差；红斑型天疱疮较其他各型天疱疮预后稍好，而后依次为增殖型天疱疮、落叶型天疱疮，寻常型天疱疮预后最差。

预防调护 ①注意皮肤护理，尤其是眼、口腔、外阴的清洁，预防继发感染。②重症卧床患者，宜经常翻动身体，防止褥疮发生。③皮损结痂或层层脱落时，可用麻油湿润，轻轻揩之，不宜水洗。④给予高蛋白、高热量、低盐或无盐饮食，忌烟酒、辛辣、膏粱厚味。⑤此病病程长，易反复发作，可因情绪波动而加重，应缓解患者恐惧心理，避免精神刺激。

（杨素清）

xuǎn

癣（tinea） 浅部真菌感染表皮、毛发、指（趾）甲所致的皮肤病。具有一定传染性，根据发生部位不同，名称各异。如发于头皮、毛发者称为白秃疮或肥疮，西医学称之为白癣或黄癣；发于手掌部者称为鹅掌风，相当于西医学的手癣；发于足部趾丫者称为脚湿气，又称臭田螺或田螺疮，相当于西医学的足癣；发于体表，形圆界清，中心向愈，宛如环状者称为圆癣或铜钱癣，相当于西医学的体癣；发于体表，紫白交叉，形如花斑者称为紫白癜风，相当于西医学的花斑糠疹，或称花斑癣；发于股间者称为阴癣，相当于西医学的股癣；发于指（趾）甲者称为鹅爪风或灰指（趾）甲，即西医学的甲真菌病，又称甲癣。隋·巢元方《诸病源候论》记载"癣病之状，皮肉隐胗如钱文，渐渐增长，或圆或斜，痒痛，有匡郭，里生虫，搔之有汁"，对癣的病因及临床症候进行了准确的描述；清·吴谦等编写的《医宗金鉴》记载"此证由胃经湿热下注而生。脚丫破烂，其患甚小，其痒搓之不能解，必搓至皮烂，津腥臭水觉疼时，其痒方止，次日仍痒，经年不愈，极其缠绵"，基本阐明了足癣的病因病机及病程演变。

病因病机 总由生活、起居不慎，外感风、湿、热、虫毒或相互接触传染，诸邪相合，郁于腠理，淫于皮肤所致。若风热盛则表现为发落起疹，瘙痒脱屑；若湿热盛则见渗液滋水，瘙痒结痂；若郁热化燥，气血不和，肌肤失养，则见皮肤肥厚、瘙痒皲裂。病发于头皮、毛发等上部者多兼风邪；发于趾丫下部者多为湿盛。

诊断要点 发病部位不同，临床表现不同。①白秃疮：多见于学龄儿童，男性多于女性。发病部位以头顶、枕部为多，发缘处一般不被累及。皮损特点为头皮有圆形或不规则的灰白色鳞屑斑片覆盖，病损区毛发干枯无泽，病发根部包绕有白色鳞屑形成的菌鞘，头发常在近头皮处折断而呈参差不齐，且易于拔落而无疼痛，自觉瘙痒。青春期可自愈，秃发亦能再生，不留瘢痕。②肥疮（图1）：俗称"黄癞"。多见于农村，好发于儿童。发病部位多从头顶部开始，渐及四周，可累及全头部。皮损特点为初起为丘疹、水疱，干后为蜡黄色结痂，其特征是黄癣痂堆积，质黏肥厚，边缘翘起，中心微凹，上有毛发贯穿，质脆易碎，有鼠尿臭，若除去癣痂，下为鲜红湿润的糜烂面，病变区头发干燥，失去光泽，久之毛囊被破坏而成永久性脱发，病变区痊愈后，则在头皮留下广泛而光滑的萎缩性瘢痕，病程慢性，自觉瘙痒，少数糜烂化脓，可伴臀核肿痛。多儿童期染病，成年向愈，严重者终生不愈，可造成永久性脱发。③鹅掌风（图2）：以成年人多见，男女老幼均可染病，夏季起水疱加重病情，冬季则皲裂疼痛明显。发病部位多为单侧发病，也可染及双手。皮损特点为初起掌心及指缝出现水疱或掌部皮肤出现角化、脱屑、水疱，水疱晶莹透明，瘙痒难忍，水疱破后干涸，叠起白屑，中心向愈，四周继发疱疹，并可向手背、腕部蔓延，反复发作后手掌皮肤肥厚，枯槁干裂，疼痛明显，屈伸不利，宛如鹅掌。④脚湿气：多发于成年人，儿童少见，南方地区炎热潮湿，发病率较高，且多夏秋病重。皮损特点为主要发生于趾缝，也见于足底，以皮下水疱，趾间浸渍糜烂，渗流滋水，角化过度，脱屑瘙痒等为特征，损害若侵及甲板，可使甲板变形、增厚或萎缩翘起，色灰白而成鹅爪风。临床可分为水疱型、糜烂型、脱屑型。水疱型（图3）多发于足弓及趾两侧。为深在性皮下水疱，内容物清澈，疱壁厚而不易破裂，瘙痒明显，

数天后干燥脱屑或融合成多房性水疱，撕去疱壁可见蜂窝状基底及鲜红色糜烂面；糜烂型（图4）多发于趾缝间，尤以3、4趾间多见。表现为趾间潮湿，皮肤浸渍，多呈白色，如去除白皮，基底鲜红，剧烈瘙痒，搔搓至皮烂疼痛、渗流血水方止，易并发感染；脱屑型（图5）多发于趾间、足跟两侧及足底，且老年患者居多。表现为角化过度，干燥脱屑，粗糙皲裂，常由水疱型发展而来。

水疱型和糜烂型脚湿气常因剧烈瘙痒致抓破而发生感染，继发小腿丹毒、红丝疔或足部化脓，表现为红肿糜烂，渗液腥臭，胯下臀核肿痛，并可出现发热恶寒、头痛骨楚等全身症状。⑤圆癣（图6）：以青壮年男性多见，好发于夏季。发病部位多见于面颈部、躯干及四肢近端。皮损特点为呈环形、多环形，边界清楚，中心消退、外围扩张的斑块，斑块边缘及四周有针帽大小的红色

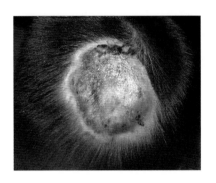

图1　肥疮

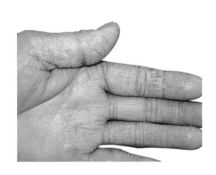

图2　鹅掌风

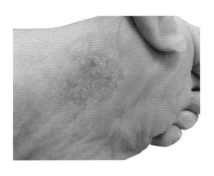

图3　水疱型脚湿气

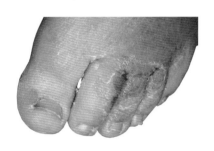

图4　糜烂型脚湿气

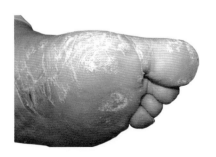

图5　脱屑型脚湿气

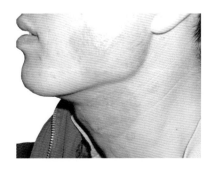

图6　圆癣

丘疹，常并有水疱、鳞屑、结痂等，斑块一般为钱币大或更大，多发时可相互融合形成连环形，自觉瘙痒，搔抓日久可呈苔藓样变，若发于腰间，常沿腰带处皮肤传播，形成带状损害。⑥紫白癜风（图7）：俗称"汗斑"。此病常发于多汗青年，并可在家庭中互相传染，常夏发冬愈。发病部位多见于颈项、前胸、肩背、上臂、腋窝等多汗部位。皮损特点为大小不一，边界清楚的圆形或不规则的斑片，可融合成片状，淡褐色、灰褐色、深褐色或见轻度色素减退，表面附以糠秕状细鳞屑，有轻微痒感，较易复发。⑦阴癣（图8）：青壮年男性多见，夏重冬轻。发病部位多见于胯间与阴部相连褶皱处，向上可蔓延至下腹部，向下可蔓延到阴囊，向后可至臀沟。皮肤损害基本同圆癣，因患部多汗潮湿，易受摩擦，故瘙痒明显，病情发展较快。⑧鹅爪风（图9）：手足癣患者中约50%伴有此病，患病率随年龄增长而升高，春冬季节容易发病或加重，夏秋季节多缓解。皮损特点为病变始于甲远端、侧缘或甲褶部，表现为甲颜色和形态异常，甲板失去光泽而呈灰白色，且明显增厚，高低不平，日久甲板变脆而易破损脱落，一般无自觉症状，少数有轻度瘙痒，轻者只有1~2个甲受损，重者可全数累及，且容易复发。辅助检查：包括真菌直接镜检、真菌培养、滤过紫外线灯检查等。

鉴别诊断 ①白秃疮、肥疮与白疕：白疕发于头部者可见较厚的银白色鳞屑性斑片，呈云母片状，边缘暗红，边界清楚，头发呈束状，不脱落，搔去鳞屑可见渗出或出血点，四肢伸侧常有同样病变。②鹅掌风、脚湿气脱

屑型与掌跖角化病：掌跖角化病多自幼年起病，大多为先天性，常有家族史，表现为手掌、足底对称性的角化和皲裂，无水疱等炎症反应。③鹅掌风、脚湿气与手足部湿疮：手足部湿疮常对称发生，皮损多形性，边界不清，瘙痒剧烈，遇水加重，可反复发作。④圆癣与风热疮：风热疮多发于胸胁，呈圆形或椭圆形，斑疹数目较多，皮疹长轴与皮纹一致，有母子斑之分，而无中央向愈现象。⑤紫白癜风与白驳风：白驳风皮损为瓷白色的色素脱失斑，白斑中毛发亦为白色，边缘可见色素沉着增加，边界明显，无痛痒感，无传染性。⑥阴癣与绣球风：绣球风于阴囊部先发，然后延及阴股与会阴，初为红斑丘疹，而后结痂肥厚，抓后有轻度糜烂。⑦鹅爪风与厚甲症：厚甲症甲壳增厚，常见于甲壳或指（趾）头外伤，或某些皮肤病，如白疕、掌跖角化病、毛发红糠疹、剥脱性皮炎等兼发，在皮肤上可见各病的典型皮损，甲内不含癣菌。

治疗 以杀虫止痒为基本治则，以外治为主。若皮损广泛，症状较重，或抓破染毒者，宜内外治相结合。

内治 ①风湿毒聚证：临床多见于肥疮、鹅掌风、脚湿气等以渗出、糜烂为主者。皮损泛发，蔓延浸淫，或大部分头皮毛发受累，黄痂堆积，发脱头秃，或手如鹅掌，皮肤粗糙，皮下水疱，瘙痒难忍，或趾丫糜烂，浸渍剧痒，舌质淡，舌苔薄白，脉濡。治宜祛风除湿，杀虫止痒。方选消风散加减。常用药物有荆芥、防风、当归、生地黄、苦参、苍术、蝉蜕、胡麻、牛蒡子、知母、石膏、甘草、通草、地肤子、白鲜皮、威灵仙。中成药可选用疗

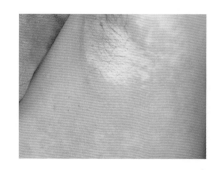

图7 紫白癜风

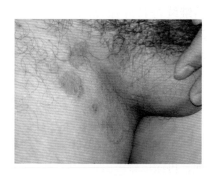

图8 阴癣

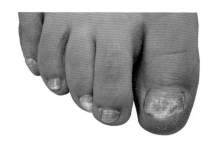

图9 鹅爪风

癣卡西甫丸、连翘败毒丸。②湿热下注证：临床多见于脚湿气抓破染毒。足丫糜烂，渗流臭水，红肿化脓，连及足背，或见红丝上窜，胯下臖核肿痛，甚或高热寒战，舌质红，舌苔黄腻，脉滑数。治宜清热化湿，解毒消肿。湿重于热者方选萆薢渗湿汤，湿热兼瘀者方选五神汤，湿热并重者方选龙胆泻肝汤。常用药物有萆薢、薏苡仁、黄柏、赤茯苓、牡丹皮、泽泻、滑石、通草、金银花、牛膝、车前子、紫花地丁、

龙胆草、黄芩、栀子、当归、生地黄、柴胡、甘草。中成药可选用龙胆泻肝丸。

外治 根据不同的发病部位及症状特点采用相应的外治方法。①白秃疮、肥疮：采用拔发疗法。剪发后每日先以0.5%明矾水或硫黄肥皂水洗头，然后用5%硫黄膏或雄黄膏敷于患处，再用薄膜盖上，包扎固定，1周后病发松动时，用镊子将其连根拔除，拔发后继续每日外搽原用药膏，连续2~3周。②鹅掌风、脚湿气：水疱型者可选用1号癣药水、2号癣药水、复方土槿皮酊外搽，或二矾汤熏洗，亦可用藿香、黄精、大黄、皂矾、醋适量煎水浸泡；糜烂型者可选用二矾汤或半边莲煎汤温后浸泡，再涂以雄黄膏；脱屑型者可选用以上膏剂及浸泡剂。③圆癣：可选用1号癣药水、2号癣药水、复方土槿皮酊等外搽。④紫白癜风：可选用1%土槿皮酊、5%~10%硫黄膏、2号癣药水，或用茄片蘸取密陀僧散外搽患处。⑤阴癣：此处皮肤较薄嫩，不宜用刺激性较强的外用药物，若伴糜烂痒痛者，可选用青黛膏外搽。⑥鹅爪风：每日先以小刀刮除病甲变脆部分，然后用2号癣药水浸涂，再将白色凤仙花捣烂敷于病甲上，亦可采用拔甲疗法。

其他疗法 ①梅花针叩刺：采用梅花针局部重叩，至癣面潮红渗血为度，每日1次。此法多适用于圆癣、紫白癜风。②理疗：可以采用紫外线照射疗法治疗各种癣病，亦可用二氧化碳激光或氦氖激光治疗甲癣。

转归预后 白秃疮至青春期可自愈，秃发亦可再生，不留瘢痕；肥疮可延至成年，留下瘢痕，形成永久性秃发。各种癣病均十分顽固，容易复发，尤以夏季炎热时易发病。

预防调护 ①加强对此病的正确认识。②注意个人、家庭及集体卫生。③切断传染途径，对病者接触的衣物灭菌消毒。④对患癣病的动物亦应及时处理，以消除传染源。⑤早发现、早治疗，坚持治疗，巩固疗效。

(杨素清)

chóngyǎo píyán

虫咬皮炎 （insect bite dermatitis） 被螨虫、蚊、臭虫、跳蚤、蜂等昆虫叮咬、毒汁刺激或接触虫体的毒毛所致的皮肤病。中医文献中有关"土风疮""水疥"及"细皮风疹"等的论述与此病相似。特点为皮损呈丘疹样风团，上有瘀点或水疱或咬痕，皮损呈散在性分布，瘙痒异常（图1）。此病多发生于昆虫较多的夏秋季节，居处于山林地带的人群易于发病，尤以小儿及青少年多见。明·陈实功《外科正宗》云"恶虫乃各禀阴阳毒种而生。见之者勿触其恶，且如蜈蚣用钳，蝎蜂用尾，恶蛇以舌螫人，自出其意附毒害人，必自知其恶也。凡有所伤，各寻类而推治"，对多种虫类的毒性侵害作用进行了描述。西医学亦称为虫咬皮炎。

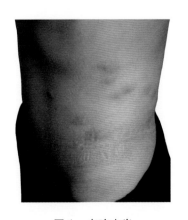

图1　虫咬皮炎

病因病机 人体禀赋不耐，感受风邪，虫毒乘风而入，邪毒侵入肌肤，与气血相搏，蕴阻于肌表，化热而成。

诊断要点 此病多见于昆虫滋生的夏秋季节，好发于暴露部位，且以小儿及青少年多见。皮损主要表现为丘疹样风团，中央有瘀点、水疱、丘疱疹，典型的可见中央有刺吮点，散在分布，亦有皮疹密集成群者，自觉奇痒难忍或灼热疼痛。有的因搔抓致皮疹破损引发感染，或局部臖核肿痛，严重者可出现畏寒发热、头痛、恶心、胸闷、呼吸困难等全身中毒症状。由于昆虫种类不同，侵害人体的方式不同，虫体所含毒液的性质和人体的反应性不同，皮损表现多种多样。①蠓虫皮炎：皮损分布于人体暴露部位，表现为局部瘀点或风团，亦可见及水疱，奇痒难忍，甚至引起丘疹性荨麻疹。②螨虫皮炎：表现为水肿性红斑、风团、丘疱疹等，有时可见到咬痕，亦可伴有抓痕和血痂，持续性剧痒，夜间尤甚，严重者可出现发热、乏力、头痛、关节痛、恶心、气喘等不同程度的全身症状，个别患者可发生哮喘、蛋白尿、血嗜酸性粒细胞增高。③蚊虫叮咬：被咬时有刺痛感，而后瘙痒逐渐加重，皮损表现为水肿性红斑、丘疹、风团，按压时不能完全褪色，痛点周围出现苍白圈，皮疹几天后可自行消退。④臭虫叮咬：皮疹排列成线状或片状，皮肤上出现大片红斑或紫癜样损害，皮损中央有针头大小出血性瘀点或水疱，伴有不同程度的瘙痒或疼痛，多因搔抓而致色素沉着。⑤跳蚤叮咬：多见于人体腰部和腿部，皮疹成群分布，在叮咬处形成带有出血点的红色斑丘疹，亦可见水疱、多形性红斑或紫癜样损害。

⑥隐翅虫皮炎（图2）：皮损表现为线状或条索状红肿，上有丘疹、水疱或脓疱，自觉发痒或灼热疼痛，部分损害中心脓疱融合成片，可继发糜烂、结痂或表面坏死，愈后可留下暂时性色素沉着，严重者可出现发热、头晕、恶心、局部臖核肿痛等全身不适症状。⑦桑毛虫皮炎：皮损表现为绿豆到黄豆大小的水肿性红斑或风团，中央有刺吮点，伴瘙痒或灼热感，夜间为甚，可引起结膜炎、角膜炎、支气管炎等其他表现。⑧松毛虫皮炎：皮疹表现为斑疹、风团、水疱、脓疱、结节等，还可表现为关节炎、耳郭炎、结膜炎、巩膜炎等皮肤以外的症状。⑨蜂螫皮炎：被蜂螫伤后有明显的痛痒感或烧灼感，而后出现红肿，或大疱、水疱等皮肤损害，偶可引起坏死，被成群的蜂螫伤可产生大片红肿胀痛，严重者出现恶心、呕吐、晕厥等症状而危及生命。辅助检查：各项实验室指标的改变缺少特异性，但严重患者可通过检查血、尿常规等以明确病情变化，对症治疗。

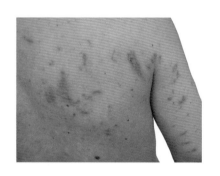

图2　隐翅虫皮炎

鉴别诊断　①水痘：多在青少年及儿童中流行发病，发病前多有类似感冒的前驱症状，皮疹多分布于躯干、头面、四肢，表现为红色丘疹上有水疱，经3天左右干燥结痂，皮疹分批出现，故可同时见到丘疹、水疱、结痂等多种皮损。②丘疹性荨麻疹：儿童多见，多发于腰骶、四肢等处，皮肤可见到黄豆大小纺锤形风团样丘疹，色红，中有小水疱，自觉瘙痒。③蛇串疮：颜面部蛇串疮应与隐翅虫皮炎鉴别，前者发疹前有轻度全身症状，皮疹为成簇水疱、丘疱疹，带状分布，伴刺痛明显。

治疗　以清热解毒，杀虫止痒为基本治则。以外治为主，严重者内外合治。

内治　热毒蕴结证：皮疹较多，红肿较重，水疱较大，瘀斑明显，瘙痒或灼热疼痛剧烈，皮疹附近臖核肿痛，可伴畏寒、发热、头痛、头晕、恶心等全身症状，舌质红，舌苔黄，脉数。治宜清热解毒，消肿止痒。方选五味消毒饮合黄连解毒汤加减。常用药物有金银花、连翘、紫花地丁、蒲公英、黄芩、黄连、黄柏、栀子、车前子、地肤子、白鲜皮、紫荆皮。成片红肿，瘀斑明显者，加生地黄、牡丹皮；发热者，加石膏、知母；头痛者，加川芎。中成药可选用消风止痒冲剂、季德胜蛇药片。

外治　皮疹以红斑、丘疹、风团为主者，宜选用1%～2%薄荷、1%薄荷三黄洗剂或炉甘石洗剂外搽；皮疹表现为水疱、红肿、糜烂者，应先用马齿苋煎汤湿敷患处，再将青黛散加麻油调成糊剂外搽；皮疹生于毛发部位者，应先将毛发剃除，再外搽50%百部酊；松毛虫或桑毛虫皮炎应先用橡皮膏粘去毛刺，再以5%碘酒外搽；蜂螫皮炎应先拔去毒刺，火罐吸出毒汁，消毒后用紫金锭磨水外搽。

其他疗法　①针刺：体针主穴取曲池、合谷、内关，配穴取足三里、血海、三阴交、阴陵泉，用泻法；火针操作时可将针体在酒精灯上烧红后迅速刺入皮炎周围或较重部位，不留针，隔日1次。②刺络放血：先以梅花针扣刺皮损部位，再行拔罐疗法，令每罐出血2～3ml。③理疗：可以采用频谱治疗仪、氦氖激光等物理疗法。

转归预后　一般经过适当治疗很快痊愈，严重者或毒素较重者要防止出现并发症。

预防调护　①注意个人卫生，消灭害虫，衣服被褥勤洗勤晒。②外出游玩应做好防虫叮咬的措施。③发病期间忌食辛辣腥发动风之物，多食新鲜水果蔬菜，多饮水，保持大便通畅。④避免搔抓，以防继发感染。

（杨素清）

jièchuāng

疥疮（scabies）　疥螨寄生于皮肤引起的传染性皮肤病。又称虫疥、癞疥、干疤疥。继发感染者称脓窝疥。特点为皮肤剧烈瘙痒，夜间尤甚，皮疹多发生在皮肤褶皱处，在皮损处有灰白色、浅黑色或普通皮色的隧道，可找到疥虫（图1）。疥疮的传染性很强，在家庭或集体宿舍中容易流行，同睡床铺、共用衣被甚或握手等行为均可传染。疥疮之病名首见于齐·龚庆宣《刘涓子鬼遗

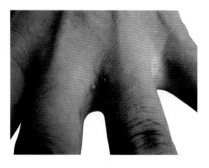

图1　疥疮

方》："疗诸恶疮，以帛缚之。"隋·巢元方《诸病源候论》记载"疥疮多生手足间，染渐生至于身体，痒有脓汁"，对疥疮的好发部位、皮损特征及传染性均进行了阐述。西医学亦称为疥疮。

病因病机 多因机体外感虫邪，内有湿热，湿热与虫毒相搏结，结聚肌肤所致；或因与患者同卧、握手等直接传染；或因使用患者用过而未消毒的衣物、被褥等间接传染。

诊断要点 此病有极强的传染性，易在集体生活人群中和家庭内流行，冬春季多见。皮损好发于皮肤较薄的地方或皱褶处，如手指缝、腕肘关节屈侧、腋窝、女性乳房下、少腹、外阴、腹股沟、股内侧等处，婴幼儿还可见于颜面部、头部及掌跖部。皮损可见小丘疹、丘疱疹、小水疱、隧道、结节和结痂。水疱常散在分布，以指缝最为常见；隧道为此病的特异性皮疹，长约1cm，屈曲隆起，呈灰白色或浅灰色，是疥虫钻入皮肤所致，在其盲端有一针头大灰白色或淡红色的小点，为疥虫隐藏的地方；结节主要分布在阴囊、少腹等处；如治疗不及时，迁延日久可因搔抓引起抓痕、血痂、色素沉着、湿疹样变或继发感染等。病久男性可在阴囊、阴茎皮肤上形成绿豆大至黄豆大淡红色或红褐色结节（图2）；女性皮损主要在小腹及会阴部。疥虫白天多蛰伏在隧道内，夜间活动，因此患者瘙痒症状夜间尤甚，严重影响睡眠。辅助检查：可用蓝墨水滴在可疑隧道皮损上，再用棉签揉擦，然后用酒精棉球清除表面黑迹，可见染成淡蓝色的隧道痕迹；或刮取皮损部位，阳性标本可以找到疥虫或薄壳虫卵。

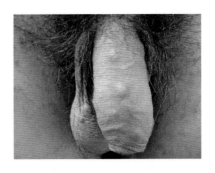

图2 疥疮结节

鉴别诊断 ①风瘙痒：无明显原发皮损，症状以瘙痒为主，皮损为搔抓引起的抓痕、血痂或苔藓样变，无疥疮特有的丘疹、水疱和隧道，无传染性及特定好发部位。②寻常痒疹：好发于四肢伸侧，丘疹较大，多自幼童起病，可伴有腹股沟臖核肿痛，无传染性。③丘疹性荨麻疹：见虫咬皮炎。

治疗 以杀虫止痒为基本原则，且以外治为主。若抓破染毒，需内外合治。此病必须隔离治疗。

内治 湿热蕴蒸证：皮损以水疱为多，丘疱疹泛发，壁薄液多，破流滋水，浸淫湿烂，或脓疱叠起，或起红丝，臖核肿痛，伴口苦咽干、便秘溲赤，舌质红，苔黄腻，脉滑数。治宜清热化湿，解毒杀虫。方选黄连解毒汤合三妙丸加减。常用药物有黄连、黄芩、黄柏、栀子、苍术、牛膝、地肤子、白鲜皮、百部、苦参。中成药可选用甘露消毒丸、连翘败毒丸。

外治 硫黄为古今治疗疥疮的特效药物，硫黄膏是临床最常用的外用制剂，小儿用药，浓度为5%～10%，成人用浓度为10%～15%；一扫光或雄黄膏以及10%百部酊外搽亦可；外用药物用法：先以花椒、地肤子煎汤外洗，或用硫黄肥皂洗涤全身后，再搽上述药膏，涂药方法为从颈向下至足部，搽遍全身，特别注意勿遗漏皮肤皱褶处、肛门周围和指甲边缘及甲襞，每日早晚各搽1次，用药期间不洗澡不换衣，至第4日再洗澡换衣，而原衣被要煮沸日晒消毒。一般治疗1周左右，停药1周后如果仍痒或发现疥虫，应再按上法治疗。

其他疗法 ①电针：结节处常规消毒后行皮下麻醉，再以电针针刺约3mm，留针2秒，每日2次。②理疗：可采用液氮冷冻、二氧化碳激光、氦氖激光等物理疗法治疗疥疮炎性结节，紫外线照射疗法治疗此病亦有一定疗效。

转归预后 一般预后较好，经正确诊断及对症治疗，临床疗效确切。

预防调护 ①加强卫生宣传及监管，对公共浴室、旅馆、车船上寝具定期消毒。②注意个人卫生，勤洗澡换衣，常晒洗被褥，若接触疥疮患者，应用肥皂水洗手。③患者应隔离治疗，其所用的衣被、毛巾等均应煮沸消毒，并充分暴晒。④发病期间忌食辛辣腥发之物。

（杨素清）

shīchuāng

湿疮（eczema） 湿热风邪蕴阻肌肤，发于真皮浅层及表皮的急性期皮损以丘疱疹为主、有渗出倾向，慢性期以苔藓样变为主的炎症性皮肤病。特点为皮损形态多样，对称分布，剧烈瘙痒，有渗出倾向，反复发作，易成慢性等。此病根据病程可分为急性、亚急性、慢性三类。急性者常泛发全身，以丘疹、水疱、糜烂、渗出为主；慢性者以干燥、脱屑、苔藓样变为主，易反复发作；亚急性者介于两者之间。根据皮损形态及发病部位的不同，名称各异。如浸淫全身、滋水较多者称为浸淫疮；以丘疹为主者称为粟疮；发于耳部者称为旋耳疮；发于手足部者称为㿔疮；发于脐部者称为脐疮；发于肘、膝弯曲处者称为四弯风；发于阴囊部者称为肾囊风或绣球风；发于乳头者称为乳头风；发于婴儿者称为婴儿湿疮、奶癣或胎敛疮。此病男女老幼皆可发病，无明显季节差异。汉·张仲景《金匮要略》中有"浸淫疮，从口流向四肢者，可治；从四肢流来入口者，不可治……浸淫疮，黄连粉主之"，记载了此病的症状和治法。隋·巢元方《诸病源候论》云"浸淫疮，是心家有风热，发于肌肤。初生甚小，先痒后痛而成疮，汁出浸渍肌肉，浸淫渐阔乃遍体……以其渐渐增长，因名浸淫也"，指出了此病的发病过程。相当于西医学的湿疹。

病因病机 禀赋不耐，风湿热邪阻于肌肤所致；或因脾失健运及营血不足，湿热内蕴，以致血虚风燥，与湿热郁结，肌肤失养而成；或病久经脉松弛、湿热留恋、瘀阻经络而致；或小儿内有胎火，外邪侵袭，蕴阻肌肤而成；亦受饮食、情志、劳累、接触物等内、外因素的影响。此病的发生与心、肝、脾、肺四经病变有密切关系。急性者病因以湿热为主，亚急性者以脾虚湿恋为主，慢性者以血虚风燥为主，发于小腿者以湿瘀互结为主，患于婴儿者以脾虚湿蕴或胎火湿热为主。①湿热蕴肤：素体阳盛，嗜食厚味、辛辣荤腥之品，脾胃受损，运化失司，日久湿热内生，或兼外受风、湿、热邪，营卫失和，气机受阻，风湿热邪浸淫肌肤而发。②脾虚湿蕴：素体脾胃虚弱，或因饮食失节，伤及脾胃，津液不布，水湿内蕴，浸淫肌肤

而致，亦多见于婴儿。③血虚风燥：久病不愈，顽湿内聚，耗伤阴血，或七情过度，心火炽盛，心营暗耗，生风生燥，肤失所养。④湿瘀互结：发于小腿者常因经脉松弛、青筋暴露，气血运行不畅，日久血瘀与湿热蕴结，肤失濡养而成。⑤胎火湿热：患于婴儿者常因小儿禀赋不耐，脾胃运化失司，内有胎火湿热，外受风湿热邪，内外之邪蕴阻肌肤而成。

诊断要点 此病发病部位可局限，亦可泛发全身，皮疹一般具有多形性、对称性、瘙痒性、渗出性、反复性、易成慢性的特点。不同时期湿疮有相应特点。可通过皮肤斑贴试验或血液变应原筛查寻找变应原。

急性湿疮 起病较快，皮疹常呈原发性和对称性，可有红斑、丘疹、丘疱疹、水疱、脓疱、流滋、结痂等多形性表现，可发于身体任何部位，亦可泛发全身，但以颜面、耳后、手足、肘窝、腘窝、阴囊、外阴、肛门等处多发。初起皮损为多数密集的粟粒大的小丘疹、丘疱疹或小水疱，基底潮红，自觉瘙痒，常因搔抓而流滋、糜烂及结痂，皮损中心较重，外周散在丘疹、红斑、丘疱疹，病变常呈片状或弥漫性，无明显边界（图1）。病程中如搔抓、肥皂热水烫洗、饮酒、食辛辣发物可使皮疹加重，瘙痒加剧。皮损广泛者，可有发热、大便秘结、小便短赤甚则臀核肿痛等全身症状。若不转为慢性，病程一般为1~2个月，痂皮脱落而愈。

亚急性湿疮 多由急性湿疮未能及时治疗，或处理不当迁延而来，亦有初发即呈亚急性湿疮者。皮疹较急性湿疮轻，以丘疹、结痂、鳞屑为主，有少量水疱和轻度糜烂浸润，自觉瘙痒剧烈，夜间

尤甚，一般无全身不适感（图2）。

慢性湿疮 常因急性和亚急性湿疮长期不愈，多次反复发作而成，亦有少数起病即表现为慢性湿疮者。皮损多局限于某一部位，患处皮肤增厚粗糙，触之较硬，呈暗红或紫褐色，皮纹显著，或呈苔藓样变，常伴有抓痕、鳞屑、血痂及色素沉着，甚者伴有溃疡，部分皮损处可出现新的丘疹或水疱，抓破后有少量流滋（图3）。自觉明显瘙痒，夜间、精神紧张、饮酒、食辛发之物时

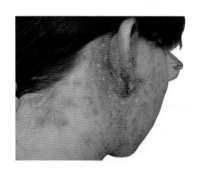

图1 急性湿疮

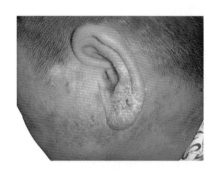

图2 亚急性湿疮

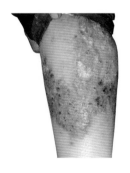

图3 慢性湿疮

瘙痒加剧。病变在手足关节部位者，易出现皲裂、疼痛等。慢性湿疮病程不定，时轻时重，易反复发作，经久不愈。

特殊部位的湿疮 皮损亦有其各自特点。

头部湿疮 呈弥漫性，甚至累及整个头皮。表现为潮红、糜烂、可有脓性流滋、结黄厚痂，有时头发黏结成团，或继发感染而引起脱发。多为外物刺激所致。

面部湿疮 常见于额部、眉部、耳前等处。表现为淡红色斑片，上覆细薄鳞屑，多对称分布，瘙痒明显。常因面部经常洗擦或化妆品刺激而加重，易反复发作。

耳部湿疮 好发于耳后襞，亦可见于耳轮上部和外耳道。表现为红斑、渗液、皲裂、结痂，常两侧对称。

乳房湿疮 主要发于女性，皮损局限于乳头。常两侧对称发生，表现为潮湿、糜烂、流滋、上覆鳞屑，或结黄色痂片，甚则皲裂疼痛，一般不化脓（图4）。

脐部湿疮 病位局限于脐窝。皮损表现为鲜红或暗红色斑片，边界清楚，不累及外围的正常皮肤，伴有流滋、结痂，常有臭味，自觉瘙痒，易继发感染。

阴囊湿疮 发于阴囊皮肤，亦可延及肛周及阴茎部（图5）。潮湿型表现为阴囊潮红、肿胀、糜烂、流滋、结痂，日久皮肤肥厚，皮色发亮，色素沉着；干燥型表现为皮肤浸润变厚，上覆鳞屑，伴有裂隙，剧烈瘙痒，夜间尤甚，皮损部呈灰色，可有不规则小片色素脱失。

肛门湿疮 多局限于肛门口的皮肤，一般不累及周围正常皮肤。急性时以潮湿、糜烂、浸润为主；慢性时皮损肥厚、浸润，往往发生辐射状皲裂，伴有色素

减退或疼痛（见肛门湿疮）。

手部湿疮 多发于手背及指端掌面，可蔓及手腕部。皮损表现形态多样，边界不清，皮损潮红、糜烂、流滋、结痂；至慢性时，皮肤肥厚粗糙，常伴干燥皲裂、疼痛，病程较长（图6）。

小腿湿疮 好发于小腿下1/3内侧皮肤，常伴有青筋暴露或见于长期站立工作者。皮损初为暗红斑或瘀斑，表面潮湿、糜烂、

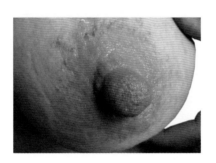

图4 乳房湿疮

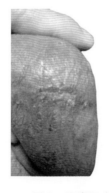

图5 阴囊湿疮

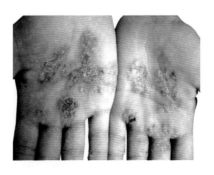

图6 手部湿疮

流滋，呈局限性或弥漫性分布；日久皮肤变厚，常伴发小腿溃疡，皮损处色素沉着，部分患者皮损中心可见色素减退，形成继发性白癜风（图7）。

钱币状湿疮 湿疮中的一个特殊类型，因其皮疹形似钱币而得名，多发于四肢伸侧、手足背、肩、臀、乳房等处。皮损为小丘疹或丘疱疹，群集而呈钱币状的斑片或环形损害，滋水较多，境界清楚；转为慢性后皮损肥厚，色素沉着，覆有干燥鳞屑，皮损周围散在丘疹或水疱，呈"卫星状"，自觉瘙痒剧烈，不易治愈（图8）。

婴儿湿疮 发于2岁以内婴儿，常见于头面部，严重者可遍及全身（图9）。皮损形态多样，大多对称分布，常伴渗出和瘙痒。脂溢性者多见于颜面部，皮损呈小片红斑，上附黄色鳞屑，皮肤皱褶处可伴糜烂；湿性者以红斑、水疱、糜烂、流滋为主，皮损部位易

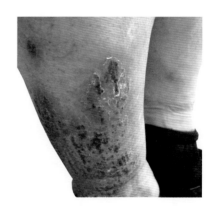

图7 小腿湿疮

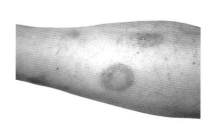

图8 钱币状湿疮

继发感染而伴发热、瘰核肿痛、纳差等全身症状；干性者以潮红、干燥、脱屑为主，或有丘疹和片状浸润，常反复发作，不易治愈。

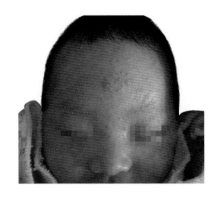

图9　婴儿湿疮

鉴别诊断　①急性湿疮与接触性皮炎：后者常有明显的致敏物接触史，病变局限于接触部位，境界清楚，皮疹形态较单一，以水肿、水疱为主，伴有瘙痒或灼热感，去除病因后易痊愈，不再接触致敏物则不易复发。②慢性湿疮与牛皮癣：后者好发于颈项、肘、尾骶部，皮疹为扁平多角形丘疹，融合成片，有典型的苔藓样变，剧烈瘙痒，皮损倾向于干燥，无多形性损害。③手足部湿疮与手足癣：后者皮损边缘清楚，常呈堤状改变，夏季尤甚，常并发指（趾）间糜烂，鳞屑内可找到菌丝。

治疗　急性者以清热利湿为主，亚急性者以健脾利湿为主，慢性者以养血润肤为主，小腿湿疮以活血化瘀为主，婴儿湿疮以健脾利湿或清火利湿为主。外治用药宜温和，避免刺激加重病情。治疗应标本兼顾，内外并治。

内治　①湿热蕴肤证：发病较快，病程较短，皮损潮红，有丘疱疹，灼热瘙痒，抓破后可出现糜烂、渗出、结痂，伴口干苦、心烦、身热不扬、便干溲赤，舌质红，苔薄黄或黄腻，脉滑数。治宜清热利湿，解毒止痒。方选龙胆泻肝汤合萆薢渗湿汤加减。常用药物有龙胆草、黄芩、栀子、牡丹皮、泽泻、车前子、萆薢、薏苡仁、苦参、当归、防风。热盛者加大青叶、黄柏；瘙痒剧烈者加地肤子、白鲜皮；渗出多者加土茯苓、赤茯苓。中成药可选用二妙丸、苦参片、龙胆泻肝丸。②脾虚湿蕴证：发病较缓，皮损常为粟粒大丘疹或小水疱，瘙痒脱屑，抓后糜烂渗出，伴纳差、腹胀、乏力、大便多不成形或先干后溏，舌质淡胖，苔白腻，脉濡缓。治宜健脾利湿止痒。方选除湿胃苓汤或参苓白术散加减，发于婴儿者方选小儿化湿汤加减。常用药物有白术、苍术、陈皮、猪苓、薏苡仁、白扁豆、桔梗、茯苓、厚朴、山药、人参、苦参、紫荆皮、地肤子、白鲜皮。中成药可选用人参健脾丸、参苓白术散。③血虚风燥证：病程较久，反复发作，皮损粗糙肥厚，色暗或有色素沉着，瘙痒剧烈，夜间尤甚，遇热或肥皂水洗后瘙痒加重，伴口干不欲饮、纳差，舌质淡，舌苔白，脉弦细。治宜养血润肤，祛风止痒。方选当归饮子或四物消风饮加减。常用药物有当归、川芎、蒺藜、防风、荆芥、黄芪、制何首乌、生地黄、赤芍、白鲜皮。皮肤粗糙肥厚者加丹参、益母草、鸡血藤；痒甚不能眠者加珍珠母、徐长卿、首乌藤、酸枣仁。中成药可选用润燥止痒胶囊。④湿瘀互结证：多发于下肢静脉曲张者，皮损以小腿下部居多，呈瘀滞性紫斑或暗红色及褐色斑疹，表面潮湿，糜烂渗出，甚则伴有小腿溃疡或干燥、结痂、脱屑，日久皮损增厚，色素沉着，舌质紫暗或有瘀斑，舌苔薄，脉细涩。治宜活血化瘀，祛风通络。方选桃红四物汤加减。常用药物有桃仁、红花、熟地黄、当归、白芍、川芎、丹参、制何首乌、大黄、桂枝、赤小豆、泽兰、苍术、牛膝、土茯苓。中成药可选用血府逐瘀丸。⑤胎火湿热证：婴儿周身皮损潮红，红斑水疱，灼热瘙痒，流滋糜烂，可见结痂，伴阵发哭闹、纳差、便溏或便干、小便黄赤，舌质红，舌苔薄黄或黄腻，脉滑数。治宜凉血清火，利湿止痒。方选消风导赤汤加减。常用药物有生地黄、赤芍、牛蒡子、白鲜皮、金银花、薄荷、黄连、通草、甘草。脂溢性者加地骨皮、山楂、白花蛇舌草；湿性者加土茯苓、车前草、苍术、黄柏；干性者加太子参、麦冬、女贞子。中成药可选用荆肤止痒颗粒、消风止痒颗粒。

外治　根据不同湿疮类型采取相应的外治方法。①急性湿疮：初期皮损若仅有潮红、丘疹或少数水疱而无渗液时，可选用清热止痒之剂，如苦参、黄柏、地肤子、荆芥等煎汤温洗，或用三黄洗剂、炉甘石洗剂外洗；若水疱糜烂、渗出明显时，可选用清热解毒收敛的中药，如黄柏、生地榆、马齿苋、野菊花、龙胆草、生甘草等煎汤冷湿敷，亦可用10%黄柏溶液冷敷，再用青黛散麻油调搽；待后期滋水减少时，外治宜保护皮损，避免刺激，可选用黄连膏、青黛膏外搽患处。②亚急性湿疮：外治以燥湿、收敛、止痒为基本原则，可选用三黄洗剂、青黛膏、3%黑豆馏油、5%黑豆馏油软膏外搽。③慢性湿疮：外治以润肤、止痒为基本原则，可用软膏剂、乳剂等，药用青黛膏、5%硫黄膏、10%～20%

黑豆馏油软膏外搽。④婴儿湿疮：皮损有水疱、糜烂、流滋，或红斑上覆黄色鳞屑者，可用生地榆、黄柏煎水冷湿敷；待流滋、糜烂减轻后，可用青黛散油、黄连油或蛋黄油外搽；若皮损干燥、脱屑、无渗出或渗出较少者，可用三黄洗剂、黄柏霜外搽。

其他疗法 ①针罐：适用于慢性湿疮皮损肥厚者，方法为先以梅花针叩刺皮疹部位，以微渗血为度，再于叩刺局部行走罐疗法，隔日1次，7日为1疗程。②火针：治疗时先将针体在酒精灯焰上烧红后迅速刺入皮损，深度不超过皮损基底，可每间隔1mm围刺。此法亦主要适用于慢性湿疮。③穴位注射：可于长强、太冲穴穴位注射5%普鲁卡因，隔日1次。④敷脐：取中药消风导赤散，将其粉碎混合成药末，每次取适量填脐，外用纱布、绷带固定，隔日换药，7日为1疗程。

转归预后 此病病因复杂，为内外因共同作用的结果，往往反复发作。急性湿疮经及时治疗后大部分可在短期内治愈，慢性湿疮往往反复发作，长年不愈。

预防调护 ①忌用热水、食盐水烫洗，忌用肥皂、碱水或化妆品等刺激物搽洗患处，避免接触可诱发湿疮的各种因素，如染料、汽油、油漆、花粉等。②避免搔抓，以防继发感染。③饮食宜清淡，忌食肥甘厚味及辛辣腥发之品，如酒类、鱼虾、鸡、鹅、牛、羊肉等，亦应忌食辛香之品，如香菜、韭菜、芹菜、姜、葱、蒜等。④急性湿疮或慢性湿疮急性发作时，应暂缓预防注射各种疫苗和接种牛痘。⑤保持情绪稳定，避免精神紧张和过度劳累。

(杨素清)

jiēchùxìng píyán

接触性皮炎（contact dermatitis）

接触某些外源性物质后，在皮肤黏膜接触部位发生炎症反应的疾病。又称毒性皮炎。古籍中"漆疮""膏药风""马桶癣"等的描述与之相似，在中医文献中没有统一的病名来概括，而是根据接触物质的不同及其引起的症状特点有不同的名称。如漆刺激引起者称为漆疮，隋·巢元方《诸病源候论》云："漆有毒，人有禀性畏漆，但见漆便中其毒。喜面痒，然后胸臂胫腨皆悉瘙痒，面为起肿，绕眼微赤。"贴膏药引起者称为膏药风（图）；接触马桶引起者称为马桶癣。中医文献中的狐尿刺也类似此病，唐·孙思邈《千金翼方》中说："凡诸螳螂之类，盛暑之时多有孕育，着诸物上，必有精汁。其汁干久则有毒，人手触之……则成其疾。"特点为发病前均有明确的接触异物史，好发于接触部位，皮损边界清楚，可为红斑、丘疹、肿胀、水疱、甚至糜烂、渗出、结痂等，去除病因后可自行痊愈。西医学亦称为接触性皮炎。

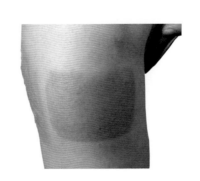

图 膏药风

病因病机 总因禀赋不耐，皮肤腠理不密，外受辛热之毒或接触某物质，毒热蕴于肌肤而发病。常见致病物质有漆、药物、塑料、染料、橡胶制品和某些植物的花粉、茎、叶等。但体质因素是发病的主要原因，"禀赋不耐"为内因，"接触"为外因，外因通过内因起作用，故同一种物质，唯有禀赋不耐者接触后发病。①风热蕴肤：先天禀赋不耐，触碰辛热有毒之品，以致动风生火，外淫肌肤致病。②湿热毒蕴：饮食不节，嗜酒无度，脾胃失和，湿热内生，外感异毒，与湿相结，泛于肌腠，因而发病。③血虚风燥：反复发作，或年老体弱，气血两虚，生风化燥，肌肤失华，缠绵难愈。

诊断要点 主要根据发病前接触史和典型临床表现进行诊断，去除病因后经适当处理皮损很快消退也提示为此病。发病前有明显的异物接触史，除接触强酸、强碱等一些强烈的刺激物可立即发生皮损外，均有一定的潜伏期，第一次在4~5天以上，再次接触发病时间缩短，多数在数小时或1天左右。一般急性发病，常见于暴露部位，如面、颈、四肢。皮损的形态、范围、严重程度取决于接触物质种类、性质、浓度，接触时间，接触部位和面积大小以及机体对刺激物的反应程度。皮损一般为红斑、丘疹、肿胀、水疱或大疱，甚至糜烂、渗出等。皮损边界清楚鲜明，多局限于接触部位，其形态与接触物大抵一致。自觉痒痛或烧灼感，少数患者伴有怕冷、发热、头痛、恶心、舌苔黄腻、脉滑数或弦数等症状。去除病因和恰当处理后可在1~2周内痊愈。亚急性或慢性者，是长期接触、反复发作或处理不当所致，皮损表现为粗糙、肥厚，呈苔藓样变。辅助检查：皮肤斑贴试验是诊断接触性皮炎最简单可靠的办法，也可做血液变应原检查，以寻找变应原。

鉴别诊断 ①急性湿疮：见

湿疮。②颜面丹毒：无异物接触史，全身症状严重，常有寒战、高热、头痛、恶心等症状，皮疹以水肿性红斑为主，形如云片，色如涂丹，自感灼热、疼痛而无瘙痒，可伴同侧臀核肿痛。

治疗 首先应避免接触变应原，否则治疗无效。以清热解毒，祛湿止痒为基本原则。早期以清热祛湿为主，后期以养血润燥为主。

内治 ①风热蕴肤证：起病较急，局部红斑或丘疹，肿胀轻，可伴发热恶寒、疲乏不适、自觉瘙痒、心烦口干、小便黄，舌质稍红，舌苔薄白或薄黄，脉浮数。治宜疏风清热止痒。方选消风散加减。常用药物有荆芥、防风、蝉蜕、苦参、牛蒡子、黄芩、生地黄、金银花、鱼腥草、甘草。热象较重者加石膏、知母；夹湿者加苍术、通草。中成药可选用防风通圣丸。②湿热毒蕴证：起病急骤，鲜红肿胀，其上有水疱或大疱，破后糜烂渗液，自觉灼热瘙痒，可伴发热、口苦、口渴、疲乏、便干、溲赤，舌质红，苔黄腻，脉弦滑数。治宜清热祛湿，凉血解毒。方选化斑解毒汤合龙胆泻肝汤加减。常用药物有龙胆草、栀子、黄芩、柴胡、车前子、泽泻、通草、生地黄、鱼腥草、土茯苓、甘草。大便秘结者加生大黄；黄水多者加紫荆皮、马齿苋；红肿面积广泛者加酒大黄、桑白皮；瘙痒较明显者加蝉蜕、白鲜皮。中成药可选用龙胆泻肝丸、龙胆泻肝颗粒。③血虚风燥证：疾病后期，皮损粗糙肥厚，有鳞屑或呈苔藓样变，瘙痒剧烈，伴有抓痕或结痂，舌质淡红，舌苔薄，脉弦细数。治宜养血润燥，祛风止痒。方选当归饮子合消风散加减。常用药物有当归、生地黄、白芍、

川芎、制何首乌、知母、胡麻、苍术、荆芥、防风、蒺藜、黄芪、甘草。瘙痒甚者加紫荆皮、徐长卿。中成药可选用消风止痒颗粒、润肤丸、润燥止痒胶囊。

外治 用药宜简单、温和、无刺激性。皮损以潮红、丘疹为主者，用三黄洗剂或炉甘石洗剂外搽，或青黛散冷开水调敷；肿胀、糜烂、流滋较多者，可用蒲公英、野菊花、桑叶、生甘草煎汤，待冷后湿敷，亦可外用10%黄柏溶液；结痂者，用青黛膏或清凉油乳剂外搽；皮损肥厚粗糙，有鳞屑或呈苔藓样变者，可外用3%黑豆馏油、糠馏油或其他霜剂、软膏等。

其他疗法 ①针刺：体针取穴大椎、委中、曲池、合谷、血海、膈俞、阿是穴（皮损区）、足三里、神门、阴陵泉，采用提插捻转泻法，留针30分钟，每日1次；火针操作时先将针体在酒精灯焰上烧红，再对皮损处进行点刺，以透皮为度，此法适合于皮损肥厚者。②理疗：根据不同患者的体质情况，可以采用氦氖激光、紫外线、光动力疗法等进行局部照射治疗。

转归预后 病因去除并恰当处理后可在1~2周内痊愈，若反复接触或处理不当可转变为慢性。

预防调护 ①明确病因，远离变应原。②不宜用热水或肥皂水洗澡，避免摩擦搔抓，禁用刺激性强的外用药物。③饮食宜清淡且易消化，多饮水，多吃新鲜蔬果，忌食辛辣、油腻、鱼腥发物及易引起过敏的食物。④与职业有关者应加强防护。

(杨素清)

yàodú

药毒（medicinal poison rash）药物进入人体后引起皮肤黏膜发

生炎症反应的疾病。又称中药毒、风毒肿。特点为发病前有用药史，具有一定的潜伏期，常突然发病，除固定型药疹以外，皮损呈多形性、对称性、广泛性，多数伴有一定的全身症状，重者伴有内脏损害，发病与患者的过敏体质有关。男女老幼均可发病，发病率随药物不合理应用而呈逐年增高的趋势。隋·巢元方《诸病源候论》中有"解诸药毒候"，唐·孙思邈《备急千金要方》中有"解百药毒"的记载，清·顾世澄《疡医大全》云"凡服药过多，生出毒病，头肿如斗，唇裂流血，或心口饱闷或脐腹撮痛，皆中药毒也"，对此病的临床症状进行了初步描述。相当于西医学的药疹，亦称药物性皮炎。

病因病机 总为禀赋不耐，邪毒内侵所致。药毒发疹，必源于内外因相互作用而发病。①风热侵袭：药毒内侵，外有风热侵袭，风热相搏，郁于肌腠之间所致。②湿毒蕴肤：过食肥甘厚味之品，脾失健运，酿生湿热，药毒入侵，湿热与药毒相结，蕴蒸于皮肤而成。③热毒入营：药毒侵袭，入里化热，郁而化火，热入营血，血热妄行，溢于肌表所致。④气阴两虚：毒蕴日久，灼伤津液，气无所生，以致气阴两虚，肌肤失养，重者阴液耗竭，阳无所附，浮越于外，病情危殆。

诊断要点 发病前有用药史。有一定的潜伏期，首次发病多在用药后5~20天，重复用药可在1~2天或数小时内发病。皮疹类型多样，除固定型药疹有特征性表现外，皮损一般有多形性、对称性、广泛性、颜色鲜艳及瘙痒剧烈等特点。可伴发热、倦怠、全身不适、纳差、便干、溲赤等全身症状，重者可伴口腔黏膜、

内脏、造血系统等损害。不同类型的药毒有相应特点。①荨麻疹样型（图1）：呈大小不等、形态不规则或融合成片的风团，皮损与荨麻疹相似，但其色泽更为鲜艳，持续时间较长，瘙痒明显，可伴发热、关节疼痛、臀核肿痛、蛋白尿等。重者出现眼睑、口唇、包皮及喉头等组织疏松部位的血管神经性水肿。引起此型的常见药物有青霉素、呋喃唑酮、血清制品、磺胺类及水杨酸盐类等。②麻疹样或猩红热样型（图2）：皮疹为针头至米粒大小的丘疹或斑丘疹，散在或密集成片，色红灼热，多伴瘙痒，对称分布，有自上而下的发疹顺序，以躯干为主，也可扩展到四肢。皮损于2~3天可遍布全身，并相互融合，病情于停药后1~2周好转，皮损颜色变浅，继之出现糠秕状或片状脱屑，可伴畏寒、发热等全身症状。白细胞计数可升高，少数患者肝功能可有一过性异常。引起此型的常见药物有解热镇痛药、巴比妥类、青霉素、链霉素、磺胺类等。③多形红斑样型（图3）：皮疹为黄豆至蚕豆大小圆形或椭圆形水肿性红斑、丘疹，中心呈紫红色，或有水疱，境界清楚，多对称分布于四肢或泛发全身，可伴瘙痒、发热、关节痛、腹痛等全身症状。重者可在口腔、鼻孔、眼部、肛门、外阴等处泛发大疱及糜烂，伴疼痛、高热、肝肾功能障碍等。引起此型的常见药物有磺胺类、解热镇痛药、巴比妥类、青霉素等。④固定红斑型（图4）：皮损为局限性、单个或多个圆形或椭圆形水肿性红斑，颜色鲜红或紫红，中央可有水疱，愈后留色素沉着，重复用药每次均在原部位发病，发作越频色素越深，且原皮损可扩大、数目可

增多。自觉瘙痒或灼痛。损害以口唇、口周、龟头、外阴等处多见，躯干及四肢亦可累及。引起此型的常见药物有磺胺类、解热镇痛药、巴比妥类、四环素等。⑤湿疹皮炎样型（图5）：外用药物过敏引起接触性皮炎后，再次使用

相同或类似药物后导致。皮疹为粟粒大小丘疹及丘疱疹，常融合成片，泛发全身，可有糜烂渗液，类似于湿疹，自觉瘙痒，可伴发热等全身症状。引起此型的常见药物有青霉素、链霉素、磺胺类等。⑥剥脱性皮炎型（图6）：首

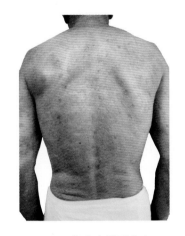

图1　荨麻疹样型药毒

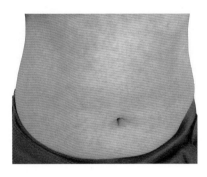

图2　麻疹样或猩红热样型药毒

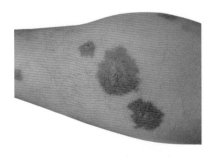

图3　多形红斑样型药毒

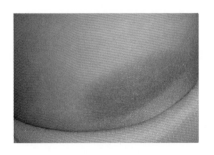

图4　固定红斑型药毒

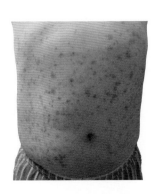

图5　湿疹皮炎样型药毒

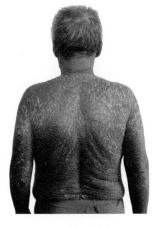

图6　剥脱性皮炎型药毒

次发病潜伏期约 20 天，起病较急，进行性加重。皮损初期多呈麻疹样或猩红热样，继而全身皮肤潮红、肿胀、呈鲜红色或棕红色，大量脱屑，手足部可呈大片手套或袜套式剥脱，脱屑持续 1 个月左右，重者伴毛发及指甲脱落，可伴高热、恶寒、烦躁、口渴、瘰核肿痛，甚至有肝肾损害，并可出现昏迷。部分患者可出现糜烂、渗出、结痂。引起此型的常见药物有青霉素、链霉素、磺胺类、巴比妥类、抗癫痫药、保泰松、对氨基水杨酸钠等。⑦大疱性表皮松解型（图7）：皮疹为大片鲜红色或紫红色斑片，自觉灼痛，迅速波及全身，出现松弛性水疱，形似烫伤，尼科利斯基征阳性，表皮极易擦掉而露出糜烂面，全身症状明显。口腔、支气管、食管、眼结膜等黏膜及肝、肾、心等脏器均可受累。严重者出现昏迷，具有生命危险。引起此型的药物有磺胺类、解热镇痛药、巴比妥类等。辅助检查：血常规检查可见白细胞计数增多，常伴有嗜酸性粒细胞增高；若内脏受累，可出现肝肾功能异常、蛋白尿等。

鉴别诊断 ①麻疹：发病前有鼻流清涕、眼结膜充血、畏光、

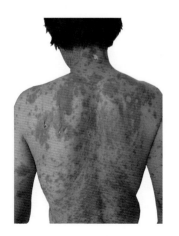

图 7　大疱性表皮松解型药毒

发热等症状，2～3 天后在口腔颊黏膜上可见到白色麻疹黏膜斑。②猩红热：皮疹出现前全身症状明显，有恶寒、高热、头痛、咽干、喉痛等，典型者有杨梅舌、口周苍白圈等。

治疗 首先停用一切可疑药物，避免应用结构相似的药物。以清热凉血，利湿解毒为基本原则，病情严重者可中西医结合治疗。

内治 ①风热侵袭证：皮疹为红斑、丘疹、风团等，好发于上半身，灼热瘙痒，伴发热恶寒等外感症状，舌质红，苔薄白或薄黄，脉浮数。麻疹样、猩红热样或荨麻疹样型初期阶段多属于此型。治宜疏风止痒，清热解毒。方选消风散加减。常用药物有荆芥、防风、当归、生地黄、苦参、苍术、蝉蜕、胡麻、牛蒡子、知母、石膏、甘草、通草。皮疹掀红灼热者加牡丹皮、赤芍。中成药可选用银翘解毒丸。②湿毒蕴肤证：皮疹在红斑、丘疹、风团的基础上可出现水疱，甚至糜烂渗液、表皮脱落，伴剧痒、口干、烦躁、便秘或便溏、溲赤，或有发热，舌质红，苔薄白或黄，脉滑或数。湿疹皮炎样型多属于此型。治宜清热利湿，解毒止痒。方选萆薢渗湿汤加减。常用药物有萆薢、薏苡仁、黄柏、赤茯苓、牡丹皮、泽泻、滑石、通草。伴发热者加石膏；肿胀糜烂者加白茅根、茵陈；瘙痒明显者加白鲜皮；便秘者加生大黄。中成药可选用湿毒清胶囊、龙胆泻肝丸。③热毒入营证：皮疹鲜红或紫红，甚则紫斑、血疱，灼热痒痛，伴高热神昏、口唇焦燥、渴不欲饮、便干溲赤，舌质红绛，舌苔少或镜面舌，脉洪数。固定红斑型、重症多形红斑样型、剥脱性皮炎

型和大疱性表皮松解型多属于此型。治宜清热凉血，解毒护阴。方选清营汤加减。常用药物有水牛角、生地黄、玄参、竹叶心、金银花、连翘、黄连、丹参、麦冬、赤芍、牡丹皮、白茅根。尿血者加大蓟、小蓟、侧柏叶。中成药可选用复方青黛胶囊、清开灵注射液，神昏谵语者可加服安宫牛黄丸。④气阴两虚证：严重药疹后期大片脱屑，伴低热、神疲、气短、口干、便秘、溲赤，舌质红，少苔，脉细数。治宜益气养阴清热。方选增液汤合益胃汤加减。常用药物有生地黄、玄参、麦冬、玉竹、淡竹叶、石膏、陈皮、黄芪、甘草。阴亏重者加龟甲、阿胶；脾胃虚弱者加茯苓、白术。中成药可选用生脉胶囊。

外治 皮损潮红而无渗出者，用马齿苋或大青叶煎汤外洗，炉甘石洗剂或三黄洗剂外搽亦可；皮损潮红肿胀、糜烂渗出者，用马齿苋、苦参或黄柏煎汤冷湿敷，并可用青黛散外扑；皮损脱屑干燥者，用紫草油或麻油外搽；皮损结痂者，用棉签蘸取紫草油或麻油揩痂皮。

其他疗法 ①耳针：主穴取肺、神门、荨麻疹区，配穴取内分泌、皮质下、肝。②理疗：可以采用氦氖激光等物理疗法进行局部照射治疗，此法主要适用于固定型药疹。

转归预后 此病大多呈急性经过，轻症者一般在除去病因后即可逐渐治愈；重症者由于伴有多系统损害，往往预后较差，少数可因感染或多脏器功能衰竭而死亡。

预防调护 ①用药前必须询问药物过敏史，应用某些易致敏的药物前要做过敏试验。②用药过程中要密切观察患者状态，如

遇异常状况，应立即停药，及时进行诊断和对症治疗。③多饮温开水，忌食辛辣发物，重型药疹应按危重患者进行护理。④皮疹忌用水洗或搔抓。⑤尽力追查致敏药物，并告知患者，避免再次应用。

（杨素清）

fēngsàoyǎng

风瘙痒（wind itching）
无明显的原发性皮肤损害而以瘙痒为主要症状的疾病。又称痒风、血风疮。特点为皮肤阵发性瘙痒，搔抓后常出现抓痕、血痂、色素沉着、皮肤肥厚、苔藓样变等继发性损害（图）。好发于老年，青壮年亦可罹患，多见于秋末及冬季，少数亦有夏季发作。风瘙痒之病名首见于隋·巢元方《诸病源候论》："风瘙痒，此由游风在于皮肤，逢寒则身体疼痛，遇热则瘙痒。"清·许克昌、毕法合撰《外科证治全书》云"遍身瘙痒，并无疥疮，搔之不止"，阐明了此病临证以瘙痒为主要特征。相当于西医学的瘙痒症。临床上一般分为局限性和泛发性两种，局限性以阴部、肛门周围多见，泛发性可泛发于全身。

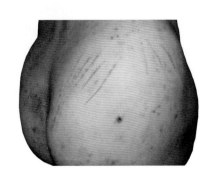

图　风瘙痒

病因病机　可由多种内外因素所致。凡禀赋不耐，素体血热，外感之邪侵袭；饮食不节，伤及脾胃，湿热内生，化热生风；久病体虚，气血不足，风邪外侵；皮毛、羽绒等衣物接触、摩擦等原因均可导致此病发生。①风热血热，蕴于肌肤：禀赋不耐，素体血热，外邪侵袭，内外合邪，郁于肌肤，不得疏泄，因而致痒。②湿热内蕴，郁于皮肤：饮食不节，过食辛辣，嗜食腥发，脾失健运，湿热内生，熏蒸肌肤，发为瘙痒。③气血亏虚，生风化燥：久病体虚，气血不足，风邪外侵，血虚生风，肌肤失养，而致此病。

诊断要点　好发于老年，青壮年亦可罹患，多见于秋末及冬季，亦有夏季发作者。初始表现为无原发性皮损的皮肤瘙痒，而后因反复搔抓，可致抓痕、血痂、色素沉着、皮肤肥厚、苔藓样变等继发性皮肤损害。泛发性皮肤瘙痒瘙痒多先由一处开始，呈阵发性，夜间尤甚，而后波及全身。局限性皮肤瘙痒以肛门、阴囊及女阴等部位最为常见。病情可因气候变化、精神紧张、饮食不节、衣物摩擦等原因而诱发或加重，患者常因瘙痒剧烈而影响睡眠，伴有头晕、食欲缺乏等症状。辅助检查：各项实验室指标的改变没有特异性，但严重风瘙痒患者应注意检查肝功能、肾功能、空腹血糖等，以排除系统性疾病。

鉴别诊断　①疥疮：有原发性皮肤损害，如丘疹、水疱、结节、隧道等，好发于皮肤褶皱处，隧道一端可挑出疥螨，在集体和家庭中多有类似发病者。②虱病：虽有全身皮肤瘙痒，但主要发生在头部、阴部，并可找到成虫或虱卵，有传染性。

治疗　以祛风清热凉血为基本治则。系统性疾病引起瘙痒者，要及时寻找原因，进行对症治疗。

内治　①风热血热证：病属新起，以青年患者多见，皮肤瘙痒剧烈，遇热加重，皮肤抓破后有血痂，伴心烦、口渴、便干、溲赤，舌质红，舌苔薄黄，脉浮数。治宜疏风清热，凉血止痒。方选消风散合四物汤加减。常用药物有荆芥、防风、当归、生地黄、白芍、川芎、苦参、苍术、蝉蜕、胡麻、牛蒡子、知母、石膏、通草、蒺藜、甘草。风盛者加全蝎；血热盛者加牡丹皮、浮萍；夜间痒甚者加龙骨、牡蛎、珍珠母。中成药可选用消风止痒颗粒、祛风止痒口服液。②湿热内蕴证：瘙痒不止，抓破后滋水淋漓，继发感染或湿疹样变，伴口干口苦、胸胁胀满、胃纳不香、大便燥结、小便黄赤，舌质红，舌苔黄腻，脉滑数或弦数。治宜清热利湿止痒。方选龙胆泻肝汤加减。常用药物有柴胡、黄芩、栀子、龙胆草、生地黄、当归、车前子、通草、泽泻、牛蒡子、苦参、白鲜皮、蒺藜；大便燥结者加大黄。中成药可选用疗癣卡西甫散、湿毒清胶囊、龙胆泻肝丸。③血虚肝旺证：病程日久，以老年患者多见，皮肤干燥，可有脱屑，抓破后血痕累累，伴头晕目眩、失眠多梦，舌质红，舌苔薄，脉细数或弦数。治宜养血平肝，祛风止痒。方选当归饮子加减。常用药物有荆芥、防风、当归、生地黄、白芍、川芎、蒺藜、制何首乌、黄芪、地肤子、乌梢蛇。年老体弱者重用黄芪；瘙痒甚者加白鲜皮、蜈蚣；皮损肥厚者加阿胶、丹参。中成药可选用乌蛇止痒丸、润燥止痒胶囊。

外治　周身皮肤瘙痒者，可用苦参酒、九华粉洗剂或三石水任选一种外搽；有湿疹样变者，可用三黄洗剂外搽；皮肤干燥发痒者，可外用黄连膏等各种润肤膏；各型瘙痒症均可用药浴、熏洗或熏蒸疗法，也可进行矿泉浴。

其他疗法 ①针刺：体针取穴曲池、合谷、血海、足三里、三阴交；耳针取穴枕部、心区、肺区、神门、肾上腺、内分泌，埋针或埋豆；梅花针叩刺则以背部足太阳膀胱经背俞穴为主循经叩刺，亦可直接叩刺瘙痒部位，手法适度为宜。②刺络拔罐：取穴大椎、血海、尺泽、神阙、关元等穴位，先点刺放血，再行拔罐疗法，留罐 5 分钟。③刮痧：选择膈俞、曲池、血海、三阴交、神门另加督脉、膀胱两条经脉施以刮痧术治疗。④局部用药：皮损按季节及皮肤情况选用合适的剂型，一般夏季用霜剂，冬季多用油剂。

转归预后 单纯风瘙痒患者经过积极治疗，可以控制病情而逐渐痊愈；对于伴有原发病者，需配合治疗原发病，否则瘙痒很难痊愈。

预防调护 ①忌食辛辣腥发之物，多食蔬菜水果。②避免用力搔抓、摩擦、热水烫洗、用强碱性肥皂洗澡及使用刺激性强的外用药物。③内衣宜柔软、宽松，宜穿棉制品。④调适寒温，调畅情志，避免劳累。

(杨素清)

yǐnzhěn

瘾疹（urticaria） 皮肤黏膜由于暂时性血管通透性增加而发生局限性水肿的皮肤病。又称风疹块、瘾疹。发于疏松部位，水肿明显者称赤白游风。特点为突然发病，常先有皮肤瘙痒，随即出现大小和形态不一的风团，发作时间不定，发无定处，可迅速消退，而后不留任何痕迹（图1）。此病是一种常见的皮肤病，可发生于任何年龄、季节，男女皆可发病。

清·吴谦等编写的《医宗金鉴》曰"由汗出受风，或露卧乘凉，风邪多中表虚之人"，初步对其病因病机进行了阐述。相当于西医学的荨麻疹。临床常分为急性荨麻疹、慢性荨麻疹及特殊类型荨麻疹。

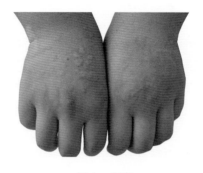

图1 瘾疹

病因病机 此病病因较复杂，总由禀赋不耐，毒邪侵袭，营卫失和所致。饮食、情志、劳伤亦可作为其诱发或加重因素。①风寒束表："风为百病之长，善行而数变"，风邪与寒邪相合，客于肌表，以致营卫不和。②风热犯表：风与热合，郁于腠理，引起营卫失调，卫外不固。③肠胃湿热：食海鲜、辛辣刺激等物，致使湿热内蕴，化热动风；或因饮食不洁，湿热生虫，虫积伤脾；或服用某种药物，致使毒热蕴结，郁于肌肤。④气血两虚：平素体弱，气血不足，或久病气血耗伤，因血虚生风，气虚卫外不固，风邪乘虚而入。⑤冲任不调：情志内伤，肝肾不足，冲任失调，营卫失和，生风化燥，肌肤失养。

诊断要点 常先出现瘙痒，随即皮肤上突然出现风团，色白或红或正常肤色，大小不等，形态不一，发作不定时，持续时间长短不一，消退后不留任何痕迹，伴剧烈瘙痒，或有烧灼、刺痛感。

可伴有发热、恶寒等全身症状；发生在眼睑、口唇、阴部的赤白游风在水肿的基础上可伴有局部的痒感、麻木胀感；如侵犯消化道黏膜可伴恶心、呕吐、腹痛、腹泻等症状；如发生在咽喉和支气管黏膜可导致喉头水肿及呼吸困难，有明显的憋闷感，严重者可发生晕厥甚至窒息。属急性者，发病急，风团骤起骤消，随之瘙痒消失；慢性者，病程可达数月，反复发作，经久不愈。辅助检查：血常规检查可见嗜酸性粒细胞数增高，或见白细胞及淋巴细胞数增高，且多有皮肤划痕症的表现（图2）。

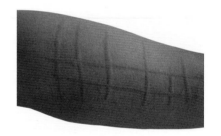

图2 皮肤划痕症

鉴别诊断 ①猫眼疮：发病急骤，皮损为丘疹、水疱等多形性损害和具有虹膜样特征性红斑，好发于春秋季，以青年女性多见。②丘疹性荨麻疹：见虫咬皮炎。

治疗 以疏风解表，调和营卫为基本治则。以内治为主，情况紧急时对症处理，积极寻找并去除病因，避免各种诱发因素。

内治 ①风寒束表证：风团色白，遇冷或风吹后皮疹加重，得温则缓，冬重夏轻，伴恶寒无汗，舌质淡，舌苔薄白，脉浮紧。治宜疏风散寒止痒。方选桂枝麻黄各半汤加减。常用药物有桂枝、麻黄、杏仁、甘草、白芍、生姜、大枣。关节痛者加威灵仙、独活。

中成药可选用肤痒颗粒。②风热犯表证：风团色红、灼热，遇热加重，得冷则缓，伴有发热、咽喉肿痛，多夏秋季发病，舌质红，苔薄黄，脉浮数。治宜疏风清热止痒。方选消风散加减。常用药物有当归、生地黄、防风、蝉蜕、知母、苦参、胡麻、荆芥、苍术、牛蒡子、石膏、甘草、通草。风团鲜红灼热者加牡丹皮、赤芍；口渴者加玄参、天花粉；大便秘结者加生大黄；瘙痒剧烈者加蒺藜、珍珠母。中成药可选用银翘解毒丸、消风止痒颗粒、祛风止痒口服液。③肠胃湿热证：风团片大，色红，瘙痒剧烈，可伴有脘腹疼痛、神疲纳呆、恶心呕吐、大便秘结或泄泻，舌质红，舌苔黄腻，脉滑数。治宜疏风解表，通腑泻热。方选防风通圣散合茵陈蒿汤加减。常用药物有防风、川芎、当归、芍药、薄荷、大黄、芒硝、连翘、麻黄、石膏、桔梗、黄芩、白术、栀子、荆芥、滑石、甘草、茵陈。大便稀者去大黄，加薏苡仁；恶心呕吐者加半夏、茯苓、竹茹；有肠道寄生虫者加乌梅、使君子、槟榔。中成药可选用防风通圣丸、藿香正气丸。④气血两虚证：皮疹色淡红，反复发作，瘙痒不甚，迁延数月或数年，劳累后加重，兼见神疲乏力，失眠等症，舌质淡，舌苔薄，脉濡细。治宜益气养血。方选八珍汤加减。常用药物有当归、川芎、熟地黄、白芍、人参、白术、茯苓、甘草。心烦失眠者加酸枣仁、首乌藤；瘙痒重者加蒺藜、龙骨、牡蛎。中成药可选用人参归脾丸、八珍丸。⑤冲任不调证：风团色淡红，常于经前数天出现，经后减轻或消失，每于经前又发作，如此反复，伴痛经或月经不调，舌质紫，苔薄白，脉弦细。

治宜调摄冲任。方选四物汤合二仙汤加减。常用药物有白芍、当归、熟地黄、川芎、仙茅、仙灵脾、巴戟天、黄柏、知母、牛膝、益母草；月经不调，经色暗有血块者，加桃仁、红花、丹参；肝郁气滞，冲任失疏所致者，可选用丹栀逍遥散加减。中成药可选用四物胶囊、逍遥丸、乌鸡白凤丸。

外治　香樟木或晚蚕沙或楮桃叶煎汤，先熏后洗，每日 1~2次；亦可选用炉甘石洗剂外搽。

其他疗法　①针刺：应用体针时，皮疹发于上半身者取穴曲池、内关，面部肿者加用合谷；发于下半身者取穴血海、足三里、三阴交；发于全身者配穴风市、风池、大椎、大肠俞。应用耳针时，宜取穴肝区、脾区、肾上腺、皮质下、神门。②放血：分别在双耳尖、双中指尖、双足趾尖，经常规消毒，以三棱针放血，2~3 日 1 次。③拔罐：可选择肺俞、大肠俞、心俞、脾俞等背俞穴施拔罐疗法；也可沿足太阳膀胱经行走罐治疗；亦可与针刺、刺络、耳穴等方法配合应用。

转归预后　急性瘾疹病情轻者，病程较短，预后良好，但对伴有呼吸道和消化道症状的患者应高度重视，积极治疗，因重者可引起窒息死亡；慢性瘾疹病因复杂，病程较长，易反复发作，需长期调理。

预防调护　①找出病因并去除之。②避免各种诱发加重因素，禁食辛辣、海鲜、烟酒等。③调整生活节奏，保持心情舒畅。④避免劳累，作息规律，充足睡眠，以助气血调畅，卫气外固。

（杨素清）

niúpíxuǎn

牛皮癣（psoriasis）　以阵发性皮肤瘙痒和皮肤苔藓化为特征的慢性炎症性皮肤神经功能障碍性皮肤病。又称摄领疮、顽癣。发病与精神神经因素及某些外在刺激因素有关，好发于颈项部、四肢伸侧及骶尾部等处（图）。隋·巢元方《诸病源候论》："摄领疮，如癣之类，生于颈上痒痛，衣领拂着即剧，云是衣领揩所作，故名摄领疮也。"明·陈实功《外科正宗》记载："牛皮癣如牛项之皮，顽硬且坚，抓之如朽木。"相当于西医学的神经性皮炎。

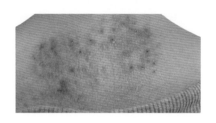

图　牛皮癣

病因病机　情志郁闷，衣领拂着，搔抓，嗜食辛辣、醇酒、鱼腥发物等皆可诱发或使病情加重。初起为风湿热邪阻滞肌肤，营血失和、经络失疏，日久血虚风燥，肌肤失养。

诊断要点　此病分为局限性及播散性两种。局限性牛皮癣是先感觉局部瘙痒，由于搔抓皮肤迅速呈苔藓化；播散性牛皮癣皮损具有相同的苔藓样肥厚斑块，分布较广泛，泛发全身各处。临床表现为多数米粒至高粱米大小、淡红色至黄褐色，或与皮色一致的圆形或多角形、坚硬、有光泽的扁平丘疹。密集成片，表面附有少量鳞屑，伴有抓痕、血痂。病程可分为三期。①静止期：表面炎症轻微或缺乏炎症，病变局限，界限清楚。②进行期：皮损扩大，炎症浸润明显，边缘模糊不清。③退行期：浸润轻微，皮损变薄，倾向治愈。

鉴别诊断 ①湿疮：多先有皮疹后有痒感，浸润肥厚明显，边界不清楚，无好发部位，病程中皮损倾向湿疹。②原发性皮肤淀粉样变：好发于两小腿伸侧及上背部，损害为粟粒至绿豆大、半球形或圆锥形褐色丘疹，密集分布，有的呈串珠状排列。③紫癜风：好发于四肢屈侧，皮损境界较明显，可见紫红色、暗红色的多角形扁平而有光泽的丘疹。

治疗 以疏风清热、养血润燥、活血安神为治则。

内治 ①肝郁火旺证：皮疹色红，心烦易怒或精神抑郁、失眠多梦、心悸、口苦咽干、舌边尖红、舌苔薄白，脉弦数。治宜清肝泻火。方选龙胆泻肝汤加减。常用药物有生地黄、当归、龙胆草、黄芩、栀子、泽泻、生甘草。女阴瘙痒、带下腥臭黄浊者，加土茯苓、蛇床子；肛门瘙痒者，加苦参、地肤子。中成药可选用龙胆泻肝胶囊。②血热风盛证：皮损泛发全身，呈大片浸润潮红斑块，并有抓痕、血痂或苔藓样变，自觉奇痒不止，心烦内热、口渴喜冷饮、尿黄便干、舌质红、苔黄腻，脉濡数。治宜清热凉血、祛风止痒。方选清营汤合消风散加减。常用药物有生石膏、知母、生地黄、牡丹皮、山栀、麦冬、连翘、金银花、竹叶。中成药可选消风止痒颗粒。③血虚风燥证：皮损肥厚粗糙，瘙痒夜间尤甚，可伴有头晕、心悸怔忡、气短乏力、妇女月经量过少等，舌质淡、苔薄白，脉细。治宜养血祛风、润燥止痒。方选养血定风汤加减。常用药物有当归、生地黄、赤芍、川芎、何首乌、天冬、白蒺藜、僵蚕、胡麻仁。中成药可选当归片、阿胶补血颗粒。

外治 风湿热证，用三黄洗剂外搽，每日2次。

其他疗法 针灸疗法主穴取风池、曲池、血海；备用穴取合谷、三阴交、风市等，留针15～10分钟；或局部消毒后用梅花针在皮损处表面移动叩击，以少量出血为度，每日1次。

转归预后 慢性病程，反复发作。

预防护理 ①生活规律，保证充足睡眠与休息，保持精神和情绪稳定。②避免各种机械性、物理性刺激。

（白彦萍）

māoyǎnchuāng

猫眼疮（cat-eye-like sore；erythema multiforme） 累及皮肤和黏膜的典型皮损为呈靶形或虹膜状红斑的急性自限性炎症性皮肤病。又称雁疮、寒疮。好发于春秋季节，青年女性多见。皮损为约指甲大小的红斑，可融合成片，中心暗红或紫红，部分红斑中心消退，周边隆起如虹膜状。隋·巢元方《诸病源候论》记载："雁疮者，其状生于体上，如湿癣疬疡，多著四肢乃遍身，去其疮大而热疼痛，得此疮者，常在春、秋二月八月，雁来时则发，雁去时便瘥，故以为名。"清·吴谦等编写的《医宗金鉴》首先提出猫眼之名："初起形如猫眼，光彩闪烁，无脓无血。"相当于西医学的多形红斑。

病因病机 主要由于素体禀赋不耐，血热或湿热内蕴，复感风热或风寒湿之邪；亦可因饮食失节，食入禁忌，致营卫不和，气血凝滞，拂郁肌肤；甚则毒热炽盛，内陷营血而成危候。

诊断要点 前驱症状有头痛、低热、四肢倦怠、食欲缺乏、关节及肌肉疼痛，皮疹多形性。按皮疹特点，临床上可分为红斑-丘疹型、水疱-大疱型和重症型。①红斑-丘疹型：以红斑和丘疹为主。初起为水肿性红斑或淡红色扁平丘疹，圆形、稍隆起，境界清楚，皮疹呈离心性扩大，充分发展后的红斑，中央部位略凹陷，其色较边缘略深，呈暗红色或紫红色，有时中央为一水疱或紫癜，形成虹膜状损害，即"靶形"（图）。②水疱-大疱型：以集簇或散在性水疱、大疱为主。大疱发生在红斑基础上或具有红晕，有时为血疱。常有黏膜损害和显著的全身症状。口腔黏膜和唇可发生充血、糜烂、丘疹与水疱。外阴部、包皮、尿道口、阴唇、阴道黏膜亦可发生潮红、丘疹、糜烂和浅溃疡。眼可发生卡他性结膜炎，少数侵犯角膜和巩膜。③重症型：即史-约综合征（Stevens-Johnson syndrome），是多形红斑中的严重型。突然起病，高热、头痛、乏力、口腔与扁桃体肿胀。患者全身症状严重，短期内进入衰竭状态，脉搏细弱，呼吸快，可发生虚脱、昏迷和抽搐。皮肤损害常为水肿性红斑、水疱、血疱和瘀斑等，广泛分布于身体各处。

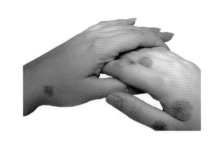

图 红斑-丘疹型猫眼疮

鉴别诊断 ①风热疮：红斑呈椭圆形，黄红色，边缘不整齐呈锯齿状，斑的长轴与皮纹方向一致，皮疹数目多，好发于躯干部和四肢近端，无黏膜损害。②圆癣：见癣。③冻疮：多见于冬季。好发于肢体末端暴露部位，黏膜无损害。浸润显著，自觉瘙痒，遇热尤甚。

治疗 治宜疏散风寒、清解风热、解毒除湿、凉血清营。

内治 ①风寒血瘀证：皮损呈暗红或紫红斑片，或上有水疱，痛痒不甚，伴畏寒喜暖、四肢厥冷、关节冷痛、便干、溲赤，舌质淡或暗，苔白，脉沉迟。治宜疏风散寒，和营散瘀。方选当归四逆汤加减。常用药物有当归、桂枝、干姜、木通、细辛、鸡血藤、赤芍、川芎、炙甘草。②湿热蕴结证：皮疹为鲜红色斑或斑丘疹，上有水疱，瘙痒烧灼，甚或糜烂滋水，有黏膜损害，伴发热倦怠、口干咽痛、关节酸痛、腹痛便溏，舌质红，苔黄腻，脉滑数。治宜清热利湿、祛风止痒。方选消风导赤散加减。常用药物有生地黄、木通、牛蒡子、车前草、生石膏、竹叶、知母、苍术。湿热偏盛者，加泽泻、防己；热盛者，加黄芩、黄柏；瘙痒灼热甚者，加地肤子、白鲜皮；水疱重者，加生薏苡仁、土茯苓；面颈部多者，加川芎；四肢多者，加桑枝。③热毒炽盛证：发病急骤，皮损呈红斑、大疱、糜烂、出血，迅速发展至全身，黏膜亦受累，伴高热不退、咽喉肿痛、全身酸楚、心悸、胸痛、尿涩而赤，舌质红绛，脉洪数。治宜清热凉血，解毒利湿。方选犀角地黄汤加减。常用药物有水牛角、生地黄、牡丹皮、赤芍、金银花、连翘、生薏苡仁、柴胡、栀子、黄芩。

外治 红斑、丘疹、丘疱疹选择雄黄解毒散、化毒散制成洗剂外搽，每日2～3次；水疱、糜烂、渗出选用马齿苋洗剂、苍肤洗剂等，水煎后冷湿敷患处，每日2～3次；口腔糜烂，选冰硼散、锡类散等吹予患者。

其他疗法 针灸：风寒血瘀证选肝俞、肾俞、命门、关元、内关、足三里、阿是穴，用温针灸或灸法，先泻后补，留针20～30分钟，每日1次；湿热蕴结证选曲池、足三里、阿是穴，施泻法，留针20～30分钟，每日1次。

转归预后 红斑-丘疹型、水疱-大疱型预后良好，但可复发。重症型病情危重，治疗不及时或不当，可危及生命。

预防护理 ①寻找并去除致病因素，停用可疑致敏药物。②重症患者应注意防止皮损感染。

(白彦萍)

báibǐ

白疕（psoriasis） 营血亏损，血热内蕴，化燥生风，肌肤失养，引起以红斑丘疹和银白色鳞屑为特征的复发性炎症性皮肤病。又称干癣。好发于四肢伸侧、头皮和背部，一般冬重夏轻。特点为红斑丘疹或斑块上覆盖银白色鳞屑，刮去鳞屑可见薄膜，再刮去薄膜可见点状出血现象。隋·巢元方《诸病源候论》记载："干癣但有匡郭，皮枯索痒，搔之白屑出是也。"清·祁坤《外科大成》："白疕，肤如疹疥，色白而痒、搔起白疕，俗呼蛇虱，由风邪客于皮肤，血燥不能荣养所致。"清·吴谦等编写的《医宗金鉴》记载："白疕之形如疹疥，色白而痒多不快，由风邪客于皮肤，亦由血燥难荣外。"相当于西医学的银屑病。

病因病机 素体热盛，复外感六淫，或过食辛发酒酪，或七情内伤等因素使内外合邪内不得疏泄，外不能透达，化火生热，热壅血络，怫郁肌肤而成。若病久或反复发作，则阴血耗损，气血失和，化燥生风；或经脉阻滞，气血凝结。若血热炽盛，毒邪外袭，蒸灼皮肤，气血两燔，则郁火流窜，瘀滞肌肤，形成红皮；若湿热蕴久，兼感毒邪，则见密集脓疱；若风湿毒热或寒邪逼阻经络，则手足甚至脊椎大关节肿痛变性。

诊断要点 在红斑基础上有松散的银白色鳞屑，抓之有薄膜及露珠样出血点。根据临床特征，一般分为寻常型、红皮病型、脓疱型及关节型。

寻常型 临床最多见，皮损初起为针尖大小丘疹，逐渐扩大为绿豆至扁豆大的淡红或鲜红色丘疹或斑丘疹，可融合成形态不同的斑片，境界清楚，表面覆盖多层银白色鳞屑，刮除鳞屑犹如轻刮蜡滴，鳞屑剥离后可见淡红色发亮半透明薄膜，剥去薄膜可见点状出血（图）。皮疹好发于头皮、四肢伸侧，常泛发全身。发于头皮时，头发成束状；部分患者可见指甲受累，甲板呈顶针样变。病程一般可分为3期。①进行期：新皮损不断出现，原皮疹不断扩大，皮损浸润炎症明显，周围可有红晕，鳞屑较厚，针刺、搔抓、手术等损伤可导致受损部位出现典型的皮损，称为同形反应。②静止期：皮损稳定，既不

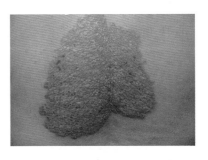

图 寻常型白疕

扩大，也不缩小，基本无新皮损出现，皮疹颜色淡红，炎症较轻，鳞屑减少。③消退期：皮损缩小或变平，颜色变淡，炎症基本消退，鳞屑减少，遗留色素减退或色素沉着斑。

红皮病型　大多在寻常型急性进行期中因某些超强刺激因素、急性细菌或病毒感染、变态反应等引起。初期时，在原有皮损部位出现潮红，迅速扩大，最后全身皮肤呈弥漫性红色或暗红色，炎症浸润明显，大量脱屑，瘙痒较严重，可伴有发热、恶寒、头痛、关节痛、浅表淋巴结肿大。

脓疱型　临床上少见，分局限性（掌跖脓疱型）和泛发性（泛发性脓疱型）。确切病因尚不十分清楚，可能与感染、接触强烈刺激因素或治疗不当有关。掌跖脓疱型多发于40~60岁女性，皮损为在红斑基础上出现多数粟粒大小的无菌性脓疱，不易破溃，脓疱经1~2周后可自行干涸，表面结有污褐色痂皮及鳞屑，可伴有不同程度的瘙痒或疼痛。泛发性脓疱型是比较严重且少见的一种类型，表现为在银屑病红斑的基本损害上出现针头至粟粒大小的浅在性无菌性小脓疱，常密集分布，之后脓疱迅速增多，随之皮疹不断扩大呈片状或环状红斑，边缘部分往往有较多的小脓疱。

关节型　除有银屑病皮肤损害外，还伴类风湿关节炎症状，多数病例继发于银屑病之后，或银屑病反复发作后，症状加重而出现关节损害，或与脓疱型或红皮病型并发，关节改变常不对称，多侵犯指（趾）关节。可伴发热、乏力、消瘦等全身症状。

鉴别诊断　①面油风：皮疹边缘不十分清楚，基底部浸润轻，

鳞屑薄，呈油腻性，刮除鳞屑无点状出血。②风热疮：好发于躯干及四肢近端，多数为椭圆形小斑片，其长轴与皮纹走行一致，鳞屑稀薄。③紫癜风：紫红色多角形扁平丘疹，表面有蜡样光泽，可见网状纹理，鳞屑细薄，不易刮除。

治疗　寻常型以中医辨证为主要治疗方法，脓疱型、关节型、红皮病型应中西医结合治疗。急性发病初期多以血热、湿热、脓毒、火毒等实证为主，予以清热凉血、解毒消斑；中期多见血虚风燥，予以养血滋阴，润肤息风；病程日久，则多以血瘀证论治，予以活血化瘀。

内治　①风热血热证：皮损不断增多，自觉瘙痒，常于夏季加重，伴有恶热、小便黄赤、大便干结，舌红，苔薄黄，脉滑数。治宜疏风清热，凉血化斑。方选消风散合犀角地黄汤加减。常用药物有白茅根、牡丹皮、紫草、生地黄、白鲜皮。咽喉疼痛者加大青叶、贝母以利咽解毒；大便秘结者加大黄、厚朴、枳实以通腑清热。②血虚风燥证：病情稳定，皮疹不扩大，或有少数新疹，但皮肤干燥，小腿前侧肥厚，或有苔藓样变，在关节伸侧可有皲裂、疼痛，可伴头晕目眩，舌淡苔薄，脉濡细。治宜养血祛风润燥。方选养血祛风润肤汤加减。常用药物有当归、何首乌、生地黄、白芍、麦冬。心烦失眠者加酸枣仁、首乌藤以养心安神；口干咽燥者加石膏、知母以清热生津除烦。③湿热蕴结证：多发于腋窝、腹股沟等皱襞部位，红斑糜烂，浸渍流滋，瘙痒，或掌跖部有脓疱，多阴雨季节加重，伴胸闷纳呆、神疲乏力、下肢沉重，苔薄黄腻，脉濡滑。治宜清热利

湿。方选萆薢渗湿汤加减。常用药物有金银花、萆薢、土茯苓、薏苡仁、泽泻。皮损广泛、脓疱较多者，加蒲公英、土茯苓、忍冬藤等清热解毒。④火毒炽盛证：全身皮肤发红，或呈暗红色，甚则稍有肿胀，鳞屑较少，皮肤灼热，或密布小脓疱，伴壮热口渴、便干溲赤，舌红绛苔薄，脉弦滑数。治宜清热解毒凉血。方选黄连解毒汤合五味消毒饮加减。常用药物有水牛角、牡丹皮、生地黄、黄连、黄芩。壮热、神昏、烦躁者加服安宫牛黄丸或至宝丹以通窍清热解毒；大便秘结者加大黄、芒硝以通腑清热。⑤气血瘀滞证：病程较长，反复发作，经年不愈，皮损紫暗或色素沉着，鳞屑较厚，有的呈蛎壳状，或伴有关节活动不利，舌有瘀斑，苔薄，脉细涩。治宜活血化瘀，养血润燥。方选桃红四物汤加减。常用药物有桃仁、红花、当归、生地黄、鸡血藤、丹参、牛膝。皮损色紫暗，病情严重，血瘀较甚者酌加三棱、莪术等破血药。⑥风湿寒痹证：皮疹红斑不鲜，鳞屑色白较厚，抓之易脱，常冬季加重或复发，夏季减轻或消失，伴畏冷、关节酸楚或疼痛、瘙痒不甚，苔薄白，脉濡滑。治宜疏风散寒，和营通络。方选桂枝汤加减。常用药物有桂枝、威灵仙、牛膝、防风、独活。关节畸形、功能障碍者，加羌活、独活、桑寄生、桑枝、秦艽、威灵仙以祛除风湿，活络通经。中成药可选用消银片、百癣夏塔热分散片。

外治　①涂抹法：根据皮损形态及病情辨证选择外用药物。进行期皮损宜用温和、安抚之剂，如黄连膏、芩柏膏、青黛膏或调麻油外搽患处，每日1~2次。

②沐浴法：中药浴、硫黄浴、谷糠浴。静止或消退期可选用马齿苋、苦参、侧柏叶、白鲜皮、黄柏、地骨皮等煎水，放温后洗浴浸泡，再外搽芩柏膏、黄连膏、青黛膏。

其他疗法 ①可选用黑光疗法、长波紫外线疗法。②紫外线及三联疗法：适用于冬季型静止期，三联疗法即紫外线照射加水浴及外用药。③针灸疗法：主穴：大椎、肺俞、合谷、血海、三阴交。配穴：头部配风池、迎香、颧髎、上肢配支沟，下肢配足三里、丰隆。用泻法，10次为1疗程。

转归预后 一般病程较长，病情顽固，不易治愈，容易复发；如治疗得当，症状改善，则病情稳定。

预防调护 ①解除思想负担，保持乐观情绪，树立战胜疾病的信心。②预防上呼吸道感染。③避免物理、化学和药物性刺激，防止外伤和滥用药物。④应用对血液或肝肾功能有影响的药物时，要定期检查血常规及肝肾功能。⑤忌食辛辣，戒烟酒，少食脂肪肉类，多食新鲜蔬果及豆制品。

（白彦萍）

zǐdiànfēng

紫癜风（lichen planus） 累及皮肤和黏膜的典型皮损为紫红色多角形扁平丘疹的炎症性皮肤病。又称乌癞风。发于口腔黏膜称红蕈。好发于成人，发病年龄多在30～60岁，女性约占60%，以春夏季常见。特点为紫红色多角形扁平丘疹，常伴黏膜损害。宋·赵佶《圣济总录》曰："紫癜风之状，皮肤生紫点，搔之皮起而不痒痛也，此由风邪挟湿，客在腠理，荣卫壅滞，不得宣泄，蕴瘀皮肤，至令色紫，故名紫癜风。"清·王清任《医林改错》提出："紫癜风，血瘀于肤里，治法照白癜风，无不应手取效。"相当于西医学的扁平苔藓。

病因病机 多因脾虚湿盛，外感风湿热邪，搏结肌肤，郁而不畅，阻滞经脉，气滞血瘀而成；或日久耗伤阴血，血虚则生风生燥，肌肤失养，阴虚则生内热，虚火上炎于口，或阴虚肝旺，恋湿下注于二阴而成。

诊断要点 皮损为紫色、紫红色或蓝紫色扁平多角形丘疹，有蜡样光泽，边缘清楚。表面干燥，覆有鳞屑。丘疹大小基本一致，中央有轻度凹陷，或有小角质栓，有网状白色细纹，称威克姆纹（Wickham striae）。皮疹常分散，也可融合成斑块状或环状或线状排列，急性期有同形反应。可有肥厚性损害，甚至呈疣状；偶有水疱和大疱性损害。皮损一般局限于某一部位，好发于腕屈侧、前臂、股内侧、踝部和腰臀部，可侵及颈、躯干、阴茎、阴唇。约半数患者发生黏膜损害，有时为此病的唯一表现；多发于口腔，以颊黏膜、舌、牙龈、唇多见，典型损害为树枝状或威克姆纹，可有白色斑点、丘疹或斑块，偶有水疱。少数病例指甲受累，表现为纵嵴、甲板增厚或变薄、变形和缺损。此病一般为慢性，易复发，伴有阵发性剧痒或微痒，损害消退可继发色素沉着。

鉴别诊断 ①牛皮癣：皮疹多位于颈项、肘部及腘窝等处，常呈典型的苔藓样变，无威克姆纹及口腔溃疡。②扁瘊：见疣。③黏膜白斑：此病与仅发生于口腔及女阴黏膜而无其他部位皮损的紫癜风较难鉴别，但黏膜白斑多为微隆起的白色小斑块，触之质较硬。活体组织检查有助于鉴别。

治疗 以祛风利湿，活血通络为治则。

内治 ①风热相搏证：发病初期，皮疹广泛，为紫色扁平丘疹，瘙痒剧烈，舌质红，苔薄，脉弦数。治宜祛风清热，活血止痒。方选消风散加减。常用药物有防风、荆芥、白鲜皮、连翘、蝉衣、金银花、牛蒡子、地肤子、红花、甘草。瘙痒心烦者，加珍珠母、乌蛇以潜镇除烦，祛风止痒。中成药可选用防风通圣丸。②血虚风燥证：病程较长，皮疹较局限，皮色较暗红，皮疹融合成片状、线状、环状或疣状等，表面粗糙有糠状鳞屑，瘙痒难忍，舌质淡，苔薄，脉濡细。治宜养血祛风，润燥活血。方选当归饮子加减。常用药物有生地黄、熟地黄、当归、赤芍、白芍、鸡血藤、制何首乌、玄参、白蒺藜、徐长卿、三棱。皮损肥厚顽硬者，加穿山甲、生牡蛎等以加强软坚散结之力。中成药可选用八珍颗粒。③肝肾阴虚证：虚火上升则皮疹多发于口腔黏膜，皮疹为点状或网状条纹，甚至出现糜烂、溃疡，伴喉痛、咽干、口渴、性情急躁或情绪忧郁；若阴虚恋湿下注则皮疹多分布在阴部，表现为红而发亮、扁平多角形丘疹，可融合成环状，伴有小便短赤、尿道口刺痛等，舌质红，苔黄腻，脉滑数。治宜补益肝肾，滋阴降火。方选知柏地黄汤加减。常用药物有知母、黄柏、栀子、生地黄、玄参、白花蛇舌草、石斛、天冬、麦冬、赤芍、红花、玉竹、穿山甲。虚火上升，加生石膏、牛膝以清热降虚火；阴虚恋湿下注，加虎杖、龙胆草、车前草等清热利湿；瘙痒剧烈，加乌梢蛇、全蝎搜风止痒；咽喉干痛，加玄参、黄芩以清热利咽；下阴发病者，加龙胆草、土茯苓以清热利湿，导热下行。中成药可选用知柏地黄丸。④气滞血瘀证：病程日久，复有新疹出现，皮疹融合成疣状肥厚斑片，色褐红或紫红色，瘙痒剧烈，伴有口干、便秘、溲赤，舌质紫或有瘀斑，苔黄，脉涩。治宜活血化瘀，清热解毒。方选桃红四物汤加减。常用药物有桃仁、红花、生地黄、赤芍、白花蛇舌草、蒲公英、丹参、莪术、三棱、甘草、大黄。热毒重者，加栀子、黄柏、黄连以加强清热解毒之力。中成药可选用活血消炎丸。

外治 皮损瘙痒明显者10%金粟兰酊外涂；皮疹泛发色鲜者三黄洗剂（大黄、黄柏、黄芩、苦参）外涂；皮损局限肥厚者黄柏霜外涂加吹烘；口腔黏膜溃疡者，菊花、金银花泡茶含漱。

其他疗法 ①毫针法：皮损在上肢，取太渊、列缺、合谷、手三里、曲池；下肢取风市、委中、足三里、承山、太溪。施平补平泻法，隔日1次。②耳针法：取脾、心、肾、内分泌。针刺后留针15~30分钟，隔日1次。

转归预后 预后良好。病程慢性，可持续数月至数十年。发生在黏膜的损害，少数有癌变可能，应及时予以治疗。

预防调护 ①注意休息，消除精神紧张，减轻忧虑。②消除感染病灶，限制刺激性饮食，纠正胃肠道功能紊乱。③切勿用热水洗浴或过度搔抓，以免皮损产生同形反应而扩散。④口腔黏膜受累者应避免酗酒、吸烟、义齿等的刺激。

(白彦萍)

baibófēng

白驳风 （vitiligo） 局限性或泛发性色素完全脱失所致的皮肤黏

膜疾病。又称白癜、白驳。中国人群患病率为0.1%~2%，男女发病率大致相等，各年龄段均可发病，以青少年为多。临床上以皮肤颜色减退、变白，皮损境界清楚，无自觉症状为特征。隋·巢元方《诸病源候论》："白癜者，面及颈项身体皮肤肉色变白，与肉色不同，亦不痒痛，谓之白癜。"清·吴谦等编写的《医宗金鉴》记载："此证自面及颈项，肉色忽然变白，状类斑点，并不痒痛……若因循日久，甚至延及遍身。"相当于西医学的白癜风。

病因病机 总由气血失和、脉络瘀阻所致。凡六淫外袭，七情内伤，五志不遂，皆可使气机逆乱，气血失和，卫外失固，风邪袭于肌表而成；跌仆损伤，郁怒伤肝，或久病失治，均可导致气滞血瘀，脉络瘀滞，肌肤失养而成；素体肝肾虚弱，或亡血失精，伤及肝肾，致肝肾不足，外邪侵入，郁于肌肤而发。

诊断要点 皮损呈白色或乳白色斑点或斑片，逐渐扩大，边界清楚，周边色素常反见增加，患处毛发也可变白。患处皮肤光滑，无脱屑、萎缩等变化，有的皮损中心可出现色素岛状褐色斑点（图）。皮损后天发生，可发于任何年龄，可见于任何部位，可对称分布，也可单侧分布，甚至可沿神经走行呈带状分布。泛发于全身者，仅存少许正常皮肤。病程呈慢性。

鉴别诊断 ①吹花癣：皮损淡白或灰白，上覆少量灰白色糠状鳞屑，边界不清；多发在面部，其他部位很少累及；儿童多见。②紫白癜风：皮损淡白或紫白色，呈边界清楚的圆形或卵圆形，上覆细碎鳞屑，病变处毛发不变白

色；皮损处镜检可找到真菌；多发在颈、躯干、双上肢。③贫血痣：皮损淡白，以手摩擦局部则周围皮肤发红而白斑不红，多在躯干。

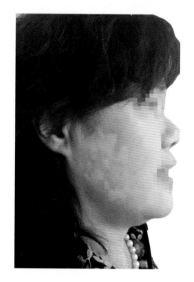

图 白驳风

治疗 总治则为调和气血。与情志有关，佐以疏肝解郁；瘀血阻络，佐以活血通络；病久不愈伴家族史，佐以补益肝肾；有湿象，佐以祛湿。

内治 ①气血不和证：发病时间长短不一，多在半年至3年。皮损白斑光亮，好发于头面、四肢或泛发全身，起病速，蔓延快，常扩散一片，皮损无自觉症状或微痒，舌质淡红，舌苔薄，脉细滑。治宜调和气血，疏风通络。方选祛斑方加减。常用药物有熟地黄、生地黄、当归、紫草、白鲜皮、何首乌、黑芝麻、茜草、丹参、刺蒺藜、浮萍。血虚者加阿胶；气虚者加生黄芪；汗出恶风者加桂枝、白芍。中成药可选用加味逍遥丸。②湿热内蕴证：皮损呈白粉红色，或有淡红色丘疹，发于颜面七窍或颈部，夏秋季发展冬春季不扩展，常感皮肤

微痒，日晒后加重，兼见肢体困倦、头重、纳呆，舌苔腻，脉濡或滑。治宜调和气血，清热除湿。方选萆薢渗湿汤合四物汤加减。常用药物有薏苡仁、茯苓、泽泻、滑石、通草、牡丹皮、黄柏、川芎、熟地黄、当归、白芍。大便溏加车前子、白术；白斑痛痒加白鲜皮、首乌藤、鸡血藤、苦参、威灵仙。中成药可选用茵陈五苓丸。③瘀血阻络证：病程日久，皮损局限一处或泛发全身，但可停止发展，亦可发生于外伤的部位，舌暗红，有瘀点或瘀斑，脉涩。治宜活血化瘀，通经活络。方选通窍活血汤加减。常用药物有赤芍、川芎、桃仁、红枣、红花、生姜。病由外伤而发，加乳香、没药；大便干结者加火麻仁、桃仁；病程日久者加苏木、茺蔚子、地龙。中成药可选用血府逐瘀口服液。④肝肾不足证：发病久，或有家族史。皮损呈乳白色，局限或泛发，皮损区毛发变白，病情缓慢，对光敏感，皮肤干燥，伴有头晕目眩、腰膝酸软，舌质红，苔少，脉细数。治宜滋补肝肾，养血活血。方选六味地黄丸加减。神疲乏力者加党参、白术；真阴亏者加阿胶。中成药可选用六味地黄丸。⑤肝郁气滞证：白斑无固定好发部位，色泽时暗时明，皮损发展较慢，常因情绪恶化而加重，以女性多见，伴胸闷嗳气、性情急躁、月经不调、乳房结块，舌质淡红，苔薄白，脉弦细。治以疏肝解郁，活血祛风。方选逍遥散加减。常用药物有当归、白芍、柴胡、茯苓、白术、甘草、生姜、薄荷。心烦易怒者加牡丹皮、栀子；月经不调者加益母草；发于头面者加蔓荆子、菊花；发于下肢者加木瓜、牛膝。中成药可选用逍遥丸。

外治 ①30%补骨脂酊外用，同时可配合日光照射5~10分钟，或紫外线照射2~3分钟，每日1次。②用铁锈水或白茄子蘸硫黄细末擦患处。③密陀僧散干扑患处，或用醋调成糊状外搽。④以新鲜菟丝草擦患处，一日多次，或配为25%酒精液外搽，涂后可照射紫外线。

其他疗法 ①体针疗法：取肝俞、肾俞、血海、三阴交，配合合谷、足三里、中脘，用毫针平补平泻法；或以梅花针刺激局部皮损区，边缘用强刺激，中心用弱刺激。②刺络拔罐法：用三棱针在皮损中央点刺，再以火罐拔去污血，每周1~2次。③艾灸疗法：用艾条于白斑局部施温和灸，以转为正常肤色或高度充血为度，每日1次，每次10~30分钟。④自血疗法：皮损范围较小者，可用针管从静脉抽血后，立即注射到白斑下，使皮损处出现青紫为止，每周2次，10次为1疗程。

转归预后 此病易诊难治，一般疗程较长，痊愈率不高。病损面积小、病期短者较易处理。有时色素恢复后停药还可能复发。

预防调护 ①饮食宜清淡，忌食辛辣刺激性食物。②少食含丰富维生素C的食物及药物。③适当日光浴，有助于此病恢复。④避免滥用外用药物，以防损伤体肤。⑤保持情绪舒畅，树立信心，积极配合治疗；愈后巩固治疗，防止复发。

（白彦萍）

líhēibān

黧黑斑（brownish black macula） 肝肾不足，肌肤失养，面部、颈部等处出现对称性、局限性黄褐色色素斑的皮肤病。又称面尘、黑皯。以皮损对称分布、形状大小不定、无自觉症状为临床特征。男女均可发病，男女患者之比约为1∶9，部分地区人群自然患病率达9.7%，成年女性高达28.2%，尤其育龄女性患病较多。隋·巢元方《诸病源候论》曰："面黑皯者，或脏腑有痰饮，或皮肤受风邪，皆令气血不调，致生黑皯。五脏六腑、十二经血，皆上于面。夫血之行，俱荣表里，人或痰饮渍脏，或腠理受风邪，至气血不和，或涩或浊，不能荣于皮肤，故面生黑皯。若皮肤受风，外治则瘥，脏腑有饮，内疗方愈也。"明·陈实功《外科正宗》记载："黧黑斑者，水亏不能制火，血弱不能华肤，以致火燥结成斑黑，色枯不泽。"相当于西医学的黄褐斑。

病因病机 此病多与肝、脾、肾三脏关系密切，气血不能上荣于面为主要病机。情志不畅导致肝郁气滞，气郁化热，熏蒸于面，灼伤阴血而生；或冲任失调，肝肾不足，水火不济，虚火上炎所致；或慢性疾病，营卫失和，气血运行不畅，气滞血瘀，面失所养而成；或饮食不节，忧思过度，损伤脾胃，脾失健运，湿热内生，熏蒸而致病。

诊断要点 局部呈指甲至钱币或小儿掌大的色素斑，呈黄褐色至暗褐色，境界明显或模糊不清，临近者倾向融合，一般多呈蝴蝶状。对称发生于颜面，尤以两颊、额部、鼻、唇及颏等处为多见（图）。慢性病程，无自觉症状。

鉴别诊断 ①雀斑：针帽至米粒大小黄褐色至淡黑斑点，皮疹分散而不融合，无自觉症状，多见于面部，偶尔也见于颈、肩、手背等其他部位，好发于青年女性，有家族史。②里尔黑变病：

呈灰褐或蓝黑色损害，有时略呈网状，境界不清，色素斑上带有粉状鳞屑，可伴皮肤轻度发红及瘙痒，好发于前额、颧部、颈及耳后，也可累及躯干及四肢。③艾迪生病：色素沉着呈全身弥漫性分布，青铜色至黑褐色斑片，除面部外还可见于乳晕、外生殖器等处，有全身症状如体重减轻、乏力、血压下降等。

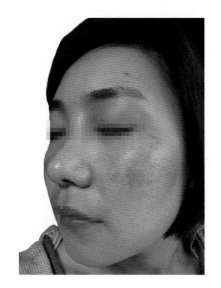

图　黧黑斑

治疗　以疏肝健脾补肾，理气活血化斑为治则，宜内外合治，标本兼顾。

内治　①肝郁气滞证：多见于女性，斑色深褐，弥漫分布，伴有烦躁不安、胸胁胀满、经前乳房胀痛、月经不调、口苦咽干，舌红，苔薄，脉弦细。治宜疏肝理气，活血消斑。方选逍遥散加减。常用药物有柴胡、陈皮、青皮、川楝子、当归、茯苓、白芍、白术、红花、凌霄花、干地黄。伴口苦咽干、大便秘结者，加牡丹皮、栀子；月经不调者，加女贞子、香附；斑色深褐而面色晦暗者，加桃仁、红花、益母草。中成药可选用逍遥丸。②肝肾不

足证：斑色褐黑，面色晦暗，伴有头晕耳鸣、腰膝酸软、失眠健忘、五心烦热，舌红少苔，脉细。治宜补益肝肾，滋阴降火。方选六味地黄丸加减。常用药物有熟地黄、茯苓、山药、泽泻、山茱萸、牡丹皮、红花、凌霄花。阴虚火旺明显者，加知母、黄柏；失眠多梦者，加生龙牡、珍珠母；褐斑日久色深者，加丹参、白僵蚕。中成药可选用六味地黄丸。③脾虚湿蕴证：斑色灰褐，状如尘土附着，伴有疲乏无力、纳呆困倦、月经色淡、白带量多，舌淡胖边有齿痕，脉濡或细。治宜健脾益气，祛湿消斑。方选参苓白术散加减。常用药物有薏苡仁、砂仁、茯苓、党参、白术、当归、红花、凌霄花、山药、甘草。伴月经量少色淡者，加当归、益母草。中成药可选用参苓白术丸。④气滞血瘀证：斑色灰褐或黑褐，伴有慢性肝病，或月经色暗有血块，或痛经，舌暗红有瘀斑，脉涩。治宜理气活血，化瘀消斑。方选桃红四物汤加减。常用药物有桃仁、红花、熟地黄、赤芍、当归、川芎。胸胁胀痛者，加柴胡、郁金；痛经者，加香附、乌药、益母草；病程长者，加白僵蚕、白芷。中成药可选用血府逐瘀口服液。

外治　①白及、白芷、白附子、白蔹、白丁香、当归共研极细末，加蛋白或白蜜调膏，睡前涂患处，晨起洗净。②白附子、白芷、滑石共研细末，早晚洗面搽患处。③单味茯苓粉，早晚洗面。④大风子仁、杏仁、核桃仁、红粉、樟脑，先将三仁同捣极细，再加红粉、樟脑，一同研细如泥，若太干，加少许麻油调匀，每日搽1次。

其他疗法　①针刺疗法：以

肝俞、肾俞、风池为主穴，迎香、太阳、曲池、血海为辅穴；配穴：肝郁加内关、太冲；脾虚加足三里、气海；肾虚加三阴交、阴陵泉。毫针刺入，留针30分钟，每日1次，10次为1疗程。②艾灸：灸足三里、气海、关元以益气养血固本，适于虚证患者；可悬灸或隔姜灸，每次20分钟，每日1~2次。③耳针：主穴取内分泌、皮质下、肺、心、肝、肾，月经不调加子宫、卵巢，常规消毒，轻刺透皮肤，以不穿软骨膜为度，留针30分钟。

转归预后　尚无满意的疗法，色素斑可随季节、日晒、内分泌变化等因素而变化，往往经久不退，部分患者分娩后可缓慢消退。

预防调护　①避免日光照晒。②保持情志舒畅，忌忧思动怒。③注意劳逸结合，强身健体。④饮食宜清淡而富有营养，勿食油腻辛辣刺激之物及烟酒，多食富含维生素C的食物。⑤慎用化妆品及外用药膏。

（白彦萍）

fěncì

粉刺（acne）　湿热瘀痰凝滞肌肤，皮肤毛囊皮脂腺出现多形态皮损的炎症性皮肤病。多发于青春期男女，临床以丘疹如刺，可挤出白色碎米样粉汁为特征，常伴皮脂溢出（图）。隋·巢元方《诸病源候论》提出："面疱者，谓面上有风热气生疱，头如米粒大，亦如谷大，白色者是也。"明·陈实功《外科正宗》："肺风、粉刺、酒齄鼻三名同种，粉刺属肺，齄鼻属脾，总皆血热郁滞不散。"清·吴谦等编写的《医宗金鉴》曰："肺风粉刺肺经热，面鼻疙瘩赤肿疼，破出粉汁或结屑。"相当于西医学的痤疮。

病因病机　素体阳热偏盛，

肺经蕴热，复受风邪，熏蒸面部而发；过食辛辣肥甘厚味，助湿化热，湿热互结，上蒸颜面而致；脾气不足，运化失常，湿浊内停，郁久化热，热灼津液，煎炼成痰，湿热瘀痰凝滞肌肤而发；肝肾同源，肾阴不足，肝失疏泄，肝经郁热，可使女子冲任不调，冲为血海，任主胞胎，冲任失调，则血海不能按时满盈，以致女子月经紊乱，月经前后面部粉刺增多、加重。

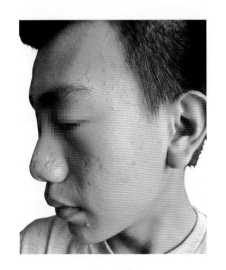

图　粉刺

诊断要点　好发于青春期男女，多见于前额、面颊或下颌、口周，亦可见于颈部、胸背和上臂、臀部。皮疹易反复发生，常在饮食不节、月经前后加重。初起多为细小的黑头或白头粉刺，可挤出豆渣样的皮脂；亦有初起为皮色稍硬的丘疹或红色炎症性小丘疹，继而发展为小脓疱或小结节；或初起丘疹、粉刺、脓疱、结节同时出现。严重者可形成脓肿、囊肿或坏死、蜂窝织炎并伴有疼痛。部分患者可伴红斑、油腻、瘙痒、毛孔粗大等脂溢性皮炎表现。自觉轻度瘙痒或无自觉症状，炎症明显时自感疼痛。

病程长短不一，青春期后可逐渐痊愈。

鉴别诊断　①酒齄鼻：皮损多局限于鼻部，早期以红斑、毛细血管扩张、肿胀为主，中后期伴有明显结节增生。②面部播散性粟粒状狼疮：多见于成年人；损害为粟粒大小淡红色、紫红色结节，表面光滑，对称分布于颊部、眼睑、鼻唇沟等处；以玻片压之可呈苹果酱色。③职业性痤疮：常发生于接触沥青、煤焦油及石油制品的工人；同工种的人多发生同样损害；丘疹密集，伴毛囊角化，除面部外，其他接触部位如手背、前臂、肘部亦可发生。

治疗　总治则是清肺泻火，解毒凉血，调理冲任。

内治　①肺经风热证：丘疹色红，或有痒痛，或有脓疱，伴口渴喜饮、大便秘结、小便短赤，舌质红，苔薄黄，脉弦滑。治宜疏风清肺。方选枇杷清肺饮加减。常用药物有枇杷叶、桑白皮、黄芩、夏枯草、连翘、金银花、海浮石、甘草。伴口渴喜饮者，加生石膏、天花粉；大便秘结者，加生大黄；脓疱多者，加紫花地丁、白花蛇舌草；经前加重者，加香附、益母草、当归。中成药可选用防风通圣丸。②肠胃实热证：颜面、胸背部皮肤油腻，皮疹红肿疼痛，或有脓疱，伴口臭、便秘、溲黄，舌红，苔黄腻，脉滑数。治宜清热除湿解毒。方选茵陈蒿汤加减。常用药物有茵陈、栀子、大黄。伴腹胀、舌苔厚腻者，加生山楂、鸡内金、枳实；脓疱较多者，加白花蛇舌草、野菊花、金银花。中成药可选用一清胶囊。③痰湿瘀滞证：皮疹颜色暗红，以结节、脓肿、囊肿、瘢痕为主，或见窦道，经久难愈，

伴纳呆腹胀，舌质暗红，苔黄腻，脉弦滑。治宜除湿化痰，活血散结。方选二陈汤合桃红四物汤加减。常用药物有茯苓、半夏、甘草、陈皮、桃仁、红花、川芎、熟地黄、白芍、当归。伴痛经者，加益母草、泽兰；伴囊肿成脓者，加贝母、穿山甲、皂角刺、野菊花；伴结节、囊肿难消者，加三棱、莪术、皂角刺、夏枯草。中成药可选用众生丸。④冲任不调证：见于女子，面部皮损的发生和轻重与月经周期有明显关系，月经前加重，月经后减轻，或伴有月经不调、月经量少、经前心烦易怒、乳房胀痛不止，舌红，苔薄黄，脉弦细数。治宜疏肝解郁，调理冲任。方选柴胡疏肝汤合消痤汤加减。常用药物有柴胡、郁金、白芍、女贞子、墨旱莲、鱼腥草、蒲公英、丹参、山楂、甘草。月经后期、乳房胀、小腹隐痛者，加香附、王不留行；月经先期或月经量多，去丹参，加益母草、香附。中成药可选用逍遥丸。

外治　颠倒散洗剂外用；严重的粉刺伴有较大红色结节和囊肿用四黄膏外敷局部；皂角刺、透骨草煎水外洗。

其他疗法　①针刺疗法：体针多取穴大椎、合谷、四白、太阳、下关、颊车。月经不调加膈俞、三阴交；肠胃实热证加大肠俞、足三里、丰隆；肺经风热证加曲池、肺俞。中等刺激，留针30分钟，每日1次，10次为1疗程。②耳穴压豆：取肺、内分泌、交感、缘中、面颊、额区。皮脂溢出加脾；便秘加大肠；月经不调加子宫、肝。每次取4~5穴，2~3天换豆1次，5次为1疗程。③刺血疗法：三棱针消毒后，在耳前、耳后、内分泌穴、皮质下

穴速刺出血，隔日 1 次，10 次为 1 疗程。④自血疗法：反复发作的粉刺可用自身静脉血 4ml 抽出后即刻肌内注射，隔日 1 次，10 次为 1 疗程。

转归预后 轻症一般预后良好，经治疗痊愈后近期虽会有继发性色素沉着，但一般 3 个月至半年内会逐渐消退，恢复正常肤色。严重痤疮治疗不及时或不恰当可遗留继发性瘢痕疙瘩或永久色素沉着而影响美观。

预防调护 ①忌食辛辣刺激性食物，如辣椒、酒类；少食油腻、煎炸之物及甜食；多食新鲜蔬菜、水果，保持大便通畅。②养成良好生活习惯，保证充足睡眠，保持情绪舒畅，避免精神紧张。③经常用温水、硫黄皂洗脸，皮脂较多时，可每日洗 2~4 次。④勿滥用化妆品，有些粉质化妆品会堵塞毛孔，造成皮脂淤积而成粉刺。⑤忌挤压粉刺，以免炎症扩散，愈后遗留凹陷性瘢痕。

（白彦萍）

miànyóufēng

面游风 （seborrheic dermatitis）

湿热蕴阻肌肤，多发于皮脂溢出部位，典型皮损表现为覆盖油腻性鳞屑的红斑和丘疹的慢性炎症性皮肤病。又称脂溢性湿疹。发于前胸者名纽扣风；发于眉间者曰眉风癣。成年人及新生儿多见，以皮脂溢出部位容易发病。皮损为淡红或淡黄斑片、上覆糠秕状鳞屑，常伴不同程度的瘙痒（图）。清·吴谦等编写的《医宗金鉴》记载："此证生于面上，初发面目浮肿，痒若虫行，肌肤干燥，时起白屑。次后极痒，抓破，热盛者津黄水，风燥盛者津血，痛楚难堪。"相当于西医学的脂溢性皮炎。

病因病机 过食油腻、辛辣和炙热食品，使积热在里；外受风湿热邪以致热蕴上焦，气血沸腾。总结而言多因内蕴湿热，外感风邪，蕴阻肌肤，湿热上蒸所致（油性脂溢）；或因湿热耗伤阴血，血虚风燥，肌肤失养而成。

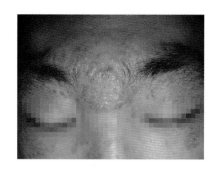

图 面游风

诊断要点 好发于皮脂溢出部位，多见于头面、耳后、腋部等，伴有不同程度的瘙痒，皮损为黄色结痂的斑片，略带干燥或油腻的鳞屑。严重时可泛发全身，有糜烂渗出，病程较长，常呈湿疹样改变。此病分为干性和油性两种类型。

鉴别诊断 ①白疕：损害为边界清楚的红色丘疹、斑块，被覆银白色云母状鳞屑，剥离后有点状出血，好发于头、背及膝、肘伸侧部位。②湿疮：病变境界不清，有糜烂渗出病史，无油腻性鳞屑，皮肤粗糙增厚，易苔藓化。

治疗 以凉血消风、健脾除湿为主。内治配合外用药治疗，外用药宜柔和而无刺激，以霜膏为宜。

内治 ①血热风燥证：头皮、额面等处可见浅红色或黄红斑，散在少量红丘疹，覆有灰白色糠秕状鳞屑，皮肤粗糙，自觉轻度瘙痒，舌质红，苔薄，脉数。治宜凉血清热，消风止痒。方选消风散加减。常用药物有荆芥、防风、蝉蜕、火麻仁、苦参、苍术、生石膏、知母、牛蒡子、木通、当归、生地黄。瘙痒较重，加白僵蚕、荆芥；皮肤粗糙鳞屑多，加何首乌、胡麻。中成药可选用消风止痒颗粒。②湿热蕴阻证：头面、胸背及腋窝等处可见大片红斑、黄红斑，覆有较多油腻性鳞屑，或少量渗出后结痂成黄色厚痂皮，自觉瘙痒，咽干，口不渴，便溏，纳呆，舌质红，苔黄腻，脉弦滑。治宜清热利湿。方选泻黄散加减。常用药物有藿香、佩兰、黄连、黄柏、羌活、生薏苡仁、茵陈、泽泻、桑叶、杭白菊、车前子。干性鳞屑较多，瘙痒较重时，加何首乌、小胡麻、干地黄、徐长卿；滋水较多并结成黄痂或脓疱，加龙胆草、黄柏、金银花、地榆；大便秘结，加酒大黄、炒枳壳；热重，加寒水石、白花蛇舌草；皮损若累及外阴、脐周、乳头等，加柴胡、焦山楂、胆草、郁金。中成药可选用除湿丸、二妙丸。

外治 选用金银花、野菊花、胆草，加水适量，煎取药汁，湿敷，适用于滋水较多或伴有感染；蝮蛇胆汁做成霜剂，适用于血热风燥证；三黄洗剂外搽患处或颠倒散洗头，适用于湿热蕴阻证。

其他疗法 ①针刺：面游风的好发部位归经多属督脉、足太阳膀胱经、足少阳胆经，可选用风池、完骨、上星、百会及夹脊穴；面部皮损加合谷、太阳；耳部皮损加耳门。施泻法，留针 15 分钟，每日 1 次，10 次为 1 疗程。②耳针：在肾上腺、内分泌、神门、皮质下及皮损相应部位取穴，埋针或用王不留行压贴穴位，每日自行按揉 3~4 次；湿热蕴阻证加耳尖、脾、胃、大肠穴。

转归预后 婴儿脂溢性皮炎经对症处理后，病程一般持续数周至数月，预后良好，罕见复发。成人脂溢性皮炎有慢性化和复发倾向，病变可持续数年至数十年，春夏改善，秋冬加重。皮损亦可扩展至全身，甚至发展为脂溢性红皮病，此时治疗较为困难，预后差。亦可因搔抓继发感染出现毛囊炎、疖肿、淋巴结炎，或处理不当引起接触性皮炎或湿疹样变等。

预防调护 ①忌食辛辣刺激食物，如烟酒、辣椒、咖啡、浓茶，少吃油腻甜食，多吃杂粮和新鲜蔬菜、水果。②生活规律，按时作息，避免精神紧张。③保持大便通畅。④忌用有刺激性的肥皂和洗涤用品。

(白彦萍)

jiǔzhābí

酒齄鼻（acne rosacea） 脾胃积热上蒸于面，颜面中部皮肤弥漫性潮红伴毛细血管扩张、丘疹、脓疱的慢性皮肤病。又称酒皶、酒糟鼻、鼻赤。多发于女性，男女比例为 1∶3，30～50 岁多见，以绝经期女性更为多见，但在青春期男性发病较多。初起鼻部潮红，继而发生丘疹、脓疱，最后可形成鼻赘，病程慢性，时轻时重（图）。《素问》："脾热病者，鼻先赤。"隋·巢元方《诸病源候论》："此由饮酒，热势冲面，而遇冷风之气相搏所生，故令鼻面生皶，赤疱匝匝然也。"清·吴谦等编写的《医宗金鉴》："此证生于鼻准头及鼻两边，由胃火熏肺，更因风寒外束，血瘀凝结。"相当于西医学的酒渣鼻。

病因病机 多因饮食不节，肺胃积热上蒸，复遇风寒外束，血瘀凝结而成。

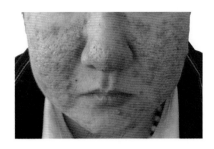

图 酒齄鼻

诊断要点 多见于中年人，好发于颜面中部，皮损特征为皮肤潮红，伴发丘疹脓疱及毛细血管扩张。慢性病程者，多见于鼻、两颊、额、颌部，常呈典型的五点分布，病情可分为三期。①红斑期：颜面中部特别是鼻部、两颊、前额、下颌等部位发生红斑，尤在刺激性饮食后、外界温度突然改变及精神兴奋时更为明显。红斑初起为暂时性，继而持久不退，并伴有毛细血管扩张，呈细丝状，长时间可发展成为毛细血管扩张的持久性红斑。②丘疹脓疱期：在红斑基础上成批出现丘疹和脓疱，针尖至绿豆大小，但无粉刺形成。毛细血管扩张更为明显，纵横交错。③鼻赘期：病程长久者，在前两期的基础上，鼻部结缔组织增生，皮脂腺增大致鼻尖部肥大，形成大小不等的结节状隆起，称为鼻赘。其表面凹凸不平，皮脂腺明显扩大，压挤有白色黏稠皮脂分泌溢出，毛细血管显著扩张。红斑期和丘疹脓疱期常混合存在，但无黑头粉刺。肉芽肿性酒齄鼻：是一种特殊类型的丘疹性酒齄鼻，不仅发生于蝶形部位，还可发生于面侧及口周，这种散在丘疹用玻片压视呈黄褐色的小结节。

鉴别诊断 ①盘状红蝴蝶疮：初为境界清楚的鲜红或淡红斑，继而中央凹陷萎缩，有毛囊角质栓，表面常覆有黏着性钉板样鳞屑，皮损常呈蝴蝶状分布。②粉刺：主要见于青春期，损害为毛囊性丘疹，用手挤可有皮脂进出，倾向化脓常伴有粉刺。③面部湿疮：见湿疮。

治疗 根据皮疹特点、病程及全身症状辨证治疗。

内治 ①肺胃热盛证：红斑多发于鼻尖或两翼，在红斑上出现痤疮样丘疹、脓疱，压之褪色，常嗜酒、便秘、饮食不节，口渴咽干，舌红，苔薄黄，脉弦滑。治宜清泻肺胃积热。方选枇杷清肺饮。常用药物有枇杷叶、生地黄、当归、赤芍、黄芩、红花、川芎、陈皮、桃仁、大黄、芒硝、生石膏。脓疱密集，加半枝莲、皂角刺；皮肤油腻，加生薏苡仁、葛根。中成药可选用栀子金花丸。②热毒蕴肤证：多见于丘疹脓疱期。毛细血管扩张明显，局部灼热，口干，舌红绛，苔黄。治宜凉血清热，化湿解毒。方选凉血四物汤合黄连解毒汤。常用药物有黄连、黄芩、黄柏、栀子、红花、鸡冠花、凌霄花、玫瑰花、野菊花、玄参、生地黄、牡丹皮。红肿明显，加蒲公英、紫花地丁；大便干燥，加生大黄。中成药可选用连翘败毒丸。③气滞血瘀证：多见于鼻赘期。鼻部组织增生，呈结节状，毛孔扩大，舌略红，脉沉缓。治宜活血化瘀，行气散结。方选通窍活血汤。常用药物有赤芍、川芎、桃仁、红花、生姜、大枣、大黄、䗪虫、水蛭、虻虫。鼻赘结节大，加丹参、鬼箭羽。中成药可选用归参丸、大黄䗪虫丸。

外治 鼻部有红斑、丘疹者可用一扫光或颠倒散洗剂外搽；鼻部见脓疱者可用四黄膏或皮癣灵外涂；鼻赘可先用三棱针刺破放血，然后用颠倒散外搽。

其他疗法 ①针灸疗法：主穴取印堂、迎香、地仓、大迎、合谷、曲池。用泻法，针刺得气，留针20～30分钟，2～3日1次。②水针疗法：在两侧迎香穴推注0.25%普鲁卡因溶液，每周2～3次，10次为1疗程。③耳针疗法：取穴外鼻、肺、内分泌、肾上腺。每次2～3穴，针后留针20～30分钟，每日1次。④刺络疗法：取阿是穴（鼻赘区域），局部消毒后，用三棱针点刺放血后，用脱色拔棍膏贴敷，2～3日换药1次。⑤梅花针疗法：取阿是穴（鼻赘区域），局部消毒后，用梅花针轻巧扣刺至极少渗血为度，2～3日1次。

转归预后 好发于中年人，易复发，红斑期和丘疹脓疱期及时治疗，可以治愈；若失治或治疗不当，发展为鼻赘期，治疗较为困难，可留下继发性瘢痕。

预防调护 ①寻找致病因素，给予相应治疗。②忌食辛辣、酒类等刺激食物，少饮浓茶，饮食宜清淡。③保持大便通畅。④平时洗脸水温适宜，避免过冷过热刺激。⑤保持心情舒畅，忌恼怒。

(白彦萍)

yóufēng

油风（alopecia） 肝肾亏虚，发失所养，突然发生局限性斑片状脱发的疾病。又称鬼剃头、鬼舔头、梅衣秃、油风毒。临床上以骤然发生头发片状脱落，但病变处头皮正常，无炎症、无自觉症状为特点。隋·巢元方《诸病源候论》曰："人有风邪，在于头，有偏虚处，则发秃落，肌肉枯死……或如钱大或如指大，发不生亦不痒，故谓之鬼舔头。"明·陈实功《外科正宗》："油风乃血虚不能随气荣养肌肤。"相当于西医学的斑秃。

病因病机 此病多因肝肾亏虚，阴血不足，血为气之母，血虚则气虚，腠理不固，毛孔开张，风邪乘虚而入，风盛血燥，发失所养则发脱落。故精血亏虚为其主要病因，同时与血热生风、肝郁血瘀、气血两虚等相关。

诊断要点 突然发生局限性脱发，可发生于任何年龄，一般无自觉症状，常无意中发现头发呈斑片状脱落，脱发区呈圆形、椭圆形或不规则形，表面光滑，略有光泽，无炎症，有自愈倾向。有些患者疾病呈进行性发展，头发全部脱落，称全秃。

鉴别诊断 ①假性斑秃：症状类似斑秃，但患部皮肤萎缩，毛发不能再生，表面有岛屿状正常毛发束，损害边缘有细小的红晕带，或继发于扁平苔藓、红斑狼疮等病，毛发无松动的现象。②拔毛癣：患者精神异常，常不自觉地频频拔除毛发，据病史及临床表现可以鉴别。③麻风脱发：脱发先由发际开始，逐渐向上蔓延，严重时沿血管路径有片状或线状的毛发残留，他处均完全脱落。除脱发外兼有麻风其他损害及感觉异常。④秃发性毛囊炎：先发生毛囊化脓性炎症，愈后呈萎缩性瘢痕，易复发。

治疗 以凉血息风、疏肝解郁、补益肝肾、健脾生发为主。应内外合治，标本兼顾，以达到较好的疗效。

内治 ①血热生风证：突然脱发成片，偶有头皮瘙痒或蚁行感，或伴头部烘热、心烦易怒、急躁不安，舌质红，苔少，脉细数；个别患者还会相继发生眉毛、胡须脱落的现象。治宜凉血息风、养阴护发。方选四物汤合六味地黄汤。常用药物有生地黄、女贞子、桑葚、牡丹皮、赤芍、山茱萸、玄参、菟丝子、当归、白蒺藜、珍珠母。失眠者，加决明子、磁石；风热偏盛，脱发迅猛者，加天麻、白附子；瘙痒剧烈者，加白鲜皮、酸枣仁、僵蚕。中成药可选用七宝美髯丹。②肝郁血瘀证：脱发前先有头痛，头皮刺痛或胸胁疼痛等自觉症状，继而出现斑片状脱发，甚者全秃，常伴夜多噩梦、失眠、烦躁易怒，或胸闷不畅、胁痛腹胀、喜叹息，舌质紫暗或有瘀斑，苔少，脉弦或沉涩。治宜疏肝解郁，活血化瘀。方选逍遥散合桃红四物汤。常用药物有柴胡、丹参、赤芍、川芎、当归、桃仁、红花、青皮、鸡血藤、酸枣仁。夜寐难安者，加首乌藤、合欢皮、珍珠母、百合；肝郁化火者，加牡丹皮、栀子；肝郁气滞较甚、胸胁疼痛者，加香附、陈皮、延胡索。中成药可选用逍遥丸。③肝肾不足证：病程日久，平素头发枯黄或灰白，发病时头发呈大片均匀脱落，甚或全身毛发尽脱，或有脱发家族史，常伴膝软、头晕、耳鸣、目眩、遗精滑泄、失眠多梦、畏寒肢冷，舌淡苔薄或苔剥，脉细或沉细。治宜滋补肝肾，填精生发。方选七宝美髯丹。常用药物有何首乌、菟丝子、枸杞子、当归、女贞子、黑芝麻、牛膝、黄精、桑寄生、山药、茯苓、山萸肉。偏阳虚者，加补骨脂、仙灵脾、巴戟天；偏阴虚者，加墨旱莲、知母、牡丹皮；兼有血瘀者，加侧柏叶、丹参；失眠多梦者，加五味子、益智仁、合欢皮、酸枣仁。中成药可选用斑秃丸。④气血两虚证：病后、产后或久病脱发，脱发往往渐进性加重，范围由小而大，数目由少而多，头皮光亮松软，在脱发区还能见到散在性参差不齐的残存头发，但轻轻触摸即可脱落，伴唇白、心悸、神疲乏力、气短懒言、头晕目眩、嗜睡或失眠，舌质淡红，苔薄白，脉细弱。治宜健脾益气，养血生发。方选人参养荣汤。常用药物有党参、黄芪、白术、茯苓、何首乌、黄精、熟地黄、当归、大枣、白芍、五味子。心悸、夜难入眠者，加五味子、百合、柏子仁；血虚有热者，加黄芩、牡丹皮、熟地黄。中成药可选用当归片、养血安神丸、生发丸。

外治 生姜外搽，每日 2 次；川乌粉调醋外搽；鲜生姜切成薄片，烤热后反复擦患处，每日 1 次；5% ~ 10% 斑蝥酊外搽，每日多次；10% 辣椒酊外搽，每日多次。

其他疗法 ①针灸疗法：包括辨证取穴和循经取穴。辨证取穴：血热证取风池、血海、足三里；血瘀证取太冲、内关透外关、三阴交、膈俞；血虚证取肝俞、肾俞、足三里、三阴交；肝肾不足证取肾俞、肝俞、太溪、血海、三阴交。循经取穴：主穴为足三里、三阴交；配穴为头维、足临泣、侠溪、昆仑、太溪、太冲。邻近取穴：主穴为百合、上星、后顶；配穴为痒重加风池、大椎；失眠加四神聪、神门；两鬓头发加头维、率谷。实证泻之，虚证补之。针刺得气后留针 30 分钟，其间行针 3~5 次，2 日 1 次，10 次为 1 疗程。②耳针法：取肺、肾、神门、交感、内分泌、脾。针刺后留针 30 分钟，其间行针 5~6 次，2 日 1 次，10 次为 1 疗程。③梅花针法：用梅花针轻叩斑秃部位，以点状出血为度，3 日 1 次，10 次为 1 疗程。

转归预后 多数情况下，只要辨证准确，综合治疗，尽早控制此病活动期，大多可治愈。一般中年患者恢复较青年患者慢；老年患者，尤以大片的老年性斑秃较难恢复，枕部 1 ~ 2 片斑秃，无明显进展者部分病例可自愈，但要注意防止复发；双颞侧耳上部的斑秃较难恢复；有遗传倾向及遗传过敏体质的斑秃预后较差，病程长。

预防调护 ①注意劳逸结合，保持心情舒畅，切忌烦恼、悲观、忧愁和动怒。②饮食要多样化，纠正偏食。③讲究卫生，勿用碱性过强的肥皂洗头发，平素理发后尽可能少用电吹风和染发。④生活力求规律，忌频频熬夜。

（白彦萍）

guāténgchán

瓜藤缠（erythema nodosum）

湿热下注，血瘀阻络，发于皮下脂肪，典型表现为小腿伸侧出现红色结节和斑块的炎症性疾病。好发于青年女性，常对称发生于小腿伸侧，肤色紫红或鲜红，伴疼痛，一般急性经过，持续 3 ~ 6 周，不留任何痕迹而消退（图）。病名始出于明·王肯堂《证治准绳》："或问：足股生核数枚，肿痛久之，溃烂不已何如？曰：此名瓜藤缠，属足太阳经，由脏腑湿热，流注下部所致。"清·吴谦等编写的《医宗金鉴》："此证生于腿胫，流行不定，或发一二处，疮顶形似牛眼，根脚漫肿……若绕胫而发即名瓜藤缠，结核数枚，日久肿痛。"相当于西医学的结节性红斑。

病因病机 素体血分有热，外感湿邪，湿与热结，或脾虚失运，水湿内生，湿郁化热，湿热下注，气滞血瘀，瘀阻经络而发；或体虚之人，气血不足，卫外不固，寒湿之邪乘虚外袭，容于肌肤腠理，流于经络，气血瘀滞，寒湿凝结而发。

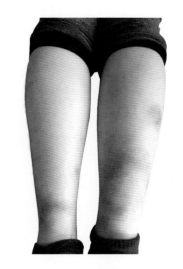

图　瓜藤缠

诊断要点 发病前常有低热、倦怠、咽痛、食欲缺乏等前驱症状。皮损好发于两小腿伸侧，为鲜红色疼痛性红肿结节，略高出皮面，蚕豆至杏核大或桃核大，对称性分布，若数个结节融合则大如鸡蛋，皮损周围水肿，但境界清楚，皮肤紧张，自觉疼痛，压之更甚。颜色由鲜红渐变为暗红。约经几天或数周，颜色及结节逐渐消退，不留痕迹，不化脓亦不溃破。在缓解期，常残存数个小结节，新的结节可再次出现。皮损发生部位除小腿外，少数患者可发于上肢及面颈部。此病发病急，一般在 6 周左右可自愈，但亦有长达数月不愈者。部分患者可因劳累、感冒受寒、妇女行经而复发。辅助检查：包括血常规、红细胞沉降率、抗链球菌溶血素 O 试验、皮肤活体组织检查及免疫荧光病理学检查。

鉴别诊断 ①硬结性红斑：秋冬季节发病，起病缓慢，结节较大而深在，好发于小腿屈侧，疼痛轻微，易溃破而发生溃疡，愈合后留有瘢痕，病程较长，常有结核病史。②瘀血流注：皮损为多形性，可有红斑、丘疹、斑丘疹、瘀斑、结节、溃疡、瘢痕等，疼痛较轻，反复发作，病程较长。

治疗 以疏经通络、散瘀化结为主。应内外合治，标本兼顾，才能达到较好的疗效。

内治 ①湿热瘀阻证：发病急骤，皮下结节，略高出皮面，疹色鲜红，灼热疼痛，压痛明显，伴头痛、咽痛、关节肿痛、大便干、小便黄，舌红，苔腻，脉滑微数。治宜清热利湿，疏经通络。方选萆薢渗湿汤加减。常用药物有萆薢、黄柏、薏苡仁、泽泻、滑石、鸡血藤、赤芍、丝瓜络、蒲公英。关节疼痛明显者加羌活、独活；咽痛者加牛蒡子、玄参。中成药可选用龙胆泻肝胶囊、昆明山海棠片。②寒湿阻络证：皮损暗红，此起彼落，缠绵不愈，伴有关节痛、遇寒加重及肢冷、口不渴、大便不干，舌质淡，苔薄白或白腻，脉沉缓或迟。治宜温经散寒，除湿通络。方选当归四逆汤加减。常用药物有当归、桂枝、芍药、炒白术、茯苓、秦艽、木瓜、独活、丹参、鸡血藤、炙甘草、大枣。短气无力者加黄芪、党参；畏寒肢冷者加炮附子、干姜。③气滞血瘀证：结节紫红或暗红，疼痛，质地坚实，压痛明显，大便干，舌暗红，边有瘀点，苔薄，脉弦或涩。治宜行气活血，散瘀化结。方选桃红四物汤加减。常用药物有桃仁、红花、生地黄、川芎、当归尾、芍药、丹参、鸡血藤、牛膝、白花蛇舌草、浙贝母、玄参、甘草。气虚不摄血者加党参、黄芪；大便秘结者加大黄、枳实。中成药可选用复方丹参片。

外治 以消炎、散结、止痛为原则。皮下结节较大、红肿疼痛者，外敷金黄膏、四黄膏或玉露膏；皮下结节色暗红、红肿不明显者，外敷冲和膏；结节日久不消者，可用紫金锭、蟾酥丸，任选一种，醋磨汁，外涂；蒲公英、丹参、紫草、荆芥、牡丹皮、当归，煎水外洗。

其他疗法 ①针灸疗法：主穴取足三里、三阴交、昆仑、阳陵泉。实证用泻法，虚证用补法。②穴位注射法：选膈俞、肺俞，可用丹参注射液，得气后，各穴位缓慢推注，3日1次。

转归预后 一般感染或药物引起者预后良好，但也会反复发作。如为恶性肿瘤、白血病或自身免疫病等引起者应积极治疗原发病，控制原发病后结节性红斑可消失。

预防调护 ①注意休息，适当抬高患肢，以减轻局部肿痛。②注意饮食宜忌，勿食辛辣等刺激性食物。③避风寒，防潮湿，冬季注意保暖，以防复发。

(白彦萍)

máfēng

麻风（leprosy） 感染麻风分枝杆菌所致的慢性传染病。"麻"指肌肤麻木不仁（症状），"风"指病源（感受风疬之邪）。患者以青壮年为多，潜伏期2~5年，最长可超过10年。特点为皮肤麻木不仁，汗闭，起红堆紫块，易毁容，致拳手吊足，主要侵犯周围神经、皮肤及黏膜。多菌型麻风除累及中枢神经及肺实质外，还可以侵犯其他组织和器官。隋·巢元方《诸病源候论》："大风病，须眉堕落者皆从风湿冷得之。""邪客于经络，久而不去，与血气相干，则使荣卫不和，淫邪散溢，故面色败，皮肤伤，鼻柱坏，须眉落。"清·吴谦等编写的《医宗金鉴》更指出此病的传染性："一因传染，或遇生麻风之人，或父母、夫妻、家人递相传染。"西医学也称麻风。

病因病机 中医认为此病的发生由于体虚感受风湿虫毒诸邪，或接触患者及其污染之厕所、床、被、衣服、用具等，毒邪、疬气内侵脉络、肌肤、筋骨、脏腑而致病。疬气发于肌肤，则麻木不仁，内侵脏腑，则致虚损诸症。

诊断要点 皮肤损害表现为斑疹、斑块、边缘清楚，伴有感觉神经障碍，需进行如下检查。①周围浅神经检查：特别应注意耳大神经、眶上神经、尺神经或腓总神经等是否粗大。②麻风分枝杆菌检查：一般包括眉、面颊、耳垂、下颌及可疑皮损。③活体组织检查。④其他检查：如麻风菌素试验、组织胺检测、出汗试验等。必须具备以上2项或2项以上阳性者才能确诊为麻风。

鉴别诊断 ①白驳风：皮损色素完全脱失、界限清楚，无感觉改变，表面毫毛亦变白，周围神经不粗大，应与未定类麻风浅色斑鉴别。②风热疮：好发于躯干，皮损为大小不等斑片，有子母斑，表面有细薄鳞屑，按皮纹走行分布，有痒感，无麻木感。③环状肉芽肿：典型皮疹为皮色或淡红扁平丘疹或结节，渐扩展为环状或弧形，中央消退边缘高起，无自觉症状，应与结核样型麻风的环状皮损鉴别。

治疗 治宜祛风化湿，活血杀虫。

内治 ①实证型：面色灰暗，臀部、腰部或下肢有不规则非对称性斑状损害，淡红色，境界清楚，感觉减退或消失，汗闭，颈旁神经及尺神经均高、粗、硬，舌质瘦干，舌边有瘀斑，脉象浮、数、洪大有力。治宜解毒杀虫，活血化瘀。常用药物有苦参、苍耳子、百部、蛇床子、夏枯草、鸡血藤、丹参、红花、三棱、莪术、伸筋草、生黄芪。中成药可选用万灵丹。②虚证型：皮肤颜色灰暗无光，表面粗糙、干燥，颜面有大小不定的结节、斑块，晚期可形成"狮面"外观，手如鹰爪，皮肤割切不知痛痒，颈旁神经及尺神经等粗大较软，全身无力、口干、唇燥、舌质肥、润、嫩，苔灰黄腻，脉沉迟或细弱无力。治宜扶正祛邪，解毒祛风，活血通络。常用药物有黄芪、党参、玄参、石斛、苦参、苍耳子、大风子、白花蛇舌草、赤芍、红花、鸡血藤、丹参、伸筋草。③虚实夹杂证型：皮损形态多样，可为红斑或高起损害，数目不定，多不对称，有感觉障碍，周围神经粗硬不定，脉象浮洪无力或细沉有力，舌质呈部分干或部分润嫩。治宜扶正祛邪，祛风，解毒杀虫，活血通络。常用药物有黄芪、党参、沙参、当归、黄精、苦参、苍耳子、大风子、白花蛇、乌蛇、鸡血藤、丹参。中成药可选用扫风丸。

外治 苦参汤洗涤溃疡处，并用狼毒制成糊剂，涂于患处；或用七三丹、红油膏外敷；腐脱新生后，改用生肌散、红油膏外敷。

其他疗法 针灸治疗：原则为虚补实泻，活血通络。选穴：合谷、足三里、内关、大椎、列缺、环跳。

转归预后 此病宜早发现、早治疗，需长时间持续应用抗生素，治疗可持续6个月到若干年。

预防调护 ①积极防治，控制感染，早发现、早治疗。②在流行地区进行卡介菌接种，以增强人群抵抗力。③消除偏见，不必强制隔离患者，使患者能在社会中正常生活。④加强营养，参加适当劳动和体育锻炼，防止和纠正手足挛缩和畸形。

（白彦萍）

jībì

肌痹（flesh impediment） 以肌肉炎症、特征性皮炎、淋巴细胞浸润为特征的自身免疫病。晚期表现为痿证。多发生于35～60岁，亦可见于其他年龄，男女发病率之比约为1∶2。以对称性近端肌肉乏力、疼痛、麻木，或有萎缩，伴眼睑紫红色斑疹等为主要临床特点，部分患者伴发恶性肿瘤，年龄越大，伴发恶性肿瘤机会越大。《素问》曰："病在肌肤，肌肤尽痛，名曰肌痹，伤于寒湿。"隋·巢元方《诸病源候论》记有："夫风寒湿之气合为痹，病在于阴，其人筋骨痿枯，身体疼痛，此为痿痹之病。"相当于西医学的多发性肌炎和皮肌炎。

病因病机 多为禀赋不耐，气血亏虚于内，风湿热之邪侵袭于外而成。初期可因正不胜邪，湿热之邪久蕴化毒，毒邪犯于脏腑，淫于肌肤而发病；或因寒湿之邪侵于肌肤，阴寒偏盛，致使气血失衡，气机不畅，寒瘀痹阻经络所致；或因禀赋不足，脏腑阳气亏虚，或久病不愈，阳气虚衰，以致肌肤失养而发。

诊断要点 典型皮肤损害是以眼睑为中心的水肿性紫红色斑片；指间关节、掌指关节伸侧出现对称性角化性的扁平紫红色斑丘疹，表面覆糠状鳞屑，即戈特隆征（Gottron sign）。典型的肌肉损害表现为对称性四肢近端肌无力、酸痛、触痛、肿胀、萎缩。全身可有不规则发热、关节疼痛、贫血、消瘦、乏力等症状。约20%成人患者合并恶性肿瘤，40岁以上者发生率更高。还可并发心肌炎、肺间质纤维化、消化道出血和胃肠道穿孔等。辅助检查：血清醛缩酶、乳酸脱氢酶或肌酸激酶、24小时尿肌酸中有1项增高；肌电图呈肌源性改变，病肌电位明显降低。其他尚有血清肌红蛋白迅速增高，抗Jo-1抗体阳性，红细胞沉降率加快，贫血、白细胞增多等。肌肉活体组织检查的病理表现为肌纤维肿胀、横纹消失、断裂，透明变性、坏死，间质血管周围淋巴细胞浸润；晚期有肌肉纤维化和萎缩。

鉴别诊断 ①红蝴蝶疮：面部红斑常表现为以鼻梁为中心的蝶形红斑，水肿不显著；为多脏器损害，常累及肾脏；肌肉症状轻微，不累及咽肌、肋间肌及膈肌；高效价的抗核抗体阳性，抗ds-DNA抗体阳性，白细胞减少；狼疮带试验（LBT）阳性。②皮痹：四肢末端、颜面、上胸、上背等部位发生非炎症性水肿硬化，常有雷诺现象，无皮肌炎的皮疹；病变早期出现的运动受限系皮肤及肌肉纤维化所致。

治疗 急性期以清热凉血解毒为主；缓解期以益气温阳通络为主；慢性期以补脾益肾为主。

内治 ①热毒炽盛证：多见于急性期，皮损紫红肿胀，高热咽干，口苦口臭，吞咽不利，面红烦躁，肌痛无力，关节肿痛，小便黄，大便干，舌质红绛，苔黄燥，脉弦数。治宜清热解毒，凉血活血。方选普济消毒饮合清瘟败毒饮加减。常用药物有生石膏、黄芩、黄连、连翘、板蓝根、生地黄、赤芍、牡丹皮、柴胡、甘草。高热者，加羚羊角、茜草根；关节痛者，加秦艽、鸡血藤；肿胀明显者，加茯苓、泽泻、车前子。中成药可选用清瘟解毒丸、解毒清心丸、防风通圣丸等。②寒瘀痹阻证：缓解期病情迁延，发展缓慢，皮肤呈暗红色斑块，局部肿胀，全身肌肉酸痛无力，气短乏力，食少，畏寒，舌质淡，苔薄白，脉沉细或沉缓。治宜益气温阳，活血通络。方选温经通络汤加减。常用药物有炙黄芪、党参、白术、茯苓、山药、桂枝、丹参、鸡血藤、鬼箭羽、乌梢蛇、秦艽、白芥子。斑疹瘀紫者，加桃仁、红花；便秘者，加枳实、大黄；腹胀者，加大腹皮、枳壳。中成药可选用大活络丸、活血通络胶囊等。③脾肾阳虚证：慢性期肤色暗红带紫，肌肉萎缩，关节疼痛，肢端发绀发凉，形体消瘦，自汗怕冷，腹胀不适，夜尿多，面色㿠白，舌淡苔薄白，脉沉细。治宜补肾温阳，健脾通滞。方选右归丸合归脾丸加减。常用药物有制附子、肉桂、淫羊藿、鹿角胶、党参、白术、黄芪、山药、牡丹皮、鸡血藤、巴戟天。血虚者，加阿胶、何首乌；阳虚水湿不化者，加茯苓、泽泻；痛甚者，加制川乌、细辛；肢软无力者，加续断、狗脊。中成药可选用右归丸、归脾丸、金匮肾气丸等。

外治 初期炎性肿胀，肌肉疼痛，可用豨莶草、厚朴、忍冬藤、虎杖，煎水洗浴，每日1次；或外搽黄连皮炎膏。寒瘀痹阻，皮损紫暗，皮痹肌萎者，用透骨草、桂枝、红花、吴茱萸、威灵仙，煎水外洗，每日1~2次。对于肌痹症见肌肉僵硬、萎缩、关节与肌肉疼痛者，用蚕沙散加食盐同炒热，加食醋拌匀，布包，热熨患处，每日1~2次；热熨后外搽马勃膏。

其他疗法 ①毫针刺法：足三里、三阴交、曲池，配穴阳陵泉、肩髃和尺泽、照海、委中、太溪、肾俞两组交替使用，每日1次，平补平泻法，针刺得气后，留针20~30分钟，温针效果更好。适用于肌肉肿胀、疼痛、肌无力等症。②穴位注射法：上肢取肩髃，下肢取环跳、伏兔；配穴合谷、曲池、足三里、血海。应用泼尼松龙加10%普鲁卡因注射液，针刺得气后每穴推注，3日1次，对改善肌肉挛缩和运动功能障碍有明显作用。

转归预后 早期诊断，合理治疗，可获得长时间缓解，同正常人一样从事工作、学习。成人患者可死于严重的进行性肌无力、吞咽困难、营养不良以及吸入性肺炎或反复肺部感染所致的呼吸衰竭。并发心、肺病变者病情往往严重，治疗效果差。儿童患者常死于肠道血管炎和感染。合并恶性肿瘤的肌炎患者，预后取决于恶性肿瘤。

预防调护 ①合理休息，预防感染，避免受寒和日晒。②给予高维生素、高蛋白饮食支持及对症治疗。③积极消除感染病灶，检查有无并发恶性肿瘤，如有则应及时正确处理。④慢性期患者在缓解期可酌情选用按摩、推拿、水疗、透热电疗等物理疗法，并适当锻炼，以防肌肉萎缩和挛缩。

(白彦萍)

pí bì

皮痹（skin impediment） 以局限性或弥漫性皮肤增厚和纤维化为特征的结缔组织病。《素问》有云："风寒湿三气杂至，合而为痹也……以秋遇此者为皮痹……皮痹不已，复感于邪，内舍于肺。肺痹者，烦满喘而呕……诸痹不已，亦益内也……其不痛不仁者，病久入深，故为不仁……在于皮则寒。"相当于西医学的硬皮病。

病因病机 肺、脾、肾等脏器功能失常，致脏腑不和，营卫先虚，腠理不密，风寒湿邪乘虚内袭，正气为邪所阻，不能宣行而留滞，气血凝滞，经络阻隔，闭塞不通而成。

诊断要点 皮肤出现局限性皮肤象牙色水肿硬化，病变活动期其周围有淡红色晕，可初诊为局限性硬皮病；系统性硬皮病除皮肤表现外还有四肢关节、肺部及消化道等系统症状。

局限性硬皮病 表现为有系统性硬皮病的皮肤表现而无内脏及血管受累表现，可分为斑片状、线状、点滴状、泛发性硬皮病四种，以斑片状最常见。①斑片状硬皮病：发病前先有痒感，搔抓后，开始表现为淡红或紫红色浮肿性斑块，境界清楚，大小不等，逐渐扩大；皮损逐渐硬化，中央略凹陷，表面颜色渐变为黄白色，周围有淡紫色晕；以后皮肤萎缩变薄、硬化，局部无汗出、干燥，进展缓慢，消退后可遗留白色萎缩性瘢痕，好发于额部、面颊、四肢、乳房及臀部。②线状硬皮病：初起为一带状红斑，后迅速发硬，呈凹陷性条状分布，状如刀砍，患处皮下脂肪萎缩，毛发脱落，有时皮损下肌肉也可累及。多见于面部和单侧肢体，女性多见。③点滴状硬皮病：皮肤损害呈黄豆大小、密集不融合斑点，白色或象牙色，表面光滑，四周有色素沉着，久而发生萎缩。好发于前胸、颈、肩部。④泛发性硬皮病：可在全身同时部分或全部合并上述3种损害，主要累及皮下脂肪层，少见于面部，常有融合倾向。

系统性硬皮病 表现为对称性皮肤变硬及指（趾）缺血，伴关节、肌肉和内脏多系统损害。可分为肢端硬皮病和弥漫性硬皮病两类。①肢端硬皮病：较多见，发病多为成年女性，经过缓慢，较少累及内脏；初期可有轻度发热、关节疼痛、瘙痒、全身不适感，几乎都伴雷诺现象；损害初期为非凹陷性水肿，以后肢端硬化、萎缩、有蜡样光泽，指变细、强直、屈伸困难，可出现溃疡、坏死；病变常局限于手指，也可向上蔓延，甚至发展成为弥漫性硬皮病。②弥漫性硬皮病：初期有低热，渐出现倦怠乏力、食欲减退，头晕失眠等隐袭发病症状，皮肤是主要受损之处；多数由肢体远端开始向近端发展，可分为水肿期、硬化期、萎缩期。系统病变可见于消化、循环、泌尿、神经等系统。

鉴别诊断 ①雷诺病：肢端有发绀、发凉、苍白、疼痛等症状，但无皮肤硬化萎缩、骨质变化，以及内脏系统损害。②肌痹：虽然有雷诺现象、皮肤硬化、皮下钙质沉着，但有以上眼睑为中心的紫红色水肿性红斑，有明显的肌无力。③硬斑癣：初起为多数珍珠样或橡皮样光泽的白色坚实小丘疹组成的斑块，表面有扩张的毛囊口，后期斑块形成白色萎缩，好发于脐部、乳房及躯干。

治疗 以散寒开腠，温阳通脉，活血化瘀为主。

内治 ①风寒湿阻证：皮肤肿胀，似蜡状紧张而发硬，皱纹消失，皮温降低，可有瘙痒刺痛、麻木、蚁行感，关节疼痛，活动不利，舌质淡红，苔薄白，脉弦紧。治宜调和营卫，祛风除湿，温经散寒。方选蠲痹汤。常用药物有羌活、桂枝、白芍、威灵仙、黄芪、细辛、秦艽、五加皮。中成药可选用蠲痹丸。②肺脾气虚

证：皮肤变硬、干枯，毛发脱落，伴有面色萎黄、倦怠乏力、进食困难、胃脘满闷、腹胀便溏，舌质淡红，苔白，脉弱。治宜补脾扶肺，培土生金。方选参苓白术散。常用药物有人参、白术、山药、茯苓、生薏苡仁、砂仁、桔梗、黄芪。中成药可选归脾丸。③肾阳不足证：皮肤变薄，紧贴于骨，眼睑不合，鼻尖如削，口唇变薄，张口困难，面色㿠白，表情丧失，伴畏寒肢冷、气短倦怠、腰酸肢软、大便溏泄、夜尿清长，舌质淡胖，苔白，脉细弱。治宜温肾壮阳。方选金匮肾气丸。常用药物有熟地黄、肉桂、山药、茯苓、山茱萸、泽泻、牡丹皮、杜仲、巴戟天。中成药可选用金匮肾气丸。④寒凝阻络证：肢端冷紫，四肢皮肤浮肿色白，麻木板硬，面色㿠白，小便清利，舌质紫暗有瘀斑，苔白，脉沉细涩。治宜温经散寒，活血逐瘀。方选桃红四物汤。常用药物有黄芪、当归、白芍、桃仁、红花、鸡血藤、牡丹皮。中成药可选阳和丸。

外治 可将生当归、红花、肉桂、细辛、樟脑、干姜用95%酒精浸泡7天后外搽；透骨草、艾叶、川乌、草乌、伸筋草、徐长卿水煎外洗，每日1~2次。

其他疗法 ①针灸疗法：局限性硬皮病选阿是穴及皮损处经脉循行的邻近穴位，以毫针围绕硬皮病皮损刺入，针尖向心，留针30分钟，邻近穴位行提泻手法，每日1次。②穴位注射：取手三里或足三里穴，用丹参注射液或当归注射液注射。

转归预后 局限性硬皮病多难治，缓慢发展进入皮肤萎缩期；系统性硬皮病预后较差，多死于内脏损害。

预防调护 ①注意饮食，保

暖，特别是秋冬季节。②防止外伤，注意保护受损皮肤。③高蛋白、高纤维饮食。④注意生活规律，防止精神刺激。

（白彦萍）

húhuò

狐惑（throat-anus-genital syndrome） 以复发性口腔溃疡、生殖器溃疡、眼炎及皮肤损害为特征的全身性慢性血管炎症性疾病。口腔溃疡常为首发症状，相继出现外生殖器溃疡和眼部损害，同时可伴有结节性红斑等皮肤病变，亦可累及心、肺、胃肠道等内脏器官。历代中医对此病均有描述，最早在汉·张仲景《金匮要略》中已有记载："狐惑之为病，状如伤寒，默默欲眠，目不得闭，卧起不安，蚀于喉为惑，蚀于阴为狐。"相当于西医学的贝赫切特综合征。

病因病机 以肝、脾、肾三脏为本，湿热蕴毒为标。初发多为心脾积热、胃火偏旺，致生口腔溃疡；肝肾阴亏，虚火内炽或脾失健运，湿热火毒内生，充斥上下，走窜于口、眼、阴部，致气血凝滞，蚀烂溃疡而病；久病脾肾阳虚，阴寒内盛，湿毒蕴阻，上阻气血，则口眼不能濡养，下则寒湿流溃阴部，而致病情反复、缠绵。

诊断要点 ①口腔溃疡：复发性口腔溃疡，每年至少发作3次，是诊断的必要条件。此症状见于98%的患者，且多数为首发症状，持续1~2周后消失，不留瘢痕，但亦有持续数周后遗留瘢痕者。②眼部损害：占43%，主要为虹膜睫状体炎、前房积脓、结膜炎和角膜炎，重者可发生脉络膜炎、视神经乳头炎、视神经萎缩及玻璃体病变，可导致青光眼、白内障和失明。③生殖器溃

疡：80%的患者有此症状。好发于龟头、阴道、阴唇和尿道口，也见于阴囊、肛周等处。溃疡外观和病程与口腔溃疡类似，但发生次数较少，数目亦少。④皮肤损害：结节性红斑样损害；毛囊炎样损害；针刺反应阳性（用生理盐水皮内注射、无菌针头皮内刺入以及静脉穿刺等均可于24小时左右在受刺部位出现毛囊炎和脓疱，48小时左右最明显，以后逐渐消退）。此种反应阳性者达40%～70%，对诊断有价值。⑤其他系统表现：还可出现关节、胃肠道、肺、心、肾、附睾及中枢神经系统等病变。

鉴别诊断 ①阿弗他口腔炎：溃疡较多且深，引起唾液增多，局部淋巴结肿大。好发于上唇内侧、颊部、舌缘，也可侵入软腭和咽部。初发损害为粟粒大小的红斑或小丘疹，易成溃疡，基底柔软无硬结，数目不定，疼痛，愈后不留瘢痕。病程为7～14天。②瓜藤缠：好发于小腿的急性炎症，皮下有疼痛性结节，年轻女性多见，无口腔，阴部溃疡及眼部损害。

治疗 应根据疾病的不同时期辨证论治。

内治 ①肝脾湿热证：口腔、二阴点状溃疡，赤肿糜烂，灼热疼痛，甚至腐烂臭秽，患者进食及行走困难，目赤羞明，眼睑肿烂，伴发热身重、关节酸痛、纳差腹胀、便溏不爽、小溲赤涩，舌红，苔黄腻，脉弦滑数或濡数。治宜疏肝理脾，除湿清热。方选龙胆泻肝汤合泻黄散加减。常用药物有龙胆草、栀子、黄芩、柴胡、黄连、生石膏、生地黄、藿香、泽泻、牡丹皮。②肝肾阴虚、湿毒内蕴证：口咽、外阴溃疡反复发生，长期不愈，溃处暗红，

糜烂灼痛，双眼红赤干涩，视物不清或视力减退，下肢出现红斑结节，伴五心烦热、目眩、口苦咽干、心烦不寐、腰膝酸软，舌红少津或有裂纹，苔少或薄白，脉弦细或细数。治宜滋养肝肾，佐以清热解毒除湿。方选知柏地黄汤加减。常用药物有知母、黄柏、生地黄、山茱萸、牡丹皮、泽泻、山药、女贞子、墨旱莲、土茯苓。③脾肾阳虚证：长期反复出现口腔、阴部溃疡，平塌凹陷，覆有灰白色苔膜，此起彼伏，缠绵难愈，目涩昏蒙，甚或失明，皮肤出现暗红色斑块，伴面目、肢体浮肿，神情恍惚，腰膝冷痛，五更泄泻，舌质淡胖，苔白滑，脉沉细。治宜温阳补肾，健脾除湿，活血通络。方选金匮肾气丸合四君子汤加减。常用药物有制附子（先煎）、肉桂（冲服）、补骨脂、丹参、益智仁、黄精、党参、茯苓、白术、赤小豆、女贞子、黄柏、蜈蚣。

外治 ①口腔溃疡可外用冰硼散、锡类散、珠黄散。②生殖器溃疡可用苦参、黄柏、土茯苓、地榆、白矾、蛇床子，煎水洗患处，再外涂青黛膏或黄连膏，每日1次。

其他疗法 ①物理疗法：外阴溃疡皮肤清洁后，选用氦氖激光高效电磁波治疗机（神灯）、频谱治疗仪照射患处，每日或隔日1次，每次20分钟。②耳针疗法：取穴肝、脾、肾、神门、皮质下，口腔溃疡配口、咽；外阴溃疡配外生殖器、内分泌；眼部病变取眼。每次3～5穴，每日1次或埋针。

转归预后 此病以青壮年为主，男性较女性多见，大多数病程较长，反复发作，长达数年或数十年，病情呈反复发作和缓解

相交替。轻者无全身症状，仅表现为口腔、生殖器溃疡，部分患者遗留视力障碍，少数因内脏受损可危及生命，大多数患者预后良好。

预防调护 ①宜清淡营养饮食，忌烟酒及辛辣发物。②注意口腔清洁，可常用玄麦甘桔等药煎汁含于口腔内，刷牙时不宜过猛，以防损伤黏膜，外阴宜经常清洗，并保持干燥。

（白彦萍）

hónghúdiéchuāng

红蝴蝶疮（lupus erythematosus） 以结缔组织黏液样水肿、纤维蛋白样变性及坏死性血管炎为主要病理改变的自身免疫病。临床常见类型为盘状红蝴蝶疮、亚急性皮肤型红蝴蝶疮和系统性红蝴蝶疮。盘状红蝴蝶疮好发于面颊部，主要表现为皮肤损害，多为慢性局限性；亚急性皮肤型红蝴蝶疮皮损以丘疹鳞屑型和环形红斑型为主，肾脏受累较少见；系统性红蝴蝶疮除有皮肤损害外，常同时累及全身多系统、多脏器，病变呈进行性经过，预后较差，多见于15～40岁女性。相当于西医学的红斑狼疮。

病因病机 总由先天禀赋不足，肝肾亏虚而成。因肝藏血，肾藏精，肝肾亏虚则精血不足，虚火上炎；兼因腠理不密，日光暴晒，外热入侵，热毒入里，二热相搏，瘀阻脉络，内伤于脏腑，外伤于肌肤而发病。热毒蕴结肌肤，上泛头面，则面生盘状红蝴蝶疮；热毒内传脏腑，瘀阻于肌肉、关节，则发系统性红蝴蝶疮。在系统红蝴蝶疮病程中，或因热毒炽盛，燔灼营血，阻隔经络，则可引起急性发作，而见高热，肌肉酸楚，关节疼痛；或邪热渐退，则又多表现为低热，疲乏，

唇干舌红，盗汗等阴虚火旺、肝肾不足证候；或因肝气郁结，久而化火，而致气血凝滞；或因病久气血两虚，而致心阳不足；病程后期，每多阴损及阳，累及于脾，以致脾肾两虚，水湿泛滥，膀胱气化失权，而见便溏溲少，四肢清冷，下肢甚至全身浮肿等症。在整个发病过程中，热毒炽盛之证可相继或反复出现，严重时可出现热毒内陷，热盛动风，或热入心营。此病病情常虚实互见，变化多端。外邪侵袭、劳倦内伤、七情郁结、妊娠分娩、日光暴晒、内服药物，都可成为发病的诱因。

诊断要点 包括以下几方面。

盘状红蝴蝶疮 ①多见于20~40岁女性，男女之比约1:3，家族中可有相同患者。②皮损好发于面部，尤以两颊、鼻部为著，其次为头项、两耳、眼睑、额角，亦可发于手背、指侧、唇红部、肩胛部等处。初为针尖至黄豆大小或更大的微高起的鲜红或桃红色斑，呈圆形或不规则形。境界清楚，边缘略高起，中央轻度萎缩，形如盘状，表面覆有灰褐色黏着性鳞屑，鳞屑下有角质栓，嵌入毛囊口内，毛囊口多开放，犹如筛孔，皮损周围有色素沉着，伴毛细血管扩张。两颊部和鼻部的皮损可相互融合，呈蝶形外观。黏膜亦可累及，主要发生在唇部，表现除鳞屑红斑外，甚至可发生糜烂、溃疡。部分患者的皮损可同时或相继在颜面、头皮、手背、足跖等多处发生，称之为播散性盘状红蝴蝶疮。③一般无自觉症状，进展时或日光暴晒后，可有轻度瘙痒感，少数患者可有低热、乏力及关节痛等全身症状。④此病呈慢性经过，患部对日光敏感，春夏加重，入冬减轻，病程中不

破溃，亦难自愈，消退后遗留浅在性瘢痕。⑤先天禀赋不足的盘状红蝴蝶疮患者，有1%~5%可转变为系统性红蝴蝶疮或继发皮肤癌变。

亚急性皮肤型红蝴蝶疮 ①皮损多发于躯干上部的暴露部位，以丘疹鳞屑型和环形红斑型表现为主，环形红斑型一般病情较稳定，而丘疹鳞屑型更倾向于向系统性红蝴蝶疮转化。②常伴有关节痛及发热、口腔溃疡、浆膜炎等系统症状，也可有白细胞减少及抗核抗体（ANA）、抗双链DNA（dsDNA）抗体、抗Sm抗体阳性，但较少见肾脏及中枢神经系统受累。

系统性红蝴蝶疮 ①多见于青年及中年女性，男女之比约为1:10。②皮肤、黏膜损害：约80%的患者出现对称性皮损，典型者在开始时与盘状红蝴蝶疮皮损相似，在两颊和鼻部出现蝶形水肿性红斑，为不规则形，色鲜红或紫红，边界清楚或模糊，有时可见鳞屑，病情缓解时红斑消退，留有棕色色素沉着，较少出现萎缩现象。皮损发生在指甲周围皮肤及甲下者，常为出血性紫红色斑片，高热时红肿光亮，时隐时现；发生在口唇者，则为下唇部红斑性唇炎的表现。皮损严重者，可出现全身泛发性多形性红斑、紫红斑、水疱等，口腔、外阴黏膜有糜烂，头发可逐渐稀疏或脱落。手部遇冷时有雷诺现象，常为此病的早期表现。③全身症状：具体表现如下。发热：一般都有不规则发热，多数呈低热，急性活动期出现高热，甚至可达40~41℃。关节、肌肉疼痛：约90%的患者有关节及肌肉疼痛，疼痛可侵犯四肢大小关节，多为游走性，软组织可有肿胀，但很

少发生积液和潮红。肾脏损害：几乎所有的系统性红蝴蝶疮皆可累及肾脏，但有临床表现的约占75%，肾脏损害为较早的、常见的、重要的内脏损害，可见到各种肾炎的表现，早期时尿中有蛋白、管型和红白细胞，后期肾功能损害可出现尿毒症、肾病综合征表现。心血管系统病变：约有1/3的患者有心血管系统的病变，以心包炎、心肌炎、心包积液较为常见。有时伴发血栓性静脉炎、血栓闭塞性脉管炎。呼吸系统病变：主要表现为胸膜炎和间质性肺炎，出现呼吸功能障碍。消化系统病变：约有40%患者有恶心呕吐、腹痛腹泻、便血等消化道症状。约30%的患者有肝脏损害，呈慢性肝炎样表现。神经系统病变：神经系统症状多见于后期，可表现为各种精神、神经症状，如抑郁失眠、精神分裂症样改变，严重者可出现抽搐、症状性癫痫。其他病变：可累及淋巴系统，表现为局部或全身淋巴结肿大，质软无压痛。累及造血系统见贫血、全血细胞减少。另外，约有20%病例有眼底病变，如视盘水肿、视网膜病变。④辅助检查：具体如下。一般检查：血常规呈中度贫血，约56%的患者白细胞及血小板减少，红细胞沉降率加快，尿中有蛋白及红、白细胞和管型，蛋白电泳白蛋白减少，γ球蛋白、α_2球蛋白增多，白球蛋白比值倒置。免疫学检查：抗核抗体检查阳性率在90%以上，其中抗双链DNA抗体特异性高，阳性率为95%，效价与病情轻重成正比。其他如抗Sm抗体、抗SS-A抗体、抗SS-B抗体阳性率为30%左右。补体及免疫复合物检查：循环免疫复合物升高，血清总补体及C3、C4均降低，尤以C3下降显

著。狼疮带试验检查：用直接荧光免疫法在患者皮肤和真皮连接处检查，可见免疫球蛋白和补体沉积，呈颗粒状、球状或线条状排列的黄绿色荧光带，在系统性红蝴蝶疮中，正常皮肤暴露部位的阳性率为50%~70%，皮损部位高达90%以上，诊断意义较大。

鉴别诊断 ①风湿性关节炎：关节肿痛明显，可出现风湿结节；无系统性红蝴蝶疮特有的皮肤改变；对光线不敏感；抗风湿因子大多为阳性；抗核抗体检查阴性。②类风湿关节炎：关节疼痛，可有关节畸形；无红蝴蝶疮特有的皮损；类风湿因子大多阳性。③皮肌炎：见肌痹。

治疗 多从补益肝肾、活血化瘀、祛风解毒入手。此病病情复杂，多采用中西医结合治疗。

内治 ①热毒炽盛证：见于系统性红蝴蝶疮急性活动期。面部蝶形红斑，色鲜艳，皮肤紫斑，关节肌肉疼痛，伴高热、烦躁口渴、抽搐、大便干结、小便短赤，舌红绛，苔黄腻，脉洪数或细数。治宜清热凉血，化斑解毒。方选犀角地黄汤合黄连解毒汤加减。常用药物有水牛角粉、牡丹皮、赤芍、生地黄、黄芩、黄连、黄柏、栀子、白花蛇舌草、金银花。高热神昏者，加安宫牛黄丸或服紫雪丹、至宝丹。②阴虚火旺证：斑疹暗红，关节痛，足跟痛，伴不规则发热或持续性低热、手足心热、心烦失眠、疲乏无力、自汗盗汗、面浮红、月经量少或闭经，舌红，苔薄，脉细数。治宜滋阴降火。方选六味地黄丸合大补阴丸、清骨散加减。常用药物有山茱萸、熟地黄、山药、牡丹皮、茯苓、泽泻、地骨皮、秦艽、女贞子、墨旱莲、龟甲、知母、黄柏。③肾阳虚证：眼睑、下肢浮肿，胸胁胀满，尿少或尿闭，面色无华，腰膝酸软，面热肢冷，口干不渴，舌淡胖，苔少，脉沉细。治宜温肾助阳，健脾利水。方选附桂八味丸合真武汤加减。常用药物有附子、肉桂、山茱萸、熟地黄、山药、牡丹皮、茯苓、泽泻、白术、白芍、生姜、附子。④脾虚肝旺证：皮肤紫斑，胸胁胀满，腹胀纳呆，头晕头痛，耳鸣失眠，月经不调或闭经，舌紫暗或有瘀斑，脉细弦。治宜健脾清肝。方选四君子汤合丹栀逍遥散加减。常用药物有人参、茯苓、白术、牡丹皮、栀子、柴胡、白芍、当归、甘草。⑤气滞血瘀证：多见于盘状局限型及亚急性皮肤型红蝴蝶疮。红斑暗滞，角质栓形成及皮肤萎缩，伴倦怠乏力，舌暗红，苔白或光面舌，脉沉细涩。治宜疏肝理气，活血化瘀。方选逍遥散合血府逐瘀汤加减。常用药物有茯苓、白术、柴胡、白芍、当归、桃仁、红花、生地黄、枳壳、川芎、桔梗、牛膝、甘草。

外治 皮损处涂白玉膏或黄柏霜，每日1~2次。

转归预后 盘状红蝴蝶疮病变主要局限于皮肤，少有内脏器官受累，预后较好，但日晒或过劳可使皮损加重或复发，亦有少数转化为系统性红蝴蝶疮；亚急性皮肤型红蝴蝶疮病情介于盘状和系统性红蝴蝶疮两者之间；系统性红蝴蝶疮病情较重，但只要早期诊断，中西医结合积极、规范治疗，可以明显提高患者的生存质量，降低病死率。

预防调护 ①避免日光暴晒，夏日应特别注意避免阳光直接照射，外出时应戴遮阳帽或撑遮阳伞，也可外搽避光药物。②避免感冒、受凉，严冬季节对暴露部位应适当予以保护，如戴手套、穿厚袜及戴口罩等。③避免各种诱发因素，对易于诱发此病的药物如青霉素、链霉素、磺胺、普鲁卡因胺、肼苯达嗪及避孕药等应避免使用，皮损处忌涂有刺激性的外用药。④忌食刺激性食物；有水肿者应限制钠盐摄入；注意加强饮食营养，多食富含维生素的蔬菜、水果。⑤注意劳逸结合，加强身体锻炼，避免劳累，病情严重者应卧床休息。⑥肾脏受损害者，应忌食豆类等高植物蛋白的食物，以免加重肾脏负担。

(陈明岭)

piánzhī

胼胝（callus） 局部皮肤长期受压或摩擦导致出现局限性、半透明黄色片状角质增厚斑块的疾病。多见于体力劳动者。西医学亦称胼胝。

病因病机 此病的发生与职业有关，多发生于从事手工操作的匠人和劳动者，如铁匠、鞋匠、篾匠、木工、船工、机械工人、农民的手部，以及经常行走、站立工作者的足底部的受压处。局部皮肤长期挤压、摩擦，以致气血运行不畅，皮肤失其濡养，渐致增厚而成。

诊断要点 好发于掌跖等易受压迫及摩擦部位。皮损呈蜡黄色局限性扁平斑块，中央部分最厚，边缘损害较薄。质地坚实，表面光滑，边缘不清，皮肤纹理清晰可见。局部汗液分泌减少。大小与局部压磨范围相关，小的如指甲大，大者可成一大片。经过缓慢，一般无自觉症状，严重者可疼痛。除去受压原因后往往可逐渐自行消退。

鉴别诊断 ①鸡眼：硬结呈锥状，根陷肉里，中顶色褐，四周色淡，形似鸡眼。步履疼痛。②千日疮：发生于足底部者，可见明显的胼胝状角质增生。但其发生与职业无关，走路时有显著的压痛，有时可发生在非压迫部位。削去表面角质物即露出趾疣的损害。③掌跖角化病：自幼开始出现，呈弥漫性发生于手掌、足底，不限于受压部位。表面不平，缺少弹性，易于在皮纹处出现裂口，深者可引起出血及疼痛。

治疗 一般不需内治。如患者有局部疼痛感可行外治。

外治 ①浸泡法：大黄、地骨皮、红花、王不留行、乌梅、甘草，煎汁，温热浸泡患处，每次15~20分钟，每日1~2次。连续浸泡可使胼胝软化，消除疼痛。②外贴法：鸦胆子去壳，捣成饼状，贴患处，外用布包好1昼夜，软化脱落后停用。③浸泡修剔法：用明矾水浸泡，使硬茧变软，用刀修去过厚角质。

转归预后 去除病因后，胼胝往往可自行消除。局部受到挤压时疼痛者，可行局部外治。

预防调护 ①尽量减少外界对手足的挤压与摩擦。②平时宜穿着宽松底软适足的鞋靴，从事手工操作者，工作时应戴手套。③一旦患病，不可自行随意剔割，以免损伤染毒。

（陈明岭）

jūnlièchuāng
皲裂疮（rhagades manus et pedes） 风寒燥邪侵袭，肌肤失养，手足部皮肤发生干裂的疾病。相当于西医学的手足皲裂。

病因病机 肌肤骤受风寒燥冷侵袭，导致血脉阻滞，肌肤失于濡养而生燥致裂；素体血虚津亏之人不耐燥寒，而致肌肤枯裂；肌肤受水湿浸渍，或摩擦日久，或化学、生物等外邪刺激，致使

肌肤不能耐受燥寒而枯槁裂口。

诊断要点 好发于手掌、指腹尖、足跟及足跖外侧缘等部位。皮损特点为皮肤干燥粗糙，角化肥厚，见长短、深浅不一、纵横交错的裂隙。活动时牵拉常导致裂隙增大或渗血。深者常有疼痛。继发感染时伴有淋巴管炎或附近淋巴结肿痛。病程缠绵，多在春末自愈，冬季加重。

鉴别诊断 ①手足癣：原发损害为丘疹、水疱，可伴甲癣。手癣常局限于一侧掌部。真菌镜检及培养结果阳性。②鱼鳞病：自幼发病，四肢伸侧多见，严重时可泛发全身，伴干燥性鱼鳞状鳞屑。

治疗 调和气血，养血润肤。

内治 血虚风燥证：手足部皮肤干燥，增厚，皲裂，疼痛，出血，舌质暗红，苔薄白，脉细缓涩。治宜调和气血，养血润肤。方选当归饮子加减。常用药物有当归、何首乌、刺蒺藜、生地黄、黄精、白芍、川芎、甘草、荆芥、防风。

外治 可用三油合剂（紫草油、蛋黄油、甘草油混合而成）外搽。

转归预后 积极治疗原发病，生活中勿接触碱性强的洗涤剂，经常外涂软膏进行保护性治疗非常重要。若手足裂口、渗血进行性加重，将严重影响患者的学习、生活和工作。

预防调护 ①预防为主。积极治疗原发病，如手足癣、湿疹等。②保持手足部清洁。冬季温热水浸泡手足，随后外涂润性油脂。③勿用碱性强的肥皂，宜用中性肥皂。避免接触脱脂性有机溶媒，一旦接触应即刻清洗并涂润肤霜。④职业因素引起的皲裂，应加强防护措施，避免手足受到

有害的物理、化学性刺激。

（陈明岭）

fèizi
痱子（prickly heat） 暑热熏蒸肌肤，典型皮损表现为水疱、丘疹、丘疱疹的表浅性炎症性皮肤病。又称痱毒。

病因病机 病因为夏日暑热、湿邪壅滞。病机为暑热熏蒸，湿热阻闭毛窍，汗出不畅，瘀积腠理所致。经搔抓染毒，毒邪侵肤而成痱。

诊断要点 根据汗管堵塞及汗液溢出部位不同可分为以下临床类型。①白痱：皮损为针尖至针头大浅表性半透明小水疱，疱壁薄而易破，疱液清，疱周围无红晕。多于1~2日内吸收。多见于长期卧床，过度衰弱，伴高热大量出汗的患者。好发于颈、胸、腰、腹部。②红痱：损害多数为针帽大小的丘疹或丘疱疹，周围有轻度红晕。常成批发生在躯干部，尤其皱襞处如腋窝、乳下、婴幼儿头面及臀部等。自觉轻度烧灼及刺痒感。③脓痱：痱子顶端有针头大浅表性小脓疱。主要发生在皱襞处。脓疱细菌培养常为非致病性球菌。④深痱：损害多数为炎性丘疹。此型多见于热带地区，反复发作，因全身汗腺导管堵塞，出汗减少或无汗，可伴中暑症状，如发热、头痛、乏力、气促、眩晕、脉搏加快乃至虚脱等。

鉴别诊断 夏季皮炎：好发于成年人，女性多见。常累及四肢屈侧和躯干部，尤以双侧胫前多见，呈对称性分布。

治疗 清热解暑利湿，根据具体情况辨证论治。

内治 ①湿盛证（白痱）：皮肤色白明亮小水疱，针头大小，无红晕，散在或密集，无明显自

觉症状，舌红或正常，苔腻，脉濡。治宜清利湿热，宣畅气机。方选三仁汤加减。常用药物有杏仁、滑石、通草、白蔻仁、竹叶、厚朴、薏苡仁、半夏。②热盛证（红痱）：一致性针尖大丘疹水疱，周围有红晕，伴刺痒灼热或继发暑疖时红热痒痛，舌质红，苔黄或腻，脉数。治宜清热解暑化湿。方选清暑汤加减。常用药物有金银花、牡丹皮、白鲜皮、车前子、连翘、淡竹叶、泽泻、赤芍、天花粉、藿香、绿豆衣。③热毒证（脓痱或深痱）：红色丘疹、水疱或脓疱，伴身热口渴、头痛目眩等，舌质红，苔黄或腻，脉数。治宜清热解毒，解暑利湿。方选五味消毒饮合清暑益气汤加减。常用药物有金银花、蒲公英、紫花地丁、车前草、连翘、佩兰、青蒿、大豆黄衣、绿豆衣、六一散、薄荷。

外治　可用鸡苏散（六一散加冰片）、消痱散（冰片、薄荷、滑石）外扑患处，或用5%明矾水外搽。脓痱和深痱重者可用黄柏、马齿苋、金银花、野菊花、明矾煎水冷湿敷。

转归预后　白痱、红痱预后良好，轻者单用外治即可收效。脓痱和深痱要内外治结合，以免邪毒内攻。

预防调护　①伏暑季节室内通风降温。②着宽松、吸水性好的衣物，勤换洗。③保持皮肤清洁，经常洗浴，揩干后扑痱子粉。

（陈明岭）

wánshī jùjié

顽湿聚结（accumulation of stubborn dampness）　湿热虫毒侵袭，引起以疣状结节性损害为主伴有剧痒的炎症性皮肤病。相当于西医学的结节性痒疹。

病因病机　此病形成的原因大多为夏秋季节湿热积聚或毒虫叮咬；少数可因忧思郁怒，七情所伤，冲任不调，营血不足，脉络瘀阻，肌肤失养所致。

诊断要点　此病好发于四肢，尤以小腿伸侧最为多见，严重时面、额、胸、背、腰、腹等处亦可发生。初发常在虫咬处出现风团样丘疹或血疱疹，逐渐形成半球形结节，豌豆至蚕豆大，顶端明显角化呈疣状外观，表面粗糙，红褐色或灰褐色，触之坚实感。结节数目不定，数个至数十个不等，一般不相融合，孤立散在。病程缓慢，常迁延多年。

鉴别诊断　紫癜风：为疣状增殖的肥厚性斑片，常呈紫红色或紫色，上覆细薄鳞屑。

治疗　化湿散结止痒，根据具体情况辨证论治。

内治　①湿热蕴结证：皮疹呈半球形隆起，色红或灰褐，散在孤立，触之坚实，舌质红，苔薄白，脉滑。治宜化湿清热止痒。方选消风散加减。常用药物有当归、生地黄、防风、蝉蜕、知母、苦参、胡麻仁、荆芥、苍术、牛蒡子、石膏、木通、甘草。②风毒血瘀证：皮疹呈结节，色紫红或紫褐，皮肤肥厚，干燥，阵发性瘙痒，舌紫暗，苔薄，脉涩。治宜搜风化瘀，散结止痒。方选乌蛇桃红汤加减。常用药物有乌梢蛇、赤芍、桃仁、合欢皮、三棱、莪术、白蒺藜、丹参、蜈蚣、红花、甘草。

外治　1号癣药水（药物组成：土槿皮、大风子肉、地肤子、蛇床子、硫黄、白鲜皮、枯矾、苦参、樟脑）外搽皮损处，每日3~4次，有糜烂者禁用。

其他疗法　可给予液氮冷冻、激光烧灼、电灼等治疗。

转归预后　此病病程较长，治疗较困难，控制瘙痒是主要治疗目的，避免搔抓有助于治愈。

预防调护　预防昆虫叮咬，避免搔抓和洗烫。

（陈明岭）

xièzúzhŏng

蟹足肿（crab feet-like swelling）　创伤后结缔组织过度增生和透明变性所致的皮肤病。以不规则增生性斑块、肥大而坚硬、色淡红或白、形如蟹足或蜈蚣、偶有痛痒为临床特征。常发于创伤后，或自发而起，可数月数年不愈。相当于西医学的瘢痕疙瘩。

病因病机　先天禀赋不足，素体特异，或金疮水火之伤，余毒未净，复受外邪入侵肌肤，以致湿热搏结，气滞血瘀而成；外伤或外邪侵袭，营卫不和，气滞血凝所致；风火气郁，痰湿凝聚，搏结于脉络，发于肌肤而成。

诊断要点　常继发于外伤、烧伤、烫伤、注射、种痘或手术后以及化脓性损害，好发于胸骨前区，其次为头皮、肩胛部、面部或颈部等。皮损开始为一小的、坚硬的粉红色丘疹，渐增大呈圆形、椭圆形或不规则形，有的为蟹足状，呈不规则形向外周扩展，可有局部瘙痒、刺痛或知觉减退。

鉴别诊断　①肥大性瘢痕：与原有损害范围相同。损害可在皮肤受到创伤后3~4周内发生，皮损范围不超过外伤部位，且在1~2年内可缩小变软。②肉瘤样瘢痕：外形与之相近，但在组织病理上易于区别。

治疗　以活血化瘀，软坚散结为主。

内治　①瘀毒聚结证：瘢痕初起，颜色较鲜红或紫红，时有痒痛不适，质地坚硬，口干，大便干结，小便短赤，舌红有瘀点，苔薄黄，脉弦。治宜活血化瘀，解毒散结。方选桃红四物汤加减。常用药物有当归、赤芍、生地黄、川芎、桃仁、红花、莪术、夏枯草、郁金、水蛭、丹参、蒲公英、香附、玄参、半枝莲、甘草。②气虚血瘀证：瘢痕疙瘩日久不消，颜色淡红或暗红不鲜，无痒痛，体弱肢倦，声低懒言，舌质淡红，苔薄白，脉细涩。治宜益气活血，化瘀散结。方选当归补血汤和桃红四物汤加减。常用药物有黄芪、当归、赤芍、生地黄、川芎、桃仁、红花、山慈菇。

外治 ①瘢痕软化膏：氧化锌、明胶、甘油，加水制成氧化锌软膏备用。五倍子、蜈蚣、冰片及樟脑适量研末调和，密封备用。用法：将氧化锌软膏隔水加热融化调和，加上中药粉末，适量调匀。趁温热时毛笔涂拭于瘢痕上一厚层，用绷带加压包扎2圈，如此共涂拭及包绕3层，最后将绷带加压包扎。冷却后即成一软性管型。每周更换1次。5次为1疗程，适用于四肢部位。②鸦胆子软膏：取鸦胆子仁除去壳皮，置乳钵中研碎如泥状，加入适量凡士林，制成20%～30%软膏，放置48小时后，即可涂用。外涂后每隔2～4日换药1次。

转归预后 此病的发生多与个体的瘢痕体质有关，并且这种瘢痕体质具有家族遗传性。总治则是活血化瘀，软坚散结。且内治与外治相结合。此病治疗尚无突破性进展。西医主张用皮质激素类制剂局部注射治疗瘢痕增生，有一定疗效。

预防调护 ①尽量避免皮肤外伤，尤其是瘢痕体质者。②尽量避免搔抓瘢痕以及各种刺激，躯干四肢处瘢痕疙瘩可用弹性绷带加压包扎。

（陈明岭）

liúpílòu

流皮漏（lupus vulgaris）

结核分枝杆菌侵袭皮肤引起基本损害为狼疮结节的皮肤病。多发于儿童和青年。相当于西医学的寻常狼疮。

病因病机 多因素体虚弱，肺肾阴虚，水亏火旺，阴虚则生内热，内热化火，炼熬津液为痰，痰热交阻或痰瘀互结，复感毒邪，阻滞经脉，结块而生；或因肺肾二脏功能失调，导致津液不能正常运行，凝聚为痰。早期病轻，证以肺阴虚为主，多表现为阴虚痰热交阻。因肺肾为母子之脏，肺虚日久，损及肾，晚期久病见肾阴不足之证。

诊断要点 常自幼年发病。皮损好发于面部，尤以鼻与颊部最常见，其次为颈部。初起可出现针尖至米粒大小的结节，色暗褐或黄褐，可用探针贯穿，用玻片压迫检查时，可呈棕黄色或苹果酱色，称为苹果酱结节，这是此病所具有的特征性损害。继而结节增大、增多，渐成紫红色浸润斑块，可相互融合成片，隆起于皮面，表面有叶状鳞屑，自行脱落，结节可自行吸收，或溃烂而形成溃疡。病情继续恶化或发展时，在原有瘢痕上出现新的结节，有的结节溃破形成形态不一的潜行性溃疡，四周暗红，浸润明显，疮色紫暗，脓水稀薄，常一侧结疤、痊愈，另一侧破溃、扩大。愈后形成高低不平的索状瘢痕组织。活体组织检查可见到结核样肉芽肿，结核菌素试验呈阳性。

鉴别诊断 ①红蝴蝶疮：其红斑呈蝶形，对称分布于面颊部，无狼疮结节，不发生溃疡，红斑上有黏着性鳞屑，鳞屑的底面有角质栓。②杨梅结毒：皮疹呈铜红色，发展较快，结节硬如软骨，如破溃常呈凿孔状，愈后结疤，瘢痕上不再生结节。③麻风：部分可有成群结节，但玻片压诊无苹果酱色改变，患处麻木不仁、勾手吊足，周围浅神经粗大。

治疗 养阴，根据具体情况辨证论治。

内治 ①阴虚痰热证：病变初期，皮疹为浅红色小结节，无明显紫色，或呈半透明状，较柔软，探针微用力即可刺入贯通，部分小结节表面有黄色脓点，有的破溃，患处皮毛干燥、枯槁、脱屑，伴见低热、盗汗、颧红、口干、咽燥，或五心烦热，部分患者出现无力、消瘦、纳呆、动则气短、汗出等，苔薄，舌质红，脉弦细数。治宜养阴清肺，解毒除痰。方选大补阴丸加减。常用药物有熟地黄、龟甲胶、黄柏、知母、黄连、半夏。②痰瘀互结证：病程较长，皮疹反复发作，皮损为紫红色小结节，较硬，玻片压诊可见淡黄色或褐色的半透明斑点状颗粒的狼疮结节，伴腰酸、头晕、耳鸣，少数患者夜寝不安，舌淡紫，脉细涩。治宜祛痰散结，活血化瘀。方选二陈汤和桃红四物汤加减。常用药物有陈皮、半夏、茯苓、甘草、当归、赤芍、生地黄、川芎、桃仁、红花、猫爪草。③阳虚肾亏证：皮肤狼疮合并骨或关节结核病，或见腰膝酸软，舌质淡胖，脉沉细或沉迟。治宜温阳消散。方选阳和汤加减。常用药物有麻黄、熟地黄、白芥子（炒研）、炮姜炭、甘草、肉桂、鹿角胶。

外治 ①鲜山药、蓖麻仁捣烂成糊状外贴患处，每日1次。②形成溃疡时用红油膏掺七三丹敷贴，每日1次。③形成潜行性疮口时，用白降丹腐蚀化管，再生肌收口。

转归预后 流皮漏呈慢性经过，可迁延数年或数十年不愈。

预防调护 ①避免过度劳累。②增强体质，注意营养。③忌食辛辣刺激食品。

(陈明岭)

jīyǎn

鸡眼（corn）

局部皮肤长期受压或摩擦导致出现局限性、圆锥形黄色角质栓的疾病。男女老少均可发病，但以男性青壮年为多见。多生于足部。西医学亦称之为鸡眼。

病因病机 多见于长期站立或行走远路之人，由于穿着紧窄的鞋靴，以及妇人缠足或其他原因造成足骨畸形，致使足部高突处因长时间摩擦受压，气血运行不畅，肌肤失养而发病。

诊断要点 鞋履不适、长时间摩擦受压、足畸形、长期跋涉者易发此病，好发于摩擦及受压部位，以足底、趾间等多见，有明显压痛。皮损大小不等，约为绿豆至豌豆大。初起受压部皮肤增厚，色黄白，疼痛甚，继则变为暗褐，表面硬凸，根陷肉里，形似鸡眼，受压则痛，步履不便。损伤染毒可出现化脓。

鉴别诊断 ①跖疣：见疣。②胼胝：好发于手足受压迫处，范围较广，皮厚发硬而黄，表面光滑，形状不规则，行走或摩擦皆不引起剧烈疼痛。

治疗 局部治疗为主，一般不需内治。①涂搽法：补骨脂、白酒，浸泡1周后取酒液外搽患处。②祛腐化结法：先用热水将鸡眼浸软，用小刀削去表浅的角质，再将橡皮膏量鸡眼大小剪一小孔，以能将鸡眼套在孔内，并保护四周健康组织为度。取祛腐化结类药（如乌梅）捣烂，敷在鸡眼上，再蒙一层橡皮膏固定，保持干燥，4~5天后揭去橡皮膏，分离鸡眼，用刀片剔去腐渣，揩去后重按不痛即为治愈，否则尚须继续治疗。一般连用2~3次后，可见基底中央有一米粒大小的灰色点状物，此为鸡眼根（核），用无菌小刀或针头将其挑出，即能根除，后继续用橡皮膏盖贴局部，直至表面长平为止。③手术疗法：局部麻醉后，用刀尖在鸡眼与健康组织交界处修割分离，然后用血管钳钳住鸡眼中央，向外牵拉，除去鸡眼。在鸡眼顶部做"十"字切开至基底部，以刮匙从切开处刮去鸡眼。手术中见鸡眼底部有坚韧的膜样增生需一并剔除，以免复发。术毕如创面有渗血，以黄连膏或凡士林纱条覆盖压迫止血，无菌纱布包扎，隔日换药至平复。

转归预后 鸡眼自古以外治为主。加强卫生宣传，注意足的生理卫生，积极治疗足骨畸形，是防止此病发生的关键。

预防调护 ①穿着松紧适度的鞋靴，避免鞋底凸凹不平，鞋底宜垫衬松软有弹性的鞋垫，以减少对足、趾局部的挤压与摩擦，可预防鸡眼的发生与加重。②足骨畸形者，应尽早治疗，以杜绝此病发生。③忌自行滥用腐蚀药及未经灭菌的刀剪剔割，以免发生染毒。

(陈明岭)

xìngchuánbō jíbìng

性传播疾病（sexually transmitted diseases，STD）

通过性接触、类似性行为和间接接触传播的传染性疾病。简称性病。

国际上列入性传播疾病的病种已达20多种，中国重点防治和监测的性病包括艾滋病、梅毒、淋病、非淋菌性尿道炎、软下疳、性病性淋巴肉芽肿、尖锐湿疣和生殖器疱疹。随着对生殖道沙眼衣原体感染认识的深入，已将其从非淋菌性尿道炎中分出，作为一个独立的病种。

中医学早在汉代《五十二病方》中就出现了针灸法治疣的内容。《素问》有关于淋的论述"小便赤黄甚，则淋也"，可能是关于淋病表现的最早记载，此后汉·张仲景《金匮要略》、隋·巢元方《诸病源候论》、唐·孙思邈《备急千金要方》等对淋病的病因病机、临床表现、辨证论治等做了详细阐述。明代随着梅毒由欧洲传入中国，中医对性病的认识得到极大发展，并形成了"花柳病"的概念。新中国成立后，中国中医性病学得到快速发展，许多中医或中西医结合防治性病的专著面世，开展了关于中医防治性病的重大课题研究，并在大多数性传播疾病的预防和治疗中发挥积极作用；尤其在改善症状、预防复发、防止耐药性发生等方面取得了一定的成绩。

(段行武)

línbìng

淋病（gonorrhea）

感染淋病奈瑟菌所致的性传播疾病。最常见的表现是泌尿生殖系统化脓性炎症，以尿道刺痛，尿道口排出脓性分泌物为临床特点。属中医"淋证""淋浊""毒淋"等范畴。"淋"首见于《素问》："小便赤黄甚，则淋也。"中国国家标准《中医临床诊疗术语》规范此病中医病名为"花柳毒淋"。

病因病机 多因房事不洁或误用污染之器物，湿热秽浊之气由下焦前阴窍口入侵，阻滞于膀胱及肝经，气血瘀滞，湿热熏蒸，精败肉腐，气化失司而成此病。毒邪久恋，伤津耗气，久病及肾，肾虚阴亏，瘀热内阻，形成虚实夹杂之证。

西医学认为此病为感染淋病奈瑟菌（简称淋球菌）引起，其为革兰阴性双球菌，人类是唯一的天然宿主，主要通过性接触传播，偶可因接触被污染的用具而间接传染。淋病奈瑟菌对尿道、宫颈等单层柱状上皮和移行上皮所形成的黏膜敏感，进入细胞后可大量繁殖，导致细胞损伤崩解，出现典型的脓性分泌物。

诊断要点　有不洁性交或间接接触传染史，多发于中青年。潜伏期 2～10 天，平均 3～5 天。辅助检查介绍如下。①直接涂片检查：对未经治疗的男性急性尿道炎患者具有诊断价值，尿道分泌物涂片做革兰染色镜检，白细胞内革兰染色阴性的肾形双球菌阳性率可达 95% 以上。②淋球菌培养：是诊断淋病的重要依据。淋球菌培养对无症状或症状轻微的男性和女性都敏感，是临床应用的敏感性和特异性都较高的标准方法。

男性淋病　大多数男性感染者会出现急性尿道炎的症状，表现为尿道口红肿、痒痛、排尿困难，以及尿道口有黄白色脓性分泌物溢出，腹股沟淋巴结肿大。如不及时治疗或未经规范治疗，感染可能会上行蔓延，导致附睾炎、精囊炎和前列腺炎等。

女性淋病　70% 的女性患者症状轻微或无症状。临床上主要表现为宫颈炎、尿道炎及前庭大腺炎等。淋菌性尿道炎表现为尿频、尿急、尿痛、脓性分泌物增多等；淋菌性宫颈炎表现为宫颈口红肿糜烂、触痛、大量脓性白带、外阴瘙痒，常与尿道炎并见；淋菌性前庭大腺炎表现为单侧前庭大腺红肿、疼痛，严重时形成脓肿，伴全身症状和发热。宫颈内膜感染上行蔓延还可导致淋菌性盆腔炎等。

儿童淋病　①幼女淋病：多为间接感染所致，引起外阴阴道炎，表现为阴道出现脓性分泌物，外阴及肛门周围皮肤黏膜红肿、疼痛等。②新生儿淋菌性结膜炎：新生儿淋菌性结膜炎主要为产道感染导致，出生后 4～21 天出现症状，多为双侧，表现为结膜充血水肿，脓性分泌物，严重时可发生角膜炎，出现溃疡、穿孔，甚至失明。

播散性淋球菌感染　淋病患者中有 1%～3% 可因淋球菌通过血管、淋巴管播散全身而导致菌血症，多见于经期或妊娠期妇女。临床表现为发热、寒战、关节疼痛、关节炎及腱鞘炎等。常于四肢远端、关节周围出现瘀点或丘疹，逐渐发展为水疱或脓疱，甚至为出血性大疱。

其他部位淋病　①淋菌性咽炎：多见于口交者，80% 患者无症状，少数患者表现为轻微的咽痛，或发生扁桃体炎，偶伴发热、颈部淋巴结肿大及吞咽痛等。②淋菌性直肠炎：主要见于男同性恋人群，轻者表现为肛门瘙痒、烧灼感，排黏液样分泌物，重者里急后重，见脓血性分泌物。

鉴别诊断　①非淋菌性尿道炎：潜伏期长，多为 7～21 天。临床表现较轻，尿道分泌物少而稀薄，无全身症状，淋球菌检查阴性。②念珠菌性阴道炎：外阴、阴道剧烈瘙痒，白带增多，呈白色凝乳样或豆腐渣样，略有臭味，小阴唇肿胀肥厚，阴道黏膜充血水肿、糜烂，表面有白色假膜。取白膜镜检可见念珠菌丝。

治疗　急性淋病以抗生素治疗为主，早期、足量、规范用药。

中西医结合治疗对慢性淋病和有合并症的淋病有一定优势。

内治　①湿热毒蕴证：尿道口红肿，尿急，尿频，尿痛，淋沥不止，尿液浑浊如脂，尿道口溢脓，附近淋巴结肿痛，女性宫颈充血、触痛，并有脓性分泌物，可有前庭大腺红肿热痛等，可伴发热等全身症状，舌红，苔黄腻，脉滑数。治宜清热利湿，解毒化浊。方选龙胆泻肝汤加减。常用药物有龙胆草、黄芩、车前子、栀子、通草、泽泻、生地黄、当归、柴胡、生甘草等。脓液较多，疼痛明显者，加黄连、黄柏；尿频，尿急明显者，加瞿麦、萹蓄等。②毒邪流窜证：见于淋病伴有合并症患者。男性会阴、小腹胀痛，下坠不适感，腰酸，小便溢浊，或点滴淋沥，女性见下腹隐痛、压痛，外阴瘙痒，白带增多，或伴低热、全身不适等，舌红，苔薄黄，脉滑数。治宜清热解毒，利湿消肿。方选五味消毒饮合黄连解毒汤加减。常用药物有金银花、野菊花、蒲公英、紫花地丁、黄连、黄芩、黄柏、栀子、石韦、滑石、王不留行等。小腹拘急作痛者，加乌药、延胡索、白芍；小便黄赤热痛者，加龙胆草、茯苓。③正虚毒恋证：见于慢性毒淋患者。小便不畅，短涩，淋沥不尽，酒后或疲劳后易发，伴腰膝酸软、五心烦热、食少纳差、女性带下多，舌质淡或有齿痕，苔白腻，脉沉细弱。治宜益气除湿，解毒通淋。方选补中益气汤合知柏地黄汤加减。常用药物有黄芪、白术、山药、生地黄、知母、黄柏、茯苓、泽泻、土茯苓、山茱萸、牡丹皮、萆薢等。体虚纳差神疲者，加党参、升麻；腰酸不适者，加续断、杜仲。④热毒入络证：见于毒淋败血症患者。小便灼热刺痛，尿液赤涩，下腹痛，头痛高热，或寒热往来，伴面目浮肿、四肢关节酸痛、心悸烦闷，舌质红绛，苔黄燥，脉滑数。治宜清热解毒，凉血化浊。方选清营汤加减。常用药物有水牛角、生地黄、竹叶心、金银花、连翘、黄连、丹参、麦冬、土茯苓、白花蛇舌草、鱼腥草等。关节酸痛者，加忍冬藤、木瓜、络石藤。

外治 伴包皮龟头炎或阴道炎者，可用土茯苓、地肤子、苦参、黄柏、蒲公英、鱼腥草、芒硝，水煎外洗，每日3次。

其他疗法 ①西医疗法：根据患者病情及药敏试验结果选择抗生素，及时、足量、规范用药。②针灸疗法：主要用于慢性淋病，中医辨证属气血不足，肾气虚弱的患者。取心俞、膀胱俞、阴陵泉、三阴交等穴，平补平泻；或取脾俞、涌泉穴，直接灸或隔姜灸。

转归预后 急性淋病经抗生素治疗可取得满意疗效。部分症状不典型的患者或合并衣原体感染等，会转为慢性或出现合并症，以致缠绵难愈。

预防调护 ①杜绝异常性行为及卖淫嫖娼等。②便前便后洗手，注意洗浴卫生，提倡淋浴。③饮食忌酒及辛辣刺激之品。④劳逸结合，规律作息。

(段行武)

fēilìnjūnxìng niàodàoyán

非淋菌性尿道炎 （nongonococcal urethritis，NGU）

感染淋病奈瑟菌以外的其他病原体所致的泌尿生殖道炎症性疾病。主要表现为尿道不适感，尿道口有浆液或黏液性分泌物溢出，临床过程往往隐匿、迁延，症状轻微。属于中医"淋证""溺浊""白浊""阴痒""带下"等范畴。

病因病机 多因纵欲好色，房事不洁，感受秽浊之邪而发病。秽浊之邪夹湿化热，湿热下注，导致膀胱功能失调，三焦水道通调不利；或情志不畅，肝气郁滞，气血瘀阻，水道不利，而致淋漓涩痛；房劳过度或久病及肾，脾肾亏虚，下焦气化失常，发为淋浊。

西医学认为此病的病原体主要为沙眼衣原体，生殖道支原体感染亦与此病发病有关。主要通过性接触传播。

诊断要点 多发生于性活跃的中青年，潜伏期1~3周。

临床表现 ①男性常表现为尿道不适、尿道内瘙痒和尿道分泌物，分泌物常为浆液性或黏液脓性，较淋病分泌物量少且稀薄。如迁延不愈，可进一步引起附睾炎、前列腺炎、关节炎（莱特尔综合征）等。②女性尿道炎症状轻微，甚至无症状，宫颈感染可出现宫颈充血、水肿、糜烂，分泌物增多及下腹部不适等。上行感染可引起子宫内膜炎、盆腔炎、宫外孕、不孕症等。

辅助检查 ①细胞培养法：是检测沙眼衣原体感染最特异的方法，可用作证实试验和判愈试验。②非培养法：包括理化染色、DNA杂交及核酸扩增技术、免疫学检测等。

鉴别诊断 淋菌性尿道炎：潜伏期短，脓性分泌物多，尿频、尿急、尿痛等症状更明显。

治疗 中西医结合治疗。中医药治疗对改善症状、巩固疗效具有优势，应标本兼治，治标以解毒利湿为主，治本以健脾益肾为主。

内治 ①湿热下注证：尿道外口或宫颈口微红肿，分泌物清稀，小便短赤，灼热刺痛，伴口苦，舌质红，苔黄腻，脉数。治宜清热利湿，分清泌浊。方选萆薢分清饮加减。常用药物有益智仁、萆薢、石菖蒲、乌药等。分泌物明显者，加土茯苓、败酱草、白花蛇舌草；尿道刺痛明显者，加泽兰、马鞭草。②肝气郁滞证：小腹或胸胁胀满，隐痛不适，小便涩滞不畅，伴情志抑郁或烦躁易怒，舌质红，苔薄，脉弦。治宜疏肝解郁，理气通淋。方选丹栀逍遥散加减。常用药物有柴胡、当归、白芍、白术、茯苓、牡丹皮、栀子、炙甘草等。烦躁易怒者，加郁金、夏枯草；心烦不眠者，加酸枣仁、合欢皮；排尿不畅者，加水蛭、琥珀粉。③脾肾亏虚证：久病缠绵，小便淋漓，时作时止，遇劳则发，伴神疲纳呆、面色无华、形寒肢冷、大便溏薄，舌质淡，边有齿痕，苔白，脉沉细无力。治宜健脾温肾，利湿化浊。方选金匮肾气丸加减。常用药物有桂枝、炮附子、熟地黄、山药、山茱萸、泽泻、茯苓、牡丹皮等。神疲气短者，加黄芪、当归；小腹冷胀不适者，加小茴香、乌药；腰膝酸软，加杜仲、狗脊。

外治 尿道口溢脓，可用野菊花、黄柏、马齿苋等煎水外洗，每日3次；合并男性龟头包皮炎、女性阴道分泌物多及外阴瘙痒者，可用皮肤康洗剂稀释10~20倍冲洗外生殖器及阴道，每日1~2次。

其他疗法 ①西医治疗：结合患者病情及药敏试验结果选择敏感抗生素，及时、足量、规范用药。②针刺治疗：用于慢性或合并男性前列腺炎、女性盆腔炎的患者，可选肾俞、关元、三阴交、阴陵泉、太溪等穴，施平补平泻法。

转归预后 预后较好；但治

疗不规范易转为慢性，致病势迁延。

预防调护 ①避免不洁性行为。②便前便后洗手。③夫妻双方需共同治疗。④忌烟酒及辛辣食物。

（段行武）

méidú

梅毒（syphilis） 感染梅毒螺旋体引起的慢性全身性性传播疾病。早期主要表现为皮肤黏膜病变，晚期可造成骨骼、眼、心血管、神经系统等多器官系统损害。属中医"霉疮""广疮""杨梅疮""花柳病"等范畴。梅毒16世纪由欧洲经广东传入中国，明代医家陈司成著有中国第一部梅毒专著《霉疮秘录》。中国国家标准《中医临床诊疗术语》规范此病中医病名为"梅毒"。

病因病机 此病为霉疮毒气与湿热、风邪杂合所致。邪之初染，疫毒结于二阴，发为疳疮；继而霉疮毒气蕴滞血脉，外溢肌肤，则发为杨梅；日久霉疮毒气夹瘀夹痰流注经脉，侵袭筋骨、脏腑、关窍，则出现多器官病变。

西医学认为此病为感染梅毒螺旋体（又称苍白螺旋体）所致，其发病与T细胞介导的免疫反应密切相关，以Th1细胞反应为主。传播途径主要有以下几种。①性接触传播：是主要传播途径。约95%的患者通过性接触由皮肤黏膜的轻微损伤感染。②垂直传播：未经治疗的女性梅毒患者妊娠4个月后，梅毒螺旋体可通过胎盘由母体传染给胎儿。③其他途径：可通过输血而感染，少数患者可通过接吻、握手、哺乳等直接接触或接触污染的衣物、毛巾、餐具等间接接触而感染。

诊断要点 根据传播途径的不同可分为后天梅毒与先天（胎传）梅毒；根据病程可分为早期梅毒与晚期梅毒。

后天梅毒 病期在2年以内者为早期梅毒，分为一期梅毒、二期梅毒；病期在2年以上者为晚期梅毒，也称三期梅毒。

一期梅毒 主要表现为硬下疳和硬化性淋巴结炎。①硬下疳：发生于不洁性交后2~4周。多见于外生殖器，偶见于肛门、宫颈、口唇、舌、咽等部位。表现为直径1~2cm、圆形或椭圆形的浅溃疡，皮损边缘稍隆起，中心疮面清洁呈肉红色，分泌物少，触之有软骨样硬度，一般无疼痛。如不经治疗可在3~8周内消退，治疗者可在1~2周内消退。②硬化性淋巴结炎：硬下疳出现约1周后附近淋巴结出现肿大，质硬，无痛感，不粘连，不破溃。

二期梅毒 一期梅毒未经治疗或治疗不彻底，梅毒螺旋体由局部淋巴结进入血液播散全身而出现皮肤黏膜及系统性损害，一般发生在感染后7~10周，此期传染性较强，可同时或先后出现下列一种或几种症状。①梅毒疹：皮疹泛发，对称分布，多形损害，自觉症状轻微，传染性强。不经治疗2~10周后可自行消退。主要表现有斑疹（玫瑰疹）、丘疹、鳞屑性丘疹、脓疱疹、蛎壳样疹等。②扁平湿疣：发于外生殖器、肛周、腋下、乳房下等潮湿、易摩擦的部位。皮疹初起为扁平丘疹，随后扩大融合为直径1~3cm的扁平斑块，表面湿烂，其内常含有大量梅毒螺旋体。③梅毒性脱发：主要侵犯后枕部，为小而分散的斑片样脱发，呈虫蚀状。脱发为暂时性，可再生。④黏膜斑：多见于口腔、咽部黏膜；典型损害为局部出现红肿斑片，境界清楚，表面糜烂，上覆灰白色

渗出物，无疼痛。⑤骨损害：可出现骨膜炎、关节炎等损害。多发生于四肢长骨和大关节，疼痛感夜重昼轻，通常无全身症状。⑥眼梅毒：可发生虹膜炎、虹膜睫状体炎、视神经炎和视网膜炎等，以虹膜炎最为常见。

三期梅毒 40%未经治疗或治疗不充分的梅毒患者可发生活动性晚期梅毒，特点是病程长，易复发，可侵犯心血管及中枢神经系统等重要器官系统，传染性较弱，主要有下列症状。①结节性梅毒疹：多发生于感染后3~4年，好发于面部和四肢，表现为豌豆大小的铜红色浸润性结节，簇集排列，可破溃形成浅表溃疡，部分可自然消失，遗留浅瘢痕，边缘可续生新疹，此起彼伏，迁延数年，呈环状、蛇形或卫星状。②梅毒性树胶肿：又称梅毒瘤，是破坏性最强的皮损，多发生于四肢伸侧、头部、臀部等部位。皮疹初起为无痛性皮下结节，逐渐增大，形成直径4~5cm的浸润性斑块。继之中心液化坏死，形成穿凿性溃疡，呈肾形或马蹄形，愈后形成萎缩性瘢痕。口腔、鼻腔的黏膜损害可侵犯骨质，导致骨坏死，死骨排出形成上腭、鼻中隔穿孔及马鞍鼻，引起吞咽困难和发声障碍。③骨损害：以长骨骨膜炎最常见，疼痛较轻，病程缓慢；胫骨受累可形成佩刀胫；梅毒性骨炎、骨髓炎和关节炎有时可导致病理性骨折。④眼损害：类似于二期眼梅毒损害，严重者可导致失明。⑤心血管梅毒：约见于10%未经治疗的梅毒患者，多发生于感染后10~30年。表现为单纯主动脉炎、主动脉瓣关闭不全、主动脉瘤和冠状动脉狭窄等。⑥神经梅毒：主要类型有无症状神经梅毒、脑膜梅毒、脑膜

血管梅毒、实质性神经梅毒、树胶肿性神经梅毒等。

胎传梅毒 胎儿在母体内通过血源途径感染所致。胎传梅毒不发生硬下疳，常有严重的内脏损害，对胎儿生长发育造成影响。

早期胎传梅毒 指发病小于2岁者。患儿常早产，发育营养较差。少数患儿在出生时即可出现临床症状，约2/3的患儿在3~8周出现症状，几乎所有病例在3个月内出现临床症状。①皮肤损害：常发生于出生后6周，表现与二期后天梅毒相似，可呈多种形态。水疱-大疱型皮损具有特征性，好发于掌跖部，常为疾病严重的表现。斑丘疹及丘疹鳞屑性损害多见于掌跖、外生殖器、臀部等部位。在口角、鼻孔和肛周部位可形成线状破坏性皲裂性损害，愈后形成特征性的放射状瘢痕。②黏膜损害：主要为梅毒性鼻炎，初起表现为卡他症状，病情发展后可出现溃疡，排出脓性和血性分泌物，堵塞鼻孔导致呼吸和哺乳困难。喉炎可造成声音嘶哑。③骨损害：出生可有骨和软骨受累，导致鼻中隔穿孔和马鞍鼻。

晚期胎传梅毒 指发病大于2岁者，多发生于7~15岁，常出现下列症状。①齿损害：表现为哈钦森齿（上门齿下端比近齿龈端窄，咬合面呈半月形缺损，齿间隙增宽）、桑葚齿（下第一臼齿较小，齿尖向中央偏斜，形如桑葚）。②眼损害：主要表现为基质性角膜炎。常急性发病，初起为角膜周围炎，表现为角膜充血、眼痛、畏光、流泪等，继之出现特征性弥漫性角膜混浊。③骨损害：主要为硬化性骨损害。表现为前额圆凸、佩刀胫、鼻中隔穿孔等。④神经梅毒：可发生无症状神经梅毒，常迁延至青春期发病，以脑神经损害为主，尤其是听神经、视神经损害，少数可发生麻痹性痴呆、脊髓痨等。

潜伏梅毒 有梅毒感染史，未经治疗或治疗不充分，无临床症状，梅毒血清反应阳性，脑脊液检查正常。感染期限2年以内称早期潜伏梅毒，其中20%可发生二期复发损害，具传染性。感染期限在2年以上称晚期潜伏梅毒，一般认为无传染性，但女性患者仍可能传染给胎儿。

常用辅助检查如下。①暗视野显微镜检查：对早期梅毒诊断有重要价值；在渗出的血清涂片中可查到梅毒螺旋体。②梅毒血清试验：包括非梅毒螺旋体抗原血清试验和梅毒螺旋体抗原血清试验。前者应用较多的有性病研究实验室玻片试验、血清不加热反应素玻片试验、快速血浆反应素试验和甲苯胺红不需加热血清试验等，此类试验特异性及敏感性相对较差，可用于常规试验和临床筛选；后者包括荧光螺旋体抗体吸收试验、梅毒螺旋体血凝试验、酶免疫测定、新免疫测定法、蛋白印迹试验等，荧光螺旋体抗体吸收试验和梅毒螺旋体血凝试验的敏感性与特异性均高，可用作证实试验。③脑脊液检查：脑脊液性病研究实验室玻片试验特异性高，是诊断神经梅毒的可靠依据，脑脊液免疫球蛋白和高分子蛋白测定可用于评价神经系统梅毒的活动性。

梅毒病程长，临床表现复杂，必须结合病史（包括感染史、性病经过、婚姻史、分娩史、治疗史等）、体格检查和反复实验室检查方可明确诊断。

鉴别诊断 ①硬下疳与软下疳：软下疳是感染杜克雷嗜血杆菌导致的性传播疾病，男性多于女性，多发于外生殖器，溃疡较深，边缘不齐，基底柔软，疼痛剧烈。②二期梅毒疹应与玫瑰糠疹、寻常型银屑病等鉴别，见风热疮、白疕。③梅毒扁平湿疣与尖锐湿疣：尖锐湿疣是感染人乳头瘤病毒引起的性传播疾病，常发生于肛门和外生殖器，疣状赘生物呈乳头状、菜花状隆起，易擦烂破溃。醋酸白试验阳性，梅毒血清反应阴性。

治疗 青霉素仍是治疗梅毒的首选药物，治疗要做到及时、足量、规范用药，治疗后要经过足够时间的追踪观察。此病临床表现复杂多变，中医药需根据不同阶段结合全身情况予以辨证施治。

内治 ①肝经湿热证：多见于一期梅毒。下腹、外阴部疳疮，色红质硬，溃烂而润，或伴有横痃，兼见胸肋胀痛，心烦易怒，口苦口干，溲赤便干，舌质红，苔黄腻，脉弦滑或数。治宜清热利湿，解毒祛梅。方选龙胆泻肝汤加减。常用药物有龙胆草、车前子、生地黄、泽泻、山栀、黄芩、柴胡、木通、土茯苓、金银花、牡丹皮、虎杖等。横痃肿胀者，重用土茯苓。②血热毒蕴证：多见于二期梅毒。周身起杨梅疮、杨梅疹，疹色暗红或呈古铜色，形态各异，而无痛痒，兼见口舌生疮，咽干而红，口渴喜饮，溲赤便干，舌质红，苔黄，脉细滑或数。治宜清热解毒，凉血散瘀。方选清营汤加减。常用药物有水牛角、生地黄、当归、玄参、赤芍、金银花、连翘、黄芩、栀子、大青叶、丹参、麦冬、桃仁、红花等。疹色鲜红者，加牡丹皮、黄连；腹股沟有硬结者，加穿山甲、皂角刺。③痰瘀互结证：见于三期梅毒。患病日久，头面、鼻咽、四肢出现树胶肿样损害，边缘齐整，腐臭不堪，伴关节、骨骼作痛，肌肉消瘦，行动不便，舌紫暗，苔薄白或灰，脉弦滑或沉细涩。治宜化痰散结，解毒活血。方选海藻玉壶汤合血府逐瘀汤加减。常用药物有海藻、昆布、半夏、陈皮、青皮、连翘、当归、浙贝母、川芎、赤芍、桃仁、红花、枳壳、桔梗、柴胡等。结节较大者，加全蝎、蜈蚣、夏枯草；痛甚者，加羌活、独活、川牛膝。④心气不足证：多见于心血管梅毒。心悸不安，怔忡，健忘，失眠，头晕目眩，面色无华，神疲乏力，自汗盗汗，舌暗淡，苔薄白，脉细滑或结代。治宜补气养心，化瘀解毒。方选炙甘草汤加减。常用药物有炙甘草、人参、生地黄、桂枝、阿胶、麦冬、茯苓、牡丹皮等。血瘀明显，唇舌紫绀者，加三七、丹参、山楂。⑤肝肾亏损证：见于晚期脊髓痨患者。患病日久，逐渐两足瘫痪或痿弱不行，肌肤麻木或虫行作痒，筋骨酸痛，腰膝酸软，小便困难或失禁遗尿，大便秘结或滑泄不禁，舌淡，苔少，脉沉细。治宜温补肝肾，填髓息风。方选地黄饮子加减。常用药物有熟地黄、山茱萸、石斛、麦冬、肉苁蓉、附子、五味子、茯苓、石菖蒲、远志等。肝风内动者，加钩藤、白僵蚕；痰湿阻滞者，加半夏、竹茹。

外治 ①疳疮选用珍珠散外敷患处，每日3次。②横痃、杨梅结毒未溃时，选用金黄膏；破溃时先用四黄膏，脓尽后再用生肌散外敷患处。③杨梅疹、杨梅疮，可用蛇床子、忍冬藤、大青叶、川椒、紫花地丁、白鲜皮煎汤外洗，每日1~2次。

其他疗法 由于驱梅方案的成熟，西药尤其是青霉素疗效确切，临床急性期以西医治疗为主，按方案规范用药，并在治疗后进行追踪观察。对青霉素过敏者可选用四环素、红霉素以及三代头孢等。

转归预后 早期梅毒通过规范治疗，可防止发展至晚期梅毒，达到临床和血清学的痊愈；晚期梅毒的治疗可阻止器质性病变的发生和发展，但已产生的组织破坏和功能丧失不可逆。

预防调护 ①避免不洁性交。②及早、足量、规范治疗，避免发生心血管梅毒、神经梅毒及严重并发症。性伴侣共同治疗。③定期随访，进行体格、血清学及影像学检查至少坚持3年。第1年每3个月复查1次，第2、3年每半年复查1次，如无复发可终止观察。如复发应加倍量治疗。④防治吉海反应。

(段行武)

jiānruìshīyóu

尖锐湿疣（condyloma acuminatum） 感染人乳头瘤病毒引起的主要发生在肛门及外生殖器的性传播疾病。又称生殖器疣、性病疣。属中医学"臊疣""瘙瘊"范畴。中国国家标准《中医临床诊疗术语》规范此病中医病名为"臊疣"。

病因病机 多因性滥交或房事不洁，感受湿热秽浊之邪，下注阴器，浊毒湿热蕴结肌肤而生疣赘；湿毒为邪，其性黏滞，易于损伤脾胃之气，导致脾虚毒蕴而反复发作，缠绵难愈。

西医学认为此病为感染人乳头瘤病毒（human papilloma virus, HPV）而致，人类是HPV唯一宿主。传播途径主要有以下两种。①性接触传播：为最主要的传播途径，性伴侣之间传染率可达60%，一般3个月病期的皮损传染性最强。②间接接触传染：可因接触患者使用过的物品而发病，如内裤、浴巾、澡盆、马桶圈等。

诊断要点 好发于性活跃的中青年。有接触史，潜伏期1~8个月，平均3个月。男性多见于冠状沟、龟头、包皮系带、尿道口、阴茎体、会阴等部位；同性恋者可见于肛门和直肠内；女性多见于大小阴唇、阴道口、阴蒂、阴道、宫颈、会阴及肛周。皮损初起为淡红色或污灰色小丘疹，单个或多个，后逐渐增大增多，呈疣状突起，顶端尖锐，质地柔软，其形态可呈丘疹样、乳头状、菜花状、鸡冠状等；表面潮湿，易破溃、出血（图）。多数患者无自觉症状，少数可有刺痒、性交痛等。

常用辅助检查如下。①醋酸白试验：将5%醋酸溶液用棉拭子涂擦皮损，5分钟后观察，HPV感染部位可出现均匀的白色改变，边界清。②活体组织检查：疣体表皮棘层上方及颗粒层出现空泡化细胞，是诊断HPV感染的主要依据。③聚合酶链反应：对HPV目的DNA进行体外扩增是检出HPV感染最敏感的方法。其快速简便，且可做型特异性分析。

鉴别诊断 ①阴茎珍珠样丘疹：发生于男性冠状沟与龟头交界处，表现为淡红或淡黄色的针头大小的圆锥形丘疹，表面发亮，可呈多行排列，质硬；醋酸白试验阴性。属于正常的生理变异。②绒毛状小阴唇：又称假性湿疣，发生于女性小阴唇内侧和阴道前庭，表现为白色或淡红色小丘疹，表面光滑；醋酸白试验阴性。属正常的生理变异。③二期梅毒扁平湿疣：见*梅毒*。

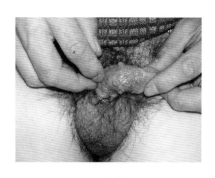

图 尖锐湿疣

治疗 以清热解毒，燥湿除疣为主要治法。常中西医结合治疗去除疣体，防止复发。

内治 ①湿热下注证：外生殖器和肛门等部位出现疣状赘生物，颜色灰褐或淡红，质软，表面秽浊潮湿，伴小便色黄或不畅，舌苔黄腻，脉滑或弦数。治宜利湿化浊，清热解毒。方选萆薢化毒汤加减。常用药物有萆薢、当归、牡丹皮、牛膝、防己、木瓜、薏苡仁、秦艽、土茯苓、黄柏、大青叶等。皮损色红而广泛者，加马齿苋、败酱草、白花蛇舌草；瘙痒重者，加地肤子、白鲜皮等。②脾虚毒蕴证：疣体增大迅速，表面大量秽浊分泌物，触之易出血，或反复发新疣，屡治不愈，伴食少纳差、肢倦懒言，苔腻便溏，脉滑或弱。治宜益气健脾，化湿解毒。方选参苓白术散合黄连解毒汤加减。常用药物有党参、茯苓、白术、山药、薏苡仁、黄连、黄芩、黄柏、栀子、苦参、萆薢、土茯苓、大青叶、马齿苋等。疣体干燥粗糙者，加三棱、莪术、夏枯草；白带较多者，加苍术、白芷、海螵蛸等。

外治 龙胆草、大黄、香附、枯矾、皂矾、莪术、侧柏叶、薏苡仁，煎水熏洗，每日1~2次；疣体较小者，可用五妙水仙膏或鸦胆子捣烂点涂疣体。

其他疗法 ①针法：局部麻醉后用火针从疣体顶部直刺至基底部，视疣体大小重复1~3次，直至脱落。②灸法：局部麻醉后将艾炷放在疣体上点燃烧尽，视疣体大小重复1~3次，每日1次，直至脱落。③手术物理治疗：包括外科切除、冷冻疗法、二氧化碳激光治疗、微波治疗等。④西医外用药物治疗：0.5%鬼臼毒素酊、5%酞丁安、50%三氯醋酸、5%咪喹莫特等外涂；可配合干扰素口服或注射等辅助治疗。

转归预后 此病预后良好，治愈率高，但治疗不彻底易迁延不愈，反复发作。

预防调护 ①禁止卖淫嫖娼，避免不洁性行为，预防感染。②保持外生殖器清洁干燥，不可自行捏抓皮损，以防赘生物增多增大。③患病期间禁止性生活，夫妻双方共同治疗。④规范治疗，定期复诊，忌烟酒及辛辣食物。

(段行武)

shēngzhíqì pàozhěn

生殖器疱疹（genital herpes）

单纯疱疹病毒感染泌尿生殖器及肛周皮肤黏膜所致的慢性复发性性传播疾病。特点为局部出现红斑、水肿、簇集的小水疱，常伴糜烂、疼痛等。属中医"阴部热疮""阴疮""疳疮"范畴。

病因病机 多因不洁性交，感染湿热毒邪，毒邪从阴器而入，侵及肝经，湿热熏蒸，搏结于外阴，发为阴疮；或嗜食肥甘厚味，湿热内蕴，与外邪相合，积于下焦，注于阴部而发。房事过度，耗伤肾阴，肝肾亏损，或由于湿热久蕴，耗气伤阴，造成阴虚邪恋，则病情反复缠绵。

西医学认为，此病的病原体为单纯疱疹病毒（herpes simplex virus，HSV），分为1型和2型，90%的生殖器疱疹为2型引起。生殖器疱疹患者为传染源，性接触为主要传播途径，亚临床感染或无症状排毒者亦有传染性。HSV进入皮肤黏膜的角质形成细胞进行复制，引起表皮局灶性炎症和坏死，出现原发感染症状；HSV-2病毒长期潜存于骶神经节，在机体免疫力下降或某些诱发因素作用下潜存病毒激活而引起复发。

诊断要点 此病主要发生于性活跃的中青年。男性患者多见于包皮、龟头、冠状沟、尿道口和阴茎根部等部位；女性患者多见于大小阴唇、阴道口、会阴、肛周、宫颈等处。临床表现的轻重及复发频率受病毒血清型、既往病毒感染情况、性别、宿主免疫状态等影响。

原发性生殖器疱疹 为第一次感染HSV出现的症状和体征。特点是皮损较重、全身症状明显、持续时间长。潜伏期2~14天，平均3~5天。初起表现为外生殖器部位的红斑、丘疹，迅速发展为粟粒至绿豆大小的簇集或散在的水疱，继而转变为脓疱或破溃形成糜烂、溃疡，一般可持续4~15天，然后结痂愈合。皮损可伴瘙痒、疼痛、烧灼感，多有腹股沟淋巴结肿痛。部分患者伴发热、头痛、乏力等全身症状。

复发性生殖器疱疹 大多数HSV-2感染患者会复发，首次复发多见于原发性感染后1~4个月，常有一定诱因，包括疲劳、饮酒、肿瘤、皮肤晒伤等。90%的患者发作前有前驱症状，表现为会阴部、臀部、腹部等处瘙痒、疼痛或会阴坠胀等。复发性生殖器疱疹临床表现较原发者轻，水疱少且局限，病程通常为6~10天。可间隔2~3周或数月多次复发。

妊娠期生殖器疱疹 可造成

胎儿宫内发育迟缓、流产、早产，甚至引起胎儿死亡。妊娠 3 个月内感染 HSV，分娩的胎儿常有先天畸形、智力低下。妊娠后期发生原发性生殖器疱疹的孕妇，分娩的胎儿约 50% 发生新生儿 HSV 感染。妊娠期发生的复发性生殖器疱疹一般对胎儿影响不大。

常用辅助检查如下。①病毒分离培养法：有很好的敏感性和特异性，是实验室诊断的"金标准"。②抗原检测：快速简便，敏感性高。是最为常用的快速诊断方法。

鉴别诊断　①软下疳：溃疡较深，表面分泌物多，周围可见卫星状病变；实验室检查可见杜克雷嗜血杆菌。②硬下疳：见梅毒。

治疗　中医治疗应扶正与祛邪并重，发作期以祛邪为主，缓解期以扶正为主。

内治　①肝经湿热证：阴部簇集红色斑丘疹、丘疱疹或水疱，糜烂、溃疡，痛痒交作，小便黄赤，大便干结，舌红，苔黄腻，脉滑数。治宜清热泻火，利湿解毒。方选龙胆泻肝汤加减。常用药物有龙胆草、生地黄、木通、泽泻、栀子、黄芩、车前子、柴胡、大青叶、板蓝根、马齿苋、生甘草等。皮疹色鲜红，加赤芍、牡丹皮；瘙痒明显，加苦参、白鲜皮；糜烂明显，加茵陈。②热毒蕴结证：阴部疱疹，糜烂面大而色红，脓液腥臭，局部肿胀，疼痛明显，腹股沟淋巴结肿大，心烦口干，小便不利，大便干结，舌红绛，苔黄腻，脉滑数。治宜凉血清热解毒。方选五神汤合黄连解毒汤加减。常用药物有金银花、茯苓、车前子、川牛膝、紫花地丁、黄连、黄芩、黄柏、栀子、水牛角、生地黄等。糜烂渗液较多，加萆薢、车前草；水疱较大或有血疱，加板蓝根、马齿苋。③阴虚邪恋证：疱疹反复发作，局部潮红，糜烂，自觉灼热刺痛，伴腰膝酸软、神疲乏力、食少乏味、心烦少寐、口干咽燥，舌质红，苔少或薄腻，脉细数。治宜滋阴降火，解毒除湿。方选知柏地黄汤合萆薢渗湿汤加减。常用药物有知母、黄柏、牡丹皮、泽泻、茯苓、山药、熟地黄、山茱萸、益智仁、萆薢、石菖蒲、乌药等。神疲乏力，加生黄芪、太子参；失眠多梦，加酸枣仁、合欢皮。

外治　①皮疹未破者，用青黛散合麻油调涂患处，每日 2 次。②皮疹糜烂、溃疡者，用马齿苋、地榆、苦参、野菊花，水煎去渣，冷却湿敷或外洗，每日 2~3 次。

其他疗法　①西医疗法：全身治疗主要是抗病毒治疗和合并感染治疗；局部治疗采用生理盐水或 3% 硼酸溶液清洗，保持清洁、干燥，涂抗病毒药剂。②针灸治疗：主要用于复发性生殖器疱疹，取穴肾俞、脾俞、三阴交、足三里，用补法。

转归预后　此病尚无根治方法，往往反复发作，迁延不愈。规范治疗可缩短病程，改善症状，减少复发和并发症。

预防调护　①杜绝卖淫嫖娼，杜绝多性伴侣，提倡使用避孕套。②向育龄患者告知新生儿 HSV 感染及母婴传播的危险性。③夫妻双方共同治疗。④原发性生殖器疱疹患者应积极治疗，缩短病程，预防复发。

(段行式)

àizībìng

艾滋病（acquired immunodeficiency syndrome, AIDS）感染人免疫缺陷病毒引起的以严重免疫缺陷为主要特征的性传播疾病。全称获得性免疫缺陷综合征。人免疫缺陷病毒（human immunodeficiency virus, HIV）特异性侵犯人体 $CD4^+T$ 淋巴细胞，引起免疫系统缺陷，导致各种机会性感染、恶性肿瘤的发生，对人体造成严重损害。AIDS 在世界范围内广泛传播，病死率高，缺乏有效的治疗方法。属中医"疫疬""虚劳""瘰疬"等范畴。

病因病机　总由正气不足、疫毒侵袭而致。疫毒为疫疬之气，具有强烈的传染性；正气不足主要为肾不藏精、肾亏体弱，所谓"邪之所凑，其气必虚"。由性接触而感染者，常因纵欲滥交伐精而致肾精匮乏，正气不足，疫毒之邪乘虚从阴部窍口侵入机体而致；吸毒感染者，因毒品为燥烈耗气伤精之品，长期吸食致形容消瘦，气虚精亏，疫毒之邪由注射部位侵入而致病；亦可因气血亏虚，正气不足，输入挟毒之血，发而为病。此病"疫疬"和"虚劳"并存，虚实夹杂，病程迁延，变化多端。其后正气日虚、邪气渐盛，终致正气衰竭，五脏受损，阴阳离绝而亡。在其发生发展过程中，主要病机包括肺肾阴虚、脾胃虚弱、脾肾亏虚、气虚血瘀、窍闭痰蒙等。

西医学认为此病为 HIV 感染引起，主要传播途径如下。①性传播：是最主要的传播途径，包括同性间或异性间的性接触，特别是肛交，因常伴黏膜损伤而危险性更高。②经血传播：包括输入血制品、器官移植、使用受污染的针头等。这种传播方式具有一定的地域性，可集中于特定人群。③母婴传播：感染 HIV 的母亲通过胎盘、产道、哺乳等途径传染给新生儿。尚无汗液、泪液、唾液传播 HIV 的确切报道，握手、共餐、共用泳池以及昆虫叮咬等途径被认为不会导致 HIV 感染。HIV 侵入人体后，在靶细胞中繁殖，不断杀伤宿主细胞，CD4$^+$T 淋巴细胞数显著减少，造成机体细胞免疫功能缺陷而发病。

诊断要点 从感染 HIV 发展为艾滋病需要 1~10 年，平均 7~8 年。可大致分为急性感染期、无症状感染期、艾滋病前期和艾滋病期。

临床表现 具体如下。

急性感染期 感染 HIV 2~6 周后，50%~70% 的感染者会出现类似上呼吸道感染的急性症状，包括发热、咽痛、头痛、乏力及全身不适等，或出现恶心、呕吐、腹泻等胃肠症状，少数患者会出现急性周围神经炎、多发性神经炎、无菌性脑膜炎等。实验室检查可见淋巴细胞总数减低，CD4$^+$T 淋巴细胞明显减少，外周血淋巴细胞中可培养出 HIV 病毒。出现临床症状后 2~4 周，HIV 抗体可出现阳性，从感染到 HIV 抗体血清转阳的时期称为"窗口期"，一般为 4~8 周。

无症状感染期 由原发 HIV 感染或急性感染症状消失延伸而来，无症状感染期平均可持续 7~8 年，在此期间，CD4$^+$T 淋巴细胞虽然持续下降，但基本处于正常范围。一般无特殊临床表现，或仅有持续性淋巴结肿大。血清抗 HIV 抗体阳性，具有传染性。

艾滋病前期 此期 CD4$^+$T 淋巴细胞的数目降至 200~400/μl，HIV 核酸的数目超过 5000/μl，出现艾滋病相关综合征，表现为非特异性症状，如疲倦、低热、盗汗以及腹泻等，或出现鹅口疮、口腔毛状白斑以及血小板减少性紫癜。

艾滋病期 CD4$^+$T 淋巴细胞数目降至 200/mm³ 以下，HIV 核酸数目高达每微升数万，严重的细胞免疫缺陷导致全身组织器官受累，出现不常见的条件性感染（如肺孢子菌肺炎、弓形虫病、口腔念珠菌感染、巨细胞病毒感染、疱疹病毒感染、隐球菌脑膜炎、肺结核等）和肿瘤（如卡波西肉瘤、淋巴瘤等）。

辅助检查 ①HIV 检测：包括病毒分离培养、抗体检测、抗原检测、病毒核酸检测、病毒载量检测等。HIV 抗体检测是最常用和最具临床诊断价值的方法，包括初筛试验和确诊试验。初筛试验包括酶联免疫吸附试验、明胶颗粒凝集试验、乳胶凝集试验、免疫荧光法、免疫酶法等；常采用的确诊方法为蛋白质印迹法。②免疫缺陷的实验室检查：外周血淋巴细胞计数可作为 HIV 感染进展的标志之一；CD4$^+$T 淋巴细胞计数及 CD4$^+$T 淋巴细胞与 CD8$^+$T 淋巴细胞的比值是评价机体免疫功能的重要指标；还可进行 β$_2$ 微球蛋白和新蝶呤水平的检测。③其他机会性感染的病原体的相关检查。

诊断 ①HIV 感染者：有流行病学史，HIV 抗体阳性。②艾滋病患者：有流行病学史，具有一种以上特征性疾病（即机会性感染或肿瘤）的临床表现，HIV 抗体阳性，CD4$^+$T 淋巴细胞计数为 200~500/μl；或无明显临床表现，但 CD4$^+$T 淋巴细胞计数 ≤200/μl，亦可诊断。

鉴别诊断 ①继发性免疫缺陷病：如皮质激素及免疫抑制剂治疗、化疗、放疗等引起的继发性免疫缺陷。②传染性单核细胞增多症：与 HIV 急性感染期的临床表现相似，但无感染史，HIV 抗体阴性。③特发性 CD4$^+$T 细胞减少症：酷似 AIDS 临床表现，但无 HIV 感染。

治疗 尚无特效治疗方法。西医的免疫调节治疗、抗病毒治疗以及综合疗法可部分控制病情发展，延长患者存活时间。中药治疗及针灸治疗在改善患者免疫功能、提高患者生活质量、治疗并发症等方面发挥积极作用。

内治 ①肺肾阴虚证：多见于以呼吸系统症状为主的艾滋病早、中期患者。发热，干咳无痰，或少量黏痰，或痰中带血，气短胸痛，全身乏力，动则喘促，消瘦，口干咽痛，盗汗，可伴皮疹、瘙痒，舌红，苔薄白或黄腻，脉细数。治宜滋补肺肾，解毒化痰。方选百合固金汤加减。常用药物有百合、生地黄、玄参、莲子肉、桔梗、白扁豆、茯苓、甘草、贝母、麦冬等。干咳少痰，酌加百部、款冬花；合并头面脂溢性皮炎损害，酌加苦参、白鲜皮、侧柏叶。②脾胃虚弱证：多见于以消化系统症状为主者。腹泻久治不愈，大便呈稀水状，少数挟有脓血和黏液，里急后重不明显，可有腹痛，并见发热、消瘦、全身乏力、食欲缺乏、恶心呕吐、吞咽困难、腹胀肠鸣，或伴鹅口疮，舌淡有齿痕，苔白腻，脉濡细。治宜健脾益气，和胃止泻。方选补中益气汤、真人养脏汤、参苓白术散等加减。常用药物有黄芪、人参、当归、陈皮、升麻、柴胡、白术、茯苓、半夏、砂仁、木香、生姜、甘草等。腹痛，加高良姜、香附；胃脘胀满，加枳壳、大腹皮。③脾肾亏虚证：多见于晚期患者。发热或低热，形体极度消瘦，神情倦怠，心悸气短，头晕目眩，腰膝酸痛，食欲缺乏，恶心，呃逆频作，腹泻剧烈，五更泄泻，四肢厥逆，毛发枯槁，面色苍白，舌质淡或胖，苔白，脉沉细无力。治宜温补脾肾，益气回阳。方选肾气丸、四神丸、右归丸加减。常用药物有肉豆蔻、补骨脂、五味子、吴茱萸、熟地黄、山药、泽泻、茯苓、牡丹皮、桂枝、附子。大便溏泻，加芡实、白术。④气虚血瘀证：多见于以卡波西肉瘤或其他恶性肿瘤为主要表现的患者。四肢躯干部多发性肿瘤，瘤色紫暗，易于出血，淋巴结肿大，伴周身乏力，气短懒言、面色黄白，饮食不香，舌暗淡，脉沉细无力。治宜补气化瘀，活血清热。方选补阳还五汤、犀角地黄汤合消瘰丸加减。常用药物有赤芍、川芎、当归、地龙、黄芪、水牛角、生地黄、牡丹皮、三棱、莪术、乳香、没药、龙胆草、玄参、浙贝母等。疼痛较重，加五灵脂；气虚明显，加人参、党参。⑤窍闭痰蒙证：多见于中枢神经病症的晚期患者。发热，头痛，恶心呕吐，神志不清或神昏谵语，项强惊厥，四肢抽搐，或伴癫痫、痴呆，舌质暗淡，苔黄腻，脉细数或滑。治宜清热化痰，开窍通闭。方选安宫牛黄丸、紫雪丹、至宝丹、生脉饮等。常用药物有牛黄、郁金、冰片、黄连、黄芩、朱砂、水牛角、天麻、钩藤、牛膝、栀子、杜仲、桑寄生、茯苓、五味子、麦冬等。血瘀，加赤芍、桃仁；肺热壅盛，加桑白皮、鱼腥草。

外治 合并脂溢性皮炎，可用三黄洗剂、颠倒散洗剂外涂；合并带状疱疹，可用青黛散水调外涂；合并多发性疣，可用木贼草、蜂房、马齿苋、香附等煎水熏洗。

其他疗法 包括西医治疗、针灸治疗等。

西医治疗 ①抗 HIV 治疗：常用药物包括核苷类反转录酶抑制剂（NRTIs）、非核苷类反转录酶抑制剂（NNRTIs）、蛋白酶抑制剂（PIs）等。1996 年何大一提出"鸡尾酒疗法"，即高效抗反转录病毒治疗（HAART），成为抗 HIV 感染的规范疗法，多药联合应用可产生相加或协同作用，减少单一药物剂量，减少副作用，并延缓耐药毒株的出现。②免疫调节治疗：包括 α-干扰素、白细胞介素 2、丙种球蛋白等药物的应用，可改善免疫功能，减少机会性感染的发生。

针灸治疗 可取足三里、肺俞、膈俞、肾俞、神阙、关元、气海、三阴交等穴，随症加减，固本培元，扶正祛邪。要注意针具的消毒，预防施术者职业暴露感染。

转归预后 尚无治愈艾滋病特效药物。通过规范治疗，可改善症状，延长生命，提高生活质量，减轻患者痛苦。

预防调护 ①树立健康的性观念，加强艾滋病防治知识的普及。②禁止吸毒者共用针头、注射器，勿接触污染的物品，如牙刷、剃须刀等。③加强血液制品管理，严格选择供血者。④女性患者应避免妊娠，控制母婴传播。⑤加强心理治疗，关爱患者，保证合理平衡饮食。

（段行武）

gāngmén zhícháng jíbìng

肛门直肠疾病（anorectal diseases）

在致病因素的作用下，脏腑经络功能失调，发于肛门直肠部位的疾病。古代文献中统称痔疮、痔瘘。常见的有痔、肛隐窝炎、肛裂、肛痈、肛漏、脱肛、息肉痔、锁肛痔等。

病因病机 常见致病因素有风、湿、燥、热、气虚、血虚等。①风：明·戴元礼《证治要诀》曰"血清而色鲜者为肠风"，说明风邪可引起下血。风善行而数变，且多夹热，热伤肠络，血不循经，下溢而便血。因风而发生的便血，其色鲜明，出血急暴，呈喷射状，多见于内痔实证。②湿：有内湿与外湿之分，外湿多因久居雾露潮湿之处而发病；内湿多由饮食不节，损伤脾胃，脾失运化，湿自内生。湿性重浊，常先伤下，故肛肠病中因湿邪致病者较多。湿与热结，致肛门部气血纵横、筋脉交错而发内痔；湿热蕴阻肛门，经络阻隔，气血凝滞，热盛肉腐而成脓，易形成肛周脓肿；湿热下注大肠，肠道气机不利，经络阻滞，瘀血凝聚，发为直肠息肉。③热：肛肠病中热邪致者亦较多见。热为阳邪，易伤津动血，热积肠道，耗伤津液，而致热结肠燥，大便秘结不通。便秘日久，可导致局部气血不畅，瘀滞不散，结而为痔；热盛迫血妄行，血不循经，则发生便血。热与湿结，蕴阻肛门，腐蚀血肉而发肛周脓肿。④燥：清·吴谦等编写的《医宗金鉴》曰："肛门围绕，折纹破裂，便结者，火燥也。"燥有内外之分，引起肛门疾病者多为内燥，常因饮食不节，恣饮醇酒，过食辛辣厚味，以致燥热内结，耗伤津液，无以下润大肠，则大便干结；或素有血虚，血虚津乏，肠道失于濡润，而致大便干燥，临厕努责，常使肛门裂伤或擦伤痔核而致便血等。⑤气虚：以脾胃失运，中气不足为主。妇人生育过多，小儿久泻久痢，老年气血不足，机能衰退以及某些慢性疾病等，都能导致中气不足，气虚下陷，无以摄纳而引起直肠脱垂不收、内痔脱出不纳;气虚,正不胜邪,不能托毒外出,故肛门直肠周围发生脓肿时,初起症状不明显,难消难溃,溃后脓水稀薄。⑥血虚:常因失血过多或脾虚生血乏源所致。在肛门直肠疾病中,常因长期便血而致血虚,血虚则气虚,气虚则无以摄血而致下血,更导致血虚,如此往复,形成恶性循环。血虚生燥,无以润滑肠道,则大便燥结,损伤肛门而致肛裂,或擦伤内痔而便血;疮口的愈合需赖血的濡养,血虚故陈旧性肛裂难以愈合,肛痛易成肛瘘。总之,上述致病因素可以单独致病,也可多种因素同时存在,如风多夹热、湿热相兼等。在病程中,有的为实证,有的为虚证,有的则为虚中夹实,审证求因时要进行全面分析。

诊断要点 ①便血:是肛门直肠疾病最常见的症状,可见于内痔、肛裂、直肠息肉、直肠癌等多种疾病。由于疾病不同,病因各异,其表现特点也不一样。血不与大便相混,附于大便表面,或便时点滴而下,或一线如箭,无疼痛者,多为内痔;便血少而肛门部有撕裂样疼痛者,多为肛裂;儿童便血,大便次数和性质无明显改变者,多为直肠息肉;血与黏液相混,其色晦暗,肛门有重坠感者,应考虑有直肠癌的可能。便血鲜红,血出如箭,并伴有口渴、便秘、尿赤、舌红、脉数等症状,多属风热肠燥;便血色淡,日久而量多,伴有面色无华、头晕心悸、神疲乏力、舌淡、脉沉细等症状,属血虚肠燥。②肿痛:常见于肛周脓肿、内痔嵌顿、外痔水肿、血栓外痔等病。肿势高突,疼痛剧烈,多为湿热阻滞,可伴有胸闷腹胀、体倦身

重、食欲缺乏、发热、苔黄腻、脉濡数等症状,常见于肛周脓肿、外痔水肿等。微肿微痛者,每因气血、气阴不足,又兼湿热下注之虚中夹实证,可伴发热不高、神疲乏力、头晕心悸、盗汗、便溏或便秘、舌淡或红、苔黄或腻、脉濡细等症状,常为肛周脓肿症状不明显者或结核性肛周感染。③脱垂:是Ⅱ、Ⅲ期内痔、息肉痔、直肠脱垂的常见症状。直肠脱垂呈管状、环形;内痔脱出呈颗粒状,如枣形;息肉痔头圆而有长蒂。肛门松弛易脱出,不能自行回纳,伴有面色无华、头晕目眩、心悸气短、自汗盗汗、舌质淡、脉沉细弱等,为气血虚衰、中气下陷;内痔脱出,嵌于肛外,红肿疼痛,不易复位者,多为湿热下迫;若复因染毒,热毒熏灼则局部糜烂坏死,可伴有寒热烦渴、便干溲赤、舌红苔黄或腻、脉弦数等症状。④流脓:常见于肛痈或肛瘘。脓出黄稠带粪臭者,多为湿热蕴阻肛门,热盛肉腐而成脓,伴有发热等。脓出稀薄不臭,或微带粪臭,淋漓不尽,疮口凹陷,周围有空腔,不易敛合者,多为气阴两亏兼湿热下注之证,可伴低热盗汗、面色萎黄、神疲纳呆、舌淡红、脉濡细或细数等。⑤便秘:是痔、肛裂、肛痈等许多肛门直肠疾病的常见症状。腹满胀痛、拒按、大便秘结,伴口臭、心烦、身热、溲赤、舌红苔黄燥、脉数等,多为燥热内结,热结肠燥;腹满作胀,喜按而大便燥结,伴有面色㿠白、头晕心悸、神疲乏力、舌质淡、脉细无力等,多为血虚肠燥。⑥分泌物:常见于内痔脱出、直肠脱垂、肛瘘等。多为湿热下注或热毒蕴结所致,多伴有局部肿痛、口干、食欲缺乏、胸闷不舒、便

溏或干结、溲赤、舌红、苔黄腻、脉弦数,内痔、直肠脱垂嵌顿及实证肛瘘多见。分泌物清稀不臭,多为气虚脱肛、内痔脱垂或虚证肛瘘。

常见检查方法有以下几种。①肛门视诊:观察肛门的位置和形态,肛周皮肤有无糜烂,有无搔抓痕迹及肛毛分布有无异常,从而判断有无肛门湿疹或瘙痒症等。还应注意肛周皮肤有无红肿或溃口,以此分辨有无肛周脓肿或肛瘘。观察肛门有无肿物,应注意其大小、位置、形状、颜色及有无根蒂,并注意辨别肿物的实际病位,是肛外固有,还是由肛内脱出。观察肛周有无血迹、脓液、渗液、粪便等污染物。如为血迹,应考虑可能有出血性疾病,如肛裂、内痔或肛管癌等,女性患者也可为经血污染所致;如为脓液,应考虑可能有肛门化脓性疾病,如肛瘘等;如肛门潮湿、渗液较多,应考虑有无肛门湿疹、肛管上皮缺损或肛门松弛;如为粪便,应考虑是否有肛门失禁等。另外,应注意观察肛管有无裂伤、皮肤颜色有无异常等。有严重脱出性疾病时,如嘱其取蹲位用力努责,有时可使内痔脱出肛外,更便于直接观察。②肛门指诊:检查前嘱患者排空大便,选择适当体位后,医生右手戴手套或示指戴指套,先触诊肛周病变,再行肛内指诊。肛内指诊前先在示指端涂少许润滑剂,示指与肛门平面呈45°,轻轻按压肛缘,然后沿脐部方向将手指缓缓插入肛门。检查时,动作轻柔、仔细。从下至上,左右前后各壁手指可及范围均应触摸,防止遗漏。指诊完毕,应注意指套有无脓性分泌物或血迹,必要时取样做化验检查。③肛门镜检查:右

手持肛门镜并用拇指顶住芯子，肛门镜尖端应先涂以润滑剂。用左手拇、示指将右臀拉开，显示出肛门口，用肛门镜头按摩肛缘，使肛管括约肌松弛。朝脐方向缓慢插入，当通过肛管后改向骶凹，进入直肠壶腹。将芯子取出，取出后要注意芯子上有无血迹。照入灯光，查看黏膜颜色，注意有无溃疡、息肉、肿瘤及异物。若直肠内有分泌物，可用镊子夹棉球擦净，再详细检查。最后将肛门镜慢慢向外抽出，在齿状线处注意内痔、肛乳头、肛隐窝或肛瘘内口等。若用分叶肛门镜，在插入时应将其并拢，进入肛管后再使其张开，利用叶间隙做检查及治疗，退出同时应缓慢并拢肛门镜，直至完全退出，注意不要夹住患者的皮肤及直肠黏膜。

治疗 包括内治、外治和手术疗法。

转归预后 大部分患者预后良好。

预防调护 ①保持排便通畅，每天定时排便，临厕不宜久蹲努责。②注意饮食卫生，少食辛辣刺激食物，多吃蔬菜水果，以助排便通畅。③保持肛门清洁，常用温水清洗肛门，勤换内裤，便纸要柔软，防止擦伤。④加强锻炼，增强体质，以促进全身气血流畅和增加肠道蠕动。

（刘仍海）

zhì

痔（hemorrhoid） 肛垫病理性肥大、移位及肛周皮下血管丛血液瘀滞形成团块的疾病。又称痔疮、痔病、痔核。有研究认为，此病是由于肛垫病理性肥大、移位及肛周皮下血管丛血流瘀滞形成局部团块而形成的疾病。根据痔核发生的部位，可分为内痔、外痔和混合痔。中国对痔病的认

识最早可追溯到夏商时期（公元前21～公元前11世纪），当时的甲骨文中就有关于"痔病"的记载。《山海经》中最早明确提出了"痔"的病名，如"西山经"中记有："合之山，有鸟焉，其状如鹑，黑文而赤翁，名曰栎，食之已痔。"中国现存最早的方书——汉代《五十二病方》把痔分为四类，即牡痔、牝痔、脉痔、血痔。《素问》指出痔的病机："因而饱食，筋脉横解，肠澼为痔。"

此病男女老幼皆可罹患，其中20岁以上成年人占大多数。据中国有关文献报道，痔患者约占受检人群的46.3%。痔的形成与饮食不节、腹泻便秘、久坐久立、妊娠分娩、房劳过度、六淫外侵、情志失调、父母遗传、脏腑虚弱等因素有关。西医学认为痔的形成与解剖、感染、腹压持续增高及遗传等因素有关，可导致直肠末端及肛管部位皮下的静脉丛迂曲扩张、静脉破裂、肛缘皮肤感染、肛缘皮肤组织增生等病理性改变。

（刘仍海）

nèizhì

内痔（internal hemorrhoid） 齿状线上方肛垫的支持结构、静脉丛及动静脉吻合支发生病理性改变或移位所致的疾病。又称里痔。现代观点认为内痔是肛垫病理性肥大并向下移位而形成的疾病，包括血管丛扩张、纤维支持结构松弛、断裂。内痔是肛门直肠病中最常见的疾病，民间有"十人九痔"之称。好发于截石位的3、7、11点处。发生于此处的痔核称为母痔，其他部位的称为子痔。特点是便血，痔核脱出及肛门不适感。

病因病机 "筋脉横解，肠澼为痔"，主要病机为肛门局部气

血瘀滞，经脉不通，经络阻塞，其病因有饮食不节、情志不调、房劳过度、外感六淫、脾胃虚弱、先天禀赋不足等。病机如下。①风热下冲：外感六淫，化热生风或肝郁化火生风等原因而致风热下冲肛门，致使局部气血瘀滞，经脉不通，经络阻塞，发为内痔。②湿热下注：湿热下注，蕴结肛门，宿滞不散，凝积于肛门局部，而致局部血脉不通，气血纵横，经络阻塞，发为痔。③气血瘀滞：脏腑本虚、脾胃受损、精气不足等原因引起气血不足，中气下陷，气血下坠于肛门，而致局部气血运行不畅，经络不通，血气瘀积不散，凝聚成块，发为痔。④脾虚气陷：脏腑本虚、脾胃受损、精气不足等原因引起气血不足，中气下陷，气血下坠于肛门，而致局部气血运行不畅，经络不通，血气不散，坠积成块，发为痔。

西医学认为此病确切病因不明，常与多种因素有关，故形成多种学说，主要有静脉曲张学说和肛垫下移学说。

诊断要点 主要症状是便血和脱出。内痔的早期症状是便血，其出血的特点是间断性、无痛性和便鲜血，出血的方式有滴血、喷射状出血、手纸带血或大便上附有血迹，便后出血即止。严重者可引起贫血。随着病情发展，痔核逐渐增大，排便时可脱出肛门外，称之为脱出或脱垂，轻者便后可以自行回纳，重者需用手送回，甚至不能回纳。肛门镜检查可见齿状线上黏膜隆起，状如草莓，大小不等，黏膜隆起区域色泽鲜红或紫红，表面纤维化明显者变为灰白色，或有黏膜增厚，有时可以看到黏膜表面有出血点或糜烂。根据痔核的脱出情况，内痔可以分为四期。①Ⅰ度内痔：

便时带血、滴血或喷射状出血，无内痔脱出，便后出血可自行停止。②Ⅱ度内痔：便时带血、滴血或喷射状出血，伴内痔脱出，便后可自行回纳。③Ⅲ度内痔：便时带血、滴血，伴内痔脱出或久站、咳嗽、劳累、负重时内痔脱出，需用手回纳。④Ⅳ度内痔：内痔脱出不能回纳，可伴发嵌顿。

鉴别诊断 ①脱肛：脱出物呈环状或螺旋状，表面光滑，无静脉曲张，一般不出血。②息肉痔：多见于儿童。脱出物一般为单个，有长蒂，头圆，表面光滑，质较痔核硬，可活动，容易出血，但多无射血、滴血现象。③肛乳头肥大：脱出物呈锥形或鼓槌状，灰白色，表面为上皮，质地中等偏硬，一般无便血，常有疼痛或肛门坠胀。④锁肛痔：多见于中老年患者，粪便中混有脓血、黏液、腐臭的分泌物，便次增多，里急后重，晚期患者大便变细。指检可触及菜花状物，或凹凸不平溃疡，质地坚硬，推之不移，触之易出血。⑤肛裂：以便时疼痛或便后周期性疼痛为主要症状，便血色泽鲜红，量少，局部检查可见6点或12点有梭形溃疡。

治疗 消除病因，缓解症状，减轻痛苦。根据患者的症状和体征决定治疗方法和手术方法。

内治 ①风热伤络证：大便带血，滴血或喷射状出血，血色鲜红，或有肛门瘙痒，舌质红，苔薄黄，脉数。治宜祛风清热，凉血止血。方选凉血地黄汤（《外科大成》）。常用药物有生地黄、当归、赤芍、地榆、槐角、黄连、天花粉、甘草、升麻、枳壳、黄芩、荆芥等。②湿热下注证：便血色鲜，量较多，肛内肿物外脱，可自行回纳，肛门灼热，重坠不适，苔黄腻，脉弦数。治宜清热

利湿止血。方选槐花散加减。常用药物有槐花炭、侧柏炭、地榆炭、当归、荆芥炭、生地黄、槐角、甘草等。③气滞血瘀证：肛内肿物脱出，甚或嵌顿，肛管紧缩，坠胀疼痛，甚则内有血栓形成，肛缘水肿，触痛明显，舌质红，苔白，脉弦细涩。治宜活血消肿。方选活血散瘀汤。常用药物有当归尾、赤芍、桃仁、大黄、川芎、牡丹皮、枳壳、瓜蒌、槐角、地榆、槟榔等。④脾虚气陷证：肛门松弛，内痔脱出不能自行回纳，需用手法还纳，便血色泽淡红，伴头晕、气短、面色少华、神疲自汗、纳少、便溏等，舌淡，苔薄白，脉细弱。治宜补中益气，升阳举陷。方选补中益气汤（《脾胃论》）。常用药物有黄芪、人参、白术、陈皮、炙甘草、当归、升麻、柴胡等。

外治 是最常用方法，简述以下几种。①熏洗法：各期内痔均可应用。具有清热利湿，活血止痛，收敛消肿等作用，常用的有祛毒汤、五倍子汤、苦参汤等。②外敷法：适用于各期内痔及手术后换药。有油膏和散剂之分，具有消肿止痛，收敛止血，祛腐生肌等作用，常用的有五倍子散、黄连膏、生肌膏、九华膏等。根据不同症状选用不同的油膏、散剂，以药物直接敷于患处。③塞药法：适用于各期内痔。用药物制成各种栓剂塞入直肠内，在体温的作用下熔化，直接作用于患处。具有清热消肿、止痛止血等作用，有多种治疗痔的栓剂，如化痔栓等，可酌情选用。④注射法：是指直接将药物注射在痔核上的治疗方法。临床上根据所用药物的不同，分为硬化萎缩法和坏死枯脱法。由于坏死枯脱法术后常有大出血、感染、直肠狭窄

等并发症，故临床上运用较少。硬化剂注射适用于各期内痔、混合痔的内痔部分。由于所用药物不同，注射方法有所区别，但其注射的基本要点如下：选择适当体位，常规皮肤消毒，铺治疗巾。选择适当的麻醉方法，消毒肛管，首先检查痔核的表现，如痔核的数量、大小、形状、部位以及痔核周围的情况等，然后再行注射。注射时在喇叭口肛门镜下，将痔核显露清楚。注射的顺序是先注射较小痔核，然后注射较大痔核。注射的部位应以痔核中心为主，根据痔核的大小选择适当的进针部位，有的方法要注射少量药物到痔核上方，即痔动脉区，以起到阻断血流的作用。注射的深浅要合适，一般以痔核的黏膜下层为主，以注射齿状线上方为主。药物的用量要根据所注射的药物来决定，但原则上应使痔核均匀肿胀，充满整个痔体，痔核表面色泽发生改变。注意注射药物时要回抽血液，以防药液入血，引起毒性反应。注射后肛门内放置痔疮栓或油纱条。外盖纱布固定。注射时一定注意无菌操作。⑤结扎法：常用的有四种方法。单纯结扎法：适用于Ⅱ、Ⅲ期内痔。此法操作较为简单，常规消毒、铺巾、麻醉后，以组织钳将痔核牵出，用止血钳夹住痔核的基底部，用7号或10号线于止血钳下结扎痔核，缓慢松钳，逐渐紧线，将痔核结扎牢靠，并送入肛内，伤口可放止血粉油纱条或消炎止痛栓剂，外盖敷料并固定即可。贯穿结扎法：患者取左侧卧位或截石位，常规消毒，铺巾，麻醉后，消毒肛管，扩肛，使内痔核脱出肛门外，或用组织钳将其牵出肛门，再用止血钳将内痔核基底部夹紧，并在齿状线处剪开一

个小口，也可不剪，然后用 10 号线在止血钳下做贯穿"8"字缝扎。可以剪除部分痔核，将痔核纳入肛内，伤口可填止血粉油纱条或消炎止痛栓剂，敷料固定，手术完成。分段结扎法：适用于环状内痔。将环状内痔分为几个痔块，在所划分的痔与痔之间的分界线处，用两把止血钳夹起黏膜，于中间剪断，上至痔顶端，下至齿状线。用同样方法处理其他几个痔核分界处。最后，用止血钳夹住被分离的痔基底，用丝线圆针在止血钳下方贯穿"8"字形缝扎。用同样的方法处理其他痔块。为防水肿，可在结扎线下方向外做 0.5~1cm 的放射状减压切口，然后将痔核送回，肛门内可放置止血粉油纱条或消炎止痛栓剂，敷料固定即可。胶圈套扎法：是指通过一定的器械，将乳胶圈套入痔核根部，利用胶圈较强的弹性，阻断内痔的血液运行，使痔核缺血、坏死、脱落，创面组织修复愈合，而达到治愈目的的治疗方法。这种疗法是在结扎法的基础上发展而来，具有操作简单、患者痛苦少、疗效确切可靠的特点，适用于各期内痔及混合痔的内痔部分。胶圈套扎所用的器械称为胶圈套扎器，国内外有多种类型，且不断改进，但大体上可分为两种，牵拉套扎器和吸引套扎器，也可以不用特殊的套扎器而直接用血管钳进行套扎。

其他疗法　如扩肛疗法、降温疗法、冷冻疗法、红外线凝结疗法、激光疗法和痔吻合器环切法等。

转归预后　此病预后很好，药物治疗缓解症状，手术疗法可以治愈。

预防调护　内痔的预防调护较为重要，常用的方法有以下几种。①加强体育锻炼：能增强体质，减少和防止疾病的发生。对于从事脑力劳动的人尤其重要。对于久站、久坐的患者，要尽量安排时间活动下肢和臀部肌肉，促使气血通畅，减少局部血瘀。②注意饮食调理：少食刺激性食物，如胡椒、辣椒、芥末、葱蒜等，少饮酒，多食水果、蔬菜，多饮开水。饮食不宜过分精细，要食五谷杂粮，荤素搭配。饮食要有规律，不可过饱过饥。要注意饮食卫生，同时注意勿吞入异物。③防止大便秘结：调整饮食结构，多食粗粮杂食，多食蔬菜水果，多饮水，少食精细食品。建立良好的排便习惯，排便要定时，不要经常抑制排便感，不要拖延排便时间。及时治疗与便秘有关的其他疾病。

（刘仍海）

wàizhì

外痔（external hemorrhoid）

齿状线远侧皮下静脉丛病理性扩张或血栓形成所致的疾病。特点是肛管或肛缘有隆起，并有肛门坠胀、疼痛，异物感。临床上分为 3 种，痔外静脉丛迂曲扩张形成的肛管或肛缘处皮肤隆起，称为静脉曲张性外痔；痔外静脉丛破裂形成血栓引起的皮肤隆起，称为血栓性外痔；炎症反复刺激引起肛缘皱襞皮肤发生结缔组织增生、肥大，痔内无曲张的静脉丛，称为结缔组织性外痔，包括哨兵痔、赘皮外痔。

病因病机　多与湿、热、瘀有关，为局部气血运行不畅，筋脉阻滞，日久瘀结不散所致。①气滞血瘀：局部气血瘀滞，肠道气机不畅，不通则痛。②湿热下注：湿性重着，常犯于下，湿热蕴阻肛门，经络阻滞，瘀结不散而发此病。③脾虚气陷：年高、体弱多病者，脾胃功能失常，中气不足，脾虚气陷，无力摄纳，而致肛门坠胀，肿物难以消退。

诊断要点　①静脉曲张性外痔：发生在肛缘皮下，外观呈椭圆形肿物，触之柔软。便时或下蹲等致腹压增加时肿物增大，并呈暗紫色，便后或按摩后肿物缩小。一般不疼痛，仅觉肛门部坠胀不适。有静脉曲张性外痔的患者多伴有内痔。②血栓性外痔：好发于膀胱截石位的 3、9 点处。肛缘突然剧烈疼痛，皮下有一触痛性肿物，排便、坐下、行走，甚至咳嗽等动作均可使疼痛加剧。检查时在肛缘可见一暗紫色圆形硬结节。界限清楚，触按痛剧。③结缔组织性外痔：肛门异物感为其主要症状。肛门边缘处赘生皮瓣，逐渐增大，质地柔软，一般无疼痛，不出血，仅觉肛门有异物感，常因染毒而肿胀，肿胀消失后，赘皮依然存在。发生于截石位 6、12 点处的外痔，常为肛裂引起，又称哨兵痔或裂痔；发于 3、7、11 点处的外痔，多伴有内痔；赘皮呈环形或形如花冠的多见于经产妇。

鉴别诊断　①外痔继发感染：亦称炎性外痔。表现为肛门部皮肤隆起、疼痛。检查可见肛门皮肤皱襞或原有外痔充血、水肿、触痛。②肛周脓肿：表现为肛门周围肿起、疼痛。部分伴有全身症状，如发热、恶寒。检查可见肛门周围局部红肿、触痛、有波动感。

治疗　以外治为主，亦可采用手术治疗；内治主要缓解外痔引起的症状。

内治　①气滞血瘀证：肛缘肿物突起，排便时可增大，有异物感，可有胀痛或坠痛，舌紫暗，苔薄黄，脉弦涩。治宜理气化瘀。

方选活血散瘀汤。常用药物有川芎、当归尾、赤芍、苏木、牡丹皮、枳壳、瓜蒌仁（去壳）、桃仁（去皮、尖）、槟榔、大黄（酒炒）等。②湿热下注证：肛缘肿物隆起，灼热疼痛或局部有分泌物，便干或溏，舌红，苔黄腻，脉滑数。治宜清热利湿。方选草薢渗湿汤。常用药物有草薢、薏苡仁、茯苓、牡丹皮、泽泻、通草、滑石、黄柏等。③脾虚气陷证：肛缘肿物隆起，肛门坠胀，似有便意或排便不尽，神疲乏力，纳少便溏，舌淡胖，苔薄白，脉细无力。治宜理气健脾。方选补中益气汤。常用药物有黄芪、人参、白术、陈皮、炙甘草、当归、升麻、柴胡等。

外治 以熏洗和外敷为主。①熏洗法：各种外痔均可应用。具有清热利湿，活血止痛，收敛消肿等作用，常用的有祛毒汤、五倍子汤、苦参汤等。②外敷法：各种外痔及术后均可运用。具有消肿止痛，收敛止血，祛腐生肌等作用，常用的有黄连膏、生肌膏、九华膏等，以药物直接敷于患处。

其他疗法 必要时可采用手术疗法，常用的方法有静脉丛剥离术、血栓外痔剥离术、外痔切除术等。

转归预后 此病预后很好，药物治疗缓解症状，手术疗法可以治愈。

预防调护 忌食辛辣厚味，注意局部清洁，避免不良排便习惯，保持排便通畅。

（刘仍海）

hùnhézhì

混合痔（mixed hemorrhoid） 内痔通过静脉丛吻合支与相应部位的外痔相互融合所致的疾病。多发于膀胱截石位 3、7、11 点

处，以 11 点处最为多见。兼有内痔、外痔的症状。

病因病机 见内痔、外痔。

诊断要点 可有便血和脱出等内痔的症状，以及肛门下坠、不适和异物感的外痔表现。检查肛门外观时可见肛周皮肤隆起，蹲位时明显，皮色正常；肛门镜下见齿状线上黏膜隆起与齿状线下皮肤隆起，且相互连接。

鉴别诊断 见内痔、外痔。

治疗 包括以下几方面。

内治 见内痔、外痔。

外治 见内痔、外痔。

其他疗法 手术方法较多，常见的有外剥内扎术。

转归预后 此病预后很好，药物治疗在于缓解症状，手术可以治愈。

预防调护 见内痔。

（刘仍海）

xīròuzhì

息肉痔（polyp of rectum） 肠黏膜表面出现突出到肠腔内的赘生物的疾病。小的息肉可以无任何症状，较大的具有分泌等功能的息肉常以便血、脱出、肠道刺激症状为主。此病有单发，也有多发，前者多见于儿童，后者多见于青壮年。此病可发生于任何年龄的人群，通常认为 40 岁以上者为高发人群，且年龄越大，发病率越高。此病最早记载于《黄帝内经》，被称为"肠覃"，认为是寒气所致。清·祁坤《外科大成》对息肉生长部位、形态、表现和治疗，记载得更为清楚。相当于西医学的结直肠息肉。

病因病机 发病多因饮食失节或先天肠毒滞留，过食辛辣肥腻刺激之品，脾胃运化功能失调，糟粕残物久滞肠道，郁而成湿、成热、成毒，下迫大肠，致肠道气机不利，湿热毒搏结；或脏腑

本虚，气不行血，血行受阻，蓄积于肠道而发病。

西医学对结直肠息肉的病因尚未完全明确，认为可能与下列因素有关：炎性刺激、遗传因素和基因突变、饮食因素、机械损伤和粪便刺激以及病毒感染。

诊断要点 以便血、排便习惯改变、息肉脱出肛外为主要症状，小的息肉无腹痛，息肉较大时可出现腹痛，多为坠胀性隐痛。临床病理分型有以下几种：管状腺瘤、绒毛状腺瘤、管状绒毛状腺瘤、幼年性息肉、色素沉着息肉综合征、炎性息肉、血吸虫卵性息肉、化生性息肉。肛门直肠指诊对结直肠息肉的诊断很有价值，指诊时应注意息肉的大小、硬度、活动度、是否有蒂、是否光滑、是否出血。大便潜血检查、内镜学检查、钡剂灌肠及气钡双重造影对明确诊断有帮助。经上述检查发现肠道有赘生物、疑为息肉痔者，要通过活体组织检查来分型并与恶性肿瘤、错构瘤等疾病鉴别。根据患者症状、体征及相关辅助检查结果等，一般可明确诊断。

鉴别诊断 肛乳头瘤：两者形态相似，均为顶大蒂小，但结直肠息肉生于齿状线以上的直肠部位，系直肠黏膜被覆，鲜红色，质软，易触碰出血；而肛乳头瘤是肛管上皮组织增生，是纤维组织，不易出血，即使发作时有便血，基本上也是肛乳头被回纳入肛门时擦破肛管皮肤所致。

治疗 主要采用物理治疗、内镜下摘除、手术切除以防止癌变。针对便血、腹泻、黏液便、肠道肛门刺激症等症状可用中医辨证论治。

内治 ①风伤肠络证：便血鲜红，滴血或大便带血，息肉表

面充血明显,部分患者脱出肛门外,舌红,苔白或薄黄,脉浮数。治宜清热凉血,祛风止痛。方选凉血地黄汤加减。常用药物有生地黄、当归尾、地榆、槐角、黄连、天花粉、升麻、枳壳、黄芩、荆芥、侧柏炭、甘草。中成药可选用地榆槐角丸口服。②气滞血瘀证:肿物脱出肛门外,不能回纳,疼痛剧烈,息肉表面紫暗,舌紫,脉涩。治宜活血化瘀,软坚化结。方选少腹逐瘀汤加减。常用药物有小茴香、干姜、延胡索、没药、当归、川芎、官桂、赤芍、蒲黄等。③胃肠湿热证:肛门潮湿不适,瘙痒,大便次数增多,带有黏液,伴有心烦口渴、小便短赤,舌红,苔黄腻,脉濡滑。治宜清热利湿。方选黄连解毒汤加减。常用药物有黄连、黄芩、黄柏、泽泻、茯苓、白术、薏苡仁、甘草等。④脾气亏虚证:肿物易于脱出肛门外,表面增生粗糙,或有少量出血,肛门松弛,舌淡苔薄,脉弱。治宜补益脾胃。方选参苓白术散加减。常用药物有莲子肉、砂仁、薏苡仁、桔梗、白扁豆、茯苓、人参、炙甘草等。

外治 ①灌肠法:可用复方乌梅汤保留灌肠,每日1次。常用药物有乌梅、海浮石、五倍子、五味子、牡蛎、夏枯草、贯众、紫草。②结扎法:如结直肠息肉能脱出肛外,可在直视下单纯结扎或贯穿结扎;不能脱出者可在麻醉下进行结扎;如为多发息肉,可将生长密集区之息肉连同部分正常黏膜一并结扎。③注射法:取侧卧位局部麻醉后消毒肠腔,然后用6%明矾或其他硬化剂注射于息肉基底部,可使息肉自蒂部脱落。

其他疗法 手术疗法:常用的术式有经结肠镜息肉摘除术、经肛门息肉切除术、经骶结直肠息肉切除术。

转归预后 主要取决于其组织分型,腺瘤性息肉恶变率较高,其中又以绒毛状腺瘤恶变率最高,故对腺瘤性息肉一经发现应积极治疗。炎性息肉也有一定恶变率,错构瘤性息肉极少恶变。

预防调护 ①积极控制肠道炎症。②少食刺激性食物以减少对肠道的刺激,多食富含纤维素的饮食。③保持大便通畅,减少肠道有害物质的吸收。

(赵宝明)

suǒgāngzhì

锁肛痔(anorectal cancer) 发生于直肠的恶性肿瘤。病至后期,肛门狭窄犹如锁住。特点是排便习惯改变、大便变形、便血和腹痛等。多发于55~65岁,中青年较少见。中医文献中对锁肛痔早有记载,对其症状和预后有较为详细的描述。清·祁坤《外科大成》:"锁肛痔,肛门内外如竹节锁紧,形如海蜇,里急后重,便粪细而带扁,时注臭水,此无法治。"相当于西医学的直肠癌。直肠癌是最常见的消化道肿瘤之一,多见于女性,男女发病率之比为1:(1.5~2.0)。

病因病机 多因忧思郁结,七情内伤,而致经络阻塞,气滞血瘀或因饮食不节,过食辛辣,酿生湿热;或因久泻久痢,脾失健运,痰湿内生;或因外感六淫,湿热邪毒壅积;如遇正气亏虚,则邪毒痰湿瘀血乘虚下注,积聚于肛肠,发为此病。

西医学认为饮食习惯与直肠癌的发生有一定关系;腺瘤性息肉的癌变是直肠癌发生的重要原因;直肠炎也可能与直肠癌的发病有关。

诊断要点 初起无明显症状,病情进一步发展开始出现一系列改变,如便血、排便习惯改变、大便变形等症状。晚期患者可出现食欲缺乏、全身衰弱无力、贫血、极度消瘦等恶病质表现。腹股沟淋巴结触诊检查,若发现淋巴结肿大而坚韧者,应进行淋巴结活体组织检查,明确其性质。80%的直肠癌肛门直肠指诊时可触及肠壁上的硬块、巨大溃疡或肠腔狭窄。退指后可见指套上染有血、脓和黏液。指检发现癌肿时要扪清部位、大小、范围和固定程度,以便决定治疗方法。此病的最后确诊有赖于肿块的病理学检查,阳性者即可明确诊断。直肠癌的大体分型为以下几种。①肿块型:肿瘤向肠腔内生长,瘤体较大,呈半球状或球状隆起,易溃烂出血并继发感染、坏死。此型多数分化比较高,浸润性小,生长缓慢,治疗效果好。②浸润型:肿瘤环绕肠壁各层弥漫浸润,使局部肠壁增厚,但表面无明显溃疡和隆起,常累及肠管全周,伴纤维组织增生,质地较硬,肠管周径缩小,形成环状狭窄和梗阻。此型分化程度较低,恶性程度高,出现转移较早。③溃疡型:多见,占直肠癌一半以上。肿瘤向肠壁深层生长并向肠壁外浸润,早期可出现溃疡,边缘隆起,底部深陷,呈"火山口"样改变,易发生出血、感染,并易穿透肠壁。细胞分化程度低,转移早。临床分期常用TNM法:T代表原发肿瘤,T_x为无法估计原发肿瘤,无原发肿瘤证据为T_0,原位癌为T_{is},肿瘤侵及黏膜下层为T_1,侵及黏膜肌层为T_2,穿透肌层至浆膜下为T_3,穿透脏腹膜或侵及其他脏器或组织为T_4;N为区域淋巴结,N_x为无法估计区域淋巴结，无区域淋巴结转移为 N_0，$1 \sim 3$ 个区域淋巴结转移为 N_1，4 个及以上淋巴结转移为 N_2；M 为远处转移，无法估计为 M_x，无远处转移为 M_0，如有远处转移则为 M_1。

鉴别诊断 内痔：便后射血、滴血或手纸染血，血色鲜红，检查可见质软色红痔核，较大的痔核可脱出肛外；而锁肛痔便血多为暗红色或出现黏液脓血便，指诊可触及肛管直肠壁上的硬块、溃疡或狭窄，退指后可见指套上染有血、脓和黏液，进行活体组织检查可明确诊断。

治疗 手术切除及术后的放化疗是治疗的主要手段，中医药治疗可减轻放化疗的副作用、改善生活质量、延长生存期、提高患者的生存率。

内治 ①湿热蕴结证：里急后重，肛门灼热，黏液脓血便，气味腥臭，局部肿块坚硬，伴有低热、脘腹痞满不适、纳差，舌质红，苔黄腻，脉濡数或弦数。治宜清热利湿，解毒散结。方选白头翁汤合葛根芩连汤加减。常用药物有白头翁、黄柏、黄连、黄芩、秦皮、葛根、炙甘草。②气滞血瘀证：便下血色暗红，腹胀、腹痛，或痛有定处，精神抑郁，局部肿块坚硬如石，舌质暗，边有瘀斑，脉弦细或细涩。治宜活血祛瘀，解毒散结。方选血府逐瘀汤合桃红四物汤加减。常用药物有桃仁、红花、当归、生地黄、熟地黄、川芎、赤芍、白芍、牛膝、桔梗、柴胡、枳壳、甘草。③气阴两虚证：排便困难，便中带血，色泽紫暗，肛门坠胀，面色无华，消瘦乏力，便溏，伴心烦口干、夜间盗汗，舌红或绛，苔少，脉细弱或细数。治宜益气养阴，清热解毒。方选四君子汤合增液汤加减。常用药物有人参、白术、茯苓、甘草、麦冬、生地黄等。

外治 败酱草、白花蛇舌草等浓煎保留灌肠，每日 2 次。溃烂者可外敷九华膏或黄连膏。

其他疗法 ①手术：常采用的术式有腹会阴联合直肠癌根治术、经腹腔直肠癌切除术、拉下式直肠癌切除术或乙状结肠造瘘术。②放疗和化疗：为常用的辅助治疗方法。晚期的直肠癌术前放疗可以改善局部情况，化疗配合根治性切除术可以提高 5 年生存率。

转归预后 肿瘤的 TNM 分期、病理类型、分化程度是决定预后的主要因素。

预防调护 ①饮食不可过分精细，不吃变质食物，进食不宜太热、太硬、太快。②生活起居要有规律，劳逸结合，注意锻炼身体。③保持排便通畅，防止便秘。④积极治疗癌前病变，如息肉、湿疣、黏膜白斑、溃疡、炎症等。⑤普及肿瘤知识，早发现、早诊断、早治疗。

（赵宝明）

xuánzhūzhì

悬珠痔（suspending bead pile）

正常肛乳头因慢性炎症刺激出现纤维结缔组织增生的疾病。中医将痔分为二十四痔，其中"悬珠痔"是指"生于肛内，悬于肛外，色如粉珠，顶大蒂小，状似悬珠"，其所述指征相当于西医学的肛乳头肥大或肛乳头纤维瘤。

病因病机 饮食不节，过食膏粱厚味和辛辣醇酒、肥甘煎炒之品等刺激性食物致使湿热内生，浊气下注肛肠；或肛肠湿毒热结，大便干燥，用力努责，肛管损伤染毒，致使气血瘀滞，经络阻塞而成；日久湿浊浸淫，瘀血充斥而渐次增大，则随排便垂悬于外。

经络无阻时则诸症不显，一旦经络阻塞，气滞血瘀，不通则痛，肌肤受损则血不循经而下血，湿浊失敛则渗液不止、肛门潮湿。

诊断要点 以肛门坠胀不适，肛门潮湿、瘙痒，便时可有肿物脱出为主要症状。可单发，也可多发，多与肛裂并发。肛门镜检查显示齿状线处可见灰白色肿物，有蒂或无蒂，肿物表面为皮肤组织。根据患者症状、肛门镜检查结果可初步诊断此病，取组织做病理学检查即可确诊。

鉴别诊断 结直肠息肉：见息肉痔。

治疗 不宜长期保守治疗，应当及时手术根治。

内治 ①湿热下注证：肛周潮湿、潮红、有灼热感，肥大的肛乳头充血、水肿，舌红，苔黄，脉滑数。治宜清热化湿。方选化毒除湿汤加减。常用药物有当归尾、泽兰、薏苡仁、牡丹皮、赤芍、金银花、枳壳、川通草。中成药可选用龙胆泻肝丸口服。②气滞血瘀证：排便后肛门部肿物脱出，表面色紫暗，伴有肛门坠胀，舌紫暗，苔薄，脉涩。治宜行气活血化瘀。方选桃仁承气汤加减。常用药物有桃仁、红花、枳壳、赤芍、甘草。

其他疗法 常见的手术疗法有肛乳头结扎术、肛乳头切除术。

转归预后 此病有一定程度的癌变倾向，不宜保留，应当及时根治。

预防调护 ①少食辛辣刺激食物，少饮酒，多食膳食纤维。②养成良好的排便习惯。③积极治疗肛肠炎性疾病。

（赵宝明）

gāngyōng

肛痈（perianal abscess）

直肠肛管周围软组织或其周围间隙发

生化脓性感染并形成脓肿的疾病。特点是多见于 20~40 岁青壮年，多数发病急剧，疼痛剧烈，可伴有发热，破溃后多形成肛漏。相当于西医学的直肠肛管周围脓肿。按发生部位，可分为肛周脓肿、坐骨肛管间隙脓肿、骨盆直肠间隙脓肿、直肠后间隙脓肿和黏膜下脓肿等。

病因病机 ①饮食不节：过食肥甘、辛辣、醇酒等物，湿热内生，下注大肠，蕴阻肛门。②房室失调：醉饱入房、房劳过度、肛门性交等引起房室失调，精气脱泄，热毒乘虚下注。③情志失调：喜怒不测、忧思太过，化火生热，热毒郁结，下注大肠，蕴阻肛门。④肛门破损染毒（包括寄生虫），入里化热，热毒郁结肛门。

诊断要点 一般分为初期、成脓期和溃后期。初期主要表现为局部肿胀疼痛，可伴有不同程度的全身症状。成脓期症状加重，疼痛呈跳痛，坐卧不宁，出现发热、纳呆、便秘、尿赤等明显的全身症状。脓肿经引流或自行溃破后进入溃后期，局部肿痛以及全身症状很快消失，但时有脓水流出，往往难以收口，最终可形成肛漏。临床上可分为以下几种类型。

肛周皮下脓肿 发生于肛门周围皮下组织内，常发生于肛缘，是最常见的一种。脓肿一般较小，全身感染症状不明显，局部疼痛较重，多呈持续性或搏动性疼痛。肛门旁有明显红肿、硬结、触痛。如已化脓则有波动感。如脓肿位于前侧可出现排尿困难。检查可见肛门一侧有一界限不明显的微红色突起包块，触痛明显。

坐骨直肠间隙脓肿 发生于肛门与坐骨结节之间，脓肿范围广

而深。初期仅感肛门部不适或微痛、酸胀感。

骨盆直肠间隙脓肿 位于提肛肌以上，腹膜以下。由于脓肿深隐，全身感染症状甚重，而肛门局部症状则不明显，常有会阴部沉重下坠感，有里急后重感，排便时加重，下腹部疼痛。由于脓肿部位深，自行破溃所需时间较长。指诊可在直肠壁上触及肿块隆起，有压痛及波动感。

直肠后间隙脓肿 排便不适是较早出现的症状。初期有恶寒发热，直肠内有明显坠胀感，肛门会阴部下坠及钝性疼痛并可放射至下肢。病变继续发展，全身症状可加重，在尾骨与肛门之间有明显深压痛。肛内指诊可在肛管后、肛管直肠环水平以下触及局限性硬结或肿块，并可触及波动感。

直肠黏膜下脓肿 位于直肠黏膜与内括约肌之间的黏膜下间隙内。初期症状常有直肠部沉重或饱满感，排便或步行时疼痛明显。一般全身症状较明显，而肛门局部无明显症状，肛内指检在黏膜下可触及表浅的肿块，有压痛及波动感。

鉴别诊断 ①肛周化脓性汗腺炎：好发于肛周皮下，病变部位较广，有多个流脓的疮口，疮口之间可彼此相通，形成皮下窦道，但瘘道不与直肠相通。可见皮肤增厚，色素沉着，并有广泛慢性炎症和瘢痕形成。②肛周毛囊炎和疖肿：好发于肛周皮下，肿胀略突出，中央溃破，有溢脓，或见脓栓，肛内指诊无内口。

治疗 首先要根据临床表现辨别脓肿的位置，其次要明确此病的分期。治疗要遵循以下原则。①一旦确诊为肛痈，应积极进行全身及局部治疗。②一旦成脓应

早期切开排脓，尽量不要让其自行溃破，防止脓液向其他间隙蔓延。③脓液引流后配合中医全身辨证内服中药治疗，可明显增强疗效。④肛痈常遗留肛漏，常需行肛漏手术治疗。

内治 ①湿热蕴结证：肛门周围突然肿痛，持续加剧，伴有恶寒、发热、便秘、溲赤、肛周红肿、触痛明显、质硬、皮肤焮热，舌红，苔黄腻，脉滑数。治宜清热利湿，消肿止痛。方选黄连解毒汤合仙方活命饮。常用药物有黄连、黄柏、黄芩、栀子、防风、当归、陈皮、白芷、金银花、甘草、穿山甲、皂角刺、赤芍、乳香、没药、花粉等。②气滞血瘀证：肛门局部肿起，疼痛较轻，触之硬结，皮色正常或发暗，舌暗红或有瘀斑，脉细或涩。治宜行气活血，消肿止痛。方选活血散瘀汤。常用药物有川芎、当归尾、赤芍、苏木、牡丹皮、枳壳、瓜蒌仁、桃仁、槟榔、酒大黄等。③火毒炽盛证：肛周肿痛剧烈，持续数日，痛如鸡啄，难以入寐，伴恶寒发热、口干便秘、小便困难、肛周红肿、按之有波动感或穿刺有脓，舌红，苔黄，脉弦滑。治宜清热解毒透脓。方选透脓散。常用药物有穿山甲、皂角刺、生黄芪、当归、川芎等。④阴虚毒恋证：肛周肿痛，皮色暗红，成脓时间长，溃后脓出稀薄，疮口难敛，伴有午后潮热、心烦口干、盗汗，舌红，苔少，脉细数。治宜养阴清热，祛湿解毒。方选青蒿鳖甲汤合三妙丸。常用药物有青蒿、鳖甲、牡丹皮、生地黄、知母、黄柏、苍术、牛膝等。

外治 ①初起：实证用金黄膏、黄连膏外敷，位置深隐者，可用金黄散调糊灌肠；虚证用冲

和膏或阳和解凝膏外敷。②成脓：宜早期切开引流，并根据脓肿部位深浅和病情缓急选择手术方法。③溃后：用九一丹纱条引流，脓尽改用生肌散纱条。日久成漏者，按肛漏处理。

其他疗法 手术疗法：有切开引流术、一次切开术以及一次切开挂线术，根据情况，合理选择。

转归预后 一般预后较好，如行一次性根除术，基本可以治愈；如采取切开引流术，术后绝大部分形成肛漏，需二次手术。

预防调护 ①保持大便通畅，注意肛门清洁。②积极防治肛管病变，如肛隐窝炎、直肠炎等。③患病后应及早治疗，防止炎症范围扩大。④忌食辛辣刺激、肥甘厚味，忌饮酒；宜食清淡易消化食品。

（刘仍海）

gānglòu

肛漏（anal fistula） 肛管或直肠与肛周皮肤相通的肉芽肿性管道。一般由内口、瘘管和外口3部分组成。内口为原发病灶，绝大多数在肛窦内；外口是继发病灶，在肛周皮肤上（有时不止一个）。有些患者只有内口或外口，应属于盲漏或窦道范畴。肛漏多是肛痈的后遗症。临床上分为化脓性和结核性两类。以局部反复流脓、疼痛、瘙痒为主要症状，并且在皮下可触及条索状物或探及漏管通向肛内。西医学称之为肛瘘。

病因病机 肛痈溃后，余毒未尽，蕴结不散，血行不畅，疮口不合，日久成漏；亦有虚劳久嗽，肺、脾、肾亏损，邪乘于下，郁久化热，肉腐成脓，溃后成漏。

西医学认为，除少数肛瘘是外伤（如火器伤和戳伤）和盆腔化脓性炎症造成外，绝大部分肛瘘是由直肠肛管周围脓肿破溃或切开引流后，伤口久不愈合而成。具体原因如下。①由于内口或原发感染病灶的存在，肠内容物可从内口进入瘘管。②因肠内容物进入瘘管形成反复感染，长期的慢性炎症使瘘管壁结缔组织增生，管壁增厚，难以愈合。③瘘管多在不同高度穿经肛门括约肌，肛门括约肌的收缩使管腔内脓液引流不畅，影响瘘管愈合。

诊断要点 此病可发生于各个年龄和不同性别，以成年人多见。通常有直肠肛管周围脓肿反复发作史，并有自行溃破或切开引流的病史。

临床表现 ①流脓：局部间歇性或持续性流脓，久不收口。最初形成的肛漏流脓较多，有粪臭味，色黄而稠；久之，脓水稀少，或时有时无，呈间歇性流脓；若脓液已少而突然增多，并出现肛周疼痛者，可能有急性感染或有新的支管形成。②疼痛：当漏管通畅时，一般不觉疼痛，而仅有局部坠胀感。若外口自行闭合，脓液积聚，可出现局部疼痛，或有寒热；溃破后脓水流出，症状可迅速减轻或消失。但也有因内口较大，粪便流入管道而引起疼痛，尤其是排便时疼痛加剧。③瘙痒：脓液不断刺激肛周皮肤可引起瘙痒，有时可伴发肛周湿疹。

检查方法 ①肛周视诊可见外口。外口凸起较小者多为化脓性；外口较大、凹陷、周围皮肤暗紫、皮下有穿凿性者，应考虑复杂性或结核性肛漏。低位肛漏可在肛周皮下触及硬条索，高位或结核性者一般不易触及。以探针检查，常可找到内口。②直肠指诊：在内口处有轻度压痛，少

数可触及硬结。③探针检查：只在治疗中应用，一般不作诊断用，防止穿破漏管壁，造成假道。④X线造影：从外口注入30%~40%碘油，摄片可见漏管分布，多用于高位肛漏及蹄铁形肛漏。⑤B超检查：可发现是否有脓肿形成，有无漏管及漏管走行方向。

分类 ①低位单纯性肛漏：只有一个漏管，并通过外括约肌深层以下，内口在肛窦附近。②低位复杂性肛漏：漏管在外括约肌深层以下，有两个以上外口，或两条以上管道，内口在肛窦部位。③高位单纯性肛漏：仅有一条管道，漏管穿过外括约肌深层以上，内口位于肛窦部位。④高位复杂性肛漏：有两个以上外口及管道有分支窦道，其主管道通过外括约肌深层以上，有一个或两个以上内口。

鉴别诊断 ①肛周化脓性汗腺炎：是皮肤及皮下组织的慢性炎症性疾病，常可在肛周皮下形成窦道，流脓，并不断向四周蔓延。检查时可见肛周皮下多处窦道，皮色暗褐而硬，肛管内无内口。常被误诊为肛漏，主要区别是化脓性汗腺炎的病变在皮肤及皮下组织，病变范围广泛，可有无数窦道开口，呈结节状或弥漫性，但窦道均较浅，不与直肠相通，切开窦道后无脓腔及漏管。②骶前畸胎瘤溃破：骶前畸胎瘤是胚胎发育异常的先天性疾病，多在青壮年时期发病，初期无明显症状，如肿瘤增大压迫直肠可发生排便困难。若继发感染，可从肛缘与尾骨之间溃破并留有外口，指诊常可触及骶前有囊性肿物感，而无内口。X线摄片可协助诊断。手术可见腔内有毛发、牙齿、骨质等。③肛门周围皮肤疖：初起表现为局部红肿痛的小

结节，渐肿大，呈锥形隆起。数日后，结节中央组织坏死而变软，出现黄白色脓栓，红肿疼痛范围扩大，脓栓脱落，排出脓液，炎症渐消而愈，若多个疖同时发生，称为疖病，若发生漏管，病变较浅，不与肛门相通。④骶尾部囊肿：是一种先天性疾病。常为表皮囊肿或皮样囊肿。位于骶骨前直肠后间隙。多在 20～30 岁发病，无感染时无症状，有时感觉骶尾部胀痛，若囊肿长大或继发感染，则出现发热、局部红肿、疼痛等症状。溃破或切开引流后，形成窦道，无内口。鉴别要点是骶尾部囊肿多有患处胀痛，其漏口多在臀中缝或其附近，距肛缘较远而离尾骨尖较近，有上皮组织向漏口内延伸，漏口凹陷，不易闭合。若囊肿较大，直肠指诊时可发现骶前膨隆，可触到囊性肿物，表面光滑，界限清楚。探针检查可向骶骨前肛门后方深入，深者可达 10cm 左右，肠之间有囊腔，内有不定形的散在钙化阴影，可见骨质或牙齿。病理学检查可确诊。⑤锁肛痔：晚期溃烂后也可形成漏管，特点是肿块坚硬呈菜花状，溃疡深大，分泌物为脓血，恶臭，持续性疼痛。病理学检查可确诊。

治疗 此病为常见的肛肠疾病，手术可根治，中医辨证多属虚实夹杂，本虚标实。辨证首当明辨虚实，标本之主次。初期表现为脓肿症状，多有全身症状，以标实为主，当辨热的偏盛；后期则重在局部，特别是复杂性及结核性肛漏，因病久者多以正虚为主，须辨阳虚和阴虚。实证表现为流脓较多，稠厚，肛门胀痛或灼痛；虚证表现为肛漏外口凹陷，流脓稀薄，肛门疼痛较轻，多为隐痛。治疗应注意以下几方面。①攻补并用，虚实兼顾：根据此病的特点，治疗上应当注意攻补适宜，治实不忘补虚，补虚当顾其实。初起寒热交作，大便坠痛，宜用轻剂解散。已成内热，口干，大便秘结，脉沉实而有力者，当下之。肛门肿痛，常欲便而下坠作痛者，宜清利湿热兼泻火解毒。肛周焮肿疼痛，小便涩滞，小腹急胀者，宜清肝利尿。出脓腥臭，疼痛不减，身热者，宜养血、健脾兼用渗湿。脾胃虚弱，不能收敛者，要滋肾气、补脾胃。②内外兼治，整体与局部并重：此病单纯内治不易治愈，因此要内外兼治，整体与局部并重。以内治调理全身，促进伤口愈合，防止肛漏复发；外治或手术解决局部漏管，并换药使其彻底愈合。

内治 ①湿热下注证：肛周经常流脓，质地稠厚，肛管周围胀痛，肛周有溃口，局部灼热，按之有条索状物通向肛内，舌红，苔黄，脉弦或滑。治宜清热利湿。方选萆薢渗湿汤。常用药物有萆薢、薏苡仁、黄柏、赤苓、牡丹皮、泽泻、滑石、通草等。便秘可加火麻仁、杏仁、酒大黄等；腹泻可加椿根皮、马齿苋、白头翁等；湿盛加苍术；热盛加黄芩、栀子等。②正虚邪恋证：肛周流脓液，质地稀薄，肛门隐隐作痛，外口皮色暗淡，漏口时溃时愈。肛周有溃口，按之质较硬，或有脓液从溃口流出，且多有索状物通向肛内，伴神疲乏力，舌淡，苔薄，脉濡。治宜托里透毒。方选托里消毒散。常用药物有人参、当归、白芍、白术、金银花、茯苓、白芷、皂角刺、甘草、桔梗、黄芪、川芎等。③阴液亏损证：肛周溃口，外口凹陷，漏管潜行，局部常无硬条索状物扣及，脓出稀薄，可伴潮热盗汗，心烦口干，舌红，少苔，脉细数。治宜养阴清热。方选青蒿鳖甲汤。常用药物有青蒿、鳖甲、生地黄、知母、牡丹皮等。

外治 ①熏洗法：可用祛毒汤、苦参汤、五倍子汤或单味药如朴硝等。②敷药法：如漏口闭合或引流不畅，局部红肿热痛时可外敷金黄膏或鱼石脂软膏等。

其他疗法 手术治疗：方法很多，常见的有肛漏挂线术、肛漏切开术、肛漏切除术、肛漏切除缝合术、高位挂线、低位切开（缝合）术和肛漏截根术等。

转归预后 尽早手术治疗预后较好；严重者如手术不当可出现肛门变形、肛门失禁等后遗症。

预防调护 ①保持肛门清洁，养成良好卫生习惯。②忌食辛辣刺激性食品，保持大便通畅。③如有直肠肛管周围脓肿，宜及早治疗，一次性手术治疗可以防止后遗肛漏。④肛漏患者应及早治疗，避免外口堵塞引起脓液积聚，排泄不畅，引发新的支管。

（刘仍海）

gāngliè

肛裂（anal fissure） 齿状线下肛管皮肤层裂伤后形成小溃疡的疾病。中医学称为"钩肠痔""裂痔""裂肛"等。肛裂是一种常见肛门疾病，也是中青年人发生肛门处剧痛的常见原因。好发于青壮年，女性多于男性。肛裂部位一般在肛门前后正中位，尤以后位多见，位于前正中线的肛裂多见于女性。

病因病机 阴虚津乏或热结肠燥，致大便秘结，排便努责，而使肛门皮肤裂伤，然后染毒而逐渐形成慢性溃疡。

西医学认为肛裂的形成与肛管及其括约肌的解剖特点有关，

并因局部损伤而诱发，内括约肌痉挛是肛裂形成和裂口久不愈合的重要因素。有观点认为肛管后方局部缺血是肛裂形成的重要原因，因而在治疗上也发生了一些变化。

肛裂患者除有肛管纵行溃疡外，常并发裂口上方邻近的肛乳头肥大、裂口上方的肛窦发炎、裂口下方结缔组织增生并形成外痔、肛管紧缩状态，以及皮下瘘及肛管狭窄等。

诊断要点 以周期性疼痛、便血和便秘为症状特点，检查可见肛管后方或前方有一梭形溃疡。一般不行指诊和窥镜检查，如必要检查时，可予适当的麻醉再行检查。如为慢性肛裂，可见到哨兵痔、肛乳头肥大、皮下瘘等其他病理变化。临床分期如下。①Ⅰ期肛裂：肛管皮肤浅表纵行溃疡，底浅，创缘软而整齐，基底新鲜，色红，触痛明显，创面富于弹性，病程较短，无瘢痕形成。②Ⅱ期肛裂：有肛裂反复发作史，创缘不规则，增厚，弹性差，溃疡基底部紫红色，有脓性分泌物。③Ⅲ期肛裂：溃疡边缘发硬，基底色紫红，有脓性分泌物。上端邻近肛窦处肛乳头肥大，创缘下端有哨兵痔，或有皮下瘘管形成。

鉴别诊断 ①肛管结核性溃疡：溃疡的形状不规则，边缘不齐，有潜行，底部呈暗灰色，并可见干酪样坏死，疼痛不明显，有结核病史。②肛门皲裂：可发生于肛管任何部位，其裂口表浅，仅局限于皮下，常可见几处裂口同时存在，疼痛轻，出血少，瘙痒明显。③梅毒性溃疡：患者多有性病史，溃疡不痛，位于肛门侧面，对触诊不敏感。溃疡呈圆形或梭形，微微突起，较硬，有

少量分泌物。双侧腹股沟淋巴结肿大。④肛管皮肤癌：溃疡形状不规则，边缘隆起，坚硬，溃疡底部凹凸不平，表面覆盖坏死组织，有特殊臭味。

治疗 以纠正便秘、止痛和促进溃疡愈合为目的。肛裂早期一般采用保守治疗，陈旧性肛裂须手术治疗才能彻底治愈。

内治 ①风热肠燥证：大便秘结，二三日一行，便时滴血或手纸染血，肛门疼痛，裂口色红，腹部胀满，溲黄，舌质偏红，苔黄燥，脉弦数。治宜祛风清热，凉血润燥。方选凉血地黄汤加减。常用药物有生地黄、当归、赤芍、地榆、槐角、黄连、天花粉、生甘草、升麻、枳壳、黄芩、荆芥。便秘者加火麻仁、生白术、生大黄、杏仁等。②湿热蕴结证：大便秘结或不爽，便后肛门呈周期性疼痛，时带鲜血，肛门坠胀，裂口溃疡呈梭形，伴潜行瘘管，时流黄水，舌苔黄腻，脉数。治宜清热利湿，润肠通便。方选内疏黄连汤加减。常用药物有黄连、栀子、黄芩、桔梗、木香、槟榔、连翘、芍药、薄荷、当归、大黄、甘草。③血虚肠燥证：大便燥结，便后绵绵作痛，出血量少色淡，裂口灰白，边缘不整齐，肛门前后有哨兵痔及肥大的肛乳头，面色萎黄，舌淡，苔薄略燥，脉细无力。治宜养血润燥。方选润肠汤加减。常用药物有桃仁、生地黄、当归、麻仁、甘草。

外治 ①熏洗法：朴硝或苦参汤外洗。②外敷法：Ⅰ期肛裂用黄连膏、生肌玉红膏；Ⅱ~Ⅲ期肛裂可先用七三丹或枯痔散等腐蚀药搽于裂口，腐脱后，改用生肌白玉膏、生肌玉红膏。

其他疗法 ①注射法：于裂口基底部注入长效止痛液（亚甲

蓝、盐酸普鲁卡因加水，过滤消毒），每周1次。②封闭法：于长强穴用1%利多卡因做扇形注射，隔日1次，5天为1疗程。③烧灼法：以高热烧灼肛裂创面，焦痂脱落后形成新鲜创面较易愈合。一般采用电灼器或激光等，取侧卧位，常规消毒，局部麻醉后，用电灼器或激光器对准肛裂创面进行烧灼，使其炭化后，伤口内入油纱条，敷料固定。术后便后坐浴，肛内纳入痔疮栓1粒。④冷冻法：一般用液氮将肛裂创面冷冻，温度一般为-160℃，每次冷冻20~30秒，反复冷冻3~4次，伤口内入油纱条，敷料固定。术后便后坐浴，肛内纳入痔疮栓1粒。

转归预后 尽早治疗或手术，预后良好。

预防调护 ①养成良好的排便习惯，及时治疗便秘。②饮食中应多蔬菜水果，防止大便干燥，避免粗硬粪便擦伤肛门。适当控制脂肪类食物的摄入，不吸烟饮酒，防止肛门外伤。③注意肛门清洁，避免感染。④肛裂发生后及早治疗，防止继发其他肛门疾病。

（刘仍海）

tuōgāng

脱肛（prolapsed of the rectum）

直肠壁部分或全层向下移位所致的疾病。特点为肛内肿物脱出、坠胀感、便秘或肛门失禁、肛门部潮湿瘙痒、出血、脱出肠管嵌顿等。此病在肛肠疾病中仅占0.4%~2.1%，可发生于任何年龄，但多见于小儿、年老体弱者及经产妇。小儿发病高峰期在1~3岁，多为直肠黏膜脱垂；成人发病高峰期在50~70岁，多为直肠全层或合并部分乙状结肠脱垂。此病在小儿中男性发病率较

高，但在成人中则女性多于男性。中国最古的老方书——汉代《五十二病方》中记载"人州出不可入者……倒县（悬）其人，以寒水戋（溅）其心腹，入矣"，其中，"人州出"就是直肠脱垂，是世界上最早对直肠脱垂及其还纳的记载。"脱肛"之病名首见于《神农本草经》。相当于西医学的直肠脱垂。

病因病机 小儿气血未旺，老年人气血衰退、中气不足，妇女分娩用力耗气、气血亏损以及慢性泻痢、习惯性便秘、长期咳嗽均易导致气虚下陷，固摄失司，以致肛管直肠向外脱出。饮食不节致湿热内生，下注大肠，迫直肠而脱出，嵌顿不能还纳。

西医学认为直肠脱垂与婴幼儿尚未发育成熟、盆底组织薄弱、长期腹内压力增加以及各种精神神经疾病有关。

诊断要点 以肛内肿物脱出、坠胀感、便秘或肛门失禁、肛门部潮湿瘙痒、出血、脱出肠管嵌顿等为主要症状。肛门部视诊可见肛周皮肤潮湿、色素沉着，直肠指诊肛门口及肛门括约肌松弛，收缩无力，可触及脱垂肠段，特别是站立位或用力拍背后触摸。临床上常采用二型三度分类法对直肠脱垂进行分类和分度。分类介绍如下。①不完全性直肠脱垂：脱出物呈半球形，可见以直肠腔为中心的环状黏膜沟。②完全性直肠脱垂：脱垂的肠管呈圆锥形，脱出部可见以直肠腔为中心呈同心圆排列的黏膜环形沟。分度介绍如下。①Ⅰ度：又称直肠黏膜脱出，脱出物为淡红色，长3～5cm，黏膜皱襞呈放射状，脱垂部分由两层黏膜组成，触之柔软，无弹性，不易出血，便后可自然回纳。②Ⅱ度：为直肠全层脱出，

长5～10cm，呈圆锥形，淡红色，表面为环状而有层次的黏膜皱襞，脱垂部分由两层折叠的肠襞组成。扪之较厚，有弹性，两层肠壁之间有腹膜间隙，肛门松弛，便后有时需用手回复。③Ⅲ度：直肠各层组织移位，直肠及部分乙状结肠脱出，长10cm以上，呈圆柱形，触之很厚，肛口松弛无力，站立、行走、咳嗽时即可脱出，外观呈腊肠样或球形，有时不易回复，因直肠黏膜经常外露，黏膜干燥、充血、溃烂常易发生，可伴下腹坠痛，腰部、腹股沟及两侧下肢坠胀、沉重感。

鉴别诊断 环状内痔：其痔核分颗脱出，痔核之间有凹陷的正常黏膜，颜色暗红或青紫，括约肌有力；直肠脱垂脱出物呈圆锥形，颜色鲜红或淡红，括约肌松弛无力。

治疗 中医治疗以补气、升提和固摄为主，根据具体情况辨证论治，有一定疗效。手术治疗的原则是尽量纠正脱垂直肠的各种解剖学异常。

内治 ①脾虚气陷证：便时肛内肿物脱出，轻重程度不一，色淡红，伴肛门坠胀、大便带血、神疲乏力、食欲缺乏，甚则头晕耳鸣、腰膝酸软，舌淡，苔薄白，脉细弱。治宜补中益气，升阳举陷。方选补中益气汤加减。常用药物有黄芪、党参、白术、当归、陈皮、升麻、柴胡、炙甘草。大便秘结者，加枳实、生大黄泻热通腑；大便稀薄者，加苍术、黄柏等清热祛湿。中成药可选用补中益气丸口服。②湿热下注证：肛内肿物脱出，色紫暗或深红，甚则表面溃破、糜烂，肛门坠痛，肛内指检有灼热感，面赤身热、口干口臭，腹胀便秘或泄泻，小便短赤，舌红，苔黄腻，脉弦数。

治宜清热利湿，升阳举陷。方选升阳除湿汤加减。常用药物有升麻、白术、柴胡、黄芪、党参、泽泻、茯苓、苍术、防风、葛花。热邪重者，加大黄、黄连、黄柏等清热祛湿。中成药可选用脏连丸。

外治 ①中药熏洗：用苦参汤加石榴皮、枯矾、五倍子煎水熏洗，每日1～2次；亦可将皮硝置于面盆中，冲入热开水先熏后洗，每次10～15分钟。②中药外敷：五倍子散或马勃散外敷。

其他疗法 ①针灸疗法：可用体针、电针、梅花针治疗。取穴长强、百会、足三里、承山、八髎、提肛穴和肛周皮肤相应于外括约肌部位的阿是穴。②注射疗法：主要适用于Ⅰ、Ⅱ度脱肛，常用药物有消痔灵注射液、芍倍注射液或5%鱼肝油酸钠等硬化萎缩剂。注射法主要有黏膜下注射法和直肠周围注射法。③手术疗法：常用的术式有直肠黏膜结扎术、肛门缩窄术、直肠内瘢痕支持固定术、直肠脱垂组织切除与修复术、直肠外固定术和直肠全层脱垂三联术等。④提肛运动疗法：平时练习肛门内吸上提运动，每日2次，每次连续放松、紧缩肛门20～30次，有增强肛门括约肌功能的作用，对预防直肠脱垂和防止肛门松弛均有积极作用。

转归预后 小儿直肠脱垂多随生长发育而自愈，成人直肠脱垂一般不能自愈并常有日渐加重趋势，应及早采取治疗措施。

预防调护 ①避免长期增加腹压的活动和排便下蹲时间过长的不良习惯。②患内痔、直肠息肉等经常脱出的疾病，应及时治疗。③积极治疗腹泻、便秘、咳喘等疾病。④经常做提肛运动，对加强括约肌功能，预防直肠脱

垂有一定作用。

（赵宝明）

gāngmén shīchuāng

肛门湿疮 （eczema of anus）

发于肛门及会阴部位的湿疮。特点是局部可出现红疹、红斑、水疱、糜烂、渗出、结痂或脱屑，肛门周围皮肤增厚，颜色灰白或暗红、粗糙，以致发生皲裂、渗出、瘙痒、反复发作。属于中医"湿毒疮""浸淫疮"或"湿疮"范畴。此病可见于各年龄段，但以成年人多见，据1997年中国全国肛肠疾病调查报道，其发病率为0.17%。相当于西医学的肛门湿疹。

病因病机　多为风、湿、热邪留滞肌肤，或血虚生风化燥，肌肤失养所致。初期多为实证，风盛则瘙痒不止，湿盛则糜烂流水，日久损伤正气成虚，湿邪凝滞，耗伤阴血，肌肤失养，皮厚如革，干枯皲裂。

诊断要点　患者肛门瘙痒、潮湿不适，慢性期若肛周皮肤皲裂或破溃感染发炎可引起肛门疼痛；若迁延不愈，且瘙痒夜间加重，部分患者可出现烦躁、失眠、神经衰弱等症状。此病从外观上看，皮损形态多样，呈弥漫性，可见苔藓样变。按病程和皮损情况分为急性、亚急性和慢性三种。①急性：发病快，初起皮肤损害有红斑、丘疹、渗出、糜烂、结痂、脱屑等，轻者微痒，重者瘙痒剧烈，难以忍受，呈间歇性或阵发性发作，夜间加重，病程较短，2~3天即可治愈，但易复发。②亚急性：多为急性迁延不愈而致，水疱不多，渗液少，尚可见红斑、丘疹、鳞屑、痂皮、糜烂等，病情较缓慢。③慢性：可为急性日久不愈引起，也可一开始即表现为慢性。肛周皮肤粗糙增厚，呈苔藓样变，弹性减弱或消失。皮肤皲裂，呈棕红或灰白色，皮损界限不清，瘙痒剧烈。病程较长，迁延不愈，反复发作。

鉴别诊断　①肛周接触性皮炎：有致敏物或强刺激物接触史，病变局限于接触物质的部位，皮疹多为单一形态，界限清楚，重者可发生大疱，去除病因后可治愈。②肛门瘙痒症：为一种神经功能障碍性皮肤病，肛周皮肤顽固性瘙痒，时轻时重，搔抓后伴有剧烈灼痛，夜间更甚。皮损以肛门皱襞肥厚为主，可见苔藓样变，可有辐射状皲裂，多数无渗出，仅见干性抓痕及血痂。瘙痒多因外界刺激诱发，呈阵发性。

治疗　寻找病因，避免再次刺激。根据具体情况辨证论治，内外治结合，中西医结合治疗。

内治　①湿热下注证：以急性、亚急性较为多见。起病较急，皮损潮红、肿胀、糜烂、滋水浸淫成片、结痂，伴有瘙痒或大便秘结、小便短黄、苔黄腻、脉滑数等症状者，为热重于湿；若起病较缓慢，皮损以丘疹、疱疹为主，滋水较多，伴有疲倦无力、纳呆、便溏、苔白腻、脉滑等症状者，为湿重于热。治宜清热利湿，祛风止痒。方选萆薢渗湿汤加减。常用药物有萆薢、车前子、茯苓、莲子心、石菖蒲、黄柏、白术、地肤子、龙胆草、丹参。湿邪重者，加川牛膝清热利湿；瘙痒甚者，加徐长卿、白鲜皮祛风止痒。中成药可选用龙胆泻肝丸口服。②血虚风燥证：以慢性多见。反复发作，病程较长，皮损肥厚，呈苔藓样变，色素沉着，结痂脱屑等，或伴有头晕乏力、腰酸腿软，舌淡红，苔薄白，脉细无力。治宜养血润燥，清热祛风。方选滋阴除湿汤加减。常用

药物有制何首乌、白术、车前草、泽泻、白鲜皮、桃仁、天花粉、当归、蝉蜕、防风、牡丹皮、柴胡、苦参、白蒺藜。胃纳不佳，加藿香、佩兰化湿和胃；胸闷不舒，加厚朴、枳壳理气宽中。中成药可选用当归片口服。

外治　中药坐浴熏洗法：湿热下注者以清热利湿为主，处方如下：苦参、蛇床子、茵陈、川椒、地肤子、白鲜皮、忍冬藤、黄柏、连翘；血虚风燥者以养血祛风为主，处方如下：当归、白芍、生地黄、何首乌、荆芥、防风、蝉蜕、甘草。煎水坐浴熏洗，每次20分钟，每日2次。

其他疗法　①局部封闭：慢性肛门湿疮顽固者，可用1%利多卡因加亚甲蓝液肛周皮下注射。②外用西药：急性期渗液多者，应用湿敷，可用5%硼酸溶液，热敷可用1：8000的高锰酸钾溶液；慢性期可用3%~5%糠馏油糊剂。③口服西药：包括抗组胺药、非特异性抗敏药、皮质激素、免疫抑制剂等。

转归预后　常反复发作，缠绵难愈，给患者带来较大的痛苦。中医药在治疗上有较明显优势。

预防调护　①避免进食烟、酒、鱼、虾等刺激性食物和已知的过敏食物。②避免外界刺激，如热水烫洗、肥皂或强烈的刺激性药物外用。③勿暴力搔抓，避免穿通透性不良、过紧过窄的内裤，内裤以柔软之棉纱制品为宜。

（赵宝明）

gāngmén shījìn

肛门失禁 （anal incontinence）

肛门节制和排便功能障碍，导致不能随意控制排便和排气的疾病。中医又称大便失禁、遗矢、大便滑脱。根据失禁的程度可分为完全性失禁和不完全性失禁。

前者是指不能随意控制粪便及气体的排出；后者是指可控制干便排出，却不能控制稀便和气体排出。肛门失禁发病率超过2%，以老年人和女性多见，男性和女性之比约为1:3。

病因病机 主要由虚寒引起，与人体阴阳、脏腑、气血、情志调节密切相关。隋·巢元方《诸病源候论》曰："大便失禁者，由大肠与肛门虚弱冷滑故也。肛门，大肠之候也，俱主行糟粕，既虚弱冷滑，气不能温制，故使大便失禁。"主要病位在脾与肾，脾主肌肉，主升提，肾主水液，司二阴开阖，因先天禀赋不足，或后天久泻久痢，或遭外来伤害，治疗不当，致使脾肾亏虚，肛门收缩无力而出现大便失禁。

诊断要点 主要症状为不能自主控制粪便和气体排出，临床表现程度不同。完全性失禁表现为排便毫无规律，大便随肠蠕动从肛门排出，咳嗽、喷嚏等腹压增加时也可有粪便流出，睡眠时大便不知不觉地流出肛外。不完全性失禁则仅在粪便稀薄时不能自控，大便干燥时无失禁现象。肛门直肠指诊时可见肛门松弛或洞开，肛管直肠环收缩无力，部分患者可触摸到括约肌断端中的瘢痕。辅助检查：包括肛门直肠测压、肛门括约肌肌电图、排粪造影、肛内超声检查、磁共振成像及皮肤反射检查等。

分类 ①感觉性肛门失禁：肛管缺少皮肤，由黏膜遮盖，肛门缘有黏膜外翻情况，而肛管直肠环和括约肌无异常。②自发性肛门失禁：多见于老年人和经产妇女，肛门括约肌松弛，用力收缩时盆底肌肉和耻骨直肠肌下降，肛管缩短。在休息位置时会阴下降到耻骨联合与尾骨尖连线下方

2.5~3cm，肛管直肠角增大。皮肤反射和直肠膨胀正常反射消失。③脊髓损伤性肛门失禁：向下牵拉耻骨直肠肌时肛门前方张开，出指后仍张开不能闭合，表示第11胸神经至第3腰神经损伤，向两侧牵开臀部也可出现这种现象。脑脊膜膨出引起的肛门失禁有严重便秘，臀部皮肤有萎缩斑。马尾神经损伤肛门失禁症状严重。

治疗 非手术治疗是安全有效的方法，大部分通过非手术治疗即可获得满意疗效。严重肛门失禁通常是肛门括约肌解剖结构或神经功能受损所致，多需积极的外科手术治疗。

内治 ①脾虚不固证：大便不能完全控制，伴神疲乏力、纳谷欠佳，或有泄泻、脱肛，肛门指检肛管松弛，舌淡，苔薄，脉弱。治宜补中益气，升阳举陷。方选补中益气汤加减。常用药物有黄芪、党参、白术、炙甘草、当归、陈皮、升麻、柴胡、生姜、大枣。中成药可选用补中益气丸口服。②肾虚不固证：大便不能控制，病程较长，伴头晕乏力、腰酸耳鸣，肛门指检肛管松弛，舌淡，脉沉细无力。治宜滋阴补肾。方选六味地黄汤加减。常用药物有山茱萸、牡丹皮、山药、茯苓、泽泻、熟地黄。中成药可选用六味地黄丸口服。

其他疗法 ①针灸：以次髎、中髎、下髎为主穴，配百会、太溪、三阴交、肾俞、脾俞，采用补法，也可以对上述穴位进行按摩。②生物反馈治疗：可有效提高肛管收缩压，延长收缩时间，降低直肠感觉阈值，增加直肠容量，减少排粪次数。③手术：主要术式有肛门括约肌折叠术、肛门括约肌修补术、肛门括约肌成形术、人工肛门括约肌替代术，

治疗无效的患者可经盲肠置管顺行灌洗或行结肠造口术。④提肛运动：是一种肛门保健锻炼，每日2~3次，每次提肛100次，长期坚持，有助于肛门功能的恢复。

转归预后 肛门失禁给患者生活带来诸多不便。非肛门局部因素引起的肛门失禁可随原发疾病的治愈而愈；肛门局部因素导致的失禁如非手术治疗较难治愈。

预防调护 ①在肛门部手术时注意解剖关系，避免损伤括约肌。②饮食平衡、规律，增加膳食中食物纤维的含量，避免刺激性食物，控制油腻及产气食物的摄入。③将卫生棉条或气囊导尿管置入肛内，定时置换或引流粪便，防止污染，适用于痴呆、中风等排便失禁患者的护理。

(张书信)

mìniào、nánxìng shēngzhí xìtǒng jíbìng

泌尿、男性生殖系统疾病

（urinary and male reproductive system disease） 在致病因素的作用下，脏腑经络功能失调，发于泌尿、男性生殖系统的疾病。种类较多，主要包括性功能障碍类疾病、精液精子异常类疾病、阴茎类疾病、阴囊类疾病、睾丸与附睾类疾病、精索与输精管类疾病、前列腺类疾病、房中病及杂病等。泌尿系统的外在表现称为溺窍，生殖系统的外在表现称为精窍。精、溺二窍由肾所主，但与其他脏器的生理功能亦密切相关。《素问》载："肾者主水，受五脏六腑之精而藏之，故五脏盛乃能泻。"肾的作用贯穿于男性泌尿生殖活动的始终。对男性生理特点的认识是通过"肾主生殖"等有关理论来阐述的。肾藏精，主生殖，在男性生长发育和生殖生理方面起着重要作用，肾的功

能正常决定了男性生理功能的正常发挥，而肾功能的正常必赖于其他脏腑功能的正常与协调。肾阴阳失调或其他脏腑功能失常、与肾的协调功能受到破坏，均可影响男性的生理功能。《素问》又曰："丈夫八岁，肾气实，发长齿更；二八，肾气盛，天癸至，精气溢泻，阴阳和，故能有子；三八，肾气平均，筋骨劲强，故真牙生而长极；四八，筋骨隆盛，肌肉满壮；五八，肾气衰，发堕齿槁……七八，肝气衰，筋不能动；八八，天癸竭，精少，肾脏衰，形体皆极，则齿发去。"肾气的盛衰与天癸的至与竭密切相关，天癸蕴育于胚胎时期，贮藏于肾，受肾气和后天水谷精微的充养，能促进男性机体生长发育和精液精子产生以及维持正常的生育能力。元·朱震亨《格致余论》曰："主闭藏者肾也，司疏泄者肝也。"所以凡肝之疏泄功能正常，则性欲正常，交合有度，泄精应时；反之，则性欲异常，交合失度，泄精失时。脾为后天之本，气血生化之源，故脾能化气血以充养生殖之精和天癸。清·叶天士《临证指南医案》曰："精之藏制在肾，而精之主宰在心。"心藏神、主神明，主血脉，推动血液运行，男性正常的生理功能及性生活的正常完成有赖于心血的营养。肺主气、主治节、朝百脉，保证气血津液的正常运行，并且能濡养外肾。可见男性生理功能得以正常发挥依赖于五脏六腑功能活动的正常。男性生理特点与脏腑、经络、气血密切相关。是以肾主生殖为中心，以肾气、天癸、精三大物质为基础，以肾气-天癸-精为主轴的功能活动正常并协同作用的动态变化过程。

病因病机 脏腑气血功能失常，冲任督带脉的损伤都会导致泌尿男性疾病的发生。肾为先天之本，主生殖，开窍于二阴。肾阳不足，阴器不固，出现阳痿；精关不固，发为白浊、精浊；阳虚气化失司，开合失常，停聚而为癃闭；肾阴不足，可见五心烦热、潮热盗汗、出现遗精、早泄；湿热下注膀胱，出现热淋、血淋；甚则火扰精室而为精浊、灼伤血络为血尿、血精；灼津为痰，聚于前阴，发为子痰；肾精亏虚，导致不育。肝藏血，以疏泄条达柔和为顺。《灵枢经》说"肝者，筋之合也。筋者，聚于阴器"，所以宗筋为肝所主。若肝失疏泄，则宗筋失养，发生阳痿；或发生排精失常，出现遗精、早泄；若肝气郁滞，则出现阳强、精索静脉曲张等；气郁化火横逆，迫血妄行，可见血精、血淋等；湿热之邪，客于肝脉导致湿热蕴结，亦可见癃闭、精浊、阴疮、肾囊痛、阳痿等疾。脾为气血生化之源，脾气不足，则生化无力，气虚血少，无以化精，出现不育。脾胃功能障碍，则宗筋弛纵，痿软不举。脾虚不能运化水湿，湿浊阻于精窍可见白浊、不射精等病症；痰湿凝聚，可见囊肿、子痛等病症。心藏神，主神明。心功能失常，出现性交不能，阴茎弛纵，阳痿不举；心主火，心火旺盛致精关不固，易发遗精、早泄、性欲亢奋等症；或热灼脉络，出现血精、血尿等。肺主宣降，肺失宣降，水道不利，出现癃闭；肺主气，肺功能失常，气血津液运行障碍，宗筋失养，出现阳痿；肺为水上之源，肺气虚，不能制下，出现遗尿等病症。冲、任、督三脉皆起于胞中，一源而三歧，"胞中"在男子为精室，是生殖之精的藏育之所。冲脉有血海之称，若冲脉虚竭，导致精少、精竭而不育。任脉为阴经脉气总汇，任脉为病，多表现于阴中、腹部，如房事茎痛、少腹拘急而见痛、疝瘕等。督脉总督一身之阳，为阳脉之海。督脉失司，则影响阴器及生育，发生阳痿不举、射精困难等男科疾病。带脉有约束提携诸脉的作用，带脉失引，可见阴器痿软之疾，甚则阳痿失用。

西医学认为，泌尿男性疾病的病因复杂，其发生发展与诸多因素有关。如泌尿生殖道畸形、创伤、感染、免疫功能异常、内分泌失调、精神心理异常、环境因素影响、食物及药物因素影响、疾病影响等。吸烟、酗酒、熬夜等不良生活习惯也会对男性泌尿生殖健康造成影响。

诊断要点 ①尿痛：是排尿时尿道及耻骨上区，甚则整个会阴部位出现疼痛的症状，是泌尿系常见症状之一。②尿频：是每日排尿次数明显增加而每次尿量减少的症状。尿频患者轻者每日排尿6~7次，重者可达十数至上百次，但排尿的总量可以是正常的，常见于泌尿系炎症。③尿急：是稍有尿意，就迫不及待要排尿，即排尿时有急迫感，是泌尿系统疾病的常见症状之一，一般伴随其他症状同时出现。④尿浊：是排出的尿液浑浊不清。正常尿液应为淡黄色而透明，若出现浑浊不清，则为病态，多由生殖系统炎症、肿瘤、寄生虫等引起。相当于西医学的脓尿、乳糜尿、脂肪尿、结晶尿等。⑤血尿：是排出的尿液中含有红细胞。排出的尿液呈血红色或洗肉水样，其中有血块者，称为肉眼血尿；尿色外观无明显变化，仅显微镜下发现有较多的红细胞者，称为镜下血尿或显微镜血尿。中医学称血尿为尿血、溺血、溲血。⑥排尿不尽：是排尿后仍有尿意，或尿液不能完全排尽。临床多表现为尿频或点滴不尽，每次尿量极少，甚则数滴或无尿液排出，但仍有尿意，无正常膀胱排空后的舒适感。中医学又称余沥不尽、小便余沥、尿后余沥等。⑦排尿困难：是膀胱有尿而不能畅快排出，出现排尿费力、尿线变细、射程短、排尿时间延长，甚则点滴而出等不同程度的症状。轻者仅见排尿时需站立片刻方能排出，或需憋气用腹肌协助排尿，重者则需用手压迫腹部以增加腹压帮助排尿。中医学称为小便不利、小便不通，属于"癃闭""淋症"等范畴。⑧尿潴留：是膀胱内充满尿液而不能自行排出的症状，一般由排尿困难发展而来。中医学称小便不通、小便闭，属"癃闭""关格"等病范畴。⑨阴茎痛：是阴茎部位出现疼痛症状。多与排尿、性交有关，常在排尿、性交甚至活动时出现或加重。中医学称阴茎痛为茎痛、茎中痛。⑩尿道痛：是包括前尿道和后尿道部位的疼痛症状。以尿道病变多见，多呈烧灼痛或刀割样疼痛，排尿时加重，可伴有尿频、尿急等症状。⑪会阴瘙痒：是外生殖器（阴茎、阴囊）至肛门部位自觉瘙痒的症状，又称为阴部瘙痒。多见于会阴部位皮肤病变，男性以阴囊瘙痒最为常见。中医学的肾囊风、阴部湿疮均指以阴部瘙痒为主症的疾病。⑫会阴疼痛：是某些疾病引起的会阴部疼痛，可呈灼痛、割痛、抽痛、跳痛等。⑬睾丸疼痛：是感染、肿瘤、外伤等原因引起的睾丸不同性质和不同程度的疼痛，是男科常见症状之一。其疼痛性质有胀痛、坠痛、刀割

样疼痛等；疼痛的程度有隐痛、剧痛等。中医学称之为卵痛、子痛、肾子痛。

治疗 泌尿男性疾病有些属于内伤杂病，而有些属于外科疾病。因此，在辨证时既要运用内科病辨证方法，又要运用外科病辨证方法。要准确抓住病机特点、分清疾病性质、明辨脏腑定位，兼顾患者体质特点及证候变化转归，立法处方。泌尿男科疾病的辨证，一是以肝肾为中心的脏腑辨证，二是以痰湿热瘀为重点的病因辨证。

（秦国政）

zǐyōng

子痈 (abscess of the testicle)

发于睾丸或附睾的痈。急性者表现为睾丸红肿疼痛；慢性者表现为睾丸逐渐肿大，质地硬，疼痛轻微，日久不愈。好发于青壮年，大多单侧发病，也可双侧同时受累。中医对此病早有认识，如《灵枢经》中指出："是动则病……丈夫癀疝……足厥阴之别名曰蠡沟……其别者，经胫上睾结于茎。其病气逆则睾肿卒疝。"隋唐时期对其症状和病因病机有了进一步认识，唐·王焘《外台秘要》谓："男阴卵偏大……男子阴肿大如斗，核痛。"迨自元代，出现了囊痈的病名，子痈便归属于疮疡科中，但当时医家不能分清肾囊痈和子痈，因为子痈严重时阴囊也会红肿，所以子痈、囊痈一并论述，如元·朱震亨《丹溪手镜》指出："囊痈，乃湿热下注也，浊气流入渗道，因阴道亏，水道不利而然，脓尽自安。"明清时期，中医外科学发展已较成熟，对子痈的认识更加全面，由症状描述发展到确立病名，并提出了相应的治疗方法，如明·陈实功《外科正宗》指出："囊痈，初起

样疼痛等，寒热交作，肾子作痛，疼连小腹者，宜发散寒邪。"清·祁坤《外科大成》曰："囊内睾丸上，忽然突出一点，坚硬如筋头，疼痛异常，身发寒热者，暗疔也。"清·王维德在《外科证治全生集》中首次确立了子痈的病名，并提出了相应的治疗方剂，说子痈"肾子作痛而不升上，外观红色者是也，迟则成患，溃烂致命，其未成脓者，用枸橘汤一服即愈"。相当于西医学的急、慢性睾丸炎或附睾炎。

病因病机 感受湿热邪气，恣食肥甘辛辣炙煿之品，长期忧思恚怒，跌仆外伤，睾丸血络受损，房事不洁等因素导致机体脏腑阴阳失调，气血失常，湿热邪毒循肝经下注蕴结于睾丸，郁久化热，热壅血瘀，热盛肉腐成脓。急性期以邪盛正不衰的实热证候为主，慢性期以正虚邪恋、本虚标实的证候为主。若急性子痈失治误治，日久不愈，导致气血不足，可转为慢性子痈；慢性子痈复感湿热之邪也可转为急性子痈。睾丸外伤，络脉空虚，易感受邪毒，发为急性子痈；阴虚、湿热、瘀血体质，久居气候炎热地区，生活起居失常，劳累过度等也容易导致正气亏虚，感受邪毒，引发子痈。

诊断要点 ①急性子痈：发病急，一侧阴囊内疼痛、坠胀，疼痛常放射到腹股沟以下腹部，伴发热、寒战等全身症状。患侧睾丸及附睾增大，精索亦明显增粗，触痛或压痛明显。血白细胞明显增多，核左移，尿中可见白细胞，中段尿染色或培养可确定致病菌。②慢性子痈：病程较长，患侧阴囊内隐痛、下坠感，或有急性子痈病史。患侧阴囊、睾丸、附睾肿胀不明显，但附睾质地较

硬，伴压痛。阴囊触诊可见精索增粗，或伴鞘膜积液。辅助检查包括血常规、尿常规、影像学检查（睾丸 B 超、锝-99 同位素睾丸扫描等）等。结合患者发病年龄、症状、体征及相关辅助检查结果可明确诊断。

鉴别诊断 ①囊痈：病位在阴囊皮肤，初期阴囊皮肤红肿灼痛，炎症一般不波及睾丸或附睾。②子痰：起病缓慢，附睾触及结节，多发于附睾尾部，溃破后形成窦道，有稀薄豆渣样分泌物，输精管增粗，呈串珠样改变，常有泌尿系结核病史。③睾丸扭转：起病快，好发于少年，常见于剧烈运动或阴囊损伤后。睾丸及精索疼痛剧烈，甚则休克。阴囊触诊检查睾丸的位置上移或呈横位，附睾也移位至睾丸的前面、侧面或上方，阴囊抬高试验阳性，放射性核素睾丸扫描及 B 超显示扭转侧睾丸血流灌注减少。

治疗 急性期以清热利湿，解毒消肿，活血散瘀为主；慢性期以滋补肝肾，化痰散结为主。

内治 ①湿热下注证：起病急，睾丸肿痛，阴囊皮肤灼热潮红，痛甚连及少腹，如脓肿形成，按之有波动感，可伴发热恶寒、恶心呕吐、头痛口渴、尿黄便干、舌红苔黄腻，脉弦滑数。治宜清热利湿，解毒消肿。方选枸橘汤或龙胆泻肝汤加减。酿脓者加穿山甲、白芷、皂角刺。中成药可选用龙胆泻肝丸、六一散。②气滞血瘀证：睾丸肿大，坠胀疼痛，扪之坚硬，日久不愈者皮色可转为暗红，甚则形成脓肿，舌质暗红，或舌边有瘀点，脉弦细涩。治宜活血化瘀，理气散结。方选复元活血汤加减。结块明显者加白芥子、牡蛎。中成药可选用橘核丸或云南白药。③肝肾阴虚证：

睾丸逐渐肿大，疼痛较轻，偶感酸胀，阴囊不红不热，溃后脓水稀薄，收口极慢，腰膝酸软，五心烦热，潮热盗汗，舌红少苔，脉细数。治宜滋补肝肾，化痰散结。方选六味地黄丸加减。肿胀日久难消者加半夏、夏枯草、橘核、荔枝核。中成药可选用六味地黄丸。

外治 ①急性期未成脓者，用金黄散或玉露散水调匀，冷敷；或用鲜马鞭草捣烂外敷于阴囊；或用马齿苋、芒硝煎汤，洗浴患处。病灶有波动感，穿刺有脓者，应及时用切开法引流。脓稠、腐肉较多时，选用九一丹或八二丹药线引流，脓液已净，外用生肌白玉膏。②慢性者，用冲和膏外敷，或用葱归溻肿汤坐浴。

其他疗法 ①针灸：取穴太冲、大敦、阳池、曲池、血海，每次选用 2 穴，用泻法，每次留针 10 分钟，每日 1 次。②精索封闭：用 1%普鲁卡因做患侧精索封闭，可减轻疼痛，促进炎症吸收。③手术：脓肿形成，需切开引流，如睾丸肿胀严重，可做睾丸白膜"H"形切开以减少睾丸张力，鞘膜囊内放置橡皮条引流。

转归预后 经辨证治疗大多都能及时治愈，预后良好；失治误治则易转为慢性，甚至引起整个睾丸坏死，影响生育能力。

预防调护 ①保持心情愉快，防止郁怒伤肝。②急性期应卧床休息，用阴囊托将阴囊悬吊，阴囊皮肤肿胀明显者用 50%硫酸镁溶液湿敷。③急性期禁止性生活，慢性期节制性生活。④忌食辛辣油腻食物，多饮水，以加快毒物的排泄。⑤平时注意锻炼身体，增强体质；保持外生殖器清洁卫生，节制性生活。

（秦国政）

卵子瘟（orchitis parotidea）腮腺炎病毒感染睾丸所致的疾病。又称肾子瘟、子瘟。在临床上，12%～20%腮腺炎患者并发此病，但也有无腮腺炎病史者，病程一般持续 7～10 天。此病全年都可发生，但以冬春多见；散发为主，亦可引起流行。发病以儿童多见，患病后可获终身免疫，一般预后较好。1/3～1/2 的患者发生不同程度的睾丸萎缩，如为双侧睾丸受累，则易引起生精障碍而导致不育。清·何梦瑶《医碥》："外有发热，忽生痄腮，痄腮愈，睾丸胀者。耳后属胆，胆受风热生痄腮，移热于肝，故睾丸肿，加味逍遥散入防风、荆芥治之。"清·顾世澄《疡医大全》："又有身体发热，耳后忽生痄腮，红肿胀痛，腮肿将退，而睾丸忽胀，一丸极大，一丸极小，似乎偏坠而实非，盖耳旁乃少阳胆经之分，与肝经相为表里，少阳感受风热而遗发于肝经也。"相当于西医学的腮腺炎性睾丸炎。

病因病机 此病由风温病毒侵袭人体，病邪从口鼻而入，壅阻少阳经脉，郁而不散，结于腮部。少阳与厥阴相表里，足厥阴肝经抵少腹，绕阴器，少阳风热传至厥阴，下注肾子，引起睾丸肿胀疼痛，发生卵子瘟。严重者可因阴津被灼，睾丸失于濡养而萎缩，造成不育。

诊断要点 多有急性流行性腮腺炎病史，腮腺肿大后 1 周左右并发睾丸炎，常为一侧睾丸肿痛，重者如刀割，轻者仅有不适，可伴恶寒、发热、恶心、呕吐等全身症状。体检可见阴囊红肿、睾丸肿大，但质地柔韧，触痛敏感，精索附睾均有疼痛，有时并有鞘膜积液，但睾丸不化脓。腮腺部位肿胀，腮腺管口处红肿，按压时有分泌物出现。辅助检查：血常规中白细胞计数、中性粒细胞计数可升高或不升高，血清淀粉酶测定值升高，呼吸道病毒中和试验阳性，在呼吸道和生殖道分泌液的微生物学检验中可查到腮腺炎病毒。

鉴别诊断 ①睾丸扭转：症状与腮腺炎性睾丸炎相似，但发病急骤，有剧烈运动或阴囊损伤的病史，疼痛剧烈，无腮腺炎病史，阴囊抬高试验（Prehn sign）阳性，即托起阴囊可使疼痛加剧。阴囊触诊检查睾丸位置上移或呈横位，精索呈麻绳状扭曲。放射性核素睾丸扫描显示扭转侧睾丸血流灌注减少，呈放射性冷区。②急性附睾炎：发病急，附睾肿大疼痛，有放射痛并有发热等全身症状，可并发睾丸炎。但多有尿道内使用器械及留置导尿管的病史，无腮腺炎病史，疼痛常可沿输精管放射至腹股沟及下腹部等处，检查时常可发现附睾尾部轻度肿大有硬结。③急性化脓性睾丸炎：临床表现与腮腺炎性睾丸炎相似，但无腮腺炎病史，有脓毒血症的病史或有尿道内器械应用史，阴囊触诊发现附睾、睾丸增大，附睾处有硬结，若化脓则有波动感。血常规检查显示中性粒细胞明显增多，病程较长。④嵌顿性斜疝：又称腹股沟斜疝嵌顿，临床症状与此病相似，但无腮腺炎病史，既往有阴囊内肿物可以还纳入腹腔的病史。嵌顿时腹痛症状较剧，呈持续性、阵发性加重，可伴恶心、呕吐、腹胀、肛门停止排气、发热等肠梗阻症状。局部检查可见阴囊肿胀，但睾丸及附睾扪之无异常，听诊可闻及肠鸣音，血常规检查示中性粒细胞明显增多。

治疗 此病乃病毒感染所致，治疗以清热解毒、消肿散结为主。

内治 一侧睾丸肿痛，阴囊红肿，烦躁口渴，腮部漫肿，灼热疼痛，或伴高热头痛、咽喉红肿、恶心呕吐、食欲缺乏，精神倦怠、大便干结、小便短赤，舌红苔薄腻而黄，脉滑数。治宜清热解毒，消肿止痛。方选普济消毒饮或龙胆泻肝汤加减。常用药物有金银花、连翘、板蓝根、玄参、蒲公英、黄连、龙胆草、夏枯草、川楝子、荔枝核、车前子、黄芩、僵蚕等。睾丸肿大、硬结不散者，加海藻、昆布、浙贝母、牡蛎；热毒壅盛、大便秘结者，加大黄、桃仁，也可选用加味逍遥散入防风、荆芥。中成药可选用龙胆泻肝丸、牛黄解毒片。

外治 酢浆草煎汤服；另用煎汤熏洗患部。

其他疗法 ①阴囊托疗法。②理疗。

转归预后 此病为流行性腮腺炎的主要并发症，好发于学龄前及学龄期儿童，2岁以下较少发病。预后较好，不影响生育；但双侧睾丸发病可能影响生育能力。

预防调护 ①卧床休息，用阴囊托或丁字带托起阴囊，局部冷敷有一定效果。可用1%普鲁卡因做患侧精索封闭。②发病早期给予流行性腮腺炎康复血清，可减少睾丸炎的发生。1岁后用流行性腮腺炎稀释病毒疫苗是有效和安全的预防方法。③忌食辛辣、油腻、煎炒食物。④急性感染期禁止性生活。⑤若腮腺炎未愈，应隔离患者至腮腺完全消肿为止。⑥在腮腺炎流行期间或接触过患者，可采用板蓝根、金银花水煎服，每日1剂，连服3天。

（秦国政）

nángyōng

囊痈（scrotal abscess） 发生于阴囊的化脓性疾病。又称阴囊痈、肾囊痈。以局部红、肿、热、痛为特征，其病来势凶险，故宋·陈自明《外科精要》说："痈入囊者死。"元·朱震亨首立囊痈病名，并指出其基本病机，如《丹溪手镜》说："囊痈，乃湿热下注也，浊气流入渗道，因阴道亏，水道不利而然。"清·祁坤《外科大成》中指出此病的特点是"阴囊红肿热痛也"。清·吴谦等编写的《医宗金鉴》中将囊痈称为肾囊痈，认为"此证生于肾囊，红肿掀热疼痛，身发寒热，口干饮冷，由肝肾湿热下注肾囊而成"。相当于西医学的阴囊蜂窝织炎与脓肿。

病因病机 病机为肝肾湿热下注。素体肝肾阴虚，感受湿热之邪，或过食醇酒厚味，喜食辛辣肥甘品，酿成湿热，下注蕴结肾囊，使经络阻遏，气血不通，聚而成痈；久坐湿地，或水中作业，或冒雨涉水，外感湿毒，湿邪阻络化热，热郁不散，蕴积阴囊而成痈。湿热蕴滞阴囊肌腠，营气不从，故发为痈，热盛肉腐则成脓肿。

诊断要点 初期阴囊皮肤红肿、掀热疼痛、寒热交作，继则红肿加重，皮肤紧张光亮，形如瓠状，自觉阴囊坠垂，疼痛加剧，口干数饮，小溲赤涩。溃后肿痛均减、脓出黄稠者疮口易敛，溃后脓水稀薄、痛不减者收口较慢。血常规检查示白细胞计数明显升高，中性粒细胞比例增高，且有核左移现象；红细胞沉降率速度加快；分泌物镜检可见脓细胞；B超检查可协助诊断及鉴别诊断。

鉴别诊断 ①腮腺炎性睾丸炎：见卵子瘟。②阴囊丹毒：丹毒感染时，阴囊皮肤色鲜红，中间较淡，边缘清楚，肿胀较轻，病损较浅，很少有化脓及坏死，并且有烧灼样疼痛，较易鉴别。③鞘膜积液：阴囊一侧肿大，不红不热，透光试验阳性。另有阴囊肿大，状如水晶，按之软而即起，亦发红而热者，为阴囊水肿，无疼痛及全身症状，有接触过敏史。④脱囊：发病迅速，1~2天阴囊皮肉腐烂、湿裂，甚而睾丸外露，病势颇重。多见于平时不注意个人卫生的体弱老人。

治疗 中医以辨证论治，内服中药为主。急性期宜清利湿热，解毒消痈；已化脓者，宜清热解毒兼托毒排脓。慢性期宜调补肝肾，活血散结；已溃脓液清稀者，宜补益气血兼托脓。此病的西医治疗原则是抗菌消炎以控制感染。发生阴囊感染后应采用大剂量内服抗生素治疗，一般选用广谱抗生素或几种抗生素联合应用。

内治 ①湿热蕴结证（早期）：阴囊红肿焮热，甚则肿大如瓢，亮如水晶，伴发热恶寒、口干饮冷、小便赤涩，舌红、苔黄腻，脉洪数或滑数。治宜清热利湿。方选龙胆泻肝汤加减。若化脓或溃后脓液黄稠者，可加炙山甲、皂角刺透脓。②肝肾阴亏、热毒未解证（后期）：阴囊化脓溃破，脓液稀薄，肿痛不减，收口较慢，苔薄质红，脉细数。治宜滋阴除湿清热。方选滋阴除湿汤加减。若溃后脓液清稀而多，疮口迟迟不敛，舌淡脉虚细者，属气血两虚，宜十全大补汤加减治之，以补益气血托疮生肌。

外治 可用如意金黄散，用凡士林调匀，敷于阴囊，然后用纱布包扎，每日换药1次；或用白矾、雄黄、生甘草，水煎后趁热熏洗，每日1~2次；或用50%芒硝溶液，湿敷阴囊；或用鲜马齿苋洗净，砸烂，捣如糊状调敷。

其他疗法 ①手术疗法：炎症早期可用呋喃西林湿敷，每日1~2次；当炎症迅速扩展，或有脓肿形成，应及时切开引流，切除坏死组织，创口用3%过氧化氢溶液、生理盐水冲洗，创面用抗生素溶液湿敷。②微波治疗：早期可用此法，但未婚或已婚未育者慎用。

转归预后 此病一般预后较好，宜采取中西医结合治疗。

预防调护 ①卧床休息，用阴囊托悬吊。②忌食辛辣、油腻食物，多进食高蛋白、高维生素食物。③禁性生活。④皮肤避免外伤或其他轻微损伤。⑤发现有中毒症状者应及时处理，防止并发症的发生。

(秦国政)

tuōnáng

脱囊（excystation） 多种微生物协同作用，导致阴囊等部位发生坏死性筋膜炎的疾病。多发于卫生习惯较差者，目前此病已少见。中医文献早已详细记载此病，但多属于囊痈范畴。宋·窦汉卿《疮疡经验全书》称之为"阴囊毒"，认为是"肝经湿热不利""血气凝聚、寒湿不散"所致，治需以内外相兼。清·赵学敏《串雅内编》称之为"阴囊烂尽"。明·汪机《外科理例》曰："一人年逾六十，阴囊溃痛不可忍，睾丸露出，服龙胆泻肝汤。"明·申斗垣《外科启玄》云："此疮发于肾囊，一名悬痈，又名囊痈，乃冲任脉所会之处。发者言大也，比痈更大也。况胞乃空囊之处，气血凝聚，能作肿大也。亦有胞腐止存睾丸亦不死，亦有俱腐落而不死者也。"清·吴谦等编写的《医宗金鉴》认为"此证若失治，溃深露睾丸者险"，但未提出"脱囊"病名。至清·高秉钧《疡科心得集》中单独提到"又有脱囊，起时寒热交作，囊红睾肿，皮肤湿裂隔日即黑，间日腐秽，不数日间其囊尽脱，睾丸外悬，势右险重，其实不妨，皆由湿热下流所致"，但仍属"囊痈"范畴。直至清·许克昌、毕法合撰《外科证治全书》中将囊痈与囊脱分而论之，并云囊脱者"阴囊生毒破烂，肾子落出，臭气难闻"，至此囊痈与脱囊始分为两种疾病。相当于西医学的急性特发性阴囊坏疽。

病因病机 多为湿热火毒之邪下注厥阴之络所致。因久坐湿地，或居所潮湿，感受湿毒；或阴囊皮肤擦伤、抓破，感染湿热毒邪。湿热火毒之邪注于肝经，壅于肾囊，气血瘀滞，热胜肉腐而为患。

诊断要点 多见于中老年人，发病急骤，阴囊皮肤红肿剧痛，肿胀坚硬，焮红灼热，光亮，或有水疱，1~2天后皮肤紧张湿裂，其色紫黑，继而迅速腐烂，溢流血水或脓液，腐肉脱落，重者可累及双侧阴囊皮肤，致使囊皮尽脱，睾丸外露。个别可延及阴茎、尿道、耻骨、腹部，一般不会累及睾丸。全身症状严重，可有高热、寒战、恶心、呕吐、口干、口苦，甚至神昏谵语等邪毒内陷的表现。辅助检查包括血细胞分析、分泌物细菌培养。

鉴别诊断 ①囊痈：阴囊红肿热痛，一般急性发作，可同时伴恶寒发热等全身症状，阴囊虽红肿，但不会紫黑腐烂、睾丸外露。②子痈：睾丸肿痛，如炎症波及阴囊则可见阴囊红肿，但无破溃。脱囊虽有阴囊破溃，但炎症一般不会累及睾丸。

治疗 此病发展极快，病情险重，需及早治疗。治疗关键在于初起时即截断发展趋势，当中西合璧，内外兼顾。

内治 ①湿热下注证：阴囊红肿，灼热疼痛，伴全身发热、寒战、口干欲饮、胸闷欲呕、小便短少、大便干燥，舌质红，苔黄，脉滑数。治宜清肝利湿，泻火解毒。方选龙胆泻肝汤合仙方活命饮加减。出现热毒内陷，谵妄恍惚者，用清瘟败毒饮加减；口渴饮冷者，加天花粉、麦冬、石斛；小便不利者，加车前子、通草。②气营两燔证：阴囊灼热剧痛，继则皮肤紫黑腐烂，脓水淋漓，或有臭气，甚则阴囊烂尽，睾丸悬露，全身恶寒发热，口渴喜饮，小溲黄赤，大便干结，舌红，苔黄腻，脉弦滑而数。治宜解毒凉营，养阴托脓。方选清瘟败毒饮加减。③气阴两虚证：全身热退，阴囊腐肉脱尽，新肉生长缓慢，流淌清稀脓水，疮口渐收，神疲乏力，面色不华，口干唇燥，大便秘结，舌淡苔薄，脉细数无力。治宜益气养阴，收敛生肌。方选加味圣愈汤合六味地黄汤加金银花、土茯苓。疮口痒痛，脉细数者为阴液不足，湿火未尽，以滋阴除湿汤加生黄芪、去干姜。

外治 初期：用玉露散、金黄散以水加少量蜂蜜调敷。中期：坏死腐烂用三黄汤或紫苏煎汤清洗及冷敷，后涂5%蟾酥合剂。后期：坏死组织脱落后，再用生肌散或生肌玉红膏收口。阴囊红肿明显、疼痛剧烈而未溃烂者，可切开引流。坏死组织大片脱落、阴囊皮肤不能自行修复者，可采用皮片移植修复。

转归预后 此病来势暴急，病情险重，及时治疗可控制其发展并治愈，如明·陈实功《外科正宗》曰："至溃后睾丸悬挂者，犹不伤人，以其毒从外发，治当补阴清利湿热，取效者十之八九。"此病因局部严重溃烂、组织缺损，可有严重后果。

预防调护 ①卧床休息，并用阴囊托将阴囊托起。②忌食辛辣刺激之品，禁忌房事，避免服食引起过敏的药物及食物。③外治换药宜轻缓柔和，切忌粗糙用力，忌用刺激性药物外涂。④注意外生殖器卫生，积极治疗局部原发病。

（秦国政）

zǐtán

子痰（tuberculosis of epididymis） 结核分枝杆菌感染睾丸和附睾所致的传染病。特点是附睾有慢性硬结，逐渐增大，形成脓肿，溃破后脓液稀薄如痰，并挟有败絮样物质，易成窦道，经久不愈。多发于中青年，以20~40岁居多，儿童和老人较少见，婴幼儿罕见。据统计，发病早期约1/3为双侧病变，病程达1年后，约3/4的患者出现双侧病变。在泌尿生殖系统结核中，附睾结核占63%~75%，常伴发肾、前列腺及精囊结核。古代无此病名，明清文献多有关于此病的描述，多将其称为"穿囊漏"。明·汪机《外科理例》说："一人年逾五十，患此疮口不敛，诊之微有湿热，治以龙胆泻肝汤，湿热悉退，乃以托里药及豆豉饼灸而愈。次年，复患湿热颇盛，仍用前汤四剂而退，又以滋阴药而消。若溃后虚而不补，少壮者成漏，老弱者不治。"明·申斗垣《外科启玄》描述了此病的症状："外囊破裂漏水腥臭，久治不瘥。"清·祁坤《外科大成》称之为"肾囊漏"："因患痔漏而串及于囊者，

肾囊漏也。"近代医家因此病初期具有结核不散、不红不热、缓慢增大、不痛或微痛的"痰核"特点，将此病称为"子痰"。相当于西医学的睾丸与附睾结核。

病因病机 因肝肾阴虚，脉络空虚，浊痰与邪毒乘虚下注，结于肾子；或因正气不足，痨虫乘虚而入，居于肾子，久而滋生发病；或阴虚内热，相火偏旺，灼津为痰，阻于经络，痰瘀互结而成；日久浊痰郁而化热，热胜肉腐而成脓；肿硬不消，形成瘘管，脓水淋漓，病久不愈，阴损及阳，可出现阴阳两虚，气血两亏之候。西医学认为系结核分枝杆菌感染引起。

诊断要点 此病多发于中青年，以20~40岁居多，起病缓慢。初起自觉患侧阴囊坠胀，附睾尾部有不规则的局限性硬结，触痛不明显，子系增粗，上有串珠样小结节，结节常与阴囊皮肤粘连，多数无全身症状。日久结节逐渐增大，可形成脓肿，溃破后脓液清稀，或挟有豆腐渣样絮状物，易形成反复发作、经久不愈的窦道。输精管增粗变硬，呈串珠状。常有五心烦热、午后潮热、盗汗、倦怠乏力等症状。辅助检查：尿常规检查可有红、白细胞及脓细胞，红细胞沉降率多增快。脓液培养有结核分枝杆菌生长。

鉴别诊断 ①慢性子痈：见子痈。②精液囊肿：多发于附睾头部，形圆而光滑，透光试验阳性，穿刺有乳白色液体，镜检有死精子。③子岩：附睾尾部发现实质性肿块，属良性者，表面光滑，界限清楚；属恶性者，表面不光滑，呈结节状，质地硬韧，界限不清。

治疗 辨证论治的同时应用西药抗结核治疗6个月以上。

内治 ①浊痰凝结证：见于初期硬结期。肾子处酸胀不适，附睾硬结，子系呈串珠状肿硬，无明显全身症状，苔薄，脉滑。治宜温经通络，化痰散结。方选阳和汤加百部、丹参、橘核、夏枯草，配服小金丹。②阴虚内热证：见于中期成脓期。病程日久，肾子硬结逐渐增大并与阴囊皮肤粘连，阴囊红肿疼痛，触之可有应指感，伴低热、盗汗、倦怠、舌红、少苔，脉细数。治宜养阴清热，除湿化痰，佐以透脓解毒。方选滋阴除湿汤合透脓散加减。③气血两亏证：见于后期溃脓期。脓肿破溃，脓液稀薄，挟有败絮样物质，疮口凹陷，形成瘘管，反复发作，经久不愈，虚热不退，面色无华，腰膝酸软，舌淡，苔白，脉沉细无力。治宜益气养血，化痰消肿。方选十全大补汤加减，兼服小金丹。

外治 初期：宜消肿散结，外敷冲和膏，每日 1~2 次；或用葱归溻肿汤坐浴。中期：用五妙散外敷。脓已成，及时切开引流。后期：脓成已穿，用九一丹捻条，外用五妙膏。若溃后成漏者，应刮去漏管或蚀去漏管，再上九一丹，脓尽用生肌散外敷，外盖紫草油纱布，至收口。

其他疗法 应用抗结核治疗，常用药物有异烟肼、利福平、吡嗪酰胺、乙胺丁醇等，一般主张联合使用。已形成脓肿或已穿破阴囊时，可做附睾切除术或病灶清除术，皮肤瘘管应一并切除。若累及睾丸则可切除病变部分，尽量保留正常睾丸组织，术前应用全身抗结核药物至少 2 周。

转归预后 病程较长，一般预后较好，双侧病变可影响生育能力，导致不育。

预防调护 ①重视结核病的预防与调护。②加强锻炼，注意饮食营养，提高机体抗病能力。③活动时用阴囊托将阴囊托起，以减轻疼痛。④对已形成窦道者，需经常换药，并注意引流通畅。

(秦国政)

yīnjīng tánhé

阴茎痰核 (phlegmatic tubercle of penis)

痰湿瘀结成核结于阴茎的疾病。特点是阴茎背侧有单个或多个条索或斑块样硬结，伴阴茎勃起弯曲或疼痛。多见于 40~60 岁男性。此病在历代医籍中未见专门论述。明·汪机《外科理例》中记载"一弱人茎根结核如大豆许，劳则肿痛"，似为此病。相当于西医学的阴茎硬结症。

病因病机 阴茎为宗筋之所聚，太阴、阳明之所合。若肝郁气滞，茎络不畅；或脾胃不运，痰浊内生，下注阴茎；或阴虚火旺，灼津成痰；或玉茎外伤，血液凝滞等，致阴茎气血痰浊搏结而成。

诊断要点 多发于中老年人，可伴有排尿不畅，严重者可出现勃起阴茎弯曲、疼痛，甚至阳痿等。阴茎背侧可触及单一或多发的条索或斑块状结节，可有轻度压痛。辅助检查：X 线检查示硬结钙化或骨化，照片可显示不透光阴影；海绵体造影可显示病变情况。

鉴别诊断 肾岩：结节多发于阴茎龟头、冠状沟或包皮内板处，溃烂后状如翻花，晚期两侧腹股沟淋巴结可肿大，病理检查可发现癌细胞。

治疗 内外治结合，以化痰软坚、行气活血为总治则。

内治 痰浊凝结证：阴茎背侧可触及条索状结块，单个或多个，大小不等，阴茎勃起时可发生弯曲或疼痛，舌淡，苔薄白，脉滑。治宜化痰祛湿，软坚散结。方选化坚二陈汤加减。常用药物有陈皮、半夏、茯苓、黄连、僵蚕、橘核、丹参、牛膝、白芥子。伴胸胁胀满，加柴胡、香附；伴低热盗汗，加知母、黄柏；硬结疼痛明显，酌加延胡索、川楝子、穿山甲。中成药可选用消核丸、小金丸。

外治 可用玉枢丹或二白散加酸醋调敷患处。

其他疗法 包括局部注射激素（如氢化可的松）、局部理疗等，有一定疗效。

转归预后 较易复发，治愈后应坚持服药治疗一段时间，以巩固疗效。

预防调护 避免阴茎外伤，酒后房事。局部可以进行湿热敷。

(秦国政)

shílìn

石淋 (stone strangury)

肾阴亏虚，湿热蕴结下焦，引起以疼痛、血尿、排尿突然中断和膀胱刺激症状为主要表现的疾病。发病男性多于女性，中国长江以南诸省属于高发地区。汉·华佗在《中藏经》中详细描述了排石的症状、结石的大小和颜色以及尿石的成因"如火煮盐，火大水少，盐渐成石"。隋·巢元方《诸病源候论》中说："石淋者，淋而出石也……其病之状，小便则茎里痛，尿不能卒出，痛引少腹，膀胱里急，沙石从小便道出，甚则塞痛，令闷绝。"后世医家多有论述。相当于西医学的尿石症。

病因病机 多因肾虚和湿热之邪蕴结下焦，煎熬尿浊杂质，结为砂石。如饮食不节，损伤脾胃以致湿热内生，蕴结下焦；或情志内伤，肝气郁结，久而化热，移热于肾与膀胱，均可煎熬尿液日久为砂石；或肾虚膀胱气化不利，尿液通利失常，久则杂质结聚成砂石。湿热蓄于膀胱则尿频、尿急、尿痛；结石结聚，伤及血络，可见血尿；或阻滞气机，引起腰部绞痛。

诊断要点 临床分为 3 个类型：上尿路结石（结石发生在肾、输尿管）、膀胱结石、尿道结石。绞痛发作时疼痛剧烈，可见恶心呕吐，大汗淋漓，面色苍白，疼痛多为阵发性，痛引少腹、大腿内侧及前阴；绞痛发作后，可见肉眼血尿或镜下血尿；常伴尿频、尿急和排尿终末性疼痛，或排尿时突然中断而剧痛。查体患侧腰部叩击痛，或患侧输尿管走行区有压痛。辅助检查：腹部 X 线平片、排泄性尿路造影、B 超、CT 等检查有助于临床诊断。

鉴别诊断 ①肠痈：易与右侧输尿管下端结石混淆。前者以转移性右下腹痛为主症，麦氏点压痛，疼痛不向会阴部放射，腹部 X 线平片和 B 超检查可鉴别。②胆瘅：右上腹疼痛且牵引背部作痛，疼痛不向下腹部及会阴部放射，墨菲征阳性，B 超检查可明确。

治疗 结石直径小于 1cm，近期有移动或绞痛，肾积水较轻及肾功能尚好的患者，可以药物排石；较大的结石可行体外震波碎石后，再配合中药排石。初病属实者，以清利攻石为主；久病属虚者，应扶正益肾；在气血者，当益气（理气）活血；腰腹急痛者，又当止痛为先。

内治 ①湿热蕴结证：腰腹疼痛，小便涩痛，尿中带血，或排尿中断，尿频、尿急、尿黄或赤，大便干结，舌红苔黄腻，脉弦数。治宜清热利湿，通淋排石。方选石韦散加减。常用药物有石韦、瞿麦、滑石、车前子、鸡内金、海金沙、金钱草、当归、生地黄、柴胡、甘草。疼痛较甚者，加延胡索、桃仁祛瘀止痛；尿血者，加大蓟、小蓟、白茅根凉血止血。中成药可选用排石冲剂、热淋清颗粒。②气滞血瘀证：腰腹胀痛或绞痛，疼痛向会阴部放射，尿中挟血块或尿色暗红，尿频，尿急，舌暗红或有瘀点，脉细涩。治宜理气活血，化瘀通淋。方选少腹逐瘀汤加减。常用药物有当归、赤芍、川芎、桃仁、红花、小茴香、延胡索、鸡内金、海金沙、金钱草。腰腹绞痛难忍者，加三棱、莪术、牛膝祛瘀止痛；尿血甚者，加白茅根、侧柏叶凉血止血。中成药可选用排石冲剂、复方丹参片。③肾气亏虚证：腰腹隐痛，排尿无力，少腹坠胀，神倦乏力，甚或畏寒肢冷，舌体淡胖，脉弱。治宜补肾益气，利尿通淋。方选济生肾气丸加减。常用药物有熟附片、肉桂、生地黄、山萸肉、山药、泽泻、茯苓、牡丹皮、金钱草、海金沙、鸡内金。面部浮肿、有肾积水者，加桑寄生、芥菜温肾利水。中成药可选用排石冲剂、金匮肾气丸。④肾阴虚热证：石淋日久，留滞不去，腰部胀痛，时发时止，头晕耳鸣，心烦咽燥，尿少或频数不爽，舌红少苔，脉细数。治宜滋阴补肾，通淋排石。方选左归丸加减。常用药物有熟地黄、山萸肉、山药、枸杞子、牛膝、金钱草、鸡内金。五心烦热者，加玄参、墨旱莲滋阴清热。中成药可选用排石冲剂、左归丸、六味地黄丸。

外治 根据病情可选择体外震波碎石或手术治疗。

其他疗法 ①针灸治疗（体针）：肾结石取肾俞、三焦俞、志室、京门、天枢、气海、阳陵泉等；输尿管中下段结石取肾俞、次髎、膀胱俞、中极、水道、三阴交，中强刺激。②尿路结石总攻疗法：对于结石直径小于 1cm，双肾功能基本正常，无明显尿路狭窄畸形者，可行尿路结石总攻疗法。具体方法与步骤见表。总攻疗法以 6~7 次为 1 个疗程，隔日 1 次，总攻治疗后结石下移或排而未净者，可继续进行下一个疗程，2 个疗程间隔 1~2 周。行总攻疗法时应严密观察病情，如疼痛部位下移等；结石久攻不下移时，体壮者，可加用破瘀散结中药，再行总攻；体弱者，总攻疗法前，宜中药调理后再行总攻治疗；连续多次使用双氢克尿噻等利尿药进行总攻时，需服氯化

表 尿路结石总攻疗法的方法与步骤

时 间	步 骤
7:00	饮水 500ml
7:30	氢氯噻嗪 50mg 口服
8:30	饮水 500ml
9:00	饮水 500ml
9:30	服排石中药 300ml
10:30	阿托品 0.5mg 肌内注射
10:40	针刺肾俞、膀胱俞（肾盂、输尿管中上段结石）；肾俞、水道（输尿管下段结石）；关元、三阴交（膀胱、尿道结石）。初弱刺激，后强刺激，共 20 分钟
11:00	跳跃

钾 1g，每日 3 次，以预防低血钾。

转归预后 应当结合结石的大小、部位、性质以及肾功能情况，及时合理地选择药物，或体外震波碎石、手术等最佳的治疗方式。此病治疗及时得当，一般预后较好。中医药在治疗此病方面积累了丰富的经验。

预防调护 ①多饮水，维持尿量。②调节饮食，合理摄入蛋白质类食物对预防上尿路结石有一定作用，菠菜、豆腐、竹笋、苋菜之类不宜多食。③及时治疗尿路感染，解除尿路梗阻。④常服用促进结石排出或抑制结石形成的药物如金钱草、玉米须、白茅根等。

(秦国政)

nánxìng bùyù

男性不育（male sterility） 育龄夫妇同居 1 年以上，性生活正常，未采取任何避孕措施，由于男方原因导致女方不能妊娠的疾病。又称不育、男子艰嗣、无嗣、无子。有统计资料表明，已婚夫妇不能生育者约占 10%，其中 20%～25% 是男方原因，20%～25% 为男女双方原因所致。

病因病机 古人对于男性不育的病因病机早有认识，唐代太仆令王冰提出了"天、漏、犍、怯、变"之"五不男"，明·万全有"五不男"之"生、纵、变、半、妒"，两者虽有出入，但归纳起来，主要是指男子生殖器官形态学改变，即生殖器官先天发育畸形或后天病理性损伤，以及性功能障碍而不能生育的情况。清·陈士铎《外经微言》云："男子九病者，精寒也，精薄也，气馁也，痰盛也，精涩也，相火过旺，精不能射也，气郁也，天厌也。"病因主要有先天因素、内伤七情、房劳损伤、久病伤肾、

药食伤身、跌仆外伤等。病机为肾阳虚衰、肾精亏极、阴虚火旺、气血两虚、湿热下注、浊毒内蕴、肝气郁结、精脉瘀阻、肝郁血瘀、痰瘀阻滞。

诊断要点 主要通过询问病史、体格检查、实验室及其他辅助检查进行诊断。临床少精症、弱精症、凝精症、脓精症、死精症、畸精症、无精症、免疫性不育等分型诊断，主要依据辅助检查。

治疗 男性不育多与肾、肝、脾、心等脏相关，与肾关系更为密切，故肾虚、气血两亏是本，湿热浊毒痰凝为标，变在气滞血瘀。虚则求之于肾，实则责之于肝。清·唐千顷《大生要旨》认为："求嗣须充精血兼养气。"明·王肯堂《证治准绳》曰："医之上工，因人无子，语男则主于精……男以补肾为要……而又参之以补气行气之说。"《外经微言》明确提出："精寒者，温其火乎。精薄者，益其髓乎。气馁者，壮其气乎。痰盛者，消其涎乎。精涩者，顺其水乎。火旺者，补其精乎。精不能射者，助其气乎。气郁者，舒其气乎。天厌者，增其势乎，则男子无子而可以有子矣。"清·陈士铎《石室秘录》则指出治疗不育"精寒者温其火，气衰者补其气，痰多者消其痰，火旺者补其水，精少者添其精，气郁者舒其气……不可徒补其肾也"。以温补肾阳、益肾填精、滋阴降火、益气养血、清热利湿、清浊祛毒、疏肝理气、活血化瘀、疏肝通瘀、化痰通瘀为治疗方法。常以药物内治和针灸外治为主。

转归预后 先天性生殖器官发育畸形或后天病理性损伤的男性不育预后差；除外上述原因的精液异常之男性不育预后较好。

预防调护 ①禁饮酒及食肥甘厚味、辛辣炙煿之品，勿吸烟及服用杀精药物等。②切勿疲劳过度、衣着过紧等。③房事有节，勿纵欲。④注意房事卫生，并洁身自好，预防湿热浊毒侵袭。⑤消除有害因素的影响，如避免接触各种有害的理化因素。⑥积极治疗原发病，如腮腺炎、精索静脉曲张、泌尿生殖系统炎症等。⑦积极配合治疗，坚持按疗程服药，切忌治疗断续。

(刘春英)

shǎojīngzhèng

少精症（oligospermia） 精液中精子计数少于 1500 万/毫升的疾病。属于中医"精少""精清""精薄"等范畴。汉·张仲景《金匮要略》曰："男子脉浮弱而涩，为无子，精气清冷。"隋·巢元方《诸病源候论》认为："肾主骨髓，而藏于精，虚劳肾气虚弱，故精液少也。"清·陈士铎《外经微言》则明确指出薄精为男子不育九病之一。约占男性不育的 11.2%。

病因病机 ①肾精亏损：先天禀赋不足，或后天房劳过度，以致肾精亏损，精少无子。②肾阳虚衰：素体阳虚，或久病不愈，或色欲过度，损伤肾阳，命门火衰，无以生精，精少无子。③气血两亏：思虑过度，或饮食不节，损伤脾胃，气血化生匮乏，或大病久病之后，气血两虚，无以生精，精少不育。④湿热下注：嗜食肥甘滋腻、辛辣炙煿之品，湿热内生，或感受湿热浊毒，下注精室，灼伤肾精，精少不育。⑤肝郁血瘀：情志不舒，肝气郁结，气滞化火，灼伤肾精，或久病入络，跌仆外伤，瘀血阻滞精道，精少不育。

诊断要点 患者进行精液检

查，精子量少于 1500 万/毫升时，可诊断为少精症。

治疗 虚证温补肾阳，滋补肾阴，益气养血，填精种子；实证清热利湿，疏肝化瘀，通精种子。

内治 ①肾精亏损证：婚后不育，精子稀少，精液点滴，头晕耳鸣，腰膝酸软，五心烦热，舌质红，少苔，脉沉细。治宜滋阴补肾，填精种子。方选左归丸合五子衍宗丸加减。常用药物有枸杞子、菟丝子、桑椹、女贞子、覆盆子、制何首乌、当归、生地黄、肉苁蓉、牡丹皮、山萸肉、车前子、鱼鳔胶。中成药可选用左归丸和五子衍宗丸口服。②肾阳虚衰证：婚后不育，精子稀少，精液清冷，性欲减退，腰膝酸软，畏寒肢冷，小便清长，阳痿或早泄，舌质淡，苔薄白，脉沉细无力。治宜温补肾阳，填精种子。方选右归丸合五子衍宗丸加减。常用药物有熟地黄、山药、山萸肉、续断、枸杞子、菟丝子、肉苁蓉、仙灵脾、黄芪、当归、附子、巴戟天、鹿角胶。中成药可选用全鹿丸或右归丸口服。③气血两亏证：婚后不育，精子稀少，神疲乏力，面色无华，头晕目花，舌质淡，苔薄白，脉沉细无力。治宜益气养血，填精种子。方选十全大补汤加减。常用药物有熟地黄、当归、白芍、黄芪、党参、白术、紫河车、黄精、枸杞子、菟丝子、肉桂、肉苁蓉、龟鹿二仙胶。中成药可选用人参归脾丸或十全大补丸口服。④湿热下注证：婚后不育，精子稀少，精液少而黏稠，口苦咽干，少腹不适，小便短赤，阴囊潮湿黏腻或痒，舌质红，苔黄腻，脉弦滑或数。治宜清热利湿，通精种子。方选龙胆泻肝汤加减。常用药物有龙胆草、土茯苓、栀子、车前子、

薏苡仁、牡丹皮、川牛膝、石菖蒲、黄柏、萆薢、蒲公英、墨旱莲、白花蛇舌草。中成药可选用龙胆泻肝丸或清浊祛毒丸口服。⑤肝郁血瘀证：婚后不育，精子量少，精神抑郁，少腹会阴刺痛或阴囊青筋暴露，或附睾肿大疼痛，或有跌仆外伤、手术史，舌质暗有瘀斑瘀点，有舌缨线，脉沉弦或涩。治宜疏肝化瘀，通精种子。方选血府逐瘀汤合四逆散加减。常用药物有当归、红花、桃仁、益母草、枳壳、赤芍、川牛膝、柴胡、丹参、延胡索、乌药、路路通、王不留行。中成药可选用前列欣胶囊或前列通瘀胶囊口服。

其他疗法 针灸：取穴肾俞、关元、气海、中极、命门、阴陵泉、三阴交、足三里。针刺或灸。

转归预后 一般预后较好。

预防调护 见男性不育。

（刘春英）

ruòjīngzhèng

弱精症（asthenospermia） 精液中精子活力在二级以下，活动精子数不足 50% 或 a 级运动的精子小于 25% 的疾病。又称精子活力低下症。属于中医"精寒""精衰"等范畴。清·陈士铎《外经微言》曰："男子九病者，精寒也。"清·汪昂《医方集解》说："无子皆由肾冷精衰。"约占男性不育的 9.75%。

病因病机 ①肾阳虚衰：禀赋怯弱，或房事过度，或久病及肾，导致肾阳不足，命门火衰，温煦无力，精子活力低下。②肾精亏损：禀赋不足，或房事失节，以致肾精亏损，则精子活力低下无子。③气血两亏：思虑过度，或饮食不节，损伤脾胃，气血生化乏源，或大病久病之后，气血两虚，肾失助养，致使精子活力

低下。④湿热下注：嗜食肥甘滋腻、辛辣炙煿之品，湿热内生，或感受湿热浊毒，下注精室，灼伤精液，导致精子活力不足。⑤肝郁血瘀：情志不遂，肝气郁结，疏泄无权，或跌仆外伤，手术损伤，或禀赋异常，脉络不畅，终致气滞血瘀，精失濡养，活力低下。

诊断要点 患者进行精液检查，精子活力在二级以下，活动精子数不足 50% 或 a 级运动的精子小于 25% 者，可诊断为此病。

治疗 虚证温补肾阳，补肾填精，益气养血，强精种子；实证清热利湿，疏肝化瘀，强精种子。

内治 ①肾阳虚衰证：婚后不育，精子活力低下，形寒肢冷，腰膝酸软，小便清长，阳痿或早泄，舌质淡，苔薄白，脉沉细。治宜温补肾阳，强精种子。方选右归丸加减。常用药物有熟地黄、枸杞子、山药、仙茅、附子、肉苁蓉、巴戟天、菟丝子、山萸肉、川断、仙灵脾。中成药可选用全鹿丸或右归丸口服。②肾精亏损证：婚后不育，精子活力低下，腰膝酸软，神疲乏力，头晕耳鸣，舌质略红，苔薄白，脉沉细微数。治宜补肾填精，强精种子。方选五子衍宗丸加减。常用药物有枸杞子、覆盆子、菟丝子、五味子、牡丹皮、鹿角胶、熟地黄、山萸肉、女贞子、当归、制何首乌。中成药可选用五子衍宗丸或左归丸口服。③气血两亏证：婚后不育，精子活力低下，神疲乏力，面色萎黄，心悸气短，饮食不馨，唇甲淡白，舌质淡，苔薄白，脉沉细。治宜益气养血，强精种子。方选十全大补汤加减。常用药物有党参、黄芪、白术、茯苓、熟地黄、当归、川芎、龟鹿二仙胶、枸杞、白芍、肉桂。中成药可选

用人参归脾丸或十全大补丸口服。④湿热下注证：婚后不育，精子活力低下，精液黏稠色黄，口苦咽干，溲黄浑浊，大便不爽，阴囊潮湿黏腻或痒，早泄或遗精，舌质红，苔黄腻，脉弦滑兼数。治宜清热利湿，强精种子。方选程氏草薢分清饮加减。常用药物有草薢、生地黄、黄柏、鱼腥草、车前子、牡丹皮、薏苡仁、土茯苓、龙胆草、石菖蒲、路路通。中成药可选用当归龙荟丸或龙胆泻肝丸口服。⑤肝郁血瘀证：婚后不育，精子活力低下，郁郁寡欢，或烦躁易怒，睾丸坠胀，少腹不适，或睾丸青筋暴露，舌质暗有瘀斑瘀点，脉沉弦或涩。治宜疏肝活血，强精种子。方选少腹逐瘀汤加减。常用药物有当归、川芎、柴胡、小茴香、延胡索、益母草、赤芍、泽兰、丹参、川牛膝、桃仁、红花、乌药。中成药可选用前列欣胶囊或前列通瘀胶囊口服。

外治 多为辅助疗法。小茴香、炮姜研细末，蜂蜜调敷神阙穴。

其他疗法 针灸：取穴关元、三阴交、命门、气海、足三里、肾俞，每次 3～5 穴，针刺或加灸，隔日 1 次。

转归预后 一般预后较好。

预防调护 ①饮食有节，起居有常，不妄作劳，不以酒为浆，勿纵欲竭精，勿食辛辣刺激之品。②避免不良因素影响，如高温、放射线、紧身裤、桑拿浴等。③积极治疗泌尿生殖系统炎症、精索静脉曲张等相关疾病。④进行房事指导。

（刘春英）

níngjīngzhèng

凝精症（non-liquefied semen）

精液在室温下 60 分钟内不液化或含不液化凝块的疾病。又称精液不液化。属于中医"精热""精瘀""精滞"等病症的范畴。约占男性不育的 10%。

病因病机 ①阴虚火旺：素体阴虚，或房事过度，损伤肾阴，阴虚则火旺，煎熬精液以致精液不液化。②肾阳虚衰：素体阳虚，或后天失养，或久病伤肾，或房事不节，以致肾阳虚衰，无以气化，精液迟迟不能液化。③湿热内蕴：嗜食肥甘厚味、辛辣炙煿之品，湿热内生，或感受湿热浊毒，下注精室，煎熬精液以致稠厚不化。④痰瘀互结：忍精不泄，败精瘀阻，或滥用补剂，聚湿生痰，或久病入络，痰瘀互结，留阻精室，则精液不液化。此病发生责之于肝肾，虚则求之于肾，以阴虚、阳虚为主；实则求之于肝，多见湿热、痰瘀。

诊断要点 患者射精后，精液在室温下 60 分钟内不液化或含不液化凝块，可以诊断为凝精症。

鉴别诊断 精液黏稠：凝精症是精液排出凝固之后不变成液态；精液黏稠则是排精之后变成固态，能够在较短时间内变成液态。

治疗 以滋阴益肾、降火化精，温肾助阳、益火化精，清热利湿、祛毒化精，祛痰通瘀、活血化精为治则。

内治 ①阴虚火旺证：婚后不育，精液黏稠有凝块，头晕耳鸣，口干咽燥，腰膝酸软，潮热盗汗，心烦少寐，舌质红，苔少，脉细数。治宜滋阴益肾，降火化精。方选知柏地黄汤加减。常用药物有黄柏、知母、生地黄、山萸肉、山药、当归、白芍、牡丹皮、天花粉、玄参、麦冬、丹参。中成药可选用知柏地黄丸口服。②肾阳虚衰证：婚后不育，精液

黏稠有凝块，神疲乏力，腰膝酸软，畏寒肢冷，小便清长，性欲减退，舌质淡，脉沉细。治宜温肾助阳，益火化精。方选右归丸加减。常用药物有熟地黄、山萸肉、山药、枸杞子、续断、牡丹皮、当归、附子、肉桂、仙灵脾、肉苁蓉、仙茅。中成药可选用金匮肾气丸或右归丸口服。③湿热内蕴证：婚后不育，精液黏稠色黄有凝块，溲黄浑浊，阴囊潮湿黏腻或痒，小腹不适，舌质红，苔黄腻，脉滑数。治宜清热利湿，祛毒化精。方选龙胆泻肝汤加减。常用药物有龙胆草、牡丹皮、栀子、黄芩、柴胡、黄柏、生地黄、车前子、草薢、蒲公英、石菖蒲、土茯苓、川牛膝。中成药可选用龙胆泻肝丸口服。④痰瘀互结证：婚后不育，精液稠厚黏腻，头重身困，胸脘痞闷，舌质淡胖或有瘀斑，苔白腻，脉细滑。治宜祛痰通瘀，活血化精。方选苍附导痰丸合血府逐瘀汤加减。常用药物有苍术、香附、枳壳、陈皮、半夏、茯苓、白术、当归、桃仁、红花、莪术、川牛膝、路路通、石菖蒲。中成药可选用桂枝茯苓丸和前列欣胶囊口服。

其他疗法 针灸：取气海、三阴交、中极、肾俞、阴陵泉、水道、太溪。针刺或加灸。

转归预后 一般预后较好。

预防调护 ①忌饮酒及食肥甘厚味、辛辣炙煿之品。②房事有节，勿恣情纵欲。③积极治疗泌尿生殖系统炎症、精索静脉曲张等相关疾病。

（刘春英）

nóngjīngzhèng

脓精症（sperm with pus cells）

精液中有脓细胞，白细胞大于 5 个/高倍视野的疾病。又称精液白细胞过多症。可归属于中医"精

浊""淋证""精热"等范畴。多与泌尿生殖系统感染有关。

病因病机 ①湿热内蕴：嗜食肥甘厚味、辛辣炙煿之品，湿热内生，日久化毒，或感受湿热浊毒，循经下注，蕴结精室，腐精酿脓，而成脓精症。②阴虚火旺：湿热浊毒内蕴，耗伤阴精，或热毒久留，灼伤阴精，导致肾阴亏损，阴虚火旺，煎熬精液，化腐酿脓，而成脓精症。

诊断要点 患者精液中发现脓细胞，且白细胞大于 5 个/高倍视野，可以诊断为此病。

治疗 以清浊祛毒、排脓益精，滋阴清热、排脓益精为治则。

内治 ①湿热内蕴证：婚后不育，精液脓稠腥臭，会阴及小腹不适，阴囊潮湿黏腻或痒，溲黄浑浊，或尿频、尿急、尿痛，大便黏腻，或便秘，舌质红，苔黄腻，脉滑数。治宜清浊祛毒，排脓益精。方选龙胆泻肝丸加减。常用药物有龙胆草、栀子、木通、柴胡、萆薢、生地黄、黄柏、土茯苓、牡丹皮、鱼腥草、赤芍、野菊花、苦参。中成药可选用龙胆泻肝丸，或宁泌泰胶囊，或清浊祛毒丸口服。②阴虚火旺证：婚后不育，精液量少，或有脓液，头晕耳鸣，五心烦热，腰膝酸软，潮热盗汗，溲黄灼热，舌质红少苔，脉细数。治宜滋阴清热，排脓益精。方选知柏地黄丸加减。常用药物有知母、生地黄、生山药、当归、土茯苓、黄柏、天冬、女贞子、墨旱莲、川牛膝、蒲公英、白花蛇舌草。中成药可选用知柏地黄丸口服。

外治 透骨草、苦参、野菊花、生大黄、乳香、没药、生甘草，水煎汤，每日 1 剂，熏洗会阴部或坐浴用。

转归预后 一般预后较好。

预防调护 ①忌饮酒及食肥甘厚味、辛辣炙煿之品。②禁房事。③及早、及时、正确治疗泌尿生殖系统炎症。④注意房事卫生，预防湿热浊毒侵袭。

（刘春英）

sǐjīngzhèng

死精症（necrospermia） 精液中精子成活率降低，死精子量超过 40% 的疾病。属于中医"精寒艰嗣""精热""精浊"等病症范畴。其约占男性不育的 1.3%。

病因病机 ①肾阳虚衰：素体阳虚，或房事过度，或手淫频繁，以致肾阳虚衰，失于温煦之功能，影响精子生存。②阴虚火旺：素体阴虚，或恣情纵欲，或过度进补温燥劫阴之品，或久病及肾，耗伤肾阴，阴虚则火旺，煎熬肾精，导致死精子增多。③湿热内蕴：嗜食肥甘厚味、辛辣炙煿之品，湿热内生，或感受湿热浊毒，下注精室，日久化毒，腐精而致死精症。④痰浊互结：素体肥胖，或饮食不节伤脾，或疾病伤脾，脾失健运，痰浊内生，阻滞精子，致其死亡。

诊断要点 患者精液中精子成活率下降，死精子量超过 40%，即可诊断为此病。

治疗 以温补肾阳、活精种子，滋阴降火、活精种子，清浊祛毒、活精种子，利湿化痰、通窍活精为法，并常相兼而治。

内治 ①肾阳虚衰证：婚后不育，死精子多，形寒肢冷，精神萎靡，性欲减退，阳痿或早泄，舌质淡，苔薄白润，脉沉细无力。治宜温补肾阳，活精种子。方选赞育丹加减。常用药物有附子、鹿茸、仙灵脾、巴戟天、当归、熟地黄、山萸肉、续断、仙茅、肉苁蓉、枸杞子、肉桂、阳起石。中成药可选用右归丸或全鹿丸口服。②阴虚火旺证：婚后不育，死精子多，腰膝酸软，手足心热，心烦不寐，或遗精，舌质红少苔，脉细数。治宜滋阴降火，活精种子。方选知柏地黄丸加减。常用药物有生地黄、山萸肉、山药、女贞子、牡丹皮、知母、黄柏、当归、白芍、玄参、天花粉、天冬、丹参。中成药可选用知柏地黄丸口服。③湿热内蕴证：婚后不育，死精子多，会阴或小腹不适，阴囊潮湿黏腻或痒，溲黄浑浊，大便黏腻，舌质红，苔黄腻，脉滑数。治宜清浊祛毒，活精种子。方选龙胆泻肝丸加减。常用药物有龙胆草、黄柏、蒲公英、柴胡、栀子、木通、萆薢、生地黄、土茯苓、紫花地丁、牡丹皮、鱼腥草。中成药可选用龙胆泻肝丸或清浊祛毒丸口服。④痰湿互结证：婚后不育，死精子多，形体肥胖，头蒙身重，胸闷不畅，食欲缺乏，小便不利，舌质淡，苔白腻，脉滑。治宜化痰利湿，通窍活精。方选导痰汤加减。常用药物有半夏、陈皮、茯苓、胆南星、厚朴、枳实、苍术、莪术、石菖蒲、贝母、薏苡仁、白芥子、车前子。中成药可选用指迷茯苓丸口服。

其他疗法 针灸：取气海、关元、中极、肾俞、足三里、三阴交等穴。针刺或艾灸。

转归预后 一般预后较好。

预防调护 ①房事适度，勿纵欲，勿禁欲。②忌饮酒及食肥甘厚味、辛辣炙煿之品。③及早、及时、积极治疗泌尿生殖系统炎症等相关疾病。

（刘春英）

wújīngzhèng

无精症（azoospermia） 连续 3 次以上精液检查中均无精子的疾病。属于中医"无子""虚劳"

"无嗣"等范畴。《素问》有云："天癸竭，精少，肾脏衰……而无子尔。"

病因病机 ①肾精亏极：禀赋怯弱，肾精匮乏，或房事不节，恣情纵欲，或年少恋色，手淫频繁，耗伤肾精，以致肾精亏极，精室失充，故无精子。②肾阳虚衰：禀赋薄弱，或久病不愈，或色欲过度，损伤肾阳，命门火衰，无以生精，致无精子。③气血两亏：思虑过度，或饮食不节，损伤脾胃，气血化生匮乏，或大病久病之后，气血两虚，无以充养化生元精，则无精子。④湿热内蕴：嗜食肥甘滋腻、辛辣炙煿之品，湿热内生，或因房事不洁，感受湿热浊毒，湿热浊毒损伤生精之源，故无精子。⑤瘀血阻络：禀赋乖异，精道不通，或久病入络，或跌仆外伤，瘀血内生，阻滞精道，致无精子。

西医学认为无精症的发生主要原因是：①输精管梗阻或缺如。②睾丸生精功能障碍。

诊断要点 患者连续 3 次以上精液检查未发现精子，可诊断为此病。

治疗 当分清虚实，明辨病位。生精功能障碍者，以补肾元精、生精种子，温肾助阳、生精种子，益气养血、生精种子为治疗原则；梗阻者，以清浊祛毒、通精种子，活血化瘀、通精种子为治疗大法。但常杂合而治。

内治 ①肾精亏极证：婚后不育，精液中无精子，头晕脑鸣，腰膝酸痛，性欲减退，阳痿或早泄，外肾正常或小而软，舌质淡，苔薄白，脉沉细。治宜补肾益元，生精种子。方选聚精丸加减。常用药物有鱼鳔胶、龟鹿二仙胶、熟地黄、山萸肉、当归、菟丝子、沙苑子、覆盆子、肉苁蓉、枸杞子、金樱子、何首乌、黄精。中成药可选用生髓育麟丹或龟龄集口服。②肾阳虚衰证：婚后不育，精液中无精子，精液清冷，腰膝酸软，畏寒肢冷，小便清长，阳痿或早泄，舌质淡，苔薄白，脉沉细无力。治宜温补肾阳，生精种子。方选右归丸合五子衍宗丸加减。常用药物有熟地黄、山药、山萸肉、枸杞子、鹿角胶、菟丝子、肉苁蓉、仙灵脾、当归、附子、黄芪、党参、肉桂、巴戟天。中成药可选用右归丸或全鹿丸口服。③气血亏虚证：婚后不育，精液中无精子，神疲乏力，少气懒言，饮食不馨，舌质淡有齿痕，苔薄白，脉沉细无力。治宜益气养血，生精种子。方选十全大补汤加减。常用药物有人参、黄芪、白术、茯苓、炙甘草、熟地黄、当归、白芍、阿胶、续断、何首乌、枸杞子、肉桂。中成药可选用人参归脾丸或人参养荣丸口服。④湿热内蕴证：婚后不育，精液中无精子，口干口苦，少腹会阴胀痛，溲黄浑浊，阴囊潮湿黏腻或痒，大便黏腻或干结，舌质红，苔黄腻，脉滑数。治宜清浊祛毒，通精种子。方选龙胆泻肝汤加减。常用药物有龙胆草、栀子、柴胡、黄柏、木通、野菊花、萆薢、土茯苓、鱼腥草、当归、生地黄、丹参、川牛膝。中成药可选用龙胆泻肝丸或清浊祛毒丸口服。⑤瘀血阻络证：婚后不育，精液中无精子，少腹会阴刺痛，阴囊坠胀，或睾丸、附睾触痛，精索静脉曲张，舌质暗，有瘀斑瘀点，脉沉涩。治宜活血化瘀，通精种子。方选少腹逐瘀汤加减。常用药物有当归、川芎、赤芍、延胡索、蒲黄、五灵脂、桃仁、红花、川牛膝、小茴香、王不留行、香附、路路通。中成药可选用前列欣胶囊或大黄䗪虫丸口服。

外治 鸡血藤、补骨脂共研细末，蜂蜜调和，外敷阴囊，每日 1 次。

其他疗法 ①针灸：取穴肾俞、关元、气海、中极、命门、三阴交、足三里、太溪。针刺或加艾灸。②西医治疗：内分泌因素所致的生精功能障碍，多采用雄激素制剂或促性腺激素等疗法。对于梗阻性无精子症采用手术疗法。一些新的辅助生殖医学技术也可采用。

转归预后 尚无根治方法和手段。

预防调护 ①节制房事，慎欲保精。②注意房事卫生，并洁身自好，预防湿热浊毒侵袭。③饮食有节，忌饮酒及食肥甘厚味、辛辣炙煿之品。④积极预防，及时治疗病毒性腮腺炎等疾病。⑤消除有害因素的影响，避免接触放射线、有毒物品等。

(刘春英)

miǎnyìxìng bùyù

免疫性不育 (immunological infertility) 精子自身免疫反应引起的男性不育。曾称不明原因的男性不育。世界卫生组织以精液化验值为主要诊断依据，诊断标准为 MRA 混合抗球蛋白试验或免疫珠试验大于 10% 活动精子有精子抗体包裹。男性自身免疫反应与生育能力密切相关，约 10% 的不育男性发现有抗精子抗体，发病率占所有不育病因的 3% 左右。中医学无"免疫性不育"的记载，但"正气""正邪相争"等理论蕴含免疫学思想。

病因病机 ①肝肾阴虚：先天禀赋不足，肾气虚弱，或房事不节，损耗阴精，阴虚火旺，相火偏亢，精热不化。②湿热下注：

饮食不节，嗜食辛辣油腻、烟酒等，脾失健运，痰湿内生，浸淫精室，故精液枯稠精子凝集。③肺脾气虚：外邪易侵，诱导自身免疫反应，故精子凝集而不育。④气滞血瘀：情志抑郁，气机不畅，或精道外伤，血瘀精室，精聚不散，精道不畅而致不育。

西医学认为免疫性不育与生殖系统炎症、睾丸损伤以及输精管梗阻、精索静脉曲张等因素有关。这些因素诱发机体对自身精子发生免疫反应，产生抗体。抗精子抗体通过与精子发生凝集反应而影响精子的发育、成熟、获能、运动及对卵子的受精，也可能影响受精卵的分裂、着床及胚胎的发育等环节而造成不育。

诊断要点　免疫性不育患者临床可能既无症状也无体征，精液常规化验各项指标正常。男性不育是多种原因导致的结果，免疫因素仅是其中的重要原因之一。在许多不育患者中，尽管免疫因素存在，但并不起主导作用，对此不能轻易诊断为免疫性不育，以免在治疗上造成主次不分、顾此失彼。对不育年限较长（至少2年以上），无明显临床症状和体征，精液常规检查及配偶生殖功能检查均正常而免疫学检查异常者，方可诊断为免疫性不育。对可疑者应同时做血清和精浆抗精子抗体检测，并重视局部抗精子抗体的治疗。

鉴别诊断　需与发生精液不液化时精子形成黏团物以及发生慢性前列腺炎时出现的精子凝集现象鉴别。鉴别的依据是精子凝集试验，此病免疫珠试验附着珠上的精子大于10%，MRA试验附着颗粒上的精子大于10%；上述两种病症的精子凝集试验结果均为阴性。

治疗　以扶正祛邪为总治则。扶正包括调补肾之阴阳，滋补肝肾阴虚和补益肺脾；祛邪包括清利湿热，疏通气机，祛除瘀血。

内治　①肝肾阴虚证：婚后多年不育，精子凝集试验阳性，并见午后潮热，五心烦热，口渴喜饮，腰膝酸软，疲乏无力，舌质红，少苔，脉沉细。治宜滋肝补肾，养阴填精。方选六味地黄丸加减。常用药物有生地黄、熟地黄、山药、茯苓、墨旱莲、女贞子、黄精、麦冬、玄参。中成药可选用六味地黄丸，阴虚火旺者可用知柏地黄丸。②肺脾气虚证：不育，精子凝集试验阳性，平素易感冒，伴鼻塞、咽痛、咳嗽，或纳少便溏、腹胀腹痛、头晕自汗、面色无华，舌淡，苔白，有齿痕，脉细弱。治宜补脾益肺，培土生金。方选四君子汤加减。常用药物有黄芪、党参、白术、山药、茯苓、甘草。中成药可选用香砂六君丸、玉屏风颗粒。③瘀血阻络证：不育，精子凝集试验阳性，阴部外伤或手术史，或慢性附睾睾丸炎，两侧肾区、足跟或足掌部、小腹、会阴、腹股沟、睾丸、附睾刺痛，心烦易怒，触诊可见局部血脉瘀阻，累累如串珠之状，舌暗红或见瘀斑，舌底青脉迂曲青紫，脉涩不畅。治宜活血化瘀，通精散结。方选桃红四物汤加味。常用药物有三棱、莪术、水蛭、丹参、赤芍、益母草、当归、鸡血藤、红花。中成药可选用血府逐瘀口服液。④湿热下注证：不育精子凝集试验阳性。阴囊潮湿多汗，阴痒便浊，口苦口黏，四肢倦怠，乏力懒动，脘腹胀闷，大便不爽，小便黄，舌质红，舌苔黄腻，脉滑数。治宜清热利湿，解毒散结。方选萆薢分清饮合五味消毒饮。

常用药物有虎杖、败酱草、白花蛇舌草、萆薢、大血藤、土茯苓、野菊花、僵蚕。中成药可选用癃清片、热淋清。

其他疗法　激素冲击及人工授精。伴有附睾炎、前列腺炎、精囊炎或精索静脉曲张者，在应用抗生素或手术治疗的同时联合使用中药。

转归预后　此病治疗效果不理想，为男性不育中的疑难病。

预防调护　①加强体育锻炼，增强体质，提高机体免疫力。②饮食有节，少食辛辣厚味，合理膳食，加强营养。③房事有节，注意个人卫生，保持外阴清洁卫生，避免生殖器官外伤或手术损伤。

（李海松）

jījīngzhèng

畸精症（teratozoospermia）

精液中异常形态精子数超过80%的疾病。又称畸形精子增多症。多归属于中医"精寒""精热"等范畴。清·陈士铎《外经微言》认为此病是"精寒也……相火过旺也……气郁也"。

病因病机　①肾阳虚衰：先天不足，禀赋薄弱，或房劳过度，或久病大病，以致肾阳虚衰，温煦不足，精失所养，精子畸形增多。②阴虚火旺：热病伤阴或纵欲过度，戕伐阴精，肾阴亏虚，阴虚火旺，煎熬精液，灼伤精子，致精子畸形增加。③湿热内蕴：嗜食肥甘厚味、辛辣炙煿之品，湿热内生，或感受湿热外邪，蕴结精室，伤及精子，则致精子畸形。④肝郁血瘀：情志不舒，肝气郁结，气滞化火，灼伤肾精，或久病入络，跌仆外伤，瘀血阻滞，精失所养，畸形精子增加。

诊断要点　患者进行精液检查，发现异常形态精子超过80%，可诊断为此病。

治疗 以补肾壮阳、温精正畸、滋阴降火、养精正畸、清浊祛毒、益精正畸、疏肝化瘀、通精正畸为原则。

内治 ①肾阳虚衰证：婚后不育，畸形精子多，精液清冷，形寒肢冷，腰膝酸软，小便清长，阳痿或早泄，舌质淡，脉沉细。治宜补肾壮阳，温精正畸。方选赞育丹加减。常用药物有巴戟天、仙茅、仙灵脾、肉苁蓉、韭菜子、蛇床子、熟附片、肉桂、当归、熟地黄、枸杞子、山萸肉、白术。中成药可选用金匮肾气丸或全鹿丸口服。②阴虚火旺证：婚后不育，精子畸形多，形体消瘦，五心烦热，潮热盗汗，口干咽燥，头晕耳鸣，舌质红，苔少或干，脉细数。治宜滋阴降火，养精正畸。方选知柏地黄丸合五子衍宗丸加减。常用药物有知母、黄柏、熟地黄、生地黄、山萸肉、山药、枸杞子、覆盆子、菟丝子、车前子、女贞子、墨旱莲、牡丹皮。中成药可选用知柏地黄丸或大补阴丸口服。③湿热下注证：婚后不育，精子畸形多或不液化，精液黄稠，少腹、会阴胀痛，小便短赤，阴囊潮湿黏腻或痒，心烦口苦，舌质红，苔黄腻，脉弦滑兼数。治宜清浊祛毒，益精正畸。方选龙胆泻肝汤加减。常用药物有龙胆草、栀子、黄柏、车前子、生地黄、牡丹皮、牛膝、土茯苓、草薢、白花蛇舌草、薏苡仁、蒲公英。中成药可选用龙胆泻肝丸或清浊祛毒丸口服。④肝郁血瘀证：婚后不育，畸形精子多，郁郁寡欢，善太息，少腹、睾丸刺痛，坠胀，舌质暗有瘀斑瘀点，脉沉弦或涩。治宜疏肝化瘀，通精正畸。方选少腹逐瘀汤加减。常用药物有当归、川芎、小茴香、延胡索、赤芍、蒲黄、五灵脂、香附、丹参、牛膝、桃仁、红花、乌药。中成药可选用前列欣胶囊或前列通瘀胶囊口服。

其他疗法 针灸：①针刺太冲、侠溪、风池、肝俞、胆俞，用补法，隔日1次，留针30分钟。②灸命门、三阴交、关元、足三里，用补法，隔日灸1次，留针20分钟。

转归预后 一般预后较好。

预防调护 ①饮食有节，忌饮酒及食辛辣刺激食物。②注意房事卫生，防止泌尿生殖系统感染。③房事有节，忌恣情纵欲。④避免食用影响精子形态、功能的药物、食物。

（刘春英）

shuǐshàn

水疝（hydrocele） 阴囊内水液积聚引起阴囊肿大的疾病。金·张从正《儒门事亲》首先提出"水疝"病名："水疝，其状肾囊肿痛，阴汗时出，或囊肿而状如水晶，或囊痒而燥出黄水，或少腹中按之作水声。"相当于西医学的睾丸鞘膜积液、精索鞘膜积液。

病因病机 主要为水湿下注，积聚阴囊所致。①肾虚水停：肾气亏虚则气化不利，水液不行，停于阴囊而发病。②肝经湿热：肝失疏泄，气滞水停，湿热内生，下注阴囊而发病。③感受寒湿：寒湿内侵，经络阻滞，水液不行而发病。

诊断要点 主要表现为睾丸内肿物，质地柔软，表面光滑，肿块大小不一，肿块较大时阴囊有下坠感，阴囊皮肤正常。做透光试验时，光线可透过肿物。

鉴别诊断 ①狐疝：疝上端进入腹股沟环内，可还纳，无波动，可触及睾丸，嘱患者咳嗽时有冲击感，透光试验阴性。②睾丸肿瘤：肿块位于睾丸内，质地坚硬，无囊性感，沉重感明显，透光试验阴性。

治疗 此病与肝、脾、肾三脏相关，治疗以化湿利水为总则，具体治法依据病机转化及寒热虚实分而论治。

内治 ①湿热积液证：阴囊肿胀，隐隐作痛，牵及小腹，伴发热、小便短赤，舌红苔黄腻，脉弦数。治宜清热化湿，利水消肿。方选大分清饮加减。常用药物有茯苓、泽泻、木通、猪苓、栀子、车前子、枳壳。热盛者可加黄柏、龙胆草；湿盛者可加茵陈、薏苡仁。中成药可选用龙胆泻肝丸。②寒湿凝聚证：阴囊肿胀，坠重不适，发凉潮湿，伴阴部寒冷、阴茎隐缩、身重而冷，舌淡苔白，脉沉滑。治宜温肾散寒，利水散结。方选水疝汤加减。常用药物有肉桂、仙茅、制附子、吴茱萸、橘核、小茴香、乌药、槟榔、猪苓、茯苓。中成药可选用三层茴香丸。

外治 车前子、荔枝核，水煎泡洗阴囊，每日1次。

其他疗法 ①针灸治疗：太冲配中极，关元配三阴交，两组穴位交替隔日针刺。②手术治疗：包括穿刺注射术和鞘膜翻转术。

转归预后 此病如果治疗正确及时，预后良好。若失治误治易引起积液压力增高，可导致男性不育。

预防调护 ①注意休息，减少活动，防止用力负重。②保持阴囊清洁，防止感染。

（李海松）

xuèshàn

血疝（hematoma scrotum） 阴囊内血液瘀积引起阴囊肿大的疾病。"血疝"之名首见于隋·巢元方《诸病源候论》："一曰石疝，二曰血疝，三曰阴疝，四曰妒疝，五曰气疝，是为五疝也。"相当于西医学的阴囊血肿。

病因病机 ①阴囊外伤：阴囊部跌打损伤，脉络受损，导致血液瘀积。②手术不慎：阴囊部手术因止血不慎，导致术后形成血肿。

诊断要点 有阴囊部受伤或手术史，局部表现为肿胀、剧痛，穿刺可获得血性液体，透光试验阴性。

鉴别诊断 ①睾丸肿瘤：肿物渐大，坠重感明显，睾丸表面不平或边界不清。②阴囊象皮肿：以阴囊肿大、阴囊壁极度肥厚变硬为特征，无外伤或手术导致的瘀血。

治疗 此病以血液瘀积为特征，应明确病史，分期论治。

内治 ①血肿前期：阴囊肿胀，疼痛，阴囊皮肤呈青紫色，舌暗苔薄，脉涩。治宜化瘀止血，消肿止痛。方选十灰散合花蕊石散加减。常用药物有大蓟、小蓟、侧柏叶、茜草根、大黄、牡丹皮、花蕊石。若有热象可加蒲公英、黄柏。中成药可选用云南白药。②血肿后期：阴囊壁增厚，疼痛不显，舌紫暗或舌脉如常。治宜活血通络，化瘀散结。方选复元活血汤加减。常用药物有当归、丹参、桃仁、红花、乳香、没药、水蛭、大黄、穿山甲、牡蛎。阴囊冷硬者可加肉桂、小茴香。中成药可选用十宝丹。

外治 落得打、红花、生半夏、骨碎补、甘草，酒醋煎滚，熏洗患处。

其他疗法 局部冷敷，手术探查，消除血肿。

转归预后 此病处理及时，一般预后良好。鞘膜内积血凝固可导致睾丸受压萎缩。

预防调护 ①避免暴力伤及阴囊。②阴囊部手术应严密注意止血。③血肿期注意休息，减少活动。

(李海松)

jīnshàn

筋疝（varicocele） 血液瘀滞导致的以阴囊静脉曲张状如蚯蚓为主要表现的疾病。此病多见于青壮年，好发年龄为18~35岁。主要包括西医学的精索静脉曲张。

病因病机 肝肾亏虚，或肝郁气滞，或感受寒湿等因素，导致瘀血停滞，阻塞络道，筋脉受损。

诊断要点 阴囊部坠胀不适，久站及久行劳累后加重，平卧休息后减轻。触诊时曲张静脉团似蚯蚓团块，超声检查及静脉造影可明确诊断。

鉴别诊断 ①血疝：阴囊肿胀，压痛，伴皮色紫暗或皮肤增厚，与体位变化无关，多有外伤史或手术史。②精索囊肿：精索内有圆形或半圆形囊肿，边界清楚，透光试验阳性。

治疗 无论虚实，均应考虑局部气滞血瘀的病机，故以行气活血为治则。

内治 ①肝肾亏虚证：阴囊坠胀，时有隐痛，阴囊筋脉状如蚯蚓，伴头晕目眩、腰膝酸软，舌淡苔白，脉细无力。治宜补益肝肾，活血通络。方选肾气丸合少腹逐瘀汤加减。常用药物有熟地黄、山茱萸、山药、菟丝子、枸杞子、鹿角胶、牛膝、杜仲、当归、川芎、赤芍、桃仁；可加小茴香、乌药以行气止痛。中成药可选用金匮肾气丸。②湿热瘀阻证：精索静脉曲张如蚯蚓状，灼热疼痛，伴阴囊坠胀、红肿、小便黄赤、灼热，舌红，苔黄腻，脉弦数或滑数。治宜清热利湿，化瘀通络。方选防己泽兰汤加减。

常用药物有防己、萆薢、茵陈、泽兰、牛膝、赤芍、丹参。肝郁气滞明显者，可加荔枝核、川楝子；阴囊肿胀明显者，可加乳香、夏枯草。中成药可选用丹参片。③寒凝肝脉证：阴囊坠胀发凉，睾丸疼痛连及少腹，局部青筋暴露，状如蚯蚓，伴形寒肢冷、精清精冷。治宜温经散寒，化瘀通络。方选当归四逆汤合良附丸加减。常用药物有当归、白芍、桂枝、细辛、附子、小茴香、高良姜、柴胡、橘核。气虚者，可加党参、黄芪；痛甚者，可加乌药、乳香。中成药可选用补中益气丸。

外治 冷敷或阴囊托带悬吊。

其他疗法 手术治疗：主张精索内静脉高位结扎术，或精索曲张静脉与大隐静脉或腹壁下静脉吻合术。

转归预后 此病轻度预后良好，重度或可并发男性不育。

预防调护 ①保持情志舒畅。②忌食辛辣刺激性食物，不宜剧烈活动，以防腹压增高。③适当节制性生活，减少局部充血。

(李海松)

hánshàn

寒疝（cold abdominal colic） 阴寒凝滞导致的以阴囊或睾丸肿硬冷痛、遇寒加重、得温则减为特征的疾病。金·张从正《儒门事亲》："寒疝，其状囊冷，结硬如石，阴茎不举，或控睾丸而痛。得于坐卧湿地，或寒月涉水，或冒雨雪，或卧坐砖石，或风冷处使内过劳。宜以温剂下之。久而无子。"西医学无相应病名，非特异性睾丸炎、附睾炎、精索炎或睾丸硬结中的特定类型可与此病互参。

病因病机 多由感受寒邪，内侵肝肾，聚于外肾，气血凝滞而发病。

诊断要点 阴囊或睾丸肿硬疼痛，牵引少腹拘急疼痛，局部冰冷，遇寒加重，得温则减。

鉴别诊断 子痈：睾丸或附睾肿痛，行动或站立时加重。附睾可触及肿块，触痛明显。化脓后阴囊红肿，有波动感。

治疗 此病多属寒证，以温经散寒为治则。

内治 寒凝气滞证：阴囊或睾丸肿硬，拘挛，坠胀，疼痛，牵引少腹及会阴拘急疼痛，伴胸闷善太息，舌暗苔白，脉弦涩。治宜温经散寒，行气止痛。方选当归四逆汤合暖肝煎加减。常用药物有当归、白芍、桂枝、柴胡、枳壳、细辛、附子、肉桂、小茴香、高良姜、乌药、沉香、橘核。兼有血瘀者，可加桃仁、红花、穿山甲；偏肝肾不足者，用金匮肾气丸加牛膝、丹参、橘核。中成药可选用金匮肾气丸、茴香橘核丸。

外治 雄黄、矾石、甘草，煎水外洗局部。

其他疗法 针灸：取穴曲骨、中极、关元、三阴交、太冲、大敦。施以补法，亦可用灸法或温针灸，每日1次，10次为1疗程。小腹局部可配合按摩、热敷。

转归预后 此病多属良性病变，预后良好。

预防调护 忌食生冷，注意保暖，勿坐卧湿地，节制房事，勿劳累过度。

(李海松)

xiùqiúfēng

绣球风（scrotal eczema） 发于阴囊部位的湿疮。又称肾囊风、阴湿疮、胞漏疮、阴囊风。特点为初起肾囊干燥作痒，继则出现丘疹，奇痒难忍，搔破者浸淫脂水，迁延日久则局部皮肤变硬脱屑，阴囊紧缩，状如绣球，故名。首见明·陈实功《外科正宗》：

"肾囊风乃肝经风湿而成，其患作痒，喜浴热汤，甚者疙瘩顽麻，破流脂水。"相当于西医学的阴囊湿疹。

病因病机 由肝脾二经湿热下注而成。多因过食鱼腥、油腻、酒浆、浓茶、发物致胃强脾弱，脾失健运，湿热内生，下注肝经而成；或因地居卑湿，坐卧湿地，久着寒湿，阳虚汗出，日久汗湿浸渍，复受外风而成。

诊断要点 发于阴囊部位，皮损急性期以潮红、肿胀、糜烂、渗出为主，慢性期以皮肤肥厚、粗糙、色素增加为多见，自觉剧痒，反复发作、经年不愈。

鉴别诊断 ①核黄素缺乏性阴囊炎：病程短，无阴囊皮肤明显浸润肥厚，常伴有舌炎，内服核黄素后1周左右见效。②子痰：多因睾丸或附睾之流痰，脓成破溃而久治不愈而形成。症见漏管穿通阴囊，时时稀脓浸出。

治疗 清·吴谦等编写的《医宗金鉴》："此属里热，俱宜龙胆泻肝汤服之，外用蛇床子汤熏洗之。"

内治 ①湿热下注证：阴囊先起水窠、红粟，皮肤灼热，搔破流水，浸润渐大，糜烂、蜕皮，甚至黄水淋漓，湿透裤袴，舌红，苔薄黄或黄腻，脉滑数或弦数。治宜利湿清热。方选龙胆泻肝汤加减。常用药物有龙胆草、黄芩、山栀子、泽泻、木通、车前子、当归、生地黄、柴胡、生甘草。中成药可选用苦参片、湿毒清胶囊。②伤阴耗血证：瘙痒不休，皮肤变厚、变粗，搔破津血津水，或见皲裂作痛，舌红苔剥，或舌淡苔净，脉细数。治宜滋阴养血润肤。方选滋阴除湿汤。常用药物有川芎、当归、白芍、熟地黄、柴胡、黄芩、陈皮、知母、贝母、泽泻、地骨皮、甘草、乌梢蛇、黄柏、苦参、首乌藤、赭石。

外治 初期流水多时，用黄柏、地榆煎水待凉，湿敷外洗，每次20~30分钟，每日3~4次，待流水不多时，改用青黛膏外敷，每日1次；后期皮肤肥厚浸润时，五倍子膏外敷，每日1次，或用蛇床子汤熏洗，每次20~30分钟，每日2次。皮肤干燥、皲裂，以狼毒膏外敷，每日1次。

其他疗法 针灸：采用泻法针刺中极、血海、三阴交、蠡沟、大敦（刺血）、会阴穴。

转归预后 此病一般预后较好，但过食鱼腥、油腻、酒浆、浓茶、发物等或因地居卑湿，坐卧湿地时容易复发，中医药在此病的治疗上有较强优势。

预防调护 ①注意个人卫生，勤洗澡、勤换衣裤。②避免用热水烫洗，忌用刺激性过强的外用药。

(李海松)

huādiānfēng

花癫风（eroticism; hypersexuality; sexual hyperesthesia） 对性行为要求过于强烈的疾病。又称阳事易举。相当于西医学的性欲亢进。

病因病机 主要与内火过旺，肾阴亏虚有关。

诊断要点 性交过频过剧，烦躁不安；可有甲状腺功能亢进症、脑部肿瘤或精神疾病史，或服用一些特殊药物所致。

鉴别诊断 ①强中：表现为阴茎勃起经久不衰，短则数小时，长则达数日之久。即便性交亦不能萎软。②生理性性欲旺盛：身体健壮、精力旺盛之青年人，一天能进行数次性交，不应视为异常。

治疗 此病与内火过旺、肾

阴亏虚有关，治疗以疏肝泻火、滋阴降火为总则。

内治 ①肝郁化火证：性欲亢进，急躁易怒，面色潮红，心烦口苦，舌质红，苔薄黄，脉弦数。治宜疏肝泻火。方选丹栀逍遥散加减。常用药物有牡丹皮、栀子、茯苓、白术、薄荷、甘草、柴胡、白芍、当归。中成药可选用龙胆泻肝丸。②阴虚火旺证：性欲亢进，阳兴梦遗，潮热盗汗，心烦少寐，性情急躁，口干，小便黄赤，大便秘，舌质红，苔少，脉细数。治宜滋阴降火。方选大补阴丸加减。常用药物有知母、黄柏、牡丹皮、黄连、生地黄、龟甲、生龙骨、生牡蛎、酸枣仁。中成药可选用知柏地黄丸。

转归预后 经合理治疗和调节日常生活，预后较好。

预防调护 ①生活规律，合理安排起居时间。②养成良好的睡眠习惯，不穿过紧的内裤，被褥不宜过暖，睡前不饮咖啡。③生活应更为忙碌积极，睡前避免冲动诱因。

（李海松）

fángtòngzhèng

房痛症（dyspareunia） 同房过程中或同房后头、阴茎、睾丸、腰、腹等部位发生疼痛的疾病。临床上以同房出现一处或多处部位疼痛为特点。此病不少见，无确切对应的西医学疾病，与射精痛、前列腺炎、阴茎包皮炎、龟头炎、前列腺结石、阴茎纤维性海绵体炎、阴茎动脉病变等泌尿生殖系统及血管性病变等疾病相关。

病因病机 此系列病症多因情志不遂，肝郁气滞，足厥阴肝经所行不通则痛；或风寒侵袭，以致寒邪客于肝肾经脉或足太阳，引起经络不通而痛，或因纵欲房劳，房事不节或频犯手淫，导致肾气亏虚，肾精失藏，不荣而痛。

诊断要点 房事前后发生头、阴茎、睾丸、腰部、腹部疼痛或少腹疼痛，甚者痛引阴股，与性生活、情志、外寒密切相关。

治疗 ①肝郁气滞证：治宜疏肝解郁，理气止痛。方选柴胡疏肝散加减。②寒凝肝脉证：治宜温经散寒。方选柴胡桂枝汤加减。③肾虚茎痛证：治宜补益肝肾。方选左归丸加减。

转归预后 一般预后较好，经过对症治疗、生活调理、调畅情志可获得满意疗效。

预防调护 ①适当锻炼，避免风寒，保持心情舒畅，以免郁怒伤肝。②注意饮食，避免辛辣、肥甘、饮酒等。③节制房事，保持精神内守。

（李海松）

yángwěi

阳痿（impotence） 持续或反复出现阴茎不能勃起或勃起不坚，坚而不久，以致不能进行性交或完成性交全过程的疾病。《素问》中称为"阴痿""筋痿"，明·张景岳《景岳全书》开始应用"阳痿"之名："凡男子阳痿不起，多由命门火衰，精气虚冷。或以七情劳倦，损伤生阳之气，多致此证；亦有湿热炽盛，以致宗筋弛缓，而为痿弱者。"临床表现为阴茎痿软不举，或举而不坚，或坚而不久，无法进行正常性生活。相当于西医学的勃起功能障碍。

病因病机 阳痿的发生与肝、肾、心、脾四脏功能失调和气血经络失和有密切关系。病因为情志内伤、湿热、瘀血、痰湿、寒邪、虚损。①戒袭过度：房劳太过，或少年误犯手淫，或早婚，以致精气亏虚，命门火衰，发为阳痿。②思虑太过：若忧愁思虑

不解，饮食不调，损伤心脾，病及阳明冲脉，以致气血两虚，宗筋失养，而成阳痿。③恐惧伤肾：大惊卒恐，惊则气乱，恐则伤肾，恐则气下，渐至阳道不振，举而不坚，导致阳痿。④抑郁易怒：肝主筋，阴器为宗筋之汇。若情志不遂，忧思郁怒，肝失疏泄条达，不能疏通血气而畅达前阴，则宗筋所聚无能。⑤饮食不节：过食肥甘，伤脾碍胃，生湿蕴热，湿热下注，热则宗筋弛纵，阳事不兴，可导致阳痿，所谓"壮火食气"是也。⑥六淫侵袭：气候乍寒，或涉入冰水，寒邪侵袭，久滞肝脉，或久居湿地，或酷暑蒸腾，湿令不去，皆可致阳痿。

诊断要点 青壮年男子性交时，持续或反复出现由于阴茎不能有效地勃起，无法进行正常的性生活，即可诊为此病。多为房事太过，久病体虚，或青少年频犯手淫所致，常伴神疲乏力、腰酸膝软、畏寒肢冷或小便不畅、滴沥不尽等症。但需注意性器官发育不全或药物引起的阳痿。

鉴别诊断 ①早泄：指同房时，阴茎能勃起，但过早射精，射精后阴茎痿软的病症。若早泄日久不愈，可导致阳痿。②性欲淡漠：是指男子性欲降低，也可间接影响阴茎勃起及性交频率，但在性交时阴茎能正常勃起。

治疗 中青年多为实证，老年患者多虚实夹杂，根据不同病机论治，并注意情志疏导。

内治 ①命门火衰证：阳事不举，精薄清冷，阴囊阴茎冰凉冷缩，或局部冷湿，腰酸膝软，头晕耳鸣，畏寒肢冷，精神萎靡，舌淡，苔薄白，脉沉细，右尺尤甚。治宜温肾壮阳，滋肾填精。方选右归丸合赞育丹。常用药物有鹿角胶、菟丝子、淫羊藿、肉

苁蓉、韭菜子、蛇床子、杜仲、附子、肉桂、仙茅、巴戟天、鹿茸、熟地黄、当归、枸杞子、山茱萸、山药、白术。中成药可选用右归胶囊、复方玄驹胶囊。②心脾两虚证：阳事不举，精神不振，夜寐不安，健忘，胃纳不佳，面色少华，舌淡，苔薄白，脉细。治宜补益心脾。方选归脾汤。常用药物有党参、黄芪、白术、茯苓、炙甘草、酸枣仁、远志、桂圆、当归。中成药可选用归脾丸。③恐惧伤肾证：阳痿不举，或举而不坚，胆怯多疑，心悸易惊，夜寐不安，易醒，苔薄白，脉弦细。治宜益肾宁神。方选大补元煎。常用药物有熟地黄、山茱萸、杜仲、枸杞子、人参、当归、山药、炙甘草。中成药可选用安神定志丸。④肝郁不舒证：阳痿不举，情绪抑郁或烦躁易怒，胸脘不适，胁肋胀闷，食少便溏，苔薄，脉弦。有情志所伤病史。治宜疏肝解郁。方选逍遥散。常用药物有柴胡、白芍、当归、白术、茯苓、甘草。中成药可选用逍遥散、疏肝益阳颗粒。⑤湿热下注证：阴茎痿软，阴囊湿痒臊臭，下肢酸困，小便黄赤，苔黄腻，脉濡数。治宜清热利湿。方选龙胆泻肝汤。常用药物有龙胆草、黄芩、山栀、柴胡、木通、车前子、泽泻、当归、生地黄。中成药可选用龙胆泻肝丸、癃清片。

外治 敷脐方：白蒺藜、细辛、生硫黄、吴茱萸、穿山甲、炙马钱子、冰片，敷于曲骨穴。

其他疗法 使用5型磷酸二酯酶抑制剂。

转归预后 阳痿大多属功能性病变，经过适当治疗调养，一般可以治愈，预后良好。但先天不足、天癸缺失，或久病痰瘀痹阻经络预后大多不良。

预防调护 ①房劳过度引起者，应清心寡欲，节制性欲。②精神因素引起者，应调节精神情绪。③器质性病变引起者，应积极治疗原发病。④要树立战胜疾病的信心。

(李海松)

zǎoxiè

早泄 (premature ejaculation)

性交时间极短，甚则阴茎尚未插入阴道即已射精，且不能自我控制，以致不能继续进行性交的疾病。又称鸡精。是最常见的射精障碍，占射精障碍患者的90%左右。清·沈金鳌《沈氏尊生书》："未交即泄，或乍交即泄。"清·叶天士《秘本种子金丹》："男子玉茎包皮柔嫩，少一挨，痒不可当，故每次交合阳精已泄，阴精未流，名曰'鸡精'。"清·陈士铎《辨证录》首开"早泄"一名。西医学也称早泄。

病因病机 ①阴虚火旺：房事不节，恣情纵欲，耗伤阴精，阴虚火旺，相火妄动，精室受灼，精关易开，而成早泄。②肝气郁结：情志失调，肝气郁结，或暴怒伤肝，或他病日久及肝，疏泄功能失司，宗筋失养，精气未至而发为早泄。③肾气不固：素体亏虚，年老体衰，或久病房劳，肾气亏虚，封藏失职，固摄无权，精关易开，故致早泄。④肝经湿热：外感湿热，或过食肥甘厚味，嗜好烟酒，湿热内生，湿热之邪循肝经下注阴器，扰及精关，以致精关约束无权而成早泄。⑤心脾两虚：思虑过度，或饮食不调，或久病失养，气血生化无源，血亏气耗，神弱心虚，阳物失振发为早泄。

诊断要点 包括病史采集和阴茎神经电生理检查。病史主要询问性生活的环境、频率、体验及射精的时间；还应询问是原发病变还是最近的继发病变，并了解双方对性生活的态度和满意度，有无心理压力，有无情绪变化；其他相关病史，如有无生殖道感染、神经系统疾病，有无酗酒、吸毒等个人生活史。神经系统检查常用的有阴茎背神经感觉诱发电位和阴茎头感觉诱发电位检查。

鉴别诊断 ①阳痿：指阴茎不能勃起，或勃起不坚，或坚而不久而不能进行性交。早泄的进一步发展，可出现阳痿。临床上不少阳痿患者在发病初期有早泄现象。②遗精：是在无性交状态下，频繁出现精液遗泄，进行性交时，可以完全正常。临床上两者每多兼见，预后一般较好。

治疗 包括心理行为治疗和药物治疗。由于早泄多与精神心理因素有关，临床上应注意心理疏导，给予性生活指导。药物治疗当根据不同病机，采取虚则补之，实则泻之的治则。

内治 ①肝经湿热证：性欲亢进，交则早泄，伴头晕目眩、口苦咽干、心烦易怒、阴囊湿痒、小便黄赤，舌质红，苔黄腻，脉弦滑或弦数。治宜清肝泻火，利湿化浊。方选龙胆泻肝汤加减。常用药物有龙胆草、栀子、黄芩、泽泻、木通、车前子、当归、生地黄、柴胡、甘草。使用此方中病即止，不可过剂。中成药可选用四妙丸。②阴虚火旺证：早泄，阳事易举，伴五心烦热、潮热、盗汗、腰膝酸软，舌红少苔，脉细数。治宜滋阴降火，益肾填精。方选大补阴丸加减。常用药物有熟地黄、山萸肉、山药、知母、黄柏、泽泻、牡丹皮、茯苓、龟甲。加金樱子、沙苑子益肾固精；加龙骨、牡蛎滋阴潜阳，兼以涩精。中成药可选用知柏地黄丸。③肾气不固证：性欲减退，早泄，伴遗精，甚则阳痿，腰膝酸软，小便清长或不利，舌淡苔白，脉沉弱。治宜补肾固精，滋阴温阳。方选金匮肾气丸加减。常用药物有附子、肉桂、熟地黄、山萸肉、山药、泽泻、牡丹皮、茯苓。另外可酌加金樱子、桑螵蛸，以益肾涩精。中成药可选用金锁固精丸。④心脾两虚证：射精过快，性欲减退，形体消瘦，心悸，失眠多梦，头晕健忘，面色无华，自汗乏力，纳呆便溏，舌质淡，苔薄白，脉细或弱。治以补益心脾，安神固精。方选归脾汤加减。常用药物有白术、当归、茯苓、黄芪、龙眼肉、远志、酸枣仁、木香、甘草、人参、生姜、大枣。可加煅龙骨、煅牡蛎、芡实收涩固精。中成药可选用归脾丸。

外治 用五倍子适量煎汤，于性交前外洗会阴部及阴茎。

其他疗法 ①针灸：常用穴为肾俞、关元、气海、三阴交、太冲、太溪、内关、命门、中极。留针 20～30 分钟，并可加用灸法。②心理疏导及行为疗法：如阴茎挤捏法和牵拉阴囊法。

转归预后 早泄多为精神因素造成，若能及时、正确使用药物、心理及手法治疗，预后较好。

预防调护 ①患者应多了解性知识，一旦出现早泄也不要紧张恐惧，注意夫妻之间的相互体贴与配合。②消除性交前的紧张、恐惧心理，延长性交前的爱抚过程，避免仓促行事和剧烈的性欲冲动。③加强体育锻炼，增强体质，加强营养，可配合食疗。

(李海松)

qiángzhōng

强中（persistent erection） 阴茎易举或久举不衰的疾病。又称阳强、强阳、阳强不倒、阳举不倒、茎强不痿、玉茎长硬、不痿、阳茎挺长、阴纵、阴纵不收、阴挺、肾漏。阳强轻者阴茎举而不甚久；重者勃起坚强，久久不萎，触之则痛，甚则数天累月，乃至肿痛变色。强中病名首见于隋·巢元方《诸病源候论》，曰："强中病者，茎长兴盛不痿，精液自出是也。"相当于西医学的阴茎异常勃起。

病因病机 ①阴虚阳亢：房事不节，伤精耗液，以致肾精亏虚、阴虚阳亢，使阴茎长时间坚挺不倒。②肝郁化火：情志不舒，气郁化火；或暴怒伤肝，肝火循经下扰宗筋，导致阴茎坚挺不倒。③湿热下注：过食酒肉辛辣厚味，使湿热内生，败精瘀阻下焦茎络，致阴茎坚强肿胀。④瘀血内阻：坠落、跌仆或硬物撞击阴部，血络受损，瘀阻茎络，亦可导致阴茎异常勃起。

诊断要点 阴茎自动勃起，持续数小时，甚至数日，无性欲要求，即便性交，亦无射精，或很少射精，且射精后阴茎仍勃起不软。

鉴别诊断 花癫风：与强中不同点在于无阴茎持续性痛性勃起，可自行消退。

治疗 阳强临床所见多实少虚，但不可概认为此病皆为实证，应审证求因，辨证论治。

内治 ①阴虚阳亢证：阴茎坚挺，胀痛不适，头昏脑涨，口燥咽干，舌红苔少，脉弦细而数。治宜滋阴泻火。方选知柏地黄汤加减。常用药物有知母、黄柏、生地黄、山茱萸、泽泻、牡丹皮。阴虚甚者加牡蛎、鳖甲。中成药可选用知柏地黄丸或左归丸。②肝郁化火证：阴茎持续性勃起，坚硬不倒，胀痛不舒，平素烦躁易怒，舌质红，苔黄腻，脉弦数有力。治宜清肝泻火，滋阴通络。方选当归龙荟丸加减。常用药物有当归、龙胆草、栀子、黄连、黄芩、黄柏、芦荟。火热盛者加石膏。中成药可选用当归龙荟丸。③湿热下注证：阴茎坚勃、肿胀疼痛，伴烦躁口苦，溲赤便秘，舌质红，苔黄厚腻，脉滑数有力。治宜清热利湿。方选龙胆泻肝汤加减。常用药物有龙胆草、黄芩、栀子、泽泻、木通、车前子、柴胡、生地黄、当归。中成药可选用热淋清颗粒、癃清片。④瘀血内阻证：阴茎举而不萎，胀痛刺痛，皮色青紫，舌紫暗，脉沉弦。治宜活血化瘀，通络止痛。方选红花散瘀汤加减。常用药物有当归尾、皂角刺、红花、苏木、僵蚕、连翘、贝母、乳香、没药。中成药可选用活血通脉胶囊。

外治 芒硝加凉水。双手捧药围握玉茎，仰卧待药逐渐化完为止，药液任其流下。

其他疗法 针灸：取太冲、次髎、中极、双侧蠡沟、三阴交、阴陵泉、会阴等穴，施重泻手法。

转归预后 经适当治疗，多数能治愈。但少数患者因长时间茎络瘀血阻滞，气血不调，愈后常伴有不同程度的性功能丧失。

预防调护 ①清心寡欲，使阴精来复，阴平阳秘。②饮食宜清淡。③愈后兼有阴虚者，以大补阴丸或知柏地黄丸善其后。

(李海松)

suōyáng

缩阳（koro） 患者自感阴茎内缩，睾丸、阴囊上收，少腹拘急疼痛的疾病。又称阴缩、阴挛缩、外肾缩入。青壮年多见。《素问》有云："诸寒收引，皆属于肾。"《灵枢经》说："足厥阴之筋……上循阴股，结于阴，伤于寒则阴缩入。"相当于西医学流行性癔症的恐缩症。

病因病机 ①肝经寒滞：多由冒雨涉水，寒湿入侵肝肾经脉，气血凝滞，外生殖器收引，少腹冷痛。②肾阳虚衰：多由肾阳亏损，命门火弱，阴寒内生，外生殖器拘急挛缩，睾丸及阴囊上提而掣痛。

诊断要点 起病较急，自觉阴茎及阴囊内缩，抽痛，少腹拘急疼痛，畏寒肢冷。

鉴别诊断 隐睾：多为先天发育不良而致出生后睾丸未下降至阴囊内，多无阴茎内缩及其他兼症，依据病史可资鉴别。

治疗 此病主要为寒所致，治疗当以温为主。

内治 ①肝经寒滞证：多突然前阴凉冷，阴茎内缩掣痛，睾丸上窜，阴囊及少腹挛急，舌淡苔白润，脉弦或弦紧。治宜温经散寒，理气止痛。方选暖肝煎加减。常用药物有肉桂、当归、乌药、小茴香、吴茱萸、沉香、生姜、延胡索、橘核、荔枝核。中成药可选用十二温经丸。②肾阳虚衰证：阴囊退缩、睾丸上提近腹，时发阴茎掣痛，常伴小腹冷痛、形寒肢冷、腰膝酸软，舌淡胖，苔薄白，脉象沉迟。治宜温阳补肾。方选金匮肾气丸合暖肝煎加减。常用药物有肉桂、附片、熟地黄、仙灵脾、巴戟天、小茴香、牛膝、山茱萸。中成药可选用金匮肾气丸。

外治 用鲜葱（或姜、椒亦可），捣烂以酒炒热，敷脐部与小腹，复以热水袋于上熨之。

其他疗法 ①针灸：取穴关元、气海、三阴交、肾俞、百会等。②按摩：取穴三阴交、会阴、中极、行间、昆仑等。

转归预后 预后良好。

预防调护 ①防寒保暖。②避免过度紧张、焦虑及恐惧。

（李海松）

yíjīng

遗精（seminal emission） 在没有性生活和手淫的情况下，精液自发遗泄的疾病。又称失精、精时自下、漏精、溢精、精漏、梦泄精、梦失精、梦泄、精滑。病名首见于宋·许叔微《普济本事方》："治遗精梦漏，关锁不固，金锁丹。"西医学的神经衰弱、前列腺炎、精囊炎、包皮过长、包茎等以遗精为主症者可参考此病论治。

病因病机 基本病机为肾失封藏，精关不固。①劳心太过：情志失调，劳神太过，水亏火旺，扰动精室而遗精。②饮食不节：醇酒厚味，损伤脾胃，湿热扰动精室而遗精。③恣情纵欲：青年早婚，房事过度，肾不固精乃成遗精。

诊断要点 不因性生活和手淫而精液自遗，每周超过2次，伴有头晕、精神萎靡、腰腿酸软、失眠等症。

鉴别诊断 ①早泄：性交时精液过早泄出而影响性生活。②精浊：尿道口经常流出白色糊状黏稠物，量少，见于尿前、尿后或大便时。

治疗 邪实以清泻为主，正虚以补涩为主，虚实夹杂当清补兼施。

内治 ①君相火旺证：少寐多梦，梦中遗精，心中烦热，头晕目眩，精神不振，小便短赤，舌质红，脉细数。治宜清心安神，滋阴清热。方选黄连清心饮合三才封髓丹。常用药物有黄连、生地黄、当归、酸枣仁、茯神、远志、人参、甘草、莲子、天冬、熟地黄。中成药可选用知柏地黄丸。②湿热下注证：遗精频作，小便热赤浑浊，或尿涩不爽，口苦或渴，大便溏臭，或见脘腹痞闷，恶心，苔黄腻，脉濡数。治宜清热利湿。方选程氏萆薢分清饮。常用药物有萆薢、黄柏、茯苓、车前、莲子心、丹参、石菖蒲、白术。中成药可选用龙胆泻肝丸。③劳伤心脾证：劳累则遗精，心悸不宁，失眠健忘，面色萎黄，四肢困倦，食少便溏，舌淡，苔薄白，脉细弱。治宜调补心脾，益气摄精。方选妙香散。常用药物有人参、黄芪、山药、茯苓、远志、朱砂、木香、桔梗。中成药可选用归脾丸。④肾虚不固证：梦遗频作，甚至滑精，腰酸膝软，咽干，心烦，眩晕耳鸣，健忘失眠，低热颧赤，形瘦盗汗，发落齿摇，舌红少苔，脉细数。治宜补肾益精，固涩止遗。方选左归饮合金锁固精丸、水陆二仙丹。常用药物有熟地黄、山茱萸、枸杞子、山药、茯苓、甘草、沙苑子、芡实、莲须、金樱子、龙骨、牡蛎、莲子。中成药可选用金锁固精丸。

外治 五倍子敷贴。

其他疗法 针灸：取穴关元、中极、气海、肾俞。

转归预后 预后较佳，但若调摄不当也可致使久延不愈，甚至发展成虚劳。

预防调护 ①不接触黄色书刊、影像，不贪恋女色。②避免过度用脑，劳逸结合。③睡前用温水洗脚，被褥不宜过厚、过暖，衬裤不宜过紧。④少食醇酒厚味及辛辣刺激性食品。

（李海松）

jīngbì

精闭（anejaculation or retrograde ejaculation） 在性交时有正常的性兴奋和阴茎勃起，但性

交中达不到性高潮，无精液射出，且性交后首次尿液中无精子和果糖的疾病。又称射精不能、射精障碍，现代中医学又称不射精症。此病在中医文献中无单独论述。

病因病机 主要为湿热瘀血阻滞精道，或肝失疏泄，肾虚精亏，精关开合失调所致，病变主要在肝肾。

诊断要点 以在性交中无性高潮及不能射出精液为主要特征，且性交后首次尿液中无精子和果糖检出。应区别原发性还是继发性，属功能性还是器质性。从未有过性交射精者为原发性；以往性交能正常射精，后因某种原因出现性交时不能射精者为继发性。手淫或梦中有遗精，而仅性交时不能射精者，多为功能性不射精；器质性多为神经系统受损或输精管阻塞、畸形等，一般表现为在任何情况下均不能射精。还应详细了解患者性交的环境和精神情况及夫妻之间感情等。辅助检查主要包括影像学检查（B超及输精管、精囊、排尿期膀胱尿道造影等）。结合患者症状及相关辅助检查结果，一般均可明确诊断。

鉴别诊断 逆行射精：指性交时能出现性高潮，亦有射精动作，但无精液射出，精液逆行射入膀胱的疾病。其病理主要是在性交射精时，膀胱内括约肌关闭不全，导致精液逆行射入膀胱内，其病以器质性病变为主。确诊的依据是性交后尿液检查可有精子和果糖存在。

治疗 "通"法是治疗要点，其治疗当以利湿活血，疏肝通窍，补肾填精为主，再根据具体情况辨证论治。

内治 ①肝郁气滞证：阴茎勃起坚硬，交而不射，少腹及睾丸胀痛，多有情志波动史，伴烦躁易怒，或情志抑郁，梦中可有遗精，胸胁胀满，善太息，舌质淡红，脉弦。治宜疏肝解郁，通精开窍。方选四逆散或柴胡疏肝散加减。常用药物有柴胡、枳壳、香附、陈皮、白芍、川芎。兼有脾虚者，可选用逍遥散加减；肝郁日久、有化热趋势者，可加黄芩、栀子等以清泄郁热；伴见瘀血阻滞征象者，加用桃仁、红花等活血化瘀，通络散滞。②痰血阻滞证：阴茎勃起色紫暗，或兼疼痛，交不射精，阴部胀痛，伴心烦易怒，舌质紫暗，脉沉细涩。治宜活血化瘀，行气通精。方选血府逐瘀汤或少腹逐瘀汤加减。常用药物有川芎、赤芍、红花、桃仁、柴胡、桔梗、生地黄、当归、牛膝。兼有气机郁滞者，加郁金、香附等疏肝理气，解郁通络；兼有湿热阻滞者，加用黄柏、龙胆、土茯苓等清热利湿。③湿热蕴结证：阴茎勃起，久交不射，可有遗精，伴胸脘痞闷、食少纳差、小便短赤，或尿后白浊，阴囊湿痒，舌质红，苔黄腻，脉滑数。治宜清热利湿，通精利窍。方选四妙散加味。常用药物有苍术、黄柏、薏苡仁、牛膝。湿热从肝胆经而来，当合用龙胆泻肝汤加减；湿热从中焦脾胃而来，当合用胃苓汤加减；偏于下焦湿热，可用程氏萆薢分清饮加减。④肾虚精亏证：性欲减退，交而不射精，遗精，伴腰膝酸软、头晕神疲、小便短少，舌淡，脉沉细无力。偏阴虚可见五心烦热、潮热盗汗，舌红，少苔，脉细数；偏阳虚则见畏寒肢冷或阳痿，舌淡，脉沉迟。治宜补肾益精，温阳通窍。方选右归丸加减。常用药物有熟地黄、山药、山萸肉、枸杞子、当归、鹿角胶、肉桂、附子。偏阳虚，可加仙茅、仙灵脾或用温肾通关汤加减；偏阴虚，可用知柏地黄丸和大补阴丸加减。

外治 ①针灸：常用穴位：关元、中极、曲骨、三阴交、会阴、会阳、八髎、肾俞等。多采用强刺激，留针20分钟。有明显阳虚者可加用艾条灸上述穴位。②按摩：患者自然仰卧位，双腿自然放松，双掌四指并拢，托住阴囊，轻轻挤压睾丸，前、后轻柔搓动，每日睡前及早晨起床前，各5分钟，半月为1疗程。

转归预后 一般预后较差。中医药治疗有较强优势。结合立体综合疗法的性教育疗法、心理疗法、饮食生活卫生疗法是治疗不射精的有效方法，特别是对病程较长、较顽固者有较好疗效，值得推广。

预防调护 ①防止酒精、尼古丁慢性中毒。②包茎、包皮过长行包皮环切术，能加强龟头刺激，促使性高潮到来。③增加性知识，消除心理紧张、焦虑。④妻爱行为疗法能加强患者战胜疾病的信心。

（秦国政）

jīngzhuó

精浊（seminal turbidity） 致病菌感染和（或）某些非感染因素刺激导致前列腺发生慢性炎症的疾病。是男性泌尿生殖系统最常见的疾病。好发于20~50岁青壮年男性，据统计35岁以上男性35%~40%患有此病，占泌尿外科男性就诊患者的1/4左右。在中医文献中，此病属于"白浊""白淫""劳淋"或"肾虚腰痛"等范畴。《素问》云"少腹冤热而痛，出白"，阐明此病小腹部胀痛不适，小便后滴出乳白色混浊液体。隋·巢元方《诸病源候论》

进一步提出:"诸淋者,由肾虚膀胱热故也。"后世医家认为此病多因膀胱湿热、肝郁气滞、血瘀痰凝、脾肾亏虚而发。因病位在精室,故以"精浊"名之。相当于西医学的慢性前列腺炎。

病因病机 精浊在脏多责之心、脾、肝、肾。湿热为此病之标,肾虚为此病之本,气滞血瘀为此病进一步发展的病理反应,病程日久缠绵难愈,临床多阴虚湿热合而为患,从而出现虚实夹杂的病理变化和病症表现。

诊断要点 有尿频、尿急、尿后滴沥,尿道口滴白或其他尿道不适,具备3种以上症状应考虑慢性前列腺炎;会阴生殖区、下腹部耻骨上区、腰骶部区出现局部疼痛,具备一区以上症状者也应考虑慢性前列腺炎。辅助检查:主要包括实验室检查及影像学检查(前列腺液常规化验、B超等)。结合患者病史、症状及相关辅助检查结果,一般均可明确诊断。

鉴别诊断 前列腺癌:晚期可出现尿频、尿痛、排尿困难等症状,但患者常有消瘦、乏力、贫血、食欲缺乏等全身症状;直肠指诊前列腺有坚硬如石的肿块,表面高低不平,血清前列腺特异性抗原及前列腺酸性磷酸酶增高;前列腺穿刺活体组织检查可发现癌细胞。

治疗 慢性前列腺炎是湿热为病,腺体瘀浊阻滞,腺液排泄不畅,故治疗过程中需紧紧围绕瘀浊阻滞这一特点来辨证用药,无论何证都要选用祛瘀排浊之品。

内治 ①湿热证:尿频、尿急、尿痛、排尿困难,尿有余沥,小便有灼热感,尿黄赤,会阴部、肛门、后尿道坠胀不适或疼痛,排尿终末或大便时尿道口有乳白色分泌物,伴口苦口干、肛门灼热、大便或干或溏,舌红,苔黄腻,脉弦滑稍数。治宜清热解毒,祛湿排毒。方选程氏萆薢分清饮加减。常用药物有萆薢、黄柏、石菖蒲、茯苓、白术、莲子心、丹参、车前子。湿热毒邪盛者,加虎杖、败酱草;下焦湿热盛者,加土茯苓、金钱草以清利湿热;刺痛明显者,加桃仁、赤芍、穿山甲以祛瘀排浊;大便干者,加大黄泻热通便。中成药可选用前列舒通胶囊、三金片。②瘀血证:此型病程较长,多有前列腺注射史。疼痛明显,常见会阴部、后尿道刺痛,痛引睾丸、阴茎、腹股沟或小腹,尿频,排尿不适,尿有余沥,排尿时尿道刺痛,尿道口乳白色分泌物反不常见,射精疼痛,伴忧愁思虑、烦躁不安、失眠多梦等精神抑郁症,舌质偏暗,脉弦涩。治宜祛瘀排浊,软坚散结。方选复元活血汤加减。常用药物有柴胡、瓜蒌根、当归、红花、甘草、穿山甲、大黄、桃仁。前列腺或尿道刺痛明显者,加琥珀粉、三七粉;精神抑郁者,加龙骨、牡蛎,或柴胡加龙骨牡蛎汤交替服用。③寒热错杂证:此型病程长,常达数月或数年。尿道不适、尿频、尿有余沥,会阴部、睾丸不舒或疼痛,疼痛有时游走不定,或在小腹、少腹,或在腰背、骶部,伴腰膝酸软,下腹部、会阴、睾丸怕冷,足心发凉,或手足心发热,潮热盗汗,口干,遗精,性欲减退,阳痿,早泄,全身乏力,精神不振,忧愁思虑,烦躁不安,失眠多梦,健忘,甚则恐惧、自卑、愤怒,严重者有自杀倾向,大便或干或溏,小便时清时黄,舌质偏暗,脉弦细或数细。治宜寒热并用,祛瘀排浊。方选薏苡败酱附子散加减。常用药物有薏苡仁、附子、败酱草。热毒瘀结者,加金银花、蒲公英、土茯苓以清热解毒活血;阴虚者,合二至丸;阳虚者,加肉桂以温补命门;疼痛明显者,合复元活血汤;精神抑郁者,用柴胡加龙骨牡蛎汤、百合地黄汤、甘麦大枣汤、四逆散等辨证化裁,待精神抑郁症缓解后,再针对前列腺治疗。

外治 ①直肠给药:吲哚美辛栓、野菊花栓、前列安栓等。②针灸:常用穴位:前列腺(位于会阴穴与肛门之中点)、会阴、肾俞、次髎、关元。采用捻转手法,留针30分钟,每隔10分钟行针1次。③前列腺按摩:患者先排净尿液,取胸膝卧位,也可采取右侧卧位,由医生用右侧示指对其前列腺进行按摩,使前列腺液由尿道排出,每周1~2次。

转归预后 慢性前列腺炎本身影响不大,但其病程长,治愈困难,容易反复,引起一系列复杂的综合征,对患者造成极大的身心损害,导致精神抑郁及性功能障碍等。精神抑郁和性功能障碍的发生,反过来又加剧患者对此病的忧虑、恐惧。因此,此病预后尚难满意,但及时发现、准确治疗,病情大多可控制或治愈。

预防调护 ①避免频繁性冲动或性压抑,适度排精。②禁酒,忌过食肥甘及辛辣炙煿食物。③生活规律,劳逸结合,不要久坐或骑车时间过长。④调节情志,保持乐观情绪,树立战胜疾病的信心。⑤保持外生殖器清洁和卫生的性生活,避免非配偶间性生活。

(秦国政)

jīnglóng

精癃(hypertrophy of prostate) 前列腺间质和腺体成分增生导致的以膀胱出口梗阻和下尿路症

状为主要特征的疾病。在中医学文献中属于"癃""闭""遗溺"等症范畴。癃闭之名首见于《灵枢经》："三焦……实则闭癃，虚则遗溺。"而关于"癃"与"闭"的区别，明·李中梓在《医宗必读》中指出："闭与癃，两证也。新病为尿闭，盖点滴难通也；久病为尿癃，盖屡出而短少也。"随年龄增长，此病的发病率也逐渐增加。相当于西医学的良性前列腺增生症。

病因病机 ①脾肾两虚：年老脾肾气虚，推动乏力，不能运化水湿，终致痰湿凝聚，阻于尿道而生此病。②气滞血瘀：前列腺的部位是肝经循行之处，肝气郁结，疏泄失常，可致气血瘀滞，阻塞尿道；或年老之人，气虚阳衰，不能运气行血，久之气血不畅，聚而为痰，痰血凝聚于水道；或憋尿过久，败精瘀浊停聚不散，凝滞于溺窍，致膀胱气化失司而发为此病。③湿热蕴结：若水湿内停郁而化热，或饮食不节酿生湿热，或外感湿热，或恣饮醇酒聚湿生热等，均可致湿热下注，蕴结不散，瘀阻于下焦，诱发此病。基本病因为肾元亏虚，基本病机为肾虚血瘀。

诊断要点 发病年龄多在50岁以上。临床症状以尿频、夜尿次数增多、排尿困难为主，严重者可发生尿潴留或尿失禁，甚至出现肾功能受损。可出现尿路感染、膀胱结石、疝气或脱肛等并发症。直肠指检前列腺常有不同程度增大，表面光滑，中等硬度而富有弹性，中央沟变浅或消失。行B超、CT、膀胱尿道造影、膀胱镜及尿流动力学等检查可以协助诊断。

鉴别诊断 ①前列腺癌：发病年龄、排尿困难等症状可与前列腺增生症相似，并可同时存在。但前列腺癌有早期发生骨骼与肺转移的特点。直肠指诊前列腺多不对称，表面不光滑，可触及不规则、无弹性的硬结。前列腺特异性抗原和前列腺酸性磷酸酶增高。盆腔部CT或前列腺穿刺活体组织检查可确定诊断。②神经源性膀胱功能障碍：常有脊髓或周围神经外伤史，或肿瘤、糖尿病史，以及长期应用降压、抗胆碱、抗组胺药物史。神经系统检查可见肛门括约肌松弛；阴茎海绵体反射消失；前列腺不增大，无下尿路器质性梗阻；尿流动力学检查、膀胱造影、膀胱镜检查有助鉴别诊断。

治疗 以通为用，温肾益气、活血利尿是基本治则。

内治 ①湿热下注证：小便频数黄赤，尿道灼热或涩痛，排尿不畅，甚或点滴不通，小腹胀满，或大便干燥，口苦口黏，舌暗红，苔黄腻，脉滑数或弦数。治宜清热利湿，消癃通闭。方选八正散加减。常用药物有木通、车前子、萹蓄、瞿麦、滑石、甘草梢、大黄、山栀、灯芯草。中成药可选用癃闭舒胶囊。②脾肾气虚证：尿频，滴沥不畅，尿线细甚或夜间遗尿或尿闭不通，神疲乏力，纳谷不香，面色无华，便溏脱肛，舌淡，苔白，脉细无力。治宜补脾益气，温肾利尿。方选补中益气汤加味。常用药物有人参、黄芪、白术、甘草、当归、陈皮、升麻、柴胡、菟丝子、肉苁蓉、补骨脂、车前子。③气滞血瘀证：小便不畅，尿线变细或点滴而下，或尿道涩痛，闭塞不通，或小腹胀满隐痛，偶有血尿，舌质暗或有瘀点瘀斑，苔白或薄黄，脉弦或涩。治宜行气活血，通窍利尿。方选沉香散加减。

常用药物有沉香、石韦、滑石、当归、陈皮、白芍、冬葵子、甘草、王不留行、穿山甲、蛴螂。中成药可选用前列通瘀胶囊。④肾阴亏虚证：小便频数不爽，尿少热赤，或闭塞不通，头晕耳鸣，腰膝酸软，五心烦热，大便秘结，舌红少津，苔少或黄，脉细数。治宜滋补肾阴，通窍利尿。方选知柏地黄汤加减。常用药物有知母、黄柏、熟地黄、山茱萸、山药、茯苓、牡丹皮、泽泻、丹参、琥珀、王不留行、地龙。⑤肾阳不足证：小便频数，夜间尤甚，尿线变细，余沥不尽，尿程缩短，或点滴不爽，甚则尿闭不通，精神萎靡，面色无华，畏寒肢冷，舌质淡润，苔薄白，脉沉细。治宜温补肾阳，通窍利尿。方选济生肾气丸加减。常用药物有桂枝、附子、熟地黄、山萸肉、山药、茯苓、牡丹皮、泽泻、沉香、王不留行、穿山甲。

外治 ①敷脐法：将大蒜头、生栀子、净芒硝做成药泥涂于患者脐孔中，外以胶布1块贴紧，用于尿闭。②热熨法：食盐炒热，布包熨小腹，反复多次，至尿液排出。

其他疗法 ①西药治疗：如5α还原酶抑制剂（如非那雄胺）和α肾上腺素能受体阻滞剂（如特拉唑嗪、多沙唑嗪、坦索罗辛）。②手术疗法：对有绝对手术指征的患者，首选的方法是手术治疗，包括经尿道手术和开放手术。③针灸治疗：针刺中极、归来、三阴交、膀胱俞、足三里等穴，强刺激，反复捻转提插；体虚者灸气海、关元、水道等穴，主要用于尿潴留患者。

转归预后 诊治及时，一般预后良好。

预防调护 ①生活有规律，

防止受寒，避免过劳久坐。②避免憋尿，注意保持大便通畅。③饮食有规律，忌辛辣食物及酒。④加强体育锻炼，增强体质。

(张春和)

xuèjīng
血精（hemospermia）

致病菌感染和（或）某些非感染因素刺激导致精囊发生炎症，引起以精液中混有血液为主要特征的疾病。肉眼看到精液中有粉红色、红色、暗红色血液或血丝，称肉眼血精；精液检查时在显微镜下发现红细胞，称镜下血精。最早见于隋·巢元方《诸病源候论》，称"虚劳精血"，认为系劳伤肾气而引起。相当于西医学的精囊炎。

病因病机 湿热毒邪侵袭精室，热迫血行，损伤精室络脉；或病程迁延，邪毒未尽，损伤阴液，阴虚火旺，灼伤精室络脉；或久病入络，气滞血瘀，精室络脉受损，均可导致精络损伤而出现血精。病位主要在精室，基本病理变化为精室血络受损，血溢脉外，随精而出。

诊断要点 性交时射出的精液或不因性交而外遗的精液中含有血液，由平时的乳白色变为粉红色、深红色或夹带有血丝者，即可诊断为血精。常伴有性欲减退、早泄、射精时精道疼痛，或尿急、尿频、尿痛、排尿不畅、血尿及少量尿道分泌物，腰部、下腹部、会阴部、睾丸及直肠等部位有疼痛感。精液镜检可见大量红细胞。B超、CT和精囊造影可协助诊断。

鉴别诊断 ①尿血：血随小便排出体外，尿色淡红、鲜红、红赤，甚或夹杂血块。多无尿道疼痛，或仅有轻度胀痛及灼热感。②血淋：小便淋沥不尽，挟有血液，小便不畅，尿急而频，小便时尿道灼痛、刺痛或涩痛。

治疗 治当以止血为要，并随证施治。忌用温燥动血之品。

内治 ①湿热下注证：同房精血俱出，精液呈鲜红色或暗红色，质黏稠，射精时精道疼痛明显，阴茎痒痛，或阴部抽痛，睾丸胀痛，可伴见尿频、尿急、尿赤、排尿灼热或疼痛，腰腹酸困或痛，便秘不爽，口苦咽干，舌红苔黄或黄腻，脉弦数有力或滑数。治宜清热利湿，凉血止血。方选龙胆泻肝汤加减。常用药物有龙胆草、车前子、木通、黄芩、山栀子、当归、生地黄、泽泻、柴胡、甘草。②阴虚火旺证：同房精血俱出，精色鲜红或暗红，挟有碎屑状陈旧血块，射精疼痛，阴茎易举而不坚，小腹、阴茎、阴囊、睾丸隐痛坠胀不适，伴头晕、耳鸣、口燥咽干、腰酸膝软或五心烦热，舌红少津，苔少，脉细数无力。治宜滋阴潜阳，凉血止血。方选知柏地黄丸加减。常用药物有知母、黄柏、熟地黄、山药、山萸肉、牡丹皮、茯苓、泽泻、大蓟、小蓟、棕榈炭、蒲黄。③血瘀络损证：会阴跌伤或撞伤后，同房精血俱出，精液暗红或挟有血块，射精时精道疼痛剧烈，阴茎、睾丸及会阴部剧痛，可见局部青紫，舌淡苔薄，舌边可见瘀点，脉滞涩不畅。治宜化瘀止血。方选加味桃红四物汤加减。常用药物有桃仁、红花、白芍、川芎、当归、生地黄、橘核、怀牛膝。④心脾两虚证：血精色淡而稀，心悸，纳少便溏，舌淡苔薄白，脉细。治宜补养心脾，益气摄血。方选归脾汤加减。常用药物有人参、白术、黄芪、甘草、茯神、酸枣仁、远志、龙眼、当归、木香。

外治 野菊花、苦参、马齿苋、败酱草、马鞭草，水煎坐浴，每晚1次，可改善局部症状。

其他疗法 西医治疗：急性精囊炎治疗按感染细菌种类选用抗菌药物，禁止局部按摩；慢性期可采用抗炎药物、理疗、热水坐浴及精囊前列腺按摩等综合措施治疗。性欲过度引起者可用雌激素治疗。

转归预后 合理调治，预后良好。

预防调护 ①节制性欲，戒除手淫，避免酒后同房。②饮食清淡，勿过食辛辣之品，勿过食大辛大热壮阳助火之品。③积极治疗尿道炎、前列腺炎等原发病。

(张春和)

yīnjīngláo
阴茎痨（tuberculosis of penis）

结核分枝杆菌感染阴茎所致的传染病。又称宗筋痨。可为直接接触感染或泌尿生殖系结核蔓延所致。临床以阴茎硬结破溃，流淌滋水而久不收口为特征。相当于西医学的阴茎结核。

病因病机 ①素体肝肾阴虚，复因湿热下注，聚于阴茎。②房事过度，交媾不洁，阴茎染毒所致。③正气内虚，痨虫乘虚侵袭，蚀损宗筋而致。

诊断要点 常有阴茎直接接触结核病变的病史，或有泌尿生殖系及其他部位的结核病史。龟头部有结节或慢性溃疡，不痛，分泌物较少，长期不愈。有继发感染时病情恶化，疼痛、分泌物增多。溃疡初为单发，继为多发，互相融合，可将龟头全部破坏。龟头或阴茎体有单发或多发性溃疡。溃疡边缘清楚呈潜掘形，周围浸润硬结，基底为肉芽组织或干酪样坏死组织，尿道外口溃疡可合并狭窄。分泌物直接涂片、培养或动物接种可检出结核分枝杆菌，局部或淋巴结组织检查可以见到典型的结核结节，可有干酪样坏死。

鉴别诊断 ①阴茎癌：龟头内板多发。多有包茎或包皮过长的病史。病程稍缓。早期常发生龟头溃疡，边缘硬而不整齐，腹股沟淋巴结肿大。肿瘤为菜花状，溃疡在肿瘤上形成，活体组织检查可发现癌细胞。②坏疽性阴茎炎：螺旋体与厌氧芽胞梭菌混合感染引起，病情发展快，龟头可有溃疡，其溃疡多且深，有大量黄白色味臭的渗出液，表面有假膜遮盖，疼痛较剧。严重者龟头及整个阴茎坏死。

治疗 以扶正杀虫为治则，联合使用抗结核药物。

内治 ①脾虚痰浊凝聚证：龟头部有小结节，单发或多发，未溃破，微痛或不痛，舌淡胖，边有齿痕，苔薄白腻，脉细滑。治宜健脾化湿消痰。方选加味二陈汤。常用药物有半夏、陈皮、厚朴、苍术、白术、山药、车前子、木通、灯芯草、甘草。②肝经湿热下注证：龟头部有小结节，已溃或未溃，局部灼热隐痛，伴小便黄赤、阴囊潮湿，舌质红，苔黄腻而厚，脉弦滑。治宜清热利湿解毒。方选龙胆泻肝汤加减。常用药物有龙胆草、栀子、黄芩、柴胡、车前子、木通、泽泻、生地黄、当归、甘草。③肾阴虚火旺证：溃疡日久融合成片，周围板滞有新发小结节，伴午后心中烦热、口干溲黄，舌红苔少，脉细数。治宜滋阴降火。方选大补阴丸加减。常用药物有熟地黄、龟甲、黄柏、知母、猪脊髓、蜂蜜。

外治 日间用20%黄连水湿敷患处。夜间用下疳散掺于龟头部溃疡，外盖黄连油膏纱布。

其他疗法 ①抗结核治疗：异烟肼、利福平、对氨基水杨酸钠、乙胺丁醇、链霉素等。②手术疗法：对阴茎结核破坏范围较大，保守疗法不易奏效者，则在抗结核药配合下保守切除或病灶清除。

转归预后 中西药合用，内外法同施，加强营养，慎防禁忌，可取得满意的疗效。

预防调护 ①注意休息，节制房事，避免疲劳。②加强营养，以清补为主，宜食高蛋白、高维生素、易消化食物。③忌食辛辣油腻食物。④积极治疗原发结核。

（张春和）

yīntóuchuāng

阴头疮（ulcer of glans penis）

致病菌感染和（或）某些非感染因素刺激导致包皮内板和龟头发生炎症的疾病。又称阴头疱、阴蚀疱、阴头风、湿阴疱。相当于西医学的包皮龟头炎。

病因病机 包皮过长、包茎以及局部不清洁是导致此病的主要原因。肝经湿热、脾虚湿困、外毒乘袭导致湿、热、毒邪内侵肝脏，下绕阴器以致脉络瘀阻，皮肤红肿、渗液；若湿热郁久，热盛内腐则局部溃烂化脓。

诊断要点 急性炎症初期包皮内板、龟头黏膜出现潮红、肿胀，若将包皮翻开可见龟头和包皮内面充血和糜烂，甚至有浅表小溃疡，有恶臭的乳白色脓性分泌物。包皮过长者，包皮肿胀，包皮口缩小不能上翻，可以引起龟头水肿甚至缺血坏死；腹股沟淋巴结肿大及有压痛；后期可出现包皮龟头部粘连，包皮不能上翻，甚至造成尿道外口狭窄。分泌物涂片或细菌培养发现致病微生物可帮助诊断。

鉴别诊断 ①软下疳：杜克雷嗜血杆菌引起的自传接种性疾病。患者有不洁性交史。冠状沟、包皮系带两侧之小窝内和包皮内侧、龟头、阴茎等处初起可见红色丘疹，以后变为脓疱，继而破裂形成表浅溃疡，呈穿凿状或潜蚀性，触之柔软剧痛，容易出血。分泌物直接涂片或用培养基接种脓液检查出杜克雷嗜血杆菌是诊断此病的重要手段。②阴茎梅毒：是梅毒螺旋体引起的危害严重的性传播疾病。患者有不洁性交史。于阴茎冠状沟、包皮内侧或边缘、龟头等处可见一个或多个病灶。在糜烂面或浅溃疡分泌物中含有大量螺旋体，以暗视野检查发现梅毒螺旋体即可确认为此病。

治疗 治以清热除湿为总则，并用托毒消肿生肌之法。

内治 ①红斑期：龟头或包皮处出现水肿性红斑，轻微疼痛，局部发痒或有灼热感，伴口干、心烦、小便短黄，舌尖红，苔薄微黄，脉滑数。治宜清热泻火，兼以凉血化瘀。方选导赤散加味。常用药物有生地黄、木通、竹叶、生甘草梢、赤芍、牡丹皮、紫草、栀子、地肤子、白鲜皮。②渗出期：龟头包皮局部皮肤糜烂、渗液，向周围浸润，擦之易出血，局部疼痛加重，行走不便，伴口苦、面红目赤、身热、小便黄赤，舌苔黄腻，脉弦滑数。治宜清热利湿解毒。方选龙胆泻肝汤加减。常用药物有龙胆草、栀子、黄芩、木通、泽泻、车前子、生地黄、柴胡、黄柏、蒲公英、紫花地丁。③溃烂期：龟头包皮局部皮肤溃烂化脓，有脓性分泌物，局部肿胀加剧，重者溃烂向四周扩散，甚者波及阴茎及阴囊，疼痛加重，伴发热、口干、口苦、急躁易怒等症，或伴身疲乏力、纳差、少言懒动等症，舌边尖红，苔黄腻，脉弦滑数，或见舌淡苔腻，脉濡。

湿热实火者，治宜清热利湿解毒。方选龙胆泻肝汤合五味消毒饮加减。脾气虚弱者，治宜健脾醒胃，托毒消肿生肌。方选复方参芪三花汤加减。常用药物有太子参、黄芪、七叶一枝花、腊梅花、苏花、皂角刺、土茯苓、陈皮、桔梗。

外治 ①参叶三花三白汤外洗：用人参叶、七叶一枝花、野菊花、腊梅花、白蔹、紫草、白及、白芷水煎取液适量，冷湿敷及洗涤局部。②红霉素、土霉素、金霉素等抗生素软膏外涂，用于治疗局部有细菌感染者。③1%~3%的克霉唑霜或1∶50万单位的硝呋太尔制霉素、阴道软膏外涂，用于治疗局部有念珠菌感染者。

其他疗法 ①西药治疗：酌情使用抗菌或抗真菌药物。②手术治疗：若包皮或龟头炎伴有包茎或包皮过长时，待急性炎症控制后需进行包皮环切术。

转归预后 经中西医药物内治、外治后逐渐好转，预后良好。

预防调护 ①注意卫生，勤洗澡，经常清洗阴部，勤换内裤。②调整饮食，少食油腻肥甘及辛辣刺激之品，少饮酒。③包茎及包皮过长者，应尽早手术治疗。

(张春和)

sèjué

色厥（sex syncope） 男女性交过程中或性欲高潮时突然晕厥的疾病。又称色脱、房事昏厥。多见于中青年男子。表现为突然出现昏不识人，四肢厥冷，同时兼见小腹挛痛，阴囊、睾丸内缩，气短欲绝，冷汗淋漓等症状。明·张景岳《景岳全书》："色厥之证有二：一曰暴脱，一曰动血也。"

病因病机 ①肾精暴脱、气随精脱：素体虚弱，或久病初愈、正气未复，若恣情纵欲，或房事

时间过长，致肾精大泄，精不恋气，阴阳失接，元气所伤，气随精脱，气脱则神散，神散则昏不识人，即可在泄精之后，出现以气虚为主症的昏厥。多见于房事久旷，突然精液暴泄之人。②欲火上炎、血随火逆：素体阴虚，虚热内扰，若纵欲房事，阴津亏耗，相火妄动，血随火逆，上冲清窍，发生昏厥。③情志不遂、气机郁闭：情志不畅，肝气抑郁，或怫逆怒恼，或欲不遂愿，致气机逆乱，昏厥突发。

诊断要点 在男女同房之际或房事之后，以突然昏不识人、气促、大汗淋漓、四肢厥冷为主症者，可诊断为此病。

鉴别诊断 ①眩晕：头晕目眩如坐舟车，重者出现四肢厥冷，与房事昏厥相似，但无昏不识人，其发作多与房事无关。②痫证：突然昏仆、不省人事等症状与此病相似，但无四肢厥逆，仅见四肢抽搐，更不限于房事后发病。③中风：昏厥醒后多伴有偏瘫、口眼歪斜等后遗症，而房事昏厥醒后即如常人，易于鉴别。

治疗 急则治其标，促其苏醒，厥回势定后，再视其转归辨证施治。

内治 ①精泄气脱证：泄精之后，突然昏仆，面色苍白，身出冷汗，四肢厥逆，呼吸微弱，脉细无力或虚大散乱。治宜益气固脱。方选独参汤固其脱。②血随火逆证：性交之际或性交之后，突然眩晕，继而昏不识人，四肢厥逆，面色潮红，甚则鼻衄，舌质红苔少，脉细数。治宜滋阴降火。方选知柏地黄场加减。常用药物有地黄、山萸肉、山药、泽泻、牡丹皮、知母、黄柏、淮牛膝。中成药可选用安宫牛黄丸。③气郁内闭证：情绪抑郁，性交

之际，突然神昏，肢体强直、震颤、四肢厥逆，气憋唇青，胸腹胀满，脉沉弦或结代。治宜疏肝理气。方选四逆散加味。常用药物有柴胡、枳实、白芍、甘草、沉香、莱菔子、麝香。

外治 ①生姜、皂荚为末，取少许吹入鼻中，使之喷嚏不已，用于气郁内闭之昏厥。②吴茱萸合食盐炒热，布包，熨脐下。用于精泄气脱之昏厥。

其他疗法 ①西药治疗：积极寻找病因，根据病情选用升压药、阿托品、细胞色素C、克脑速、醒脑静等药进行针对性治疗。②针灸治疗：取百会、神阙、关元、气海、足三里、素髎、十宣等穴。

转归预后 大部分患者可自行恢复，少数患者体质虚弱或素有痼疾，房事昏厥可诱发病情加重，甚至不能及时苏醒而死亡，如及时正确施治，大多患者预后良好。

预防调护 ①节制房事，切忌恣情纵欲，以免损精伤气。②注意情志调节，保持心情舒畅，避免郁怒伤肝。③平时注意体育锻炼，增强抗病能力。

(张春和)

yīn-yángyì

阴阳易（yin-yang transmission） 伤寒或温病初愈，正气未复，余邪未尽，触犯房事引起的以身重、少气、少腹里急为主症的疾病。最早见于汉·张仲景《伤寒论》："伤寒阴阳易之为病，其人身体重，少气，少腹里急，或引阴中拘挛，热上冲胸，头重不欲举，眼中生花，膝胫拘急者，烧裈散主之。"

病因病机 ①阴虚内热：温热病中热灼津液，或误下伤阴；大病初愈，阴津未复，余热未尽，

若触犯房事，肾精外泄，真阴受损，阴津愈虚则虚热益甚；肾主骨生髓，脑为髓海，肾精亏损则髓海空虚，即可形成以阴虚内热、精亏髓虚为主症的阴阳易病。②阳衰寒凝：伤寒病中误汗伤阳；或大病初愈，阳气未复，寒邪未尽，若触犯房事，损精伤气；精亏则阳无以化，肾阳不足，命门火衰，寒邪乘虚内陷，即可形成以阴寒内盛、寒凝经脉为主症的阴阳易病。

诊断要点 大病初愈，如伤寒或温病之后，正气未复，余邪未尽之时触犯房事，出现身重、少气、少腹里急等主要见证，可伴头晕目花、潮热盗汗、少腹冷痛、形寒肢冷、少气懒言等症。

鉴别诊断 感冒：患阴阳易的患者，一是对其认识不足，二是羞于说出病因，加之病似外感，故多以感冒求治。从病因上讲，阴阳易因房事而起，感冒因六淫而生；从临床上看，阴阳易无寒热而必有少腹及生殖器部位的症状，感冒则无少腹生殖器症状而必有寒热。

治疗 以扶正固本为治则。

内治 ①阴虚内热证：精神萎靡，形体消瘦，潮热盗汗，五心烦热，咽干颧红，头晕耳鸣，两目生花，失眠多梦，腰膝酸软，自觉有热气从少腹上冲至胸，舌红少津，脉细数无力。治宜补肾益精，滋阴清热。方选左归丸加减。常用药物有熟地黄、山药、山萸肉、菟丝子、牛膝、龟甲胶、枸杞子、鹿角胶、地骨皮、白薇、银柴胡。②阳衰寒凝证：形寒肢冷，腰膝冷痛，少腹疼痛而引阴中，喜温喜按，遇热痛缓，小便不利或失禁，大便溏薄，舌质淡白，苔白滑，脉沉迟，甚者腹痛阴缩，面色青惨，额出冷汗，四肢厥逆，脉微欲绝。治宜温阳补肾，散寒止痛。方选右归丸合扶命生火丹加减。常用药物有熟地黄、山药、山萸肉、菟丝子、鹿角胶、杜仲、肉苁蓉、肉桂、附子、人参、黄芪。

外治 肉桂、吴茱萸、干姜、大茴香、小茴香，共捣碎，酒拌炒热，以绢帕包裹，熨痛处，冷则再炒热，以痛止为度。治少腹冷痛。

其他疗法 ①针灸治疗：取穴阴陵泉、足三里、关元、天枢、三阴交。针刺平补平泻。适用于寒凝腹痛。②紫河车粉：日服2次，生姜汤或人参汤送服，用于精亏气衰或阳衰寒凝。

转归预后 此病如不及时治疗，或再犯房事，会加重病情，甚者阳气暴脱或气虚欲脱，出现危候。若及时治疗，症状减轻或消失，体力恢复为病转愈，预后良好。

预防调护 ①病发时严禁房事，平时房事有节制，不可纵欲伤肾。②平素加强体育锻炼，提高抗病能力。

（张春和）

nánzǐ yīnlěng

男子阴冷（coldness of male genitalia）

肾气不足，寒凝肝脉，导致以自觉阴茎、阴囊、睾丸等部位寒冷为主症的疾病。又称阴寒、阴头寒、虚劳阴冷。以成年患者多见。最早见于张延昌等编写的《武威汉代医简》，将其列为男子七伤之第一伤。常伴有少腹寒冷、性欲淡漠、阳痿、阴缩等。

病因病机 ①肾阳虚衰：多因先天禀赋素弱，肾气不足，或房事不节，或手淫过度，斫伤肾精，使肾阳虚衰或阴阳俱虚。肾阳不足，寒自内生，气血不能相荣，故致前阴寒冷。②寒滞肝脉：多因突遭冰雪侵袭，或久卧冰冷之地，寒邪凝滞肝脉，宗筋失于温养，亦可致阴冷。③肝经湿热：多因感受湿热之邪，或过食肥甘，湿热内生，蕴结肝经，足厥阴肝脉被湿热所阻，而前阴失于气血之荣，以致出现前阴湿冷之症。

诊断要点 自觉阴囊及阴茎寒冷，可伴有手足不温、畏寒怕冷、性欲减退等症状。一般无特殊体征，个别患者可见阴囊皮肤紧缩，温度低，或伴有阳痿。理化检查无异常。

鉴别诊断 ①缩阳：可为受寒引起，起病急骤，前阴冷缩入内，多合并阴冷、阳痿，不能交合，缩阳好转后常留有阴冷。②阳痿：部分患者可伴阴冷症状，但以性欲低下、阳痿不举、不能房事为主症。

治疗 以温阳散寒为总则。

内治 ①肾阳不足证：起病缓慢，阴茎、阴囊自觉寒冷，精神倦怠，腰膝无力，肢冷畏寒，五更泄泻，小便清长，阳痿，遗精，舌体胖嫩，脉沉迟。治宜温肾壮阳。方选扶命生火丹加味。常用药物有鹿茸、巴戟天、附子、肉桂、肉苁蓉、杜仲、熟地黄、山茱萸、五味子、人参、黄芪、白术。中成药可选用金匮肾气丸。②寒滞肝脉证：起病急骤，阴茎及睾丸寒凉，疼痛，甚至内缩，面色黄白，倦卧，伴少腹冷痛，舌淡苔白而滑润，脉沉弦或迟。治宜补肾暖肝，温经散寒。方选暖肝煎合椒桂汤。常用药物有肉桂、川椒、吴茱萸、小茴香、沉香、乌药、青皮、柴胡。③肝经湿热证：起病较缓慢，阴茎自觉湿冷，汗出，阴囊湿痒，有臊臭气味，伴胁肋胀痛、腹胀、食欲缺乏、口苦而渴、大便不调、小便黄赤，舌质红，苔黄腻，脉弦数。治宜清热利湿。方选龙胆泻肝汤。常用药物有龙胆草、栀子、黄芩、柴胡、车前子、木通、泽泻、当归、生地黄。中成药可选用龙胆泻肝丸。

外治 ①助阳散：干姜、牡蛎共研为末，以烧酒调稠糊状，搽手上后握住阴茎。②小茴香、大茴香、川椒研末，大葱切碎炒热，加药末后以绵包外敷少腹及阴茎。③川椒、艾叶煎汤熏洗外阴。

其他疗法 ①针灸疗法：取关元、气海、次髎、府舍、归来、肾俞、三阴交、复溜、命门等穴。每次取 3~5 个穴位，隔日 1 次，10 次为 1 疗程。②推拿治疗：用手掌或示指指腹置于气海、石门、关元穴，有节律地横向抚摩，每分钟 120 次。③西药治疗：可以选用谷维素、维生素 B_2、维生素 B_{12} 等。

转归预后 经治疗多可痊愈。少数人伴有阳痿，经治疗可逐渐恢复。

预防调护 ①避免感寒冒雨，防止寒湿之邪侵袭。②加强局部保暖，不食生冷瓜果。③居室注意保暖，以免房事受寒。

(张春和)

yīnhàn

阴汗（genital sweating） 外生殖器及其周围（包括大腿内侧近股阴处）经常汗出异常增多的疾病。以成年人较多见。最早见于张延昌等编写的《武威汉代医简》，列为男子七伤之第四伤。明·方谷《医林绳墨》曰："阴汗者，谓至阴之处，或两腿挟中，行走劳动，汗出腥秽。"属于西医学局部多汗症的范畴。

病因病机 ①湿热所伤：过食辛辣炙煿、醇酒厚味，致湿热内生，或外感湿热，滞留不去，终致湿热下注外阴，肌腠汗府疏泄功能失常则阴汗出。②阳气亏损：恣情纵欲，不节房事，致肾阳亏损；或素禀不足，肾气不充；或大病久病，损伤阳气，终因阳虚不摄，气虚不固，肌腠汗府疏泄失常，阴津失统，故而阴汗出。与肝肾二经关系密切。

诊断要点 以外生殖器及会阴部汗出明显为临床特征，多伴阴囊湿冷、前阴萎弱、小便清长、腰膝酸软、畏寒肢冷，或胁肋胀痛、目赤、小便黄。理化检查多无明显异常。

鉴别诊断 ①生理性汗出：除阴部汗出外，多有全身性汗出，尤在天气炎热、饭后、饮酒后多见。②多汗症：多为精神紧张、情绪激动、恐惧、焦虑、愤怒所引起，或某些遗传性疾病所致。多见于掌、跖、前额、腋下、外阴等处，对称发生，其中以掌、跖多汗为常见，也可局限于阴部。

治疗 以调整阴阳、除湿敛汗为总则。

内治 ①肾阳虚证：阴部汗出，阴囊湿冷，畏寒肢凉，腰膝酸软，或伴阳痿、滑精、早泄，小便清长，舌质淡胖润，有齿痕，脉沉迟。治宜温阳补肾。方选金匮肾气丸加味。常用药物有肉桂、附子、熟地黄、山萸肉、山药、泽泻、牡丹皮、茯苓、五味子、当归。②肝经湿热证：阴囊汗出，潮湿，臊臭，胁肋胀痛，伴口苦、目赤、阴茎萎弱、小便黄赤、大便不爽，舌红苔黄腻，脉弦数。治宜清热利湿。方选清震汤加减。常用药物有柴胡、升麻、黄芩、羌活、防风、苍术、麻黄根、藁本、泽泻、猪苓、当归、红花、炙甘草。中成药可选用龙胆泻肝丸。

外治 ①取滑石粉、五倍子粉各适量，清水洗浴后擦敷。②石菖蒲、蛇床子共研细末搽患处，每日 2~3 次。③蛇床子煎汤洗，蒲黄末敷之。

其他疗法 ①针灸治疗：取气海、关元、中极、肾俞、命门等穴。②西医治疗：对有精神情绪因素者可选用谷维素等内服；局部外搽 10% 戊二醛溶液；抗胆碱能药物如阿托品、颠茄、溴丙胺太林等内服。

转归预后 经内服中药及外用中药，多数患者可在短时间内取效，部分患者需较长时间治疗。

预防调护 ①调畅情志，避免情绪激动，郁怒伤肝。②勤洗澡，勤换衣服，保持阴部洁净干燥。③忌食生冷、酒醴、辛辣厚味，以免化湿生热，迫汗外出。

(张春和)

nánzǐ mèngjiāo

男子梦交（dreaming of intercourse of men） 男子梦中与异性交媾，其后出现神经精神症状的疾病。最早见于《灵枢经》，说厥气"客于阴器则梦接纳"。多见于青年期热恋中的青年男性，也可见于婚后久旷的成年男性。

病因病机 心为神明之府，肾为玉茎之主，故与心肾相关。病多因淫念妄想，所思不遂，致心神不宁，君动相行而于梦中交接；或因湿热下注，相火妄动；或寒邪客于肾经，阴胜阳动，相火不居其位，也致梦交；或久病大病，恣情纵欲，阴阳两虚，心肾不交而引起。西医学认为是性神经高度兴奋的结果。

诊断要点 多发生于青壮年，以梦中与异性发生性行为为特征。多有情志抑郁或性幻觉史，于睡眠中发生，并有遗精、疲倦、汗出、头晕、心悸，甚则遗尿等症状。因梦中与异性交接而遗精或不能克制自己而手淫，长此以往，过度疲劳，得不到很好的休息，耗损脑力和体力，最终可出现阳痿、性欲低下等病症。理化检查可无异常，偶有脑电图的异常。

鉴别诊断 梦遗：梦中排精，常不觉与异性交往；梦交时可只梦而无排精，也可排精且常自知。

治疗 治疗原则在于调整阴阳，滋阴降火，养血柔肝，安神健脑。

内治 ①阴阳失调证：多见于素体虚弱、久病阴虚火旺之人。先期多有失眠史、失恋史，梦交后周身乏力、汗出，或伴遗精、心悸，舌淡红，苔薄白，脉虚弱。治宜调理阴阳，重镇安神。方选桂枝加龙骨牡蛎汤加减。常用药物有桂枝、芍药、生姜、炙甘草、大枣、龙骨、牡蛎、灯芯草、地榆。②心脾两虚证：多见于脾气虚弱、神衰体倦之人。梦交后头昏、心悸，健忘失眠，睡中多梦，甚则精神恍惚，倦怠乏力，舌淡苔薄，脉细数。治宜调补心脾。方选妙香散加减。常用药物有人参、黄芪、山药、茯苓、朱砂、远志、木香、桔梗、牡蛎、当归。③肝肾阴虚证：多有情志不遂史，或见于肾阴不足或手淫过度之人。梦交后常感头晕目眩，腰膝酸软，口燥咽干，舌红少苔，脉细数。治宜滋补肝肾，交通心肾。方选六味地黄丸合交泰丸加味。常用药物有熟地黄、山茱萸、山药、茯苓、牡丹皮、泽泻、黄连、肉桂、当归、刺五加。

其他疗法 ①口服安神补脑液或安神定志丸。②若因病而有神经衰弱者，可服用调整大脑皮质神经功能的药物，如谷维素、地西泮等。③心理治疗。

转归预后 经中药治疗大多可以治愈，个别人需经常服药治疗，或配合食疗。

预防调护 ①调节情志，保持心情舒畅。②节制房事，戒除手淫。③饮食定时定量，清淡而勿过食肥甘，睡前避免食用烟、酒、浓茶等刺激性食物。④积极参加有益于身体健康的活动，忌看色情画刊、电视、录像等。

（张春和）

tiānhuàn

天宦 （Klinefelter syndrome；cryptorchidism） 外生殖器发育不全或睾丸缺陷以及第二性征发育不全的疾病。最早见于《灵枢经》："士人有伤于阴，阴气绝而不起，阴不用，然其须不去，其何故也？宦者，独去何也，愿闻其故。岐伯曰：宦者去其宗筋，伤其冲脉，血泻不复，皮肤内结，唇口不荣，故须不生。"宋·佚名《小儿卫生总微论方》将只有一侧睾丸而另一侧睾丸未降入肾囊者称为"独肾"，即隐睾。包括西医学的先天性睾丸发育不全、肥胖生殖无能综合征、隐睾等病。

病因病机 主要为先天肝肾不足引起，但与后天失充也有一定联系。①先天禀赋不足，肝肾失充，外肾失养，则宗筋不生或既生也萎弱小缩。②恣情纵欲之青少者滥施手淫，戕害未实之精，日积月累，肝肾亏耗，外肾因之而失养，致阴茎短小。③脾胃为水谷之海，主润宗筋，后天脾胃不健，致外肾发育迟缓。④与天癸的不足或缺如关系甚密。天癸充足则肾精旺而外肾长，天癸乏则肾精亏而外肾萎弱不长。

诊断要点 ①睾丸过小，阴茎短而细软，阴囊发育差，单侧或双侧睾丸缺陷。②多有身材矮小，胡须不长或稀疏浅淡，声音细小等表现。③不能同房或虽能交接而不能生子。

治疗 以辨病论治为主，以益肝补肾、填精生血为总则。

内治 临床表现除上述辨病内容外，多有性功能障碍，阴毛稀少，性欲减退或无性欲，精神不振，腰痰膝软，乏力，舌淡苔薄，脉细弱。治宜补肾填精，调补阴阳。方选斑龙丸、左归丸、右归丸加减，据阴阳偏胜而调整药物剂量。常用补阴药有熟地黄、何首乌、山药、枸杞、全当归、龟甲、紫河车、鹿胶、龟甲胶等；常用补阳药有附片、肉桂、巴戟天、锁阳、肉苁蓉、蛇床子、淫羊藿、韭菜子、海狗肾、黄狗肾等。治疗时尚需辅以健运后天以实先天，加党参、黄芪等健脾补气之品。中成药可选用六味地黄丸、五子衍宗丸、金匮肾气丸等。

其他疗法 ①西药治疗：主要采用激素治疗。②耳针疗法：取双侧内分泌、睾丸穴，留针20分钟，每隔5分钟行针1次，7天为1疗程，可行3个疗程。③手术治疗：对于隐睾，凡经激素治疗无效者，应采取手术治疗。手术方法主要有：睾丸固定术、睾丸自体移植术、睾丸切除术。对于存在下丘脑或垂体肿瘤应尽早外科手术。

转归预后 此病可引起生精功能障碍、性功能障碍，最终导致不育，预后较差。

预防调护 应从胚胎开始预防，重视孕期检查，孕妇要加强营养，适当活动，保持心情舒畅，身心健康，注意用药宜忌，避免接触有害物质，以免影响胎儿发育。一旦患病应及早诊断和治疗。

（张春和）

yīnzhǒng

阴肿 （swelling of vulva） 肾水泛滥，水液积聚等因素致外生殖器发生水肿的疾病。又称前阴水肿、阴茎肿。多发生于小儿。宋·王怀隐等编写的《太平圣惠方》："夫阴肿者，由风热客于肾经，流于阴，肾虚不能宣散，故致肿也。"

病因病机 多为感受外邪、禀赋不耐、热移下焦、肾水泛滥、外伤因素所致，与肝脾肾相关，其病机为外肾肌腠气血不通，水液疏泄失常，水湿积聚不散。

诊断要点 龟头、阴茎、阴囊皮肤水肿，肿甚时龟头可呈球状，阴茎呈棒槌状或弯曲，皮色苍白或微红，富有光泽和弹性，压之很少凹陷；可伴局部瘙痒、下坠或痛或排尿困难。肾水泛滥而致者，可伴下肢等水肿；若生于小儿，多因肿胀疼痛、不能小便而哭啼不安。

鉴别诊断 阴头疮：发生于龟头和包皮的感染性疾病，初期龟头和包皮充血水肿，继而发生糜烂或溃疡；阴肿是以外生殖器水肿为主要表现，一般不会发生溃烂。

治疗 以利水消肿为总则。在用药上需局部与整体兼顾，内治与外治结合。

内治 ①风湿证：外阴肤肿，肿痛下坠，皮色微红而有光泽，起病较急，肿甚则排尿困难，伴瘙痒，舌淡，苔薄白或微黄，脉浮数或濡数。治宜疏风除湿。方选疏风除湿汤加减。常用药物有荆芥穗、防风、蝉蜕、生薏苡仁、生枳壳、生白术、生黄柏、车前子、车前草、菊花。②寒湿证：外阴皮肤水肿，肿胀下坠，皮色苍白，冷痛不已，伴小便清长、畏寒，舌淡，苔薄白或白腻，脉沉紧。治宜散寒除湿。方选加味五苓散加减。常用药物有猪苓、茯苓、泽泻、白术、桂枝、薏苡

仁、小茴香、橘核、车前子、荔枝核、牛膝、苏木。③热移下焦证：龟头包皮及阴茎肿痛光亮，甚则阴囊也肿，疼痛较剧，局部色红，伴心烦、口渴、溲黄，舌红，苔薄黄，脉细数或弦数。治宜清热除湿。方选加味导赤散加减。常用药物有生地黄、木通、甘草梢、竹叶、栀子、马鞭草、猪苓、车前子、泽泻、蝉蜕。心烦甚者加灯心草、黄连。④肾水型：阴茎、龟头、阴囊水肿，皮色光亮，伴小便短少、腰胀痛、下肢浮肿，舌淡，苔薄白，脉沉实有力。治宜活血利水。方选活血利水汤加减。常用药物有麻黄、防己、泽泻、白术、车前子、木通、茯苓、地龙、益母草、泽兰、牛膝、丹参。

外治 ①浸洗法：以蝉蜕或马鞭草适量，煎水温洗；或以食盐适量或再加苍术适量，煎水候温浸洗。②涂敷法：取紫苏叶末，香油调匀或马鞭草捣烂涂之。

其他疗法 ①过敏性外阴水肿：去除诱因，应用抗过敏药物。②肾炎外阴水肿：利尿、抗炎、抗感染，可口服双氢克尿噻、山莨菪碱、吲哚美辛，肌内注射青霉素，静脉推注呋塞米。

转归预后 一般预后较好。

预防调护 ①保持外阴清洁与干燥，经常清洗，勤换内裤。②勿接触过敏物，少食或不食刺激性食物。③包皮过长者，同房时不宜用力过猛。④起居有常，勿居处湿地。⑤去除致病因素。⑥属肾水者尚需休息，低盐饮食。

(张春和)

nánxìng gēngniánqī zōnghézhēng
男性更年期综合征（male climacteric syndrome） 男性从中年期向老年期过渡时，内分泌功能尤其是性腺功能减退所致的临

床综合征。以精神神经症状、自主神经功能紊乱、性功能减退为主要表现。中医学中无此病名。

病因病机 男性更年期正是"七八肝气衰，筋不能动，天癸竭、精少、肾藏衰，形体皆极，八八则齿发去"的阶段，肾气逐渐衰少、精血日趋不足，导致肾阴阳失调。由于肾阴、肾阳是各脏阴阳的根本，肾阴肾阳的失调进而导致各脏器功能紊乱，从而形成了男性更年期综合征的病理基础。此外，劳心过度，心阴暗耗，阴液不足，也会出现心阴不足证候；若心阳不足，失于温煦而见心阳虚证候；肾阴不足而致肝阴不足，或肝阴不足而致肾阴不足，而致肝肾阴亏之候；脾病及肾，或肾病及脾而导致脾肾两虚之候。肾阴亏损不能上济心火，心火上亢不能下交于肾，水火不济，而导致心肾不交之证。

诊断要点 多发生于55～65岁男性。起病可急可缓，但以缓者居多，以"功能衰退"为特征，诊断应该在充分排除其他器质性病变的情况下进行。临床表现错综复杂，主要症状如下。①血管运动症状：潮热、阵汗和伴随而来的烦躁、心悸、失眠。②神经心理症状：睡眠障碍（嗜睡或失眠）、烦躁不安、易怒、恐惧感、注意力不集中、近期记忆力减退、忧伤、抑郁、自我感觉差、生活兴趣下降、自信心下降。③体能下降症状：体力下降、耐力下降、肌肉萎缩、腹部脂肪增加（腹型肥胖）。④性功能减退症状：性欲减退、性生活减少、勃起不坚、勃起功能障碍、性满足感下降、精液量减少、射精力弱、性毛脱落或生长速度减慢、睾丸萎缩。辅助检查主要为血清睾酮测定。

鉴别诊断 ①抑郁症：初发

年龄多在青壮年，多有感情淡漠、失眠、乏力、食欲减退、长时间的情绪低落等表现。②心脏神经症：多见于女性，好发年龄为20~40岁，以心悸、胸痛、疲乏、神经过敏为突出表现。

治疗 调补阴阳、疏畅气血是基本治则。

内治 ①肾阴虚证：形体消瘦，潮热盗汗，咽干颧红，或手足心热，溲黄便秘，常伴耳鸣、耳聋、头晕、记忆力减退、腰膝酸软、性功能减退等，舌红少苔，脉细数。治宜滋阴补肾，清热降火。方选知柏地黄丸加味。常用药物有熟地黄、山萸肉、山药、茯苓、牡丹皮、泽泻、知母、黄柏、地骨皮、黄精。②肾阳虚证：精神萎靡，畏寒肢冷，腰膝酸软，阴茎及睾丸发凉，或阴汗时出，性欲减退，阳痿、早泄，小便清长或大便稀溏，舌淡质胖，脉沉尺弱。治宜补肾壮阳。方选金匮肾气丸加味。常用药物有桂枝、附子、熟地黄、山萸肉、山药、茯苓、牡丹皮、泽泻。③心肾不交证：心烦不宁，健忘多梦，心悸怔忡，腰膝酸软，甚或遗精，五心烦热，盗汗，舌红少苔少津，脉沉细数。治宜滋阴降火，交通心肾。方选交泰丸合天王补心丹加减。常用药物有黄连、肉桂、人参、玄参、丹参、茯苓、五味子、远志、桔梗、当归、天冬、麦冬、柏子仁、酸枣仁、生地黄、朱砂。

其他疗法 ①睾酮替代治疗。②针灸治疗：根据临床表现辨证施穴。

转归预后 只要根据患者的阴阳失衡情况加以适当治疗，并辅以积极的心理疏导，即可安全度过男性更年期。但也有少数患者阴阳失衡继续加剧，可引起较严重的器质性疾病。

预防调护 ①起居有常，节制房事，以保养肾精。②饮食有节，顾护脾胃，戒除烟酒。③调摄精神，减少忧烦，和顺气血。④加强锻炼，增强身体素质，改善机体血运及神经功能。

（张春和）

nánzǐ yīnchuī

男子阴吹 （male urethral flatus）

溺孔中有出气感，溺时有气从溺孔排出的疾病。"阴吹"病名始见于汉·张仲景《金匮要略》，此指女性阴吹。古籍中无男子阴吹的记载，清·余听鸿《余听鸿医案》认为阴吹也有见于男子者。临床较少见，一般无明显兼症，偶有腰骶部酸痛或小腹闷胀。常为脾肾亏虚、气虚下陷所致，也可见于泌尿生殖系手术后的患者。病位属肝、肾、膀胱，多数患者调治后可痊愈。相当于西医学的气尿。

病因病机 与受寒、滥服镇静药物、某些会阴部手术有关。大病久病，脾肾亏损，或年老肝肾不足等原因，致脾肾气虚，升摄功能失常，肝脏疏泄不利，膀胱气化功能失司，因致气从溺孔中出，关键之机理乃气虚下脱。①阳明气滞：饱食劳累之后，内伤冷饮，寒滞阳明，寒气内凝小肠，横窜膀胱，以致膀胱气化异常。②脾肾亏损：多见素体阳虚之人，外受寒邪，内伤房事，以致外寒下引膀胱，胹转囊缩，脾肾受损，导致二阴泄气而成。③气虚下陷：多见中气素亏之人，误服药物，独窜膀胱，下泄而出。

诊断要点 临床特征为尿道口间断有气体排出，甚至可吹动羽毛或棉絮。关键是寻找原因。①泌尿系尤其是膀胱内存在产气性杆菌（如大肠埃希菌、产气肠杆菌等）或感染酵母菌，其释放的气体在膀胱内蓄积而产生气尿。②膀胱、尿道与直肠之间存在瘘管，肠腔气体经泌尿道外排，但多带有粪渣。婴幼时的瘘管可以是先天的，成人则可为肿瘤或结核引起。

鉴别诊断 膏淋：以小便浑浊，乳白或如米泔水，上有浮油，置之沉淀，或伴有絮状凝块物，或混有血液、血块，尿道热涩疼痛为主要表现；而男子阴吹属中医"气淋"范畴，以排尿时尿中出现气体为主要症状。

治疗 根据不同主症采取温通散寒、补中益气、温肾助阳之法，使膀胱气化复常。

内治 ①肾虚寒滞证：阴吹多发生在外受寒湿、乘凉行房之后。畏寒、小腹剧痛，甚则阳缩，溺气频频，精神萎靡，面色晦暗，舌淡苔白，脉沉。治宜温阳散寒。方选吴茱萸汤合当归四逆汤加减。常用药物有吴茱萸、人参、生姜、大枣、当归、桂枝、芍药、细辛、甘草、通草。中成药可选用附子理中丸。②脾肾阳虚证：尿道泄气，排尿时尤甚，腰膝酸冷，小腹重坠，夜寐不安，饮食生冷则加重，舌淡苔白，脉沉弱。治宜补中益气，温肾助阳。方选补中益气汤合金匮肾气丸加减。常用药物有人参、黄芪、白术、甘草、当归、陈皮、升麻、柴胡、桂枝、附子、熟地黄、山萸肉、山药、茯苓、牡丹皮、泽泻。中成药可选用补中益气丸、金匮肾气丸。

其他疗法 手术：若属膀胱直肠瘘所致者，内服药物治疗很难取效，须以手术治疗。

转归预后 治疗及时无明显后遗症，注意查明有无其他器质性病变，以免误诊。

预防调护 避免阴部受寒，

节制房事。饮食有节，保持大便通畅。

（张春和）

周围血管疾病 zhōuwéi xuèguǎn jíbìng

周围血管疾病（peripheral vascular disease） 在致病因素的作用下，脏腑经络功能失调，发于心、脑以外的血管的疾病。可分为动脉系统疾病和静脉系统疾病。动脉系统疾病包括血栓闭塞性脉管炎、动脉硬化性闭塞症、糖尿病周围血管病、各类血管炎、多发性大动脉炎、雷诺病与雷诺现象、红斑性肢痛症、手足发绀症、网状青斑症、动脉栓塞、动静脉瘘、动脉瘤等。静脉系统疾病包括血栓性浅静脉炎、深静脉血栓形成、深静脉瓣膜功能不全、下肢静脉曲张、髂总静脉受压综合征、布-加综合征、静脉畸形骨肥大综合征、肺栓塞等。

中医古籍中无此病名。近代中医外科学将脱疽、臁疮、筋瘤等与血管有关的疾病划归为周围血管疾病的范畴，临床有了以周围血管疾病为主要治疗方向的周围血管科和周围血管专业。中医学对血管有血脉、经脉、络脉、脉管等记述，还有"血行络中""气行则血行"等理论。也有将周围血管疾病统称为"脉管病"。周围血管疾病病机特点是血脉瘀阻。血管是血液运行的管道、通路，必须保持畅通无阻才能传输血液。此类疾病病变过程中，不论是内因所致，还是外因引发，或迟或早地在不同血管、不同部位和不同程度上出现血流缓慢、瘀滞，甚至停滞。血脉不通破坏了人体气血正常循环，从而引发不同病理变化，最终导致疾病发生。主要是"邪、虚、瘀"三者相互作用、互为因果变化。邪既可以是外因，又可以是血瘀后的病理产

物（如瘀血、痰浊、水湿等）；虚既是受邪的条件，也可能是瘀血伤正的结果；瘀往往是因邪而致，也有因虚而成。所以邪、瘀、虚出现多种组合，导致血管病变发生和变化，形成了临床上的各种证候。血管病的病变部位多数在血管的某一局部，但与脏腑气血有密切关系。因脏腑功能失职，出现运血无力，统摄无权，疏泄失常，使血液不能正常运行。反之，血液瘀阻也会使各脏腑失去濡养而虚损。气血虚衰与血管病的关系更直接。周围血管疾病的病因病机尚有禀性不耐、先天遗传、冲任失调等，临证时不可忽视。

周围血管疾病在中国的发病率有逐年增高的趋势，与生活习惯以及生活水平提高有密切关系。动脉硬化、糖尿病这两大类疾病都可导致周围血管病变（如动脉硬化性闭塞症、糖尿病血管病变等）。发病率增高引起了人们高度重视，也促进了周围血管疾病防治领域的发展。

中医对血管疾病的治疗有独特优势和悠久历史。《灵枢经》即有关于对脱疽的记载："发于足趾，名脱痈，其状赤黑，死之治；不赤黑，不死。治之不衰，急斩之，不则死矣。"治疗脱疽名方"四妙勇安汤"应用至今。周围血管疾病虽然病因多端，寒、湿、热之有余，或气、血、阴、阳之不足，但都不离血瘀这个根本病机。《素问》说："血实宜决之。"又说："疏其气血，令其条达，而致和平。"因此，活血化瘀是周围血管疾病总的治则。应用活血化瘀这一总治则时，必须结合寒热虚实的不同，灵活应用理气活血化瘀、益气活血化瘀、散寒活血化瘀、清热活血化瘀、祛湿活血

化瘀、补血活血化瘀等治法。

在外治法中，对坏疽的清创处理不同于其他外科疾病，必须顾及患肢供血情况。清创必须在全身情况得到改善的条件下才能进行。在清创时要掌握以下原则：急性炎症期不做清创处理，炎症控制后适当清除坏死组织，坏死组织界限清楚后彻底清创。常用清创方法有"鲸吞法"与"蚕食法"。"鲸吞法"，即在麻醉下将坏死组织自坏死组织与存活组织分界处进行消除。"蚕食法"，就是在换药时视其具体情况逐渐地将能清除的坏死组织清除。"蚕食"坏死组织时可应用化腐生肌中药，应用得当，能起到祛腐生新的作用。

（杨博华）

股肿 gǔzhǒng

股肿（thigh swelling） 血液在深静脉腔内异常凝结，阻塞静脉腔，导致静脉回流障碍的疾病。主要表现为肢体肿胀、疼痛、局部皮温升高和浅静脉怒张四大症状，好发于下肢髂股静脉和腘静脉，可并发肺栓塞而危及生命。相当于西医学的深静脉血栓形成。

病因病机 病因主要是创伤或产后长期卧床，以致肢体气血运行不畅，气滞血瘀，瘀血阻于脉络，脉络滞塞不通，营血回流受阻，水津外溢，聚而为湿。①血脉损伤：跌仆损伤、手术等可直接伤害人体，使局部气血凝滞，瘀血流注于下肢而发生此病，清·唐容川在《血证论》中指出："瘀血流注，亦发肿胀，乃血变成水之证。"②久卧伤气：产后或因长期卧床，肢体气机不利，气滞血瘀于经脉之中，营血回流不畅而发此病。清·吴谦等编写的《医宗金鉴》曰："产后闪挫，瘀血作肿者，瘀血久滞于经络，忽

发则木硬不红微热。"较明确地指出了此病的病因和发病特点。③气虚血瘀：年老、肥胖、瘤岩等致使患者气虚，气为血之帅，气虚无力推动营血运行，下肢又为血脉之末，故易发生血脉阻塞。

西医学认为血流滞缓、静脉管壁结构改变和血液高凝状态是静脉血栓形成的三大因素；外伤、手术、分娩、肿瘤等可直接诱发此病。

诊断要点 绝大多数股肿发生在下肢。多见于肢体外伤、长期卧床、产后、肿瘤和其他血管疾病及各种手术、血管内导管术后。发病较急，主要表现为单侧下肢突发性、广泛性粗肿、胀痛，行走不利，可伴低热。后期可出现浅静脉扩张、曲张，肢体轻度浮肿，小腿色素沉着以及皮炎、臁疮等。由于阻塞的静脉部位不同，临床表现不一。①小腿深静脉血栓形成：肢体疼痛是其最主要的临床症状之一。早期以小腿疼痛为特征，肢体肿胀一般较局限，以踝及小腿为主，行走时加重，休息或平卧后减轻，腓肠肌压痛，霍曼征阳性。一般无全身表现。临床上常称之为周围型。②髂股静脉血栓形成：突然性、广泛性的单侧下肢粗肿是此病的临床特征。一般患肢的周径可较健侧增粗5~8cm。疼痛性质为胀痛，部位可为全下肢，以患肢的髂窝、股三角区疼痛明显，甚至可连及同侧腰背部或会阴部。深静脉血栓形成的全身反应并不十分严重，体温可在37~38℃。疾病初期主要是浅静脉网状扩张，后期可在患肢侧下腹部、髋部、会阴部都见到曲张的静脉。临床上常称为中央型。③继发性深静脉血栓形成：血栓起源于小腿肌肉内的腓肠静脉丛，顺行性生长、

蔓延扩展至整个下肢静脉主干，或由原发性髂股静脉血栓逆行扩展到整个下肢静脉。临床上被称为混合型。以前者较为多见，常发于手术后。临床表现兼具小腿深静脉和髂股静脉血栓形成的特点。另外，此病早期可出现急性股动脉痉挛（疼痛性股蓝肿）和肺动脉栓塞两种危重并发症，应引起高度重视。④深静脉血栓形成后遗症：深静脉血栓形成后期，由于血液回流障碍或血栓机化再通后，静脉瓣膜被破坏，血液倒流，回流不畅，引起肢体远端静脉高压、淤血而产生肢体肿胀、浅静脉曲张、色素沉着、溃疡形成等临床表现。实验室及其他辅助检查：放射性纤维蛋白原试验、核素静脉造影、多普勒血流和体积描记仪检查为无创性检查方法，有助于明确患肢血液回流和供血状况。静脉造影能使静脉直接显影，可判断有无血栓及其范围、形态及侧支循环状况，不仅有助于明确诊断，亦有助于直接观察治疗效果。

鉴别诊断 ①原发性下肢深静脉瓣膜功能不全：此病多发于成年人，多为从事较长期的站立工作和重体力劳动者；发病隐匿，进展较缓慢，以双下肢同时发病为特征；患者双小腿浮肿、沉重感，站立位肿胀明显，抬高患肢后肿胀明显减轻或消失；后期可见较明显的浅静脉曲张及其并发症，如色素沉着、血栓性浅静脉炎、小腿溃疡等；应用肢体多普勒超声血流检测和深静脉血管造影可明确诊断。②淋巴水肿：是另一个引起下肢肿胀的常见原因。但淋巴性肿胀并非指陷性，状似橡胶海绵，肿胀分布范围多自足背开始，逐渐向近心侧蔓延；皮肤和皮下组织增生变厚；慢性淋巴

功能不全发展至后期形成典型的象皮肿，皮肤增厚、粗糙而呈癣状，色素沉着和溃疡形成者少见。

治疗 采用中西医结合方法进行治疗。中医治疗早期多采用清热利湿、活血化瘀法，后期重视健脾利湿、活血化瘀。

内治 ①湿热下注证：发病较急，下肢粗肿，局部发热、发红，疼痛，活动受限，舌质红，苔黄腻，脉弦滑。治宜清热利湿，活血化瘀。方选四妙勇安汤加味。常用药物有金银花、玄参、当归、甘草。患肢疼痛重者，重用金银花，加蒲公英；便秘者，加大黄、芒硝（冲服）；全身发热明显者，加生石膏、知母；患肢粗肿胀痛严重者，重用活血化瘀药。②血脉瘀阻证：下肢肿胀，皮色紫暗，有固定性压痛，肢体青筋怒张，舌质暗或有瘀斑，苔白，脉弦。治宜活血化瘀，通络止痛。方选活血通脉汤加减。常用药物有当归、白芍、川芎、红花、丹参、桃仁、牛膝、鸡血藤、乌梢蛇、白花蛇、桂枝、黑栀子、神曲、甘草。疼痛严重者，加王不留行、乳香、没药；局部压痛拒按者，加三棱、莪术、水蛭等。③气虚湿阻证：下肢肿胀日久，朝轻暮重，活动后加重，休息抬高下肢后减轻，皮色略暗，青筋迂曲，倦怠乏力，舌质淡边有齿痕，苔薄白，脉沉。治宜益气健脾，祛湿通络。方选参苓白术散加味。常用药物有人参、白术、茯苓、桔梗、莲子、薏苡仁、砂仁、淮山药、扁豆、甘草。以上三证均可用丹参注射液加入0.9%生理盐水中静脉滴注，每日1次，15天为1疗程。

外治 ①急性期可用芒硝加冰片外敷。用芒硝、冰片适量共研成粉状，混合后装入纱布袋中，

敷于患肢小腿肚及小腿内侧，待布袋湿透后重新更换。发病后连用数日，可减轻患肢疼痛等症状。②慢性期可用中药煎汤趁热外洗患肢，可选用活血止痛散每日1次，每次30~60分钟。

其他疗法　西医治疗深静脉血栓形成主张早期（72小时内）手术取栓和溶栓及抗凝、祛聚、降黏、扩血管等。急性肺栓塞和疼痛性股蓝肿应采用中西医结合方法积极救治。

转归预后　一般预后较好；如治疗不及时可转变为深静脉血栓形成后遗症，影响生活质量；如早期治疗或护理不当可致血栓脱落，形成肺栓塞，危及生命，预后差。

预防调护　①高血脂患者饮食宜清淡，多食富含维生素及低脂食物，忌食油腻、肥甘、辛辣之品。严格戒烟，积极参加体育锻炼，肥胖者应减肥。②对高危患者（血液呈高凝状态）应适当服用活血化瘀中药或抗凝药物。③术后患者应慎用止血药物，可适当垫高下肢或对小腿进行按摩，使小腿肌肉被动收缩，或尽早下床活动，以利静脉血液回流。④深静脉血栓形成后应卧床休息，略抬高患肢，发病1个月内不宜进行剧烈活动，以防栓子脱落引起并发症。应鼓励长期卧床患者做足背屈活动，必要时可对小腿肌肉进行刺激以使小腿肌肉收缩，防止静脉血栓形成。⑤发病后期可使用弹力绷带，以压迫浅静脉，促进静脉血液回流。

（李国信）

liánchuāng

臁疮（shank sore）　下肢皮肤和黏膜发生局限性缺损和溃烂的疾病。俗称老烂脚。在古代文献中有裤口疮、裙风（《证治准绳》）以及烂腿（《外科证治全书》）等名。明·申斗垣《外科启玄》在"里疮"中说："此疮在里臁骨上，是足厥阴肝经，多血少气，如生于蠡沟、中都二穴上下，皆因湿毒，或因打扑抓磕虫犬破伤，日久不愈，亦由沾阴致令黑肉瘀血腐败，流水不止。"在"外疮"中又说："此疮在外臁骨上，是足阳明胃经，多气少血，或上下臁二穴，乃湿毒之所生也，年月深远……令疮黑腐臭，如骨不腐可治。"明·陈文治《疡科选粹》谓："是从经年不愈，变而成顽……盖由气禀与所感之不同也，要之必因其人或属阴虚，或属脾虚，或属阴火，或属肝火，或属脾气下陷，湿热滞于下部，必内服汤剂，用升举之法，然后外贴膏药，则经络调和，皮肤自合。"对此病病因、发病部位和治疗均有较明确认识。此病多见于久立、久行者，常为筋瘤的后期并发症。主要发于双小腿内、外侧下1/3处，与季节无关。相当于西医学的慢性下肢溃疡。

病因病机　经久站立工作或担负重物，致下肢脉络瘀滞不畅，局部气滞血瘀，湿热下注，加之搔抓、碰伤、虫咬等损伤染毒而成。初发者，多湿热邪盛而正气不虚；日久不愈者，多因气阴耗伤，正虚邪恋。外臁疮多由三阳经湿热结聚，内臁疮多属三阴经亏损，下蕴湿毒。宋·窦汉卿《疮疡经验全书》云："生此疮渐然溃烂，脓水不干，盖因湿热风毒相搏而致然也。"明·王肯堂《证治准绳》云："此因湿热下注，瘀血凝滞于经络，以致肌肉紫黑，痒痛不时。"

诊断要点　多见于久立、久行者，常为筋瘤的后期并发症之一。初起小腿肿胀、色素沉着、沉重感，局部青筋怒张，朝轻暮重，逐年加重，或出现浅静脉炎、淤积性皮炎、湿疹等一系列静脉功能不全表现，继而在小腿下1/3处（足靴区）内臁或外臁持续漫肿、苔藓样变的皮肤出现裂缝，自行破溃或抓破、糜烂、滋水淋漓，溃疡形成，当溃疡扩大到一定程度时，边缘趋稳定，周围红肿，或日久不愈，或经常复发。后期疮口下陷，边缘高起形如缸口，疮面肉色灰白或秽暗，滋水秽浊，疮面周围皮色暗红或紫黑，或四周起湿疹而痒，日久不愈。继发感染则溃疡化脓，或并发出血。严重时溃疡可扩大，上至膝下到足背，深达骨膜。少数患者可因缠绵多年不愈，蕴毒深沉而导致癌变。血常规检查一般正常，少数可有白细胞计数增高。物理检查可进一步了解病因，常用深静脉通畅试验、浅静脉和交通支瓣膜功能试验等。临床多用下肢静脉血管造影、超声多普勒血流检测等方法检查其下肢静脉情况。

治疗　臁疮是本虚标实证，以气虚血瘀为基本病机，益气活血、消除下肢瘀血是治疗关键。

内治　①湿热下注证：小腿青筋怒张，局部发痒、红肿、疼痛，继则破溃，滋水淋漓，疮面腐暗，伴口渴便秘、小便黄赤，苔黄腻，脉滑数。治宜清热利湿，和营解毒。方选二妙丸合五神汤加减。红肿疼痛重者，加赤芍、丹参；肢体肿胀明显者，加茯苓、泽泻。②气虚血瘀证：病程日久，疮面苍白，肉芽色淡，周围皮色黑暗、板硬，肢体沉重，倦怠乏力，舌淡紫或有瘀斑，苔白，脉细涩无力。治宜益气活血，祛瘀生新。方选补阳还五汤合四妙汤加减。若患处肿痛，四周皮肤紫黑发硬，患肢青筋怒张较著，属血瘀者，应酌加当归尾、川牛膝、乳香、没药、穿山甲等。③肝肾不足证：日久不愈，漫肿微痛，滋水不多，腰膝酸软，足跟疼痛，舌红少苔，脉细数。治宜滋养肝肾，佐以清热。方选知柏地黄丸。④脾虚夹湿证：漫肿滋水，早宽暮肿，体倦食少，舌淡脉弱。治宜升发脾阳，佐以利湿。方选补中益气汤加草薢、薏苡仁、茯苓等。⑤脾肾虚寒、下元衰惫证：患处肉色暗黑，脓水稀薄，倦怠畏寒，足胫浮肿，饮食少思。治宜扶元固本、温补脾肾。方选金匮肾气丸、右归丸等。

外治 ①初期：局部红肿，溃破渗液较多者，宜用洗药，如马齿苋、黄柏、大青叶，煎水温湿敷，每日 3~4 次。局部红肿，渗液量少者，宜金黄膏薄敷，每日 1 次。亦可加少量九一丹撒布于疡面上，再盖金黄膏。②后期：久不收口，皮肤乌黑，疮口凹陷，疮面腐肉不脱，时流污水，用七层丹麻油调，摊贴疮面，并用绷带缠缚，每周换药 2 次，夏季可勤换。腐肉已脱，露新肉者，用生肌散外盖生肌玉红膏，隔日一换或每周 2 次。周围有湿疹者，用青黛散调麻油盖贴。③溃面腐肉难脱：用红油膏、夹纸膏外敷；溃面干净，肉芽始长，用生肌白玉膏、生肌散外敷。④缠缚疗法：溃面有腐肉用红油膏、夹纸膏外敷，再用阔绷带缠缚患处和整个小腿，隔 1~2 日换药 1 次；溃面干净后，改用生肌白玉膏加生肌散，亦须加用缠缚；溃口四周并发湿疹，用青黛散（膏）。⑤白糖胶布包扎法：将白糖均匀铺于溃疡面，再将胶布剪成宽 2cm 左右，长为小腿周径一圈的胶布若干条，自溃疡面上缘 2cm 处开始，第二条胶布宽度的一半贴在第一条胶布上，另一半贴在疮口上，如叠瓦状把疮口封住，直至超过疮面下缘 2cm 处为止，如分泌物少，可每周更换一次；如分物多而腥臭，3~4 日更换一次。有湿疹或对胶布过敏者不宜使用。

其他疗法 西医治疗小腿溃疡主要采取手术和局部治疗。手术方法包括大隐静脉高位结扎剥脱和曲张静脉切除术及结扎交通支切除术，深静脉血栓后遗症采用静脉转流、股浅静脉瓣膜代替、静脉瓣环缩术等；局部治疗包括局部控制感染、半暴露疗法、植皮术、患肢抬高和弹力绷带的应用等。

转归预后 一般预后尚可，调护不利可反复发作溃疡。中医药在此病治疗上有较强优势。

预防调护 改善肢体瘀血状态是预防和护理的核心。①患足宜抬高，不宜久立久行。②疮口愈合后，宜常用弹性护套保护，避免损伤，预防复发。

（杨博华）

wúmàibìng

无脉病（pulseless disease）

主动脉及其分支发生慢性、多发性和非特异性炎症，导致动脉狭窄或闭塞的疾病。可造成上肢或下肢动脉搏动减弱或消失，故名。属中医"脉痹""虚损"范畴。主要累及主动脉及主要分支，可造成血管管腔狭窄甚至阻塞，使头部、上肢、下肢和内脏器官血液供应受到影响，发病原因不明。《素问》曰："痹……在于脉则血凝而不流。"汉·张仲景《金匮要略》曰："血痹……脉自微涩。"汉·华佗《中藏经》曰："血痹者……其寸脉口缓，脉结不利，或如断绝是也。"

病因病机 总属本虚标实之证。本虚为气血阴阳不足，但以气阴双亏为其根本；标实为瘀血、痰浊、寒湿。患者素体气血虚弱，阳气亏损，感受风、寒、湿、热之邪，因而致血脉瘀阻不畅、血流迟缓，甚则血瘀痰浊阻塞脉道、血不循经而成无脉病。因虚致瘀为其根本的病机。《素问》说因"寒独留则血凝泣，凝则脉不通"，遂成无脉病。又指出血"凝于脉者为泣"，"泣"是涩，即塞的意思，血脉瘀涩是此病主要病机。

诊断要点 全身表现为发热、全身不适、食欲缺乏、出汗、苍白，可伴关节炎和结节性红斑。局部表现如下。①头臂动脉型：上肢易疲劳、疼痛，感觉发麻或发凉，咀嚼时面部肌肉疼痛，易激惹，头晕、头痛，记忆力减退，易晕厥，视力减退和一过性黑蒙。单侧或双侧桡动脉、肱动脉、腋动脉、颈动脉或颞动脉等搏动减弱或消失，上肢血压测不出或明显减低，或两臂收缩压相差大于 2.67kPa（20mmHg），下肢血压正常或增高。狭窄的血管部位可听到持续性或收缩期杂音。②胸腹主动脉型：下肢麻木、疼痛，感觉发凉，易疲劳，间歇性跛行，上肢血压增高，上肢血压持续增高者可有高血压的各种症状，下肢动脉一侧或两侧搏动减弱或消失，血压测不出或明显降低，腹部或肾区可听到收缩期杂音，可有左心室增大或出现急性左心衰的体征。③肾动脉型：持续、严重或顽固的高血压，以及高血压引起的各种症状。四肢血压均明显增高，可有左心室增大或左心衰的体征，上腹部或肾区可听到收缩期杂音。④肺动脉型：单纯肺动脉型轻者可无明显症状，重者可有紫绀、心悸、气短。肺动脉瓣区、腋部和背部出现收缩期杂音，有肺动脉瓣区第二心音亢进等肺动脉高压的表现。⑤混合型：病变累及上述两组或两组以上的血管。大多数患者有明显高血压表现，其他表现随受累血管不同而异。

鉴别诊断 ①动脉粥样硬化：常在 50 岁后发病，伴动脉硬化其他临床表现，血管造影有助于鉴别。②肾动脉纤维肌发育不良：多见于女性，肾动脉造影显示其远端 2/3 及分支狭窄，无多发性大动脉炎的表现，病理检查显示血管壁中层发育不良。③血栓闭塞性脉管炎（Buerger 病）：好发于有吸烟史的年轻男性，为周围血管慢性闭塞性炎症。主要累及四肢中小动脉和静脉，下肢较常见。表现为肢体缺血、剧痛，间歇性跛行，足背动脉搏动减弱或消失，游走性浅静脉炎，重症可有肢端溃疡或坏死等，与多发性大动脉炎鉴别一般并不困难。④贝赫切特综合征：可出现主动脉瓣及其他大血管的病变，但常有口腔溃疡、外阴溃疡、葡萄膜炎、结节红斑等，针刺反应阳性。⑤结节性多动脉炎：主要累及内脏中小动脉，与多发性大动脉炎表现不同。

治疗 急性期以降低组织炎性反应，促进炎性因子消退为主；稳定期以促进病变组织修复，减少复发为主。

内治 ①热毒阻络型：治宜清热解毒，活血化瘀。方选四妙勇安汤加减。②气滞血瘀型：治宜理气活血，化瘀通络。方选血府逐瘀汤加减。③阳虚寒凝型：治宜温补阳气，活血通脉。方选阳和汤加减。④气血两虚型：治宜益气养血通络。方选八珍汤加减。

其他疗法 ①根据病情缓急，急性发作期适当应用激素治疗。②应用免疫抑制剂。③肢体动脉栓塞时，可行切开手术取栓或溶栓抗凝治疗。

转归预后 如无并发症预后尚可，有并发症则预后不佳。中医药在此病治疗上有较强优势。

预防调护 ①保持情志舒畅，劳逸适度。②避免外邪侵袭，预防感冒。③注意保护患肢，避免外伤、烫伤等。

（杨博华）

tuōjū

脱疽（digital gangrene） 脾肾亏虚，寒湿外袭，气血阻于经脉，导致以局部缺血、营养障碍甚至坏死或坏疽为主要特征的慢性周围血管疾病。又称脱骨疽。特点是好发于四肢末端，以下肢多见，初起患肢末端发凉、怕冷、苍白、麻木，可伴间歇性跛行，继则疼痛剧烈，日久患趾（指）坏死变黑，甚至趾（指）节脱落。好发于青壮年男子、老年人或糖尿病患者。《灵枢经》中即有关于此病的记载："发于足趾，名脱痈，其状赤黑，死之治；不赤黑，不死。治之不衰，急斩之，不则死矣。"西医学的血栓闭塞性脉管炎、动脉硬化性闭塞症以及糖尿病足可参照此病论治。

病因病机 脾气不健，肾阳不足，外受寒冻，寒湿之邪入侵而发病。脾气不健，化生不足，气血亏虚，气阴两伤，内不能荣养脏腑，外不能充养四肢。脾肾阳气不足，不能温养四肢，复受寒湿之邪，则气血凝滞，经络阻塞，不通则痛，四肢气血不充，失于濡养则皮肉枯槁，坏死脱落。若寒邪久蕴，则郁而化热，湿热浸淫，则患趾（指）红肿溃脓。热邪伤阴，阴虚火旺，病久可致阴血亏虚，肢节失养，坏疽脱落。此病的发生与长期吸烟、饮食不节、环境、遗传及外伤等因素有关。总之，此病的发生以脾肾亏虚为本，寒湿外伤为标；气血凝滞、经脉阻塞为主要病机。

诊断要点 血栓闭塞性脉管炎多发于寒冷季节，以 20~40 岁男性多见；常先一侧下肢发病，继而累及对侧，少数患者可累及上肢；患者多有受冷、潮湿、嗜烟、外伤等病史。动脉硬化性闭塞症多发于老年人，常有高脂血症、高血压和动脉硬化病史，常累及大、中动脉。糖尿病足多有糖尿病病史，尿糖、血糖增高，可累及大动脉和微小动脉。根据疾病的发展过程，此病临床一般可分为 3 期。

一期（局部缺血期） 患肢末端发凉、怕冷、麻木、酸痛，间歇性跛行（每行走 500~1000m 后觉患肢小腿或足底有酸胀疼痛感而出现跛行，休息片刻后症状缓解或消失，再行走同样或较短距离时，患肢酸胀疼痛出现）。随病情加重，行走距离越来越短。患足可出现轻度肌肉萎缩，皮肤干燥，皮色变灰，皮温稍低于健侧，足背动脉搏动减弱，部分患者小腿可出现游走性红硬条索（游走性血栓性浅静脉炎）。

二期（营养障碍期） 患肢发凉、怕冷、麻木、酸胀疼痛，间歇性跛行加重，并出现静息痛，夜间痛甚，难以入寐，患者常抱膝而坐。患足肌肉明显萎缩，皮肤干燥，汗毛脱落，趾甲增厚，生长缓慢，皮肤苍白或潮红或紫红，患侧足背动脉搏动消失。

三期（坏死期或坏疽期） 二期表现进一步加重，足趾紫红肿胀、溃烂坏死，或足趾发黑、干瘪，呈干性坏疽。坏疽可先为一趾或数趾，逐渐向上发展，合并感染时，则红肿明显，患足剧烈疼痛，全身发热。经积极治疗，患足红肿可消退，坏疽局限，溃疡可愈合。若坏疽发展至足背以上，则红肿疼痛难以控制，病程日久，患者可出现疲乏无力、不欲饮食、口干、形体消瘦，甚则壮热神昏。根据肢体坏死范围，将坏疽分为三级：一级坏疽局限于足趾或手指部位，二级坏疽局限于足跖部位，三级坏疽发展至踝关节及其上方。

此病发展缓慢，病程较长，常在寒冷季节加重，治愈后又可复发。肢体超声多普勒、血流图、甲皱微循环、动脉造影及血脂、血糖等检查可以明确诊断，判断病情严重程度。

鉴别诊断 雷诺病：多见于青年女性；上肢较下肢多见，好发于双手；每因寒冷和精神刺激双手出现发凉苍白，继而紫绀、潮红，最后恢复正常的三色变化（雷诺现象），患肢动脉搏动正常，一般不出现肢体坏疽。

治疗 轻症可单用中、西药治疗，重症应中西医结合治疗。中医以辨证论治为主，活血化瘀法贯穿始终，常配合静脉滴注活血化瘀药物，以建立侧支循环，改善肢体血运。

内治 ①寒湿阻络证：患趾（指）喜暖怕冷，麻木，酸胀疼痛，多走疼痛加剧，稍歇痛减，皮肤苍白，触之发凉，跌阳脉搏动减弱，舌淡，苔白腻，脉沉细。治宜温阳散寒，活血通络。方选阳和汤加减。②血脉瘀阻证：患趾（指）酸胀疼痛加重，夜难入寐，步履艰难，患趾（指）皮色暗红或紫暗，下垂更甚，皮肤发凉干燥，肌肉萎缩，跌阳脉搏动消失，舌暗红或有瘀斑，苔薄白，脉弦涩。治宜活血化瘀，通络止痛。方选桃红四物汤加炮山甲、地龙、乳香、没药等。③湿热毒盛证：患肢剧痛，日轻夜重，局部肿胀，皮肤紫暗，浸淫蔓延，溃破腐烂，肉色不鲜，身热口干，便秘溲赤，舌红，苔黄腻，脉弦数。治宜清热利湿，活血化瘀。方选四妙勇安汤加连翘、黄柏、丹参、川芎、赤芍、牛膝等。④热毒伤阴证：皮肤干燥，毫毛脱落，趾（指）甲增厚变形，肌肉萎缩，趾（指）呈干性坏疽，口干欲饮，便秘溲赤，舌红，苔黄，脉弦细数。治宜清热解毒，养阴活血。方选顾步汤加减。⑤气阴两虚证：病程日久，坏死组织脱落后疮面久不愈合，肉芽暗红或淡而不鲜，倦怠乏力，口渴不欲饮，面色无华，形体消瘦，五心烦热，舌淡尖红，少苔，脉细无力。治宜益气养阴。方选黄芪鳖甲煎加减。

外治 ①未溃：冲和膏、红灵丹油膏外敷；亦可用当归、独活、桑枝、威灵仙，煎水熏洗，每日1次；亦可用附子、干姜、吴茱萸、研末、蜜调，敷于患足涌泉穴，每日换药1次，如发生药疹即停用；亦可用红灵酒少许揉擦患肢足背、小腿，每次20分钟，每日2次。②已溃：溃疡面积较小者，可用上述中药熏洗后，外敷生肌玉红膏；溃疡面积较大，坏死组织难以脱落者，可先用冰片锌氧油（冰片、氧化锌油）软化疮面硬结痂皮，按疏松程度，依次清除坏死痂皮，先除软组织，后除腐骨，彻底的清创术必须待炎症完全消退后方可施行。

其他疗法 手术疗法介绍如下。①坏死组织清除术：待坏死组织与健康组织分界清楚，近端炎症控制后，可行坏死组织清除术，骨断面宜略短于软组织断面。②坏死组织切除缝合术：坏死组织与正常组织分界清楚，且近端炎症控制，血运改善，可取分界近端切口，行趾（指）切除缝合术或半足切除缝合术。③截肢术：当坏死延及足背及踝部，可行小腿截肢术，坏疽发展至踝以上者，可行膝关节截肢术。剧烈疼痛的处理：脱疽最主要的自觉症状就是疼痛，严重者剧痛以致彻夜难眠，因此有效的镇痛是治疗脱疽的重要措施，除使用哌替啶等镇痛药物外，可进行持续硬膜外麻醉，在病室内，常规实施低位硬膜外麻醉，最好只麻醉患肢，可持续麻醉2~3天，能消除疼痛，改善患肢肿胀，对改善全身情况和实施手术均能起到良好作用。

转归预后 轻中度缺血患者及早干预，预后尚可；重度缺血患者有截肢致残可能。中医药在此病治疗上有一定优势。

预防调护 ①禁止吸烟，少食辛辣炙煿及醇酒之品。②冬季户外工作时，注意保暖，鞋袜宜宽松舒适，每日用温水泡洗双足。③避免外伤。④患侧肢体运动锻炼可促进患肢侧支循环形成。方法具体如下：患者仰卧，抬高下肢45°~60°，保持20~30分钟，然后两足下垂床沿4~5分钟，同时两足及足趾向下、上、内、外等方向运动10次，再将下肢平放4~5分钟，每日运动3次。坏疽感染时禁用。

（杨博华）

jīnliú

筋瘤（sinew tumor） 气滞血瘀导致的以下肢筋脉色紫、盘曲突起状如蚯蚓、形成团块为主要表现的疾病。明·陈实功《外科正宗》云："筋瘤者，坚而色紫，垒垒青筋，盘曲甚者结若蚯蚓。"好发于下肢。相当于西医学的下肢静脉曲张。

病因病机 长期站立负重工

作，劳倦伤气；或多次妊娠，气滞血瘀，血壅于下，结成筋瘤；或骤受风寒或涉水淋雨，寒湿侵袭，凝结筋脉，筋挛血瘀，成块成瘤；或因外伤筋脉，瘀血凝滞，阻滞筋脉络道而成。西医学认为下肢静脉曲张是静脉瓣膜缺陷、静脉瓣膜功能不全、静脉壁薄弱和静脉内压力持续升高引起。

诊断要点 好发于长久站立工作者或妊娠的女性，多见于下肢。早期感觉患肢坠胀不适和疼痛，站立时明显，行走或平卧时消失。患肢浅静脉逐渐怒张，小腿静脉盘曲如条索状，色带青紫，甚则状如蚯蚓，瘤体质地柔软，抬高患肢或向远心方向挤压可缩小，但患肢下垂放手顷刻充盈回复。有的在肿胀处出现红肿、灼热、压痛等症状，经治疗后条索状肿物较为坚韧。瘤体如被碰破，流出大量瘀血，经压迫或结扎后方能止血。病程久者，皮肤萎缩，颜色褐黑，易伴发湿疮和臁疮。辅助检查：多普勒超声检查可检测出静脉瓣膜功能不全。静脉血管造影可显示静脉血液倒流现象。

治疗 症状轻者可用绑腿疗法或辨证论治，重症或有合并症者宜手术治疗。

内治 ①劳倦伤气证：久站久行或劳累时瘤体增大，下坠不适感加重，常伴气短乏力、脘腹坠胀、腰酸、舌淡，苔薄白，脉细缓无力。治宜补中益气，活血舒筋。方选补中益气汤加减。常用药物有黄芪、人参、白术、炙甘草、当归、陈皮、升麻、柴胡、生姜、大枣。②寒湿凝筋证：瘤色紫暗，喜暖，下肢轻度肿胀，伴形寒肢冷、口淡不渴、小便清长，舌淡暗，苔白腻，脉弦细。治宜暖肝散寒，益气通脉。方选暖肝煎合当归四逆汤加减。常用药物有当归、枸杞、小茴香、肉桂、乌药、沉香、茯苓、附子、干姜、甘草。③外伤瘀滞证：青筋盘曲，状如蚯蚓，表面色青紫，患肢肿胀疼痛，舌有瘀点，脉细涩。治宜活血化瘀，和营消肿。方选活血散瘀汤加减。常用药物有川芎、当归、赤芍、苏木、牡丹皮、枳壳、瓜蒌仁、桃仁、槟榔、大黄。

外治 患肢用弹力绷带包扎，部分可使瘤体缩小或停止发展。

其他疗法 西医学认为手术是治疗筋瘤的根本办法。凡是有症状的筋瘤，无手术禁忌证者都应手术治疗，可行大隐静脉高位结扎和曲张静脉剥离术或曲张静脉腔内激光电凝术等。

转归预后 一般预后良好，如治疗不及时可转变为臁疮等。

预防调护 ①长期站立工作或分娩后，适当加强下肢锻炼，配合按摩等以促进气血流通，改善症状。②筋瘤患者经常用弹力护套或绷带外套，防止外伤；并发湿疮者，积极治疗，避免搔抓感染。

（李国信）

qīngshédú

青蛇毒（green-blue snake toxin sore）

血液在浅静脉腔内异常凝结，阻塞静脉腔，导致静脉回流障碍的疾病。临床表现以肢体浅静脉呈条索状突起、色赤、形如蚯蚓、硬而疼痛为特征，多发于青壮年，以四肢多见，次为胸腹壁。属于中医"赤脉""恶脉""黄鳅痈"等范畴。此病是一种多发病、常见病，与季节无关，男女均可罹患。晋·葛洪《肘后备急方》谓："恶脉病，身中忽有赤络起如蚯蚓状。"其后宋·赵佶《圣济总录》对恶脉的症状论述较

详："治恶脉肿毒，毒气攻脉中，卒肿痛作结核，或似痈似疖，而非时使人头痛寒热，气急者数日不除。"相当于西医学的血栓性浅静脉炎。

病因病机 多为湿热蕴结，寒湿凝滞，痰浊瘀阻，脾虚失运，外伤血脉等因素致使气血运行不畅，留滞脉中而发病。清·吴谦等编写的《医宗金鉴》称此病为"黄鳅痈"，谓："此证生在小腿肚里侧，疼痛硬肿，长有数寸，形如泥鳅，其色微红，由肝、脾二经湿热凝结而成。"①湿热蕴结：饮食不节，恣食膏粱厚味、辛辣刺激之品，脾胃功能受损，水湿失运，火毒内生，湿热积毒下注脉中；或由寒湿凝于脉络，蕴久生热而成。②肝气郁滞：情志抑郁，恚怒伤肝，肝失条达，疏泄不利，气郁日久，由气及血，脉络不畅，瘀血停积。③外伤筋脉：长期站立、跌仆损伤，刀割针刺，外科手术等，均可致血脉受损，恶血留内，积滞不散，致生此病。总之，此病外由湿邪为患，与热而蕴结，与寒而凝滞，与内湿相合，困脾而生痰，是病之标；经脉受损，气血不畅，络道瘀阻，为病之本。

诊断要点 发病多见于筋瘤后期，部位以四肢多见（尤其多见于下肢），次为胸腹壁等处。初期（急性期）：在浅层脉络（静脉）径路上出现条索状物，患处疼痛，皮肤发红，触之较硬，扪之发热，按压疼痛明显，肢体沉重。一般无全身症状。后期（慢性期）：患处遗有一条索状物，其色黄褐，按之如弓弦，可有按压疼痛，或结节破溃形成臁疮。临床常见以下几种类型。

肢体血栓性浅静脉炎 临床为最常见，下肢多于上肢。主要

累及一条浅静脉，沿着发病的静脉出现疼痛、红肿、灼热感，常可扪及结节或硬索状物，有明显压痛。当浅静脉炎累及周围组织时，可出现片状区域性炎块结节，发为浅静脉周围炎。患者可伴低热，站立时疼痛尤为明显。患处炎症消退后，局部可遗留色素沉着或无痛性纤维硬结，一般需1~3个月才能消失。

胸腹壁浅静脉炎 多为单侧胸腹壁出现一条索状硬物，长10~20cm，皮肤发红、轻度刺痛。肢体活动时，局部可有牵掣痛，用手按压条索两端，皮肤上可现一条凹陷的浅沟，炎症消退后遗留皮肤色素沉着。一般无全身表现。

游走性血栓性浅静脉炎 多发于四肢，即浅静脉血栓性炎症呈游走性发作，当一处炎性硬结消失后，其他部位浅静脉又出现病变，具有游走、间歇、反复发作的特点。可伴低热、全身不适等。全身反应较重者应考虑全身血管炎、胶原性疾病、内脏疾病及深静脉病变等。

此病血常规检查一般正常，少数可有白细胞计数增高，部分患者可出现红细胞沉降率加快。如鉴别诊断困难时，可做活体组织检查。

鉴别诊断 ①瓜藤缠：多见于女性，与结核病、风湿病有关；皮肤结节多发生于小腿伸侧，呈圆形、片状或斑块状，一般不溃烂；可有疼痛、发热、乏力、关节痛；红细胞沉降率及免疫指标异常。②结节性脉管炎：多见于中年女性；小腿以下伸侧多发性结节，足背亦常见，可双侧发病，结节多呈小圆形，表面红肿，后期可出现色素斑、点，结节可以破溃；病程较长，反复发作，肢

端动脉搏动可减弱或消失。

治疗 早期以清热利湿为主，后期以活血散结为主。同时积极治疗静脉曲张等原发病，并配合外治以提高疗效、防止复发。

内治 ①湿热证：患肢肿胀、发热，皮肤发红、胀痛，喜冷恶热，或有条索状物，或微恶寒发热，苔黄腻或厚腻，脉滑数。治宜清热利湿，解毒通络。方选二妙散合茵陈赤豆汤加减。发于上肢者，加桑枝；发于下肢者，加牛膝；红肿消退，疼痛未减者，加赤芍、泽兰、地龙、忍冬藤。②血瘀证：患肢疼痛、肿胀、皮色红紫，活动后则甚，小腿部挤压刺痛，或见条索状物，按之柔韧或似弓弦，舌有瘀点、瘀斑，脉沉细或沉涩。治宜活血化瘀，行气散结。方选活血通脉汤加鸡血藤、桃仁、忍冬藤。发于上肢者，加桂枝；发于下肢者，用牛膝，兼服四虫丸。③肝郁证：胸腹壁有条索状物，固定不移，刺痛、胀痛，或牵掣痛，伴胸闷、嗳气等，舌质淡红或有瘀点、瘀斑，苔薄，脉弦或弦涩。治宜疏肝解郁，活血解毒。方选柴胡清肝汤或复元活血汤。疼痛重者，加三棱、鸡血藤、忍冬藤等。

外治 ①初期：可用消炎软膏或金黄膏外敷，每日换药1次。局部红肿渐消，可选用拔毒膏贴敷。②后期：可用熏洗疗法，方用当归尾、白芷、羌活、独活、桃仁、红花、海桐皮、威灵仙、生艾叶、生姜，水煎后熏洗。有活血通络，疏风散结之功。

其他疗法 此病抗生素治疗无效，少数病例可采取手术切除病灶及物理疗法。针灸疗法有一定疗效。

转归预后 一般预后较好。中医药在此病治疗上优势明显。

预防调护 ①急性期患者应卧床休息，以减轻疼痛，促使消退。适当抬高患肢，如下床可穿弹力袜，以减轻下肢水肿。②病变早期不宜久站、久坐。③忌食辛辣、鱼腥之品，戒烟。

（杨博华）

màibì

脉痹（vessel impedient） 气血瘀滞，脉道闭阻导致血流减慢，引起以肢体疼痛、皮肤不仁、皮色改变、脉搏减弱为主要特征的疾病。临床表现为不规则发热，肌肤有灼热感、疼痛，皮肤或见红斑，多为血虚、寒湿邪留滞血脉所致。此病一年四季均可发病，湿热者多发于夏季，寒湿或阳虚而致者则好发于冬季。发病年龄以青壮年为多，老年次之，幼小一般不发病。脉痹一名始见于《黄帝内经》，汉·张仲景《金匮要略》等医籍有"血痹"的记载。血气痹阻与经脉痹阻相关，故血痹与脉痹类同。后世医籍虽有论及脉痹者，但均未系统论述。临床上凡以血脉瘀滞为主要病症者，均属此病。主要包括西医学的静脉炎、大动脉炎及雷诺病、血栓闭塞性脉管炎、结节性动脉炎、动脉硬化性闭塞症、下肢静脉曲张、肢体动脉栓塞等周围血管疾病未发生溃疡或坏疽时，也可参考此病有关内容辨治。

病因病机 致病原因比较复杂。外因多与严冬涉水、步履冰雪、久居湿地或负重远行等，致风寒湿热毒邪入侵有关；内因主要为脏腑阴阳失调，正气不足。与嗜食肥甘厚味和辛辣炙煿、饮酒、吸烟等也关系密切。术后、产后、外伤等长期卧床，以及输血、输液致药毒伤脉等常是重要的诱发因素。上述病因致血脉痹阻，影响营卫、气血、津液运行。

血泣则瘀，津停痰生，故瘀血、痰浊是贯穿此病始终的重要病理因素。痰瘀互结是此病缠绵难愈的主要原因。

诊断要点 ①缓慢发病者居多。发病年龄以青壮年多见，老年次之，男女均可发病。发病季节不一，因于湿热者多夏季发病，由于阳虚、寒湿者冬季好发。②自觉肢体疼痛、麻木、倦乏、发冷、发热或蚁行感，甚至头晕、头痛、视物模糊、昏厥等。③皮肤苍白，或紫红，或潮红，或青紫，肢体肿胀或萎缩。④舌色暗红或紫瘀，或有瘀点、瘀斑。⑤跗阳脉（足背动脉）、太溪脉（胫后动脉）搏动微弱或无脉。寸口脉（桡动脉）涩、微弱或无脉（可辅以示波测量法检测）。⑥皮肤测温多有皮温降低、电阻降低、电阻抗血流测定多有肢体血流量减少、血液流出阻力增加，多普勒超声检查可见动脉搏动波形幅度降低，动脉造影可见受累段动脉脉管狭窄或闭塞等有关征象。具备②③，再参照其他即可确定诊断。

治疗 活血通络是治疗要点，根据具体情况辨证论治。

内治 ①阳虚寒凝证：患肢或肢端麻木、发凉、胀痛，局部皮肤温度降低且皮色苍白或青紫、潮红，遇冷或冬季加重，得温则减，或行动后肢体胀痛、抽搐，静息后缓解，跗阳脉或太溪脉搏动微弱，或患肢现游走性条索状肿物，舌淡苔白滑，脉沉细。治宜温阳散寒，活血通络。方选当归四逆汤合阳和汤加减。常用药物有附子、干姜、甘草、熟地黄、肉桂、麻黄、鹿角胶、白芥子、姜炭。②湿热瘀结证：患肢喜冷怕热、沉重、疲软、肿胀剧痛，患处络脉红热灼痛，或有索条状

物，按之则痛，或肢端溃烂、流黄水，身热口渴不欲饮，胸闷，纳呆，小便黄赤，舌苔黄腻，脉滑数。治宜清热利湿，活血消瘀。方选茵陈赤小豆汤加减。常用药物有茵陈、赤小豆、炒薏苡仁、苍术、黄柏、苦参、防己、佩兰、木通、豆蔻。③阴虚内热证：肢体酸痛，关节灼痛，皮肤潮红，低热或午后潮热，盗汗，头晕，耳鸣，失眠，视力障碍，口干舌燥，舌红少苔，脉数细。治宜养阴清热，活血通痹。方选滋阴清热通络汤或养阴活血汤加减。常用药物有丹参、益母草、鸡血藤、赤芍、川芎、生黄芪、黄连、当归、牛膝、苍术、黄柏。④气血两虚证：患肢酸软、顽麻、掣痛，皮色苍白无泽，肌肉萎缩，肌肤干燥脱屑，或疮面色淡红，久不愈合，面色萎黄，形体消瘦，自汗，四肢乏力，头晕目眩，心悸气短，舌淡苔薄白，脉沉细无力。治宜益气养血，活血通痹。方选三痹汤加减。常用药物有黄芪、续断、人参、茯苓、甘草、当归、川芎、生地黄、杜仲、桂心、细辛、秦艽、独活、牛膝等。

外治 ①未溃：对阳虚寒凝者可用当归、独活、桑枝、威灵仙，煎水熏洗，每日1次；亦可用附子、干姜、吴茱萸研末，蜜调，敷于患足涌泉穴，每日换药1次，如发生药疹即停用；亦可用红灵酒少许揉搓患肢足背、小腿，每次20分钟，每日2次。②已溃：见脱疽。

转归预后 一般预后不良，随年龄增长呈进行性加重。

预防调护 ①禁止吸烟，少食辛辣炙煿及醇酒之品。②避免严冬涉水、步履冰雪、久居湿地或负重远行等。③避免外伤。

（李国信）

dàjiǎofēng

大脚风（elephantiasis of leg）

丝虫寄生于人体导致下肢淋巴回流受阻，引起下肢淋巴水肿的疾病。大脚风之病名初见于清·赵晴《存存斋医话稿》："凡水乡农人，多患脚肿，俗名大脚风。""此因伤络瘀凝，气血阻痹，风湿热杂合之邪袭人而不能出也。"相当于西医学丝虫感染引起的下肢淋巴水肿。

病因病机 多为风湿热邪留恋，气血阻塞不通所致。

诊断要点 见于丝虫病流行区，或有流行区居住史，有丝虫病史。病程缓慢，多限于一侧，患肢肿大，局部皮肤紧张，按之有压痕，皮肤增厚、变硬，有深的折沟，外观状如象皮。病变所属有臀核肿大，并可有水疝等。患肢淋巴造影有助诊断。

鉴别诊断 ①流火：发于足部的丹毒反复发作后可致小腿肿大，亦可延及大腿，愈后易复发，局部有原发病灶可查，灼热肿胀，色如涂丹。②股肿：多见于手术、分娩、外伤后，起病较急，患肢白肿，肢体疼痛，腘窝部、小腿深部有压痛，皮温稍高，患肢足背急剧弯曲可引起小腿肌肉深部疼痛。

治疗 以中西医结合治疗为主，中医辨证治疗结合西医抗丝虫治疗。乙胺嗪（海群生）为治疗此病首选药物。

内治 虫湿壅络证：下肢肿胀，局部皮肤紧张，按之有压痕，皮肤增厚、变硬，有深的折沟，外观状如象皮，重坠木硬，苔薄黄或腻，脉细滑。治宜祛瘀通络，行气化湿。方选桃红四物汤合萆薢渗湿汤加减。常用药物有当归、川芎、白芍、熟地黄、桃仁、红花、木香、牛膝、黄连、桂枝、

延胡索、槟榔。

其他疗法 ①烘绷疗法：利用持续辐射热，使患肢皮肤血管扩张，大量出汗，局部组织间隙内的液体回入血液，改善淋巴循环。每次治疗完毕，应外加弹力绷带包扎。临床经 1~2 个疗程后可见患肢组织松软，肢体逐步缩小，丹毒样发作次数大为减少或停止发作。②手术治疗：大多数淋巴水肿不需外科手术。约 15% 的原发性淋巴水肿最终需行下肢整形手术。手术方法包括病变组织广泛切除术、淋巴回流重建术，除截肢术外均不能治愈淋巴水肿。

转归预后 轻症一般预后较好，重者需经手术方可缓解症状。

预防调护 ①患过丝虫病的人是易感人群，一旦发现水肿应立即就医。②应积极治疗足癣、丹毒，及时控制炎症发展，避免反复发作。

（李国信）

wàishāngxìng jíbìng
外伤性疾病（traumatic disease）

跌仆、外力撞击、热力、冷环境暴露及虫兽螯咬等致病因素损害机体，导致人体局部组织损伤或全身性损害的疾病。包括寒邪侵袭引起的冻疮，热力、电能、化学物质、放射线等因素引起的烧伤，外伤后再感受毒邪发生的破伤风以及虫毒、蛇毒侵入人体后引起的毒虫螯伤、毒蛇咬伤等疾病。

（喻文球）

dòngchuāng
冻疮（frostbite）

在冷环境中暴露时，局部组织经冻结-融化过程发生损伤所致的疾病。古称冻烂疮、冻风、冻裂。特点为轻者局部红肿发凉，瘙痒疼痛，皮肤青紫或起水疱、溃烂；重者可发生肢体坏死、坏疽；全身性冻伤体

温下降，四肢僵硬，重者阳气亡绝而死亡。儿童、妇女多见。此外，平时手足多汗，或长期慢性病气血衰弱者，或室外潮湿环境工作者，或有低温环境下停留较长时间病史者，也易发病。发生于手足、耳郭、面颊等暴露部位，多呈对称性，有些患者可见于鼻尖。明·申斗垣《外科启玄》记载："受其寒冷，致令面耳手足初痛次肿，破出脓血，遇暖则发热，亦有元气弱之人，不奈其冷者有之。"清·陈士铎《外科秘录》曰："冻疮，犯寒风冷气而生者也，贫贱人多生于手足，富贵人多犯于耳面，先肿后痛，痛久则破而成疮，北地严寒，尤多此症，更有冷极而得者，手足十指尚有坠落者。"临床上以暴露部位的局部性冻疮最为常见，根据受冻部位的不同，分别称为"水浸手""水浸足""战壕足"等，全身性冻伤称"冻死"，西医称为"冻僵"。1994 年颁布的《中医病证诊断疗效标准》指出冻疮相当于西医学的冻伤。

病因病机 主要为素体阳虚、寒冷外侵所致。由于冬令时节，或处于寒冷潮湿环境，加之平素气血虚弱，或因饥饿，或病后，或静坐少动，寒冷之邪外袭，耗伤阳气，以致气血运行不畅，气血凝滞而成冻疮。重者肌肤坏死，骨脱筋连，甚则阳绝于外，荣卫结涩，不复流通而死。明·陈实功《外科正宗》即有"冻疮乃天时严冷，气血冰凝而成"的论述。

诊断要点 分为局部性冻疮和全身性冻疮，常用辅助检查包括血常规检查、脓液细菌培养及药敏试验、影像学检查。结合患者发病特点、部位、症状、体征，一般均可明确诊断。冻疮出现湿性坏疽或合并肺部感染时，白细

胞计数和中性粒细胞比例增高；疮面有脓时可做脓液细菌培养及药敏试验；Ⅲ度冻疮怀疑有骨坏死时，可行 X 线检查。

局部性冻疮 轻者受冻部位先有寒冷感和针刺样疼痛，皮肤呈苍白、发凉，继而出现红肿硬结或斑块，自觉灼痛、麻木、瘙痒；重者受冻部位皮肤呈灰白、暗红或紫色，并有大小不等的水疱或肿块，疼痛剧烈，或局部感觉消失。如果出现紫血疱，势将腐烂，溃后渗液、流脓，甚至形成溃疡。严重的可导致肌肉、筋骨损伤。根据冻疮复温解冻后的损伤程度，将其分为 3 度。

Ⅰ度（红斑性冻疮） 损伤在表皮层。局部皮肤红斑、水肿，自觉发热、瘙痒或灼痛。

Ⅱ度（水疱性冻疮） 损伤达真皮层。皮肤红肿更加显著，有水疱或大疱形成，疱液呈黄色或为血性，疼痛较重，对冷、热、针刺不敏感。

Ⅲ度（坏死性冻疮） 损伤达皮肤全层，严重者可深及皮下组织、肌肉、骨骼。初似Ⅱ度冻疮，但疱液为血性，继而皮肤变黑，直至出现干性坏疽。皮温极低，触之冰冷，痛觉迟钝或消失；或坏死组织周围水肿，疼痛明显。若坏死区域波及肌肉、骨骼甚至整个肢体时，则局部完全丧失感觉和运动功能。

全身性冻疮 有严重的受冻史。初起时寒战，体温逐渐降低，随着体温下降，患者出现疼痛性发冷，知觉迟钝，疲乏，肌张力减退，麻痹，步履蹒跚，视力或听力减退，意识模糊，幻觉，嗜睡，不省人事，瞳孔散大，对光反应减弱，脉搏细弱，呼吸变浅等，逐渐陷入僵硬和假死状态，如不及时救治，易致死亡。

鉴别诊断 ①类丹毒：多见于肉类和渔业的工人，在手指和手背出现局限性的深红色或青紫斑，肿胀明显，有阵发性疼痛和瘙痒，游走性，一般2周左右自行消退，不会溃烂。②猫眼疮：多发于春、秋两季，以手、足、面、颈旁多见，皮损为风团样丘疹或红斑，颜色鲜红或紫暗，典型者中心部常发生重叠水疱，形成特殊的"虹膜状"皮损。常伴有发热、关节疼痛等症状。③血栓闭塞性脉管炎：坏疽期血栓闭塞性脉管炎的局部表现与冻疮所致肢体末端坏疽溃疡虽有相似，但结合病史、典型症状体征及有关检查，不难鉴别。前者在肢体坏死脱落或溃疡形成之前有典型的间歇性跛行史，且伴剧烈疼痛，体检足背动脉搏动减弱或消失；而冻疮均有受冻史可查，局部以麻木痒痛或水疱等为主要伴随症状。

治疗 以温通散寒，补阳活血为原则。Ⅰ度、Ⅱ度冻疮以外治为主；Ⅲ度冻疮要内外合治；全身性冻疮要立即抢救复温，忌用直接火烘或暴热解冻之法。

内治 ①寒凝血瘀证：局部麻木冷痛，肤色青紫或暗红，肿胀结块，或有水疱，瘙痒，手足清冷，舌淡苔白，脉沉或沉细。治宜温经散寒，祛瘀通脉。方选当归四逆汤或桂枝加当归汤加减。常用药物有桂枝、白芍、细辛、当归、生姜、大枣、通草、甘草。血瘀甚者可加黄芪、丹参、红花。②寒盛阳衰证：时时寒战，四肢厥冷，蜷卧嗜睡，感觉麻木，幻觉幻视，呼吸微弱，甚则神志不清，舌淡紫苔白，脉微欲绝。治宜回阳救逆，温通血脉。方选四逆加人参汤或参附汤加味。常用药物有人参、附子、干姜、甘草。

中成药可选用阳和丸口服。③瘀滞化热证：疮面溃烂流脓，四周红肿色暗，疼痛加重，伴发热、口干，舌红苔黄，脉数。治宜清热解毒，活血止痛。方选四妙勇安汤加减。常用药物有金银花、玄参、当归、甘草。痛甚者可加延胡索、炙乳香、炙没药。中成药可选用犀角地黄丸口服。④气虚血瘀证：神疲体倦，气短懒言，面色少华，疮面不敛，疮周暗红漫肿、麻木，舌淡，苔白，脉细弱或虚大无力。治宜益气养血，祛瘀通脉。方选人参养荣汤或八珍汤合桂枝汤加减。常用药物有党参、白术、炙黄芪、炙甘草、陈皮、肉桂心、当归、熟地黄、五味子、茯苓、远志、白芍、川芎、大枣、生姜。中成药可选用八珍丸或十全大补丸口服。

外治 ①Ⅰ、Ⅱ度冻疮：用10%胡椒酒精浸液（取胡椒粉加95%酒精，浸7天后取上清液）外涂，每日数次；或以红灵酒或生姜辣椒酊（生姜、干辣椒放入95%酒精内，浸泡10天，去渣贮瓶备用）外搽，轻柔按摩患处，每日2~3次，用于红肿痛痒未溃烂者；或用冻疮膏或阳和解凝膏外涂；或用云南白药酒调外敷患处，每日3次。有水疱的Ⅱ度冻疮应在局部消毒后，用无菌注射器抽出疱液，或用无菌剪刀在水疱低位剪一小口放出疱液，外涂冻疮膏、红油膏或生肌白玉膏等。②Ⅲ度冻疮：用75%酒精或碘酊消毒患处及周围皮肤，有水疱或血疱者用注射器抽液后用红油膏纱布包扎保暖；有溃烂时用红油膏掺九一丹外敷；腐脱新生时用红油膏掺生肌散或生肌玉红膏外敷。局部坏死严重者可配合手术修切；肢端全部坏死或湿性坏疽危及生命时，可行截肢（趾、

指）术。

其他疗法 ①针灸：针法：病变在面耳部取阿是穴；病变在手部取阳池、阳溪、合谷、外关、中渚；病变在足部取解溪、通谷、侠溪、公孙。平补平泻，留针5~15分钟，阿是穴放血少许，隔日1次。灸法：点燃艾条，直接灸患处，每日3~5次，1~2个月为1疗程；或用鲜姜切片0.5cm厚，置红肿上，点燃艾炷，隔姜灸，每次3~5壮，每日1次。刺血治疗：患处消毒后于肿处中心进针1~4支，用补法，捻转提插，不留针，出针后挤出少许血液，并轻轻按摩，每2日1次。②急救和复温：严重的全身性冻疮患者必须立即采取急救措施。迅速使患者脱离寒冷环境，首先脱去冰冷潮湿的衣服、鞋袜（如衣服、鞋袜连同肢体冻结者，不可勉强，以免造成皮肤撕脱，可立即浸入40℃左右温水中，待融化后脱下或剪开）。必要时施行人工呼吸和抗休克等各种对症处理。复温不宜过久，以指（趾）甲床出现潮红有温热感为止。复温后立即离开温水，覆盖保暖。可给予姜汤、糖水、茶水等温热饮料，以促进血液循环，扩张周围血管。必要时静脉输入加温（不超过37℃）的葡萄糖溶液、低分子右旋糖酐、能量合剂等，以纠正血液循环障碍和血糖不足，维持水与电解质平衡，并供给热量。早期复温过程中，严禁用雪搓、用火烤、冷水浴等。患者已进入温暖环境，可以饮少量酒，以助周围血管扩张。在急救时，如一时无法获得热水，可将冻肢置于救护者怀中或腋下复温。

转归预后 一般预后较好，但有一定的致残率，全身性冻疮有一定的死亡率。中医药治疗有

一定优势。

预防调护 ①增强体质，加强耐寒锻炼，改善必要的防寒设备。②在严寒环境中要适当活动，避免久站或蹲地不动。进入低温环境工作以前，不宜饮酒，因为饮酒后常不注意防寒，而且可能增加散热。③对手、耳、鼻等暴露部分予以适当保护（如戴口罩、手套等），必须露出部分，可薄涂一层凡士林等油剂以减少散热。鞋袜不宜过紧，并注意保持干燥，潮湿后及时更换。衣着应温暖且松紧合适。④受冻后应及时给予正确处理以减少损害，切忌立即用火烤或用冷敷、雪擦受冻部位；足部冻伤后，尽可能避免患者步行，以免加重损害。⑤可用新鲜姜片涂搽常发冻疮的部位，连搽数天，可防止冻疮复发。⑥饮食应合理安排，不宜间隔太长。注意质量并做到热食、热饮。宜食温热、活血、通络之品，如猪肉、狗肉、牛肉、羊肉及肉桂、茴香、肉豆蔻等。

（成秀梅）

shāoshāng

烧伤（burn） 热力（火焰、灼热的气体、液体或固体）、电能、化学物质、放射线等作用于人体引起的急性损伤性疾病。特点为发病急骤，损伤多在皮肤，甚可伤及肌肉、骨骼。轻者局部红肿热痛；重者疮面水疱叠生，焦痂形成，肉腐溃脓，瘢痕累累，可以毁容致残，影响功能。大面积重度烧伤，病势急剧，变化迅速，火毒之邪易于内陷，发生生命危险。热力烧伤占烧伤发病率的85%~90%，电烧伤、化学烧伤、放射性烧伤的发病率逐渐增高。烧伤最早称汤火冻（《武威汉代医简》），后世医籍谓之汤泼火烧、火烧疮、汤火伤、火疮等。

明代之前独重外治，对全身损害缺乏足够认识，而明·申斗垣则提出了内外兼治的原则，在《外科启玄》中说："火之为物，性最急……重则至死，轻则为疮，皮焦肉卷，苦痛难熬……内宜服泻火毒之药。""火烧疮方：黄蜀葵花真香油浸之令均……搽上立止痛生肌。"明清时期内外兼治的原则得到确立及丰富。

病因病机 火焰、沸水、沸油、蒸汽、炽热金属、激光、化学物质、电流、放射线等直接侵袭人体，导致皮焦肉卷，经脉阻塞成疮。此病多因火热为患，轻者伤及皮肤，致红肿热痛；重者损及肌肉，致热盛肉腐，甚者烂筋焦骨；还可因火毒炽盛，伤及阴液，阴损及阳，致阴阳两竭；或正不胜邪，热毒客于营血，内犯脏腑，变生陷证；病至后期，火毒渐退，正气已伤致气血两虚，脾衰胃败。总之，热毒传变入里是此病发展演变的重要环节；气血、阴阳、脏腑亏虚为后期的主要矛盾。

西医学认为热力可直接造成局部组织细胞变性、坏死，形成焦痂，甚至炭化。大面积严重烧伤可引起全身性反应，早期因大量体液丢失和剧烈疼痛刺激可发生休克；体液回收期和焦痂溶解期因细菌感染尤易发生脓毒败血症；创面修复愈合形成大量瘢痕可挛缩致残。

诊断要点 包括以下几方面。

深度估计 采用三度四分法，即Ⅰ度、浅Ⅱ度、深Ⅱ度及Ⅲ度烧伤。①Ⅰ度烧伤（红斑性烧伤）：达表皮层。有灼热感，轻度红肿热痛，表面干燥，2~3天后脱屑而愈，无瘢痕。②浅Ⅱ度烧伤（水疱性烧伤）：达真皮浅层。有大小不等的水疱，剧烈疼痛，创底发红、潮湿、肿胀，如无感染，1~2周愈合，不留瘢痕，可遗暂时的色素沉着。③深Ⅱ度烧伤（水疱性烧伤）：达真皮深层，有皮肤附件残留。感觉迟钝，水疱小，可有或无，创底潮湿、苍白，间有红色斑点，无感染，3~4周愈合，可遗留瘢痕。④Ⅲ度烧伤（焦痂性烧伤）：达皮肤全层，甚至深达皮下组织、肌肉、骨骼。痛觉消失，创面呈苍白或焦褐色，触之硬如皮革，可见如树枝状的栓塞血管丛，3~4周焦痂脱落，需植皮后愈合，遗留瘢痕和挛缩畸形。

面积计算 以烧伤区域占体表面积的百分数表达。①手掌法：伤者五指并拢，一只手掌的面积占体表面积的1%，以此计算烧伤面积的大小，适用于小面积烧伤。②中国九分法：将全身体表面积分为11个9等份。成人头、面、颈部共9%；双上肢共18%（2个9%）；躯干前后（含会阴部1%）共27%（3个9%）；双下肢（含臀部5%）面积共46%（5个9%+1%）。③小儿烧伤面积计算法：小儿特点头大下肢小，随年龄增长，其比例也会变化，故小儿头和下肢烧伤面积的计算公式如下。

$$头颈面部面积百分比=[9+(12-年龄)]\%$$
$$双下肢面积百分比=[46-(12-年龄)]\%$$

其他部位的相对面积与成人大致相同，仍可用九分法评估。

严重程度分类 ①轻度烧伤：Ⅱ度烧伤面积在9%（小儿在5%）以下。②中度烧伤：Ⅱ度烧伤面积在10%~29%（小儿6%~15%），或Ⅲ度烧伤面积在10%（小儿5%）以下。③重度烧伤：总面积在30%~49%，或Ⅲ

度烧伤面积在 10%～19%（小儿总面积在 16%～25% 或Ⅲ度烧伤面积在 6%～10%）；Ⅱ度、Ⅲ度烧伤面积虽达不到上述百分比，但已发生休克、严重呼吸道烧伤或合并其他严重创伤或化学中毒者。④特重烧伤：总面积在 50% 以上；或Ⅲ度烧伤面积在 20% 以上（小儿总面积在 25% 以上或Ⅲ度烧伤面积在 10% 以上）；或已有严重并发症者。

临床病程 ①早期（休克期）：在烧伤后 48 小时内，全身或局部发生水肿，创面出现水疱和大量渗液，伴口渴、尿少、烦躁，脉微细而数。②中期（感染期）：伤后 3～7 天（水肿回收期）及 3～4 周（焦痂溶解期），脓液恶臭或痂下积脓，甚或疮面萎陷、色泽晦暗，胬肉高突腐烂，出现出血斑点，壮热或体温反降、寒战、烦躁不安，甚至神昏谵语、反应淡漠、恶心腹胀、气息粗促，脉洪数或沉细而数。③后期（修复期）：浅Ⅱ度烧伤无感染，一般 2 周以内愈合；深Ⅱ度烧伤在良好暴露下可痂下愈合，需 3～4 周，遗留瘢痕；难愈合者可施行削痂植皮术；Ⅲ度烧伤需焦痂脱落或经切痂植皮后，以大量瘢痕或畸形愈合。

舌脉辨识 对重度伤者辨舌苔与脉象，可助辨识病之进退。①辨舌苔：一般以舌质红、干燥而无苔者居多，有苔者较少；在热毒炽盛时，苔转干黄甚则起芒刺；好转时，舌质变润，渐生舌苔；如由有苔转光绛无苔，为病势转危。②辨脉象：一般脉洪、大、弦、数居多；严重者洪甚、大甚、数甚、弦甚，其中尤以数甚最危险；由数疾转沉迟者，病情恶化。

辅助检查 包括血液分析、尿液分析、肝肾功能检查；对严重烧伤者要密切监测，进行血气分析、心电图检查、血生化检查、酶学检查，以及血、尿渗透压测定；创面表面、痂下组织、脓液、血液细菌培养及药敏试验有助于判断病情及指导治疗。

治疗 小面积轻度烧伤，可单用外治法；大面积重度烧伤，必须中西医结合救治，内外兼治。内治以清热解毒、益气养阴为主，并审邪正之消长，随证治之；外治需正确处理烧伤创面，保持创面清洁，预防和控制感染，促进愈合。

内治 ①火热伤阴证：壮热烦躁、口渴喜饮、便秘、尿赤且少，舌质红而干，苔黄，或舌光无苔，脉洪弦数或弦细数。治宜清热解毒，养阴生津。方选黄连解毒汤或银花甘草汤合增液汤加减。常用药物有黄连、黄芩、栀子、金银花、玄参、天冬、麦冬、生地黄、甘草。神志不清者加用水牛角；口干甚者加用生石膏、鲜石斛；腹胀便秘者加生大黄、枳实；尿少偏湿热者加用竹叶、滑石、赤茯苓；偏阴伤者加用沙参、鲜芦根、白茅根。神志不清者中成药可选用安宫牛黄丸，或紫雪丹。②阴伤阳脱证：神志恍惚、表情淡漠、息微唇绀、体温反低、嗜睡、自汗肢冷、疮面渗液，舌质转淡，光剥无苔或苔灰黑，脉虚大无力或脉微欲绝。治宜扶阳救逆，益气护阴。方选参附汤合生脉饮、四逆汤加减。常用药物有人参、附子、麦冬、五味子、干姜。冷汗淋漓者加用煅龙骨、煅牡蛎、黄芪；危重者加用山参或别直参。中成药可选用生脉胶囊。③火毒内陷证：壮热不退、口干唇燥、疮面脓腐增多，出血斑点，舌质红绛而干，苔黄或黄燥，或焦干起刺，脉弦数。若火毒传心，兼见烦躁不宁，甚则神昏谵语；若火毒传肺，兼见呼吸气粗、鼻翼煽动、喉中痰鸣、咳吐痰血；若火毒传肝，兼见痉挛抽搐、可见黄疸；若火毒传脾，兼见腹胀便秘或便溏黏臭、恶心呕吐、不思饮食、便血呕血；若火毒传肾，兼见喘息浮肿、尿血尿闭。治宜清营凉血解毒。方选黄连解毒汤、清营汤合犀角地黄汤加减。常用药物有黄连、黄芩、黄柏、栀子、赤芍、牡丹皮。传心者加用安宫牛黄丸或紫雪丹；传肺者加用生石膏、桑白皮、川贝母、天竺黄、鲜竹沥、鱼腥草；传肝者加用山羊角、钩藤、龙齿、茵陈；传脾者加用大黄、枳实、姜竹茹；传肾者加用车前草、猪苓、琥珀末。④气血两虚证：后期火毒减退，低热或不发热、精神疲惫、消瘦懒言、面色无华、不思饮食、自汗盗汗，或疮面色淡欠红活，生新缓慢，舌质淡，苔薄白，脉细数或虚数。治宜调补气血，兼清余毒。方选托里消毒散合八珍汤加减。常用药物有党参、白术、白芍、茯苓、当归、川芎、金银花、黄芪、甘草。⑤脾胃虚弱证：后期火毒已退，面色萎黄、纳呆少食、腹胀便溏，或口舌生糜、口干少津，舌质淡，苔白腻或舌质红而干、舌光如镜，脉濡细或细数无力。治宜补气健脾，养阴益胃。脾气虚者方选参苓白术散加减；胃阴虚者方选益胃汤加减。常用药物有党参、茯苓、白术、山药、莲子、砂仁、炙甘草、陈皮、沙参、麦冬、石斛、西洋参。呃逆者加用姜半夏、竹茹。

外治 ①清创术：剪除烧坏的衣服，剃除创面周围的毛发，用棉球或纱布蘸肥皂水轻擦创面，擦除污物、异物，再用生理盐水或2%的黄柏溶液清洗，剪去不完整疱皮，完整水疱低位剪口放液，保留完整的疱皮，创周用新洁尔灭消毒，然后用干纱布将创面蘸干。②暴露疗法：适用于大面积烧伤和头、面、颈、会阴烧伤。将伤员安置于相对无菌、室温为30～32℃的隔离室，创面完全裸露，不用任何敷料，可涂布有抗菌作用的中药外用制剂。需经常观察创面，如渗液过多或有新水疱形成，应及时引流。③包扎疗法：适用于中小面积烧伤和小儿等不能合作的伤者。可酌选各种水剂或油剂的中草药纱布敷创面，外用3～5层纱布加厚棉垫或绷带包扎。④焦痂的处理：保守疗法适用于直径小于2cm或散在的点状Ⅲ度烧伤及腋窝、肛门、会阴部的Ⅲ度烧伤。有自然脱痂法、药物脱痂法。药物脱痂中可使用各种类型的中草药油膏；原则上Ⅲ度焦痂面积大于2cm，不在面、颈、会阴以及腋窝部位，均应争取早期手术，切（削）痂植皮。⑤药物疗法：应用湿润烧伤膏，不用任何消毒剂清创（化学烧伤除外），水疱穿刺放液，去除破损的腐皮。将膏外涂于创面（厚度薄于1mm），每4～6小时更换新药。换药前，需将残留在创面上的药物及液化物拭去，暴露创面用药。轻度烧伤时，疮疡肿痛，创面溃烂，用京万红软膏；小面积烧伤外涂万花油、紫草油，或地榆与大黄研末，麻油调敷；脓液较多时可用虎杖洗剂、四季青水剂、3%黄柏溶液湿敷；四肢感染创面或焦痂分离期可用虎地煎液（虎杖、地榆）浸浴；脱腐时可用红油膏纱布、生肌玉红膏外敷；生肌收口时可用生肌白玉膏掺生肌散外敷；愈后增生瘢痕，

可用黑布膏外涂，配合热烘疗法。

其他疗法 包括以下几方面。

现场急救 包括灭火，尽快清除或稀释创面上的化学物质，迅速切断电源等；保护创面；预防窒息；预防休克；转运伤员等。

补液疗法 浅度伤者可口服补液；烧伤面积大于15%者予以静脉补液。胶体液首选血浆，电解质液首选平衡液。①第一个24小时补液总量：按成人每千克体重、每1%烧伤面积（Ⅱ、Ⅲ度）补1.5ml（其中胶体液0.75ml、电解质溶液0.75ml），加日需水量2000ml。其中胶体液和电解质液的半量最好在伤后8小时内输完，其余一半16小时内输完，日需水量则每8小时各输1/3量。②第二个24小时补液总量：胶体液和电解质液为第一个24小时的一半，日需水量仍为2000ml。补液量可根据尿量、心率、血压、精神及周围循环状态、中心静脉压、红细胞压积等临床指标进行调整。

抗生素使用 应用要早，一旦发现有全身感染迹象及时应用；针对性强，根据细菌培养和药敏试验结果及临床反应选用针对性强的抗生素；当停即止，全身感染得以控制及时停用；防真菌困扰，长期应用广谱抗生素，可伴有真菌感染，要酌情应用抗真菌药物。

针灸 依据伤情选穴。尿闭者，可针水分、中极、关元、肾俞、膀胱俞、三阴交、阴陵泉、太溪、水道，宜轻刺少留针；昏厥者，可针水沟、百会、劳宫、中冲、内关、足三里、合谷，留针1小时；虚脱者，灸百会、关元、足三里、气海。

转归预后 轻度烧伤预后较好；中度以上烧伤可遗留瘢痕；

重度烧伤瘢痕挛缩可毁容致畸；危重者合并全身感染，导致重要器官衰竭而死亡。应中西医结合治疗。

预防调护 ①加强安全教育，提高防范意识，正确使用易燃、易爆物品。②在家庭、幼儿园中，开水、热粥、热汤、火盆等要远离小儿，教育小孩不要玩火，放爆竹要注意安全。③根据治疗要求对伤者做好各阶段护理。④早期治疗时，注意将肢体保持功能位；创面开始愈合时，及早进行功能锻炼、体疗、理疗，助关节功能恢复。⑤做好伤者的心理调护，鼓励其树立信心、配合治疗。

（刘 多）

dúchóng shìshāng

毒虫螫伤（insect-bite） 蝎、蜈蚣、蜂、蜘蛛等毒虫刺、螫或咬伤皮肤，将体内毒素注入人体，引起的局部或全身中毒性疾病。明·陈实功《外科正宗》认为："恶虫乃各禀阴阳毒种而生……凡有所伤，各寻类而推治。"

病因病机 毒虫毒液进入肌肤，与气血相搏，化热生毒，蕴于肌肤，或内攻脏腑。

诊断要点 蝎螫伤：伤口周围稍有红肿、剧烈疼痛、麻木，重者头晕嗜睡、无力、上睑下垂、舌强、呼吸减慢、昏迷。蜈蚣咬伤：皮肤灼热剧痛，重者恶心呕吐、乏力、呼吸困难、昏迷。毒蜂螫伤：皮肤肿胀、疼痛，重者发热、全身红肿、昏迷、呼吸短促。蜘蛛咬伤：皮肤红肿、剧痛、麻木，重者大汗淋漓、脸色苍白、呼吸困难。

鉴别诊断 毒蛇咬伤：咬伤处一般有两个粗大的牙痕，局部和全身中毒症状明显。

治疗 包括内治与外治。内治以清热解毒为主，外治主要为

解毒拔毒。

内治 虫毒蕴结证：创口周围肿胀、疼痛、麻木、乏力，肢软，或有上睑下垂，或有发热，全身肿痛，汗出，呼吸困难，大便干结，小便短赤，舌质淡红或红，苔薄黄，脉弦数。治宜清热、解毒、祛风。方选五味消毒饮合黄连解毒汤加减。常用药物有金银花、蒲公英、紫花地丁、野菊花、黄连、黄芩、栀子、黄柏、防风、蝉衣、白芷。中成药可选用银翘解毒丸、安宫牛黄丸。

外治 ①解毒箍毒法：紫金锭研末醋或茶水调糊外搽局部并于红肿四周多搽厚敷。②解毒消肿止痛法：蜗牛捣烂外敷，用于蝎螫伤；雄鸡口涎外涂，用于蜈蚣咬伤；朱砂研末水调外涂，用于毒蜂螫伤；雄黄末水调外涂，用于蜘蛛咬伤。③解毒拔毒法：法半夏研末水调涂，用于蝎螫伤；胡椒咀嚼成糊封住蜈蚣咬伤处；鲜马齿苋捣烂封敷，用于毒蜂螫伤；羊桃叶或桃叶捣烂外敷，用于蜘蛛咬伤。

其他疗法 ①皂荚饼灸：皂荚适量研末醋调做成薄药饼，置伤处，上置艾炷灸3~5壮。②香附饼灸：香附适量研末醋调做成薄饼，方法同上。③综合疗法：应用激素，纠正水、电解质紊乱及其他对症治疗。

转归预后 轻症毒虫螫伤经及时治疗后一般较好，重症全身中毒者应进行中西结合治疗和抢救。

预防调护 注意劳动保护，及时正确救治，安抚患者紧张情绪，清淡饮食。

（喻文球）

dúshé yǎoshāng

毒蛇咬伤（snake-bite） 人体被毒蛇咬伤后，其毒液由伤口进入人体内引起的急性全身性中毒性疾病。明·陈实功《外科正宗》："恶蛇以舌螫人，自出有意附毒害人，必知其恶也。凡有所伤，各寻类而推治。"清·许克昌、华法合撰《外科证治全书》指出人体对蛇毒的解毒和排毒规律为"毒尽从大小便排出"。古代文献如明·李时珍《本草纲目》、清·祁坤《外科大成》、清·吴谦等编写的《医宗金鉴》等记载了治疗毒蛇咬伤的方法和方药。中国有蛇类200多种，其中毒蛇50余种。临床上最常见10种毒蛇咬伤为：尖吻蝮蛇、蝰蛇、竹叶青蛇、烙铁头蛇含火毒（血循毒），银环蛇、金环蛇、海蛇含风毒（神经毒），眼镜蛇、眼镜王蛇、蝮蛇含风火混合毒（混合毒）。

病因病机 毒蛇咬伤是感受风火邪毒，风者善行数变，火者生风动血，耗伤阴津。风毒偏盛化火，火毒炽盛生风，风火相煽，邪毒鸱张，必客于营血或内陷厥阴，危及患者生命。

风毒（神经毒） 汉·张仲景《金匮要略》论中风说："邪在于络，肌肤不仁；邪在于经，即重不胜；邪入于腑，即不识人；邪入于脏，舌即难言，口吐涎。"风毒侵入人体，初期或中毒轻者，先中经络。风毒痹阻经络，则肌肉失去气血濡养而发生一系列病理变化，如痹阻颜面经络，则上睑下垂、张口困难；痹阻头项太阳经络，则项强不适；痹阻胸腹经络，则外周呼吸肌麻痹、胸廓运动障碍，导致外周性呼吸困难或呼吸衰竭；痹阻胃肠道经络，则产生肠麻痹、腹胀；痹阻四肢经络，则表现为肢体沉重、活动不利。风毒之邪中经络未及时处理，势必导致风毒之邪深传而中脏腑；或因风邪之严重，在中经络的同时就兼中脏腑。从经络到脏腑为风毒深入，主要区别点为神志清与不清。风毒深中脏腑，出现外周呼吸衰竭及其引发的缺氧性脑病、中毒性休克和肾功能衰竭等。风毒夹火蒙蔽神窍，气血逆乱，上冲于脑，出现烦躁、唇红、口干、神昏、不省人事、尿少等症；诸阴皆连舌本，脏气厥不至舌下，故伸舌困难；脾气内闭故张口困难；肺气闭则呼吸急促；肾气闭则不司二便，故二便闭结；厥阴之气被风邪闭阻，出现复视、瞳孔缩小、视物模糊；此谓闭证，属实证。若风痰火邪炽盛，进一步耗灼阴精，阴损及阳，阴竭阳亡，则出现脱症，表现为精去而神脱，汗出肢冷，气息微弱，瞳散面苍，脉细欲绝等虚脱之危重证候。

火毒（血循毒） 火毒耗血动血，迫血妄行，导致酸中毒、氮质血症、肾功能衰竭、弥散性血管内凝血等危重症。火毒蕴结肌肤，发生腐肌烂肉、坏疽等病变，导致肢体伤残。火毒的病机演变有一般规律和特殊规律两方面，一般规律主要表现人体卫、气、营、血与三焦及所属脏腑功能失调和实质性损害；特殊规律表现为发病急骤，传变快，易内陷、耗血、动血、闭窍。

风火混合毒（混合毒） 具备了风毒和火毒两者的病机特点。因风火混合，风可借助火势，火热也可生风，故毒邪更为鸱张。其病机更为复杂，症状更为严重。风火混合毒注入人体局部，毒邪壅滞，腐肌烂肉。邪毒内攻，除具备风、火毒的一般规律外，还有其本身的特殊传变规律。风者善行数变，痹阻经络深中脏腑；火者生风动血，耗伤阴津。风毒偏盛，每多化火；火毒炽盛，极易生风。风火相煽，邪毒鸱张，必客于营血或内陷厥阴。毒热炽热可耗血动血，出现溶血、出血症状；火毒炽盛最易伤阴，阴伤而热毒更盛；热极生风有谵语、抽搐等症。若邪毒内陷厥阴，毒入心包，则发生心神蒙蔽之证，或邪热耗伤心阳的脱症。火热伤肾络则尿血或尿闭；火热之邪先伤肾阴后损肾阳，则出现阳虚厥脱之证。

诊断要点 包括以下几方面。

风毒（神经毒）类毒蛇咬伤 伤口周围仅有麻木感或轻微痛感。咬伤1～6小时后，初起头晕、乏力、视物模糊、腹痛、呕吐、全身肌肉疼痛；很快出现神志蒙眬、表情淡漠、上睑下垂、语言不清、吞咽困难、呼吸短促、昏迷抽搐、瞳孔散大、神经反射消失，最后死于急性呼吸衰竭。

银环蛇咬伤 局部症状不明显，肌肉关节酸痛，病情迅速变化，呼吸肌麻痹，自主呼吸停止。

金环蛇咬伤 潜伏期较长，病程发展缓慢，伤口稍有浮肿，附近淋巴结肿痛，严重者可有全身浮肿。

海蛇咬伤 局部症状不明显，潜伏期较长，全身筋骨酸痛，肌张力增加，肢体强直，继之转入肌肉松弛瘫痪，导致呼吸衰竭；心率快、高钾血症，发生心律失常和心力衰竭；出现肌红蛋白尿、血尿、蛋白尿，甚至急性肾功能衰竭。

火毒（血循毒）类毒蛇咬伤 咬伤后数分钟即出现伤口剧痛或灼痛。伤口常出血不止，肿胀蔓延迅速。伤口周围出血水疱、血疱、瘀斑，周围淋巴结肿大。常发生咯血、呕血、便血、血尿、血压急剧下降，出现休克、昏迷，发生急性循环衰竭、弥散性血管

内凝血及急性肾功能衰竭。

尖吻蝮蛇咬伤 局部剧痛如刀割，流血不止，肿胀严重，伤口附近出现水疱、血疱、紫斑、组织溃烂坏死，可迅速出现全身症状、胸闷、心悸、气促、视物模糊、黏膜出血、吐血、呕血、血尿等血液系统损害，肾功能衰竭，死于多器官功能衰竭及休克。

蝰蛇咬伤 伤口剧痛，溃烂坏死严重，有全身性出血症状，严重贫血，死于多器官功能衰竭及休克。

竹叶青蛇咬伤 伤口刺痛，局部症状相对较轻，伴头晕目眩、嗜睡、恶心、呕吐，死亡率相对较低。

烙铁头蛇咬伤 伤口烧灼痛、红肿、发硬、水疱、血疱、瘀斑，少数伤口出血不止，可出现全身性出血症状、呼吸困难、血压下降，死于急性肾功能衰竭和循环衰竭。

风火混合毒（混合毒）类毒蛇咬伤 有风毒蛇和火毒蛇咬伤两种混合症状。局部症状类似火毒蛇咬伤，可出现局部疼痛、肿胀，伤口周围有水疱、血疱、瘀斑，局部溃烂或坏死。全身症状类似风毒蛇咬伤，出现头晕、视物模糊、四肢乏力、恶心呕吐，甚至昏迷、抽搐、呼吸困难，可死于急性呼吸衰竭、循环衰竭、肾功能衰竭。

眼镜蛇咬伤 伤口疼痛、流血不多，很快闭合成紫红色或黑色斑片，周围皮肤迅速红肿，有水疱、血疱，患处溃烂、坏死严重；全身可出现畏寒、高热、恶心、呕吐、腹痛、流涎、出汗、视物模糊，亦可出现肌无力、呼吸困难、血压下降、昏迷，常死于循环衰竭和呼吸衰竭。

眼镜王蛇咬伤 局部症状与

眼镜蛇基本相同，其中毒症状出现很快而且严重，可因呼吸麻痹和循环衰竭死亡，特别严重者在咬伤数分钟后死亡。

蝮蛇咬伤 伤口可有出血，刺痛或麻木感，伤肢肿胀，有水疱、血疱、瘀斑和组织溃烂，可出现全身不适、头晕、视物模糊、复视、上睑下垂、张口及吞咽困难、颈项强硬、胸闷、呼吸困难、呼吸麻痹，出现酱油色血红蛋白尿、少尿、无尿、黄疸及血压下降，多死于呼吸衰竭、肾功能衰竭、心力衰竭及休克。

鉴别诊断 ①无毒蛇咬伤：一般无毒蛇咬伤处仅有多数细小呈弧形排列的牙痕，与毒牙痕完全不同；局部仅有轻微疼痛与肿胀，且为时短暂，不加重不扩大，亦无全身明显中毒症状；虽极少数无毒蛇如赤链蛇咬伤局部反应较显著，患者因恐惧而晕倒，或有头晕目眩，但短时间内症状多缓解或消失。②蜈蚣咬伤：咬伤部位剧痛，炎症反应显著，可有组织坏死，与血循毒蛇咬伤相似，但无毒牙痕，其两点牙痕呈楔状排列，亦无下颏牙痕；全身症状轻微或无。③蜘蛛咬伤：咬伤处局部皮肤红肿、剧痛、麻木，严重者可并发全身性中毒症状。④毒蜂蜇伤：一般只表现为局部红肿疼痛，多无全身症状，数小时后自行消退，若被成群蜂蜇伤时，可出现全身症状，如头晕、恶心、呕吐，严重者出现休克、昏迷甚至死亡。

治疗 总治则为解毒排毒，根据具体情况采用祛风解毒、凉血止血、利尿通便诸法。

内治 ①风毒证：局部伤口不红不肿，仅有麻木感，全身症状有头晕、目眩、四肢麻痹、呼吸困难、上睑下垂、张口困难、

神志模糊甚至昏迷，舌质淡红、苔薄白，脉弦数。治宜活血通络，祛风解毒。方选活血驱风解毒汤（经验方）加减。常用药物有当归、川芎、赤芍、生地黄、白芷、防风、僵蚕、蝉衣、七叶一枝花、半边莲、金银花、紫花地丁。中成药可选用季德胜蛇药片。②火毒证：局部肿痛严重，常有水疱、血疱或瘀斑，肌肤溃烂坏死，全身症状可见恶寒、发热、烦躁、咽干口渴、胸闷、心悸、胁痛、大便干结、小便短赤或尿血，舌质红、苔黄，脉滑数。治宜泻火解毒，凉血活血。方选黄连解毒汤合五味消毒饮加减。常用药物有黄连、黄芩、黄柏、栀子、金银花、紫花地丁、蒲公英、野菊花、半边莲、七叶一枝花、厚朴、生大黄、车前草。中成药可选用季德胜蛇药片、龙胆泻肝丸。③风火混合毒证：局部红肿、疼痛、水疱、血疱、瘀斑、溃烂，全身症状有头晕、目眩、视物模糊、胸闷心悸、呼吸不利、大便干结、小便短赤、烦躁抽搐甚至神志昏聩，舌质红、苔白黄相兼，脉弦数。治宜清热解毒、凉血祛风。方选 717 抗蛇毒合剂（江西中医药大学附属医院经验方）。常用药物有金银花、野菊花、紫花地丁、蒲公英、半边莲、七叶一枝花、蝉衣、防风、黄连、赤芍、生地黄、厚朴、生大黄、白茅根、车前草。中成药可选用季德胜蛇药片。④蛇毒内陷证：伤口由红肿突然变成紫暗或紫黑，肿势反而稍减或局部症状不明显，高热、烦躁不安、胸闷气急、呼吸困难、惊厥抽搐或神昏谵语，舌质红绛、苔少，脉细数。治宜清营凉血解毒。方选清营汤加减。常用药物有水牛角、生地黄、赤芍、牡丹皮、玄参、连翘、麦冬、黄连、

黄柏、半边莲、七叶一枝花、金银花、蒲公英、紫花地丁、淡竹叶。中成药可选用安宫牛黄丸、紫雪丹。

外治 ①早期结扎：毒蛇咬伤后，立即用柔软的绳子在伤口上方结扎，并隔 15 分钟放松 1~2 分钟。②烧灼法：在野外被蛇咬伤后，立即用火柴头 3~5 个置伤口上点燃烧灼 1~2 次以破坏蛇毒。③扩创排毒法：常规消毒后，沿牙痕做纵行切开，深达皮下，或做十字切口，并用过氧化氢溶液（双氧水）或生理盐水冲洗。火毒蛇咬伤不宜用此法。湿润引流法：扩创冲洗后，用纱条置伤口内，每隔 3~5 分钟倒 1 次生理盐水，以保持湿润引流，将毒素排出。④箍毒拔毒法：用蛇伤外敷散（江西中医药大学附属医院方，主要药物有七叶一枝花、雄黄、五灵脂、制天南星、川芎、黄柏、白芷、明矾、芒硝等）加醋调成糊状外敷，敷药应大于肿胀范围，注意不要封住创口，以利引流毒素。⑤自然干燥箍毒拔毒法：用醋调蛇伤外敷散，外涂伤口周围并超过肿胀范围，待自然干燥后，再在上面重复涂药，如此每日 4~5 次。此法适用于风毒证毒蛇咬伤。⑥持续湿润箍毒拔毒法：用醋或冷开水调蛇伤外敷散成糊状，外涂伤口周围并超出肿胀范围，不使其完全干燥在上面重复涂药，约每小时涂药 1 次。此法适用于火毒证及风火混合毒证毒蛇咬伤。

其他疗法 包括针灸疗法和综合疗法。①三棱针点刺排毒法：用三棱针点刺肿胀部或八风、八邪穴放出毒血水，此法适用于风火混合毒证毒蛇咬伤患者。②隔蒜灸拔毒法：将独头大蒜切0.3cm 厚，并刺数个针孔置咬伤

部位，蒜上置圆锥形艾柱点燃灸之。每灸 3~5 柱，每日 3 次。适用于各类毒蛇咬伤。③箍毒拔毒灸疗法：以手持点燃艾条，在蛇伤肿胀边缘（无明显肿胀，可在创口边缘）移动性箍围性灸 3~5 圈后，随后逐渐缩小围绕性艾灸至创口，于创口高 1cm 处灸 1 分钟后，缓慢将艾条提高至距创口3cm 高重复 3~5 次，前者绕灸为箍毒，后者创口提灸为拔毒。此法适用于各类毒蛇咬伤。④综合疗法：应用抗蛇毒血清、激素、破伤风抗毒素、抗生素、纠正水、电解质平衡及其他对症支持治疗。

转归预后 毒蛇咬伤属于急症，必须迅速做出诊断和治疗，一般预后较好，若失治或延误治疗，则危及生命。

预防调护 ①宣传普及毒蛇咬伤预防知识，加强野外作业及专业养蛇作业劳动保护。②及时正确施治以防蛇毒内陷。③饮食忌辛辣、燥热、肥甘厚味之品，忌饮酒，保持二便通畅。④咬伤初期应令患者抬高患肢，避免走动，后期要加强患肢功能锻炼。

(喻文球)

pòshāngfēng

破伤风（tetanus） 感染破伤风梭菌引起的以痉挛为主要表现的疾病。古代医籍又称金创痉、产后痉、脐风撮口。特点为有外伤史，并有一定的潜伏期，发作时全身或局部肌肉强直性痉挛和阵发性抽搐。宋·王怀隐等编写的《太平圣惠方》记载："身体强直，口噤不能开，四肢颤抖，骨体疼痛，面目㖞斜，此皆损伤之处中于风邪，故名破伤风。"皮肉破伤，手术中消毒不严格，或新生儿脐带污染，或生产及流产处置不当，或褥疮染毒，都可引起破伤风。外伤所致者，又称金创

痉；产后发生者，称产后痉；新生儿断脐所致者，称脐风撮口。西医学也称破伤风。

病因病机 此病的发生必须具备创伤和感受风毒两个要素。创伤后皮肉破损，卫外失固，风毒之邪从伤口侵袭人体，从外达里而发病。若外伤后失于调治，流血过多，营卫空虚，风毒侵袭后可迅速发病，且病情多危重。风为阳邪，善行数变，通过经脉入里传肝，外风引动内风，肝风内动，筋脉失养而出现牙关紧闭、角弓反张、四肢抽搐。如不及时控制，必然导致脏腑功能失调，气血失和，甚者脏腑衰竭、阴阳离决而死亡。

西医学认为此病是由破伤风梭菌从伤口入侵人体而致病。破伤风梭菌是一种革兰染色阳性的厌氧芽胞梭菌，在窄而深的伤口、创口有异物、坏死组织多、引流不畅等伤口缺氧的环境下，细菌在伤口局部迅速繁殖，并产生大量外毒素，引起肌肉痉挛、局部组织坏死和心肌损伤。

诊断要点 有皮肉破伤史，有一定潜伏期，发作时全身或局部肌肉强直性痉挛和阵发性抽搐。间歇期全身肌肉仍持续性紧张收缩，可伴有发热，但神志始终清楚，多因并发症而死亡。辅助检查包括血常规检查、脓液细菌培养。血常规检查初期白细胞计数一般正常或偏高，发作期白细胞计数及中性粒细胞比例增加。合并肺部感染时，白细胞计数常在 $15×10^9/L$ 以上，中性粒细胞比例达到80%以上。脓液培养可有破伤风梭菌生长。结合患者发病特点、症状、体征，一般均可明确诊断。

潜伏期 一般为 4~14 天，短至 24 小时或长达数月、数年不等。潜伏期的长短与创伤性质、部位和伤口的早期处理方式以及是否接受过预防注射等因素有关。

前驱期 一般 1~2 天，患者常感头痛、头晕、乏力、多汗、烦躁不安、打呵欠，下颌微感紧张酸胀，咀嚼无力，张口略感不便；伤口往往干陷无脓，周围皮肤暗红，创口疼痛并有紧张牵制感。

发作期 典型的发作症状是全身或局部肌肉强直性痉挛和阵发性抽搐。

肌肉强直性痉挛 首先从头面部开始，进而延展至躯干四肢。其顺序为咀嚼肌紧张、疼痛，然后出现张口困难，牙关紧闭；面部肌群痉挛，形成苦笑面容；颈项肌肉痉挛时颈项强直，头略后仰，不能做点头动作；咽喉部肌肉痉挛可引起吞咽和呼吸困难；背腹肌痉挛时腰部前凸，头和足后屈，呈角弓反张状；膈肌和肋间肌痉挛可出现呼吸困难，甚至窒息；膀胱括约肌痉挛可引起排尿困难，甚至尿潴留。

阵发性抽搐 是在肌肉持续痉挛的基础上发生的，轻微的刺激如声音、光亮、振动、饮水、注射等均诱发强烈的阵发性抽搐。每次发作可持续数秒、数分钟或数十分钟不等，发作时患者面色苍白，口唇紫绀，呼吸急促，口吐白沫，流涎，磨牙，头频频后仰，四肢抽搐不止，全身大汗淋漓，表情非常痛苦。发作间歇期长短不一。间歇期疼痛稍减，但肌肉收缩始终存在。

后期 因长期肌肉痉挛和频繁抽搐，大量体力消耗，发生水、电解质紊乱，可致全身衰竭而死亡；或因呼吸肌麻痹引起窒息，心肌麻痹甚至休克、心脏骤停而危及生命。病程一般 3~4 周。

鉴别诊断 ①狂犬病：此病有被犬、猫咬伤史，患者呈兴奋、恐惧状，听到水声或看到水便发生咽肌痉挛，被称为"恐水症"。可因膈肌收缩产生大声呃逆，如犬吠声。②化脓性脑膜炎：虽有颈项强直、角弓反张等症状，但一般无咀嚼肌痉挛，无阵发性抽搐，常有高热、剧烈头痛、喷射性呕吐、嗜睡等。脑脊液检查有压力增高和大量白细胞。

治疗 破伤风是一种急性特异性感染的严重疾病，故应以预防为主。一旦发病应中西医结合治疗。西医治疗应尽快消除毒素来源、中和体内毒素，有效控制和解除痉挛，保持呼吸道通畅，防止并发症的发生；中医治疗以息风、镇痉、解毒为原则。

内治 ①风毒在表证：轻度吞咽困难和牙关紧闭，周身拘急，抽搐较轻，发作期短，间歇期长，舌苔薄白，脉数。治宜祛风镇痉。方选玉真散合五虎追风散加减。常用药物有白附子、天麻、南星、蝉蜕、全蝎、僵蚕、羌活、白芷、防风、朱砂。抽搐严重时加蜈蚣、地龙、葛根、钩藤；大便秘结加生大黄、枳实。②风毒入里证：角弓反张，全身肌肉痉挛、抽搐，频繁发作，间歇期短，高热，大汗淋漓，面色青紫，呼吸急促，痰涎壅盛，或伴胸闷腹泻、大便秘结、溲赤或尿闭，舌红或红绛，苔黄或黄糙，脉弦数。治宜祛风止痉，清热解毒。方选木萸散加减。常用药物有木瓜、天麻、蝉蜕、防风、全蝎、僵蚕、桂枝、白蒺藜、猪胆汁、朱砂、吴茱萸、胆南星、雄黄。高热加黄芩、黄连、金银花、生石膏；伤津烦渴加沙参、生地黄、知母、麦冬、天花粉；大便秘结加生大黄、枳实、芒硝；小便短赤加淡竹叶、车前子、白茅根。③阴虚津亏证：疾病后期抽搐停止，乏力倦怠，骨节酸胀，偶发拘急，或肌肤有蚁行感，伴头晕、口渴、时时汗出，舌淡红，脉细弱无力。治宜养阴生津，疏通经络。方选沙参麦冬汤加减。常用药物有沙参、麦冬、玉竹、天花粉、扁豆、桑叶、生甘草。

外治 在控制痉挛和应用破伤风抗毒素后，进行彻底清创术，清除坏死组织和异物，以消除毒素来源。开放创口，用3%过氧化氢溶液冲洗伤口和湿敷；亦可用蝉蜕、金银花、防风煎汤，反复冲洗，然后敷玉真散。创面有残余坏死组织时，可外用七三丹、红油膏；脓腐脱净后可用生肌散、生肌白玉膏。

其他疗法 ①针灸：一般采取泻法，留针15~20分钟。牙关紧闭取穴下关、颊车、合谷、内庭等；角弓反张取穴风府、大椎、长强、承山、昆仑等；四肢抽搐取穴曲池、外关、合谷、后溪、风市、阳陵泉、申脉、太冲等。②一般处理：将患者隔离于安静的暗室，保持呼吸道通畅。因喉头痉挛或痰涎壅盛致呼吸困难或窒息时，应及时行气管切开。轻症患者在发作间歇期尽量鼓励自行进食，重症患者要定时鼻饲，保证水和营养的摄入。也可行全胃肠外营养。③西医治疗：应采取综合措施，尽快中和游离毒素、控制和解除痉挛、保持呼吸道通畅及预防并发症。

转归预后 一般预后较差，有较高病死率。应以预防为主。

预防调护 ①正确处理伤口，特别是污染的或较深的创口，应早期彻底清创。②注射破伤风类毒素，以使人体自发产生免疫。③将患者隔离于安静、光线柔和的病室，避免光、声、风、振动等刺激，必要的治疗和护理宜在相对集中、安静的条件下进行。④保持呼吸道通畅，呼吸困难或窒息时，应立即进行气管切开。⑤伤口换药器械应严格消毒，所用敷料应焚毁。⑥专人监护，严密观察病情。

（成秀梅）

fùbù jíbìng

腹部疾病（abdominal disease）

在致病因素的作用下，脏腑经络功能失调，发于腹腔器官的疾病。中医外科腹部疾病主要包括肠痈、胆瘅、肝胀、结胸症、癖黄、胁病、诸腹痛、胰瘅、胰胀、黄疸、肝痈、蛔厥、关格、肠结、腹胀、厥心痛、厥逆、食厥、脘痛、疝、心脾痛、膈痛等，病种甚广。中医古籍对病因、症候有丰富记述，积累了宝贵治疗经验和临床有效方药，如大黄牡丹汤、乌梅安蛔丸、大柴胡汤、大承气汤、小承气汤、茵陈蒿汤等。相当于现代外科临床最常见的急性阑尾炎、胆道系统感染和胆石症、胆道蛔虫病、急性肠梗阻、胃十二指肠溃疡急性穿孔、急性胰腺炎等疾病。

病因病机 腹部疾病所累及的脏腑主要包括肝、胆、脾、胃、大肠和小肠、膀胱，多为六腑之疾。六腑的生理特点是泻而不藏，实而不满，动而不静，降而不升，以通为用。因此，凡气滞、血瘀、寒凝、热蕴、湿阻、食滞、食积、虫聚等，影响其通降下行，均可导致腹部疾病的发生。外科常见腹部疾病的主要症状是腹痛，而腹痛产生的主要原理是"不通则痛"。所谓不通，一是六腑为有形之邪阻塞；二是气滞血瘀，经络阻塞。六腑以通为用，阻塞不通则痛。两者又可互相影响，当六腑阻塞进一步发展，造成气滞血瘀，疼痛则更为明显，绞窄性肠梗阻之形成与发展便是例证；气滞血瘀又可引起或加重六腑之阻塞，如肠系膜血管栓塞引起急性肠梗阻，使病情加重并复杂。导致气血瘀滞、六腑阻塞的因素主要有3个方面：一是热、寒、湿等无形之邪蕴结不化；二是虫、积、食滞、结石、粪团等有形之邪阻塞管腔；三是气血或六腑本身的功能异常，如肝郁气滞等。以上病因在临床上有时可以同时兼夹存在，互为因果，相互转化，彼此影响。例如湿与热，可因脾胃失司，水湿内生，湿郁化热，湿热相搏，故湿与热邪常并存，而湿热交蒸既可影响脏腑功能，又可影响气血运行。如湿热交蒸于胆道，使胆汁煎熬成石，胆道结石又可妨碍气血运行而瘀滞化热。故胆道感染和胆结石常互为因果。

诊断要点 外科常见腹部疾病的主要病症为急腹症，根据病程以及病情变化规律大概可分为初、中、后三个病期。它们之间既可逐期演变，又可越期发展；既可暂时稳定在某一阶段，又可在发病过程中互相转化。每一病期有长有短，转化有快有慢，基本反映了正邪斗争的消长过程。

初期 多属正盛邪轻。发病初期，致病因素造成的病理损伤较轻，机体的正常功能没有受到明显损伤，多见于某些脏腑的功能障碍、炎症性急腹症的早期或无并发症的单纯性肠梗阻等，中医辨证多属气滞血瘀或兼有实（湿）热。

中期 多属正盛邪实。病程中期，病理损害加重，人体也充分调动正气与病邪抗争，局部病变和全身反应都很明显，例如炎症类急腹症可表现为炎性反应加剧，梗阻及穿孔类急腹症则病势加重，甚至伴见热入营血等重症。中医辨证多属瘀热或湿热实证。

后期　多属邪退正复、正虚邪恋或正虚邪陷。急腹症的后期转归：一是经治疗后，正复邪退，疾病趋向好转，但是病后虚弱；二是病变未能完全消除，正虚邪恋而转为慢性病；三是经过治疗后未能控制病情，病势继续发展并出现各种危重症候，以致发生中毒性休克，热入营血，导致亡阴、亡阳而危及生命。

治疗　根据病情选择非手术疗法或手术治疗。

（陈志强）

shàn

疝（hernia）　体内脏器或组织离开其正常解剖部位，通过先天或后天形成的薄弱点、缺损或孔隙进入另一部位的疾病。在中医古籍中包括多种病症。《素问》中说"病在少腹，腹痛不得大小便，病名曰疝"，在"骨空论"中又说"任脉为病，男子内结七疝"。汉·张仲景《金匮要略》中有寒疝，指寒冷性腹痛。金·张从正《儒门事亲》所论"七疝"为寒疝、水疝、筋疝、气疝、狐疝、癫疝、血疝，主要以症状命名。清·尤在泾《金匮翼》："疝者痛也，不特睾丸肿痛为疝，即腹中攻击作痛，按引上下者亦得名称疝，所以昔贤有腹中之疝，与睾丸之疝之说。"由此可见，历代所论疝证，并非一病一症，而是泛指多种性质不同的疾病，包括：①腹部疼痛的病症。②二便不通的病症。③腹内癥瘕积聚的病变。④阴囊、阴茎等前阴部位的病症。⑤腹腔内容物向外突出的病症。⑥女子二阴等病症。

疝多见于新生儿和中老年男子，女性亦可发生，发病率约为人群的 1.5%。腹外疝是最常见的腹部外科疾病，其中腹股沟疝发病率最高，占 90% 以上，其次是股疝，占 1%～3.5%，再次为切口疝及脐疝，占 1%～2%，还有较少见的白线疝及罕见的腰疝、半月线疝、闭孔疝等。

病因病机　病因较多，凡房劳、忿怒、劳倦、客风而致阴寒内盛、水湿内停、痰热瘀滞、气虚下陷等均可引起。也可因情志抑郁或忿怒嚎哭，致肝郁气滞、气机不畅、筋脉不利而发病；或因久坐寒湿之地或寒冬涉水等，感受寒湿之邪，以致寒湿凝滞，聚结于阴分所致；或因小儿先天不足，妇女生育过多、房劳损伤、年老体弱、肝肾不足、筋脉松弛、失于固摄；或咳嗽、腹泻、便秘、强力举重等，致使气虚下陷、筋脉弛缓、升提失职、不能摄纳而成病。病位在肝，而与他脏有关，特别是脾、肾。

诊断要点　患部有肿物突起，按之柔软；大都发生在胯腹部，其次脐腹，股部者少见。嘱患者咳嗽，按肿物处有冲击感；肿物日渐增大，甚至患侧阴囊亦同时肿胀；肿物下坠，以致行走不便，并有坠重感觉；有些平卧时用手推后可以回复，有些仅能部分回纳，嵌闭或绞窄时，肿块不能回复，局部压痛明显。

不同类型腹外疝的临床表现有区别。

根据病变程度分类　①易复性疝：患者在站立或行走时，有一半圆形或椭圆形肿块出现，用手抚推或患者平卧时肿块可完全回纳腹腔，此时用手指伸入疝出现处可扪到疝环，嘱患者咳嗽时此处有冲击感。②难复性疝：用手抚推疝块或患者平卧时，肿块

不能完全消失，局部有重坠或隐痛感。③嵌顿性疝：疝块突然增大，伴局部疼痛，肿块不可回纳腹腔，扪之紧张发硬，明显触痛，咳嗽冲击感消失。④绞窄性疝：除有嵌顿性疝和肠梗阻的系列症状外，还可因局部血运障碍出现剧烈疼痛、发热脉数、休克等危重症状。

根据病变部位分类　①腹股沟斜疝：腹股沟管部或阴囊或大阴唇处出现可复性肿块，平卧时肿物可自行回入腹腔而消失。用拇指压迫内环部位，嘱患者咳嗽，肿块不出现；移去拇指后再咳嗽，肿块可迅速出现。②腹股沟直疝：站立时腹股沟区内侧、耻骨结节外上方出现半球形肿块，平卧时可自行消失，多无疼痛及其他不适。疝块从不下降入阴囊，极少发生嵌顿。用拇指压迫内环，嘱患者咳嗽，疝块仍可突出。③股疝：多见于 40 岁以上妇女；肿块位于耻骨结节外下方的卵圆窝处，呈半球形，质软，平卧时可消失或缩小；容易发生嵌顿，出现腹痛、呕吐等肠梗阻症状。④脐疝：多见于婴幼儿；脐部出现肿块，质软，推之可入腹，啼哭时又突出。⑤切口疝：腹壁切口瘢痕区出现肿块，在站立、行走、咳嗽时更为明显，平卧休息时可缩小或消失。由于疝环一般比较宽大，很少发生嵌顿。

鉴别诊断　腹股沟斜疝需与睾丸鞘膜积液、隐睾、髂窝部寒性脓肿等病症鉴别，股疝需与腹股沟急性淋巴结炎等病症鉴别。

治疗　除 2 岁以下轻度的疝以及年迈病重不能耐受手术的患者以外，原则上需要手术治疗；嵌顿性疝患者可以先予手法复位，若不成功或有疝内容物坏死可能者需及时中转手术；绞窄性疝需

立即手术治疗。

内治 明·张景岳《景岳全书》曰："治疝气必先治气……盖寒有寒气，热有热气，湿有湿气，逆有逆气，气在阳分则有气中之气，气在阴分则有血中之气。凡气实者必须破气，凡气虚者必须补气，故治疝者必于诸证之中，俱当兼用气药。"①肝郁气滞证：多为少腹或阴囊肿胀疼痛，结滞不舒，缓急无时，常因忿怒、嚎哭、过度劳累而发作，舌淡苔薄，脉弦。治宜疏肝理气，舒筋止痛。方选导气汤加减。常用药物有川楝子、广木香、小茴香、吴茱萸、橘核、延胡索、白芍、橘络。②寒湿凝滞证：疝块突起明显，肿硬而冷，胀痛或隐痛，喜暖畏寒，苔白腻，脉弦紧。治宜温化寒湿，疏肝理气。方选天台乌药散加减。常用药物有乌药、广木香、小茴香、青皮、高良姜、川楝子、槟榔、降香、荔枝核。③气虚下陷证：疝块时大时小，劳累时加重，面色㿠白，动则气短，头晕，神疲乏力，舌淡苔薄，脉细弱。治宜补中益气，升提举陷。方选补中益气汤加减。常用药物有炙黄芪、党参、柴胡、白术、升麻、陈皮、甘草、荔枝核、桔梗。④肝肾阴寒证：小腹疼痛，牵引睾丸，或时坠下，形寒肢冷，腰膝酸软，舌淡苔白，脉沉细。治宜温补肝肾，行气逐寒。方选暖肝煎加减。常用药物有枸杞、当归、肉桂、小茴香、乌药、沉香、生姜、茯苓。寒甚加吴茱萸。无论何种类型，中成药均可选用十香丸口服；气虚下陷者，可用补中益气丸。

外治 可用生香附（研粗末）、食盐，酒醋炒热，布包频熨患处；亦可用阳和解凝膏掺黑退消或桂麝散外贴患部。

其他疗法 包括以下几方面。

疝带固定法 适用于年老体弱或因患有其他重病不能施行手术者。

手法复位 适用于早期嵌顿性疝，一般主张不超过3～4小时，患者表现为肿物一时不能回纳腹腔，而未出现腹痛、呕吐等症状。方法：患者取头低足高或平卧位，臀部垫高，下肢弯曲。操作者一手握住疝囊颈部，另一手以适度力量将疝块向疝环处缓缓压迫，切忌粗暴。若疝内容为肠管，回纳腹腔时可闻及咕噜声，复位后24小时内要严密观察腹部情况，若有腹痛、呕吐等情况发生，应尽早手术。

新生儿腹股沟斜疝疗法 可用两手指捏拢疝孔，再用伤湿止痛膏贴紧，然后用丁字带固定。

硬压固定法 适用于新生儿脐疝。取比突出的疝块稍大一些的硬纸板一块，外用数层纱布包好，贴在患处，再用橡皮膏固定。

胶布固定法 适用于2岁以内的小儿脐疝。方法：将脐内容物完全整复后，用1小块柔软绒布垫于脐部，使脐部稍内陷，再用5cm宽胶布从一侧腋中线至另一侧腋中线横行紧贴脐部，使两侧腹直肌靠拢、脐环变窄、逐渐闭锁，每1～2周更换1次，连用半年。

针灸疗法 原则上以足厥阴肝经和任脉穴位为主，辅以足阳明胃经、足少阴肾经穴。主穴：大敦、章门、期门、足三里、气海、三阴交等；配穴：肾俞、大肠俞、长强、阴陵泉等，酌情采用补或泻法，留针10～15分钟，7～14天为1疗程。亦可用灸法。

手术治疗 各种腹外疝，特别是发于老年人者，均需要手术治疗方能治愈。但手术前应先积极处理引起腹压增高的诸因素，如慢性咳嗽、排尿困难、便秘、妊娠、腹水等，否则术后易于复发。

预防调护 ①积极预防和治疗慢性咳嗽。②保持大便通畅，适当多食蔬菜、水果。③加强身体锻炼，特别是腹部肌肉的锻炼。④使用疝带固定于肿物脱出处。⑤注意保暖，不宜过劳。⑥采取非手术外治者，发现疝内容物脱出，应及时复位。一旦发生嵌顿，应及时送医院诊治。⑦手术治疗后患者要避免腹压增高，3～6个月内不宜参加重体力劳动或剧烈运动。

（陈志强）

gānyōng

肝痈（liver abscess） 发于肝脏的痈。属腹部疾病范畴，最早见于《素问》："肝痈，两胠满，卧则惊，不得小便。"《灵枢经》中记载"其痈……热气下入……内熏肝肺"，首先提出"热气熏肝"的理论。清·吴谦等编写的《医宗金鉴》从病因病机、主症、治法全面论述："肝痈愤郁气逆成，期门穴肿更兼疼，卧惊胠满溺不利，清肝滋肾即成功。"相当于西医学的肝脓肿。

病因病机 感受暑、湿、燥、火、胆石、虫毒等致病邪气及其他热毒，或情志不遂，肝郁化火，或饮食不节，湿热内生，或跌仆损伤，瘀血内停，或湿热痢误治、失治而导致气血腐败，酿成痈脓。①气滞血瘀：历代医家多认为肝痈为"愤郁气逆所致"，情志抑郁或暴怒伤肝，导致肝失调达，气机郁滞而化火，肝火燔灼肝血，或因跌仆损伤，瘀血内生，郁久化热，气滞血瘀，热盛肉腐而致肝痈。②湿热蕴结：多为感受暑、湿、燥、火等外邪或胆石、虫毒感染以及饮食不节等因素导致痰湿中阻，气郁化热，湿热蕴结熏蒸于肝而致肝痈。③热毒炽盛：各种致病因素引起肝火上炎，毒热内蕴，燔灼肝阴，热盛肉腐成脓而致肝痈。④阴虚内热：肝痈日久，耗气伤津，肝阴亏虚，肝血不足，加之余毒未尽，而致阴虚内热。⑤气血两虚：肝痈后期，人体正气亏虚，抗邪无力，加之余毒未清而致气血两亏。

西医学认为细菌性肝脓肿多为致病菌经过胆道、肝动脉及门静脉侵入肝脏引起。阿米巴性肝脓肿是肠道阿米巴感染的并发症。

诊断要点 发病较急，临床上常继发于其他疾病，主要症状是寒战、高热、肝区疼痛和肝大。多发于中年男性，可突起寒战发热，或为不规则长期发热，体温可高达 39～40℃。肝区钝痛，可放射至右肩部，深呼吸及体位改变时可加重。常伴恶心呕吐、纳呆、腹胀、腹泻等症。肝大，触痛明显，或可见黄疸。实验室检查可见白细胞计数和中性粒细胞明显增高，有核左移现象和中毒颗粒；红细胞沉降率可增快；肝功能检查可见轻度异常。B 超可作为首选的检查方法，可见肝大，并可发现脓肿液平段，或见胆管壁增厚，管内不清晰，必要时可在 B 超定位引导下，进行肝脓肿穿刺，穿刺液可做细菌培养和抗生素敏感试验；X 线检查见右侧膈肌升高或局限性隆起，活动受限；肝脏放射性核素扫描可见局限性放射性缺损或密度减低；粪便检查若发现阿米巴滋养体或包囊，可知为阿米巴性肝脓肿；CT、磁共振成像和肝动脉造影对定位诊断有帮助，特别是对多发性肝脓肿的诊断帮助较大。

鉴别诊断 ①胆石症：常有反复发作病史，全身反应较轻，可有右上腹绞痛，并放射至右肩背部，伴有恶心、呕吐，右上腹肌紧张，胆囊区压痛明显，或触及肿大的胆囊，黄疸多见，血清胆红素升高，尿胆红素阳性，B 超检查可帮助鉴别诊断。②肝癌：巨块型肝癌中心区液化坏死、继发感染，B 超检查有液性暗区存在，患者亦可有畏寒、发热等症状，这些易与肝脓肿相混淆。但肝癌患者的病史、体征均与肝脓肿不同，结合甲胎蛋白（AFP）检测和 B 超检查，一般不难鉴别。

治疗 急性期但尚未局限的肝脓肿和多发小脓肿宜采取非手术治疗，中医辨证论治同时配合抗生素及支持疗法。

内治 ①气滞血瘀证：有情志不畅或外伤病史。右胁刺痛，或胀痛，拒按，转侧不能，右胁下肿块，发热，口渴，面色暗，口唇紫暗，纳差，大便干结，小便不畅，舌质暗红，边有瘀斑，苔薄黄，脉弦涩。治宜疏肝理气，活血通络。方选复元通气散合五味消毒饮加减。常用药物有青皮、陈皮、瓜蒌实、穿山甲、金银花、连翘、甘草、野菊花、紫花地丁、天葵子、蒲公英、薏苡仁、皂角刺。②湿热蕴结证：寒战、高热，右胁胀痛，右胁下肿块，或见黄疸，口渴口苦，面红目赤，恶心欲呕，大便秘结，小便短黄，舌红，苔黄腻，脉弦数。治宜清肝泻火，清解湿热。方选柴胡清肝汤合五味消毒饮加减。常用药物有生地黄、当归、白芍、川芎、柴胡、黄芩、山栀、天花粉、防风、牛蒡子、连翘、甘草、金银花、野菊花、紫花地丁、天葵子、蒲公英。③热毒炽盛证：急起寒战、高热或右胁痛增剧，右胁饱满隆起，疼痛拒按，包块逐渐变软，高热口渴，大汗出，便秘尿黄，舌质红，苔黄腻，脉弦滑数。治宜清热解毒，托里透脓。方选仙方活命饮合透脓散加减。常用药物有金银花、防风、白芷、当归、陈皮、生甘草、赤芍、贝母、天花粉、乳香、没药、穿山甲、皂角刺、川芎、黄芪、薏苡仁。④阴虚内热证：低热不退，形体消瘦，口渴欲饮，五心烦热，颧赤盗汗，右胁隐痛，头目昏沉，疲倦乏力，大便干结，小便短赤，舌红少苔，脉细数。治宜益气养阴，清热解毒。方选青蒿鳖甲汤加味。常用药物有青蒿、鳖甲、知母、生地黄、牡丹皮、麦冬、地骨皮、薏苡仁、石斛。⑤气血两虚证：身热渐退，右胁微痛，面色无华或萎黄，头晕气短，神疲懒言，乏力，自汗，纳差，小便清长，大便稀薄，舌质淡，苔薄白，脉细弱。治宜益气养血。方选八珍汤加味。常用药物有人参、白术、茯苓、甘草、熟地黄、白芍、当归、川芎、黄芪、薏苡仁。

外治 可选用金黄散、玉露散、双柏散或冰硝散，用水或蜜调成糊状，外敷于右上腹。

其他疗法 单个较大的细菌性肝脓肿可在 B 超引导定位下穿刺抽脓或穿刺置管引流，脓腔内注入抗生素；对于有溃破可能的较大脓肿，或已溃破形成腹膜炎、脓胸及胆源性肝脓肿或慢性肝脓肿，应行脓肿切开引流术，对于慢性厚壁肝脓肿和脓肿切开引流不彻底以及合并肝内胆管结石的多发性肝脓肿，可行肝叶切除术。

转归预后 此病发病较急，病情凶险，如不及时治疗易形成脓毒症，导致感染性休克，而致死亡，早期采取中西医结合治疗对预后至关重要。

预防调护 ①患者应调整生

活节奏，保持心情舒畅。②适当控制脂肪类食物的摄入，不吸烟饮酒。③讲究卫生，积极治疗阿米巴痢疾。④积极治疗胆道疾病。⑤肝痈早期应及时给予中西医结合治疗，加强营养支持，合理应用抗生素。

(周永坤)

chángyōng

肠痈（intestinal abscess） 阑尾发生急性炎症的疾病。又称大肠痈、小肠痈、盘肠痈、缩脚肠痈、直肠痈。肠痈一名首见于《素问》。特点是腹痛起始于胃脘或脐周，数小时后转移至右下腹，伴发热、恶心、呕吐，右下腹持续性疼痛并拒按。相当于西医学的急性阑尾炎。

病因病机 饮食不节，湿热内阻，饱食后急剧奔走或跌仆损伤，情志不遂，忧思郁怒以及寒温不适，外邪入侵，致败血浊气壅遏于阑门而致气机不畅，气滞血瘀，瘀久化热，积热腐肉而成。

西医学认为此病主要是阑尾管腔阻塞和胃肠道疾病的影响，导致阑尾血运障碍，细菌入侵而形成炎症。其致病菌多为肠道内革兰阴性杆菌和厌氧菌。

诊断要点 以转移性右下腹痛为主要临床表现。①初期：腹痛始起于胃脘或脐周，经过数小时或1日后，转移至右下腹，痛处固定并阵发性加重，拒按，腹肌挛急。大多数患者压痛部位在右下腹（脐与右髂前上棘连线的中、外1/3交界处）附近。少数患者腹痛初起即在右下腹。伴微热、恶心、呕吐、纳差。经穴触诊在双侧足三里、上巨虚穴附近可有压痛点。查体时可发现腰大肌试验阳性、结肠充气试验阳性、闭孔内肌试验阳性，肛门指检直肠前壁右上方有触痛。②酿脓期：腹痛，腹肌挛急加重，右下腹明显压痛、反跳痛，或右下腹痞块，伴壮热不退、恶心、呕吐、纳呆、便秘或腹泻。③溃脓期：腹痛弥漫至全腹，全腹肌挛急，压痛、反跳痛。高热不退，自汗口渴、恶心、呕吐、便秘或似痢不爽。④辅助检查：具体如下。血常规检查：初期，多数患者白细胞计数及中性粒细胞比例增高；在酿脓期和溃脓期，白细胞计数常升至$18×10^9$/L以上。尿常规检查：盲肠后位阑尾炎可刺激右侧输尿管，尿中可出现少量红细胞和白细胞。诊断性腹腔穿刺检查和B超检查对诊断有帮助。钡灌肠摄片检查：阑尾持续不显示或部分显示。脓液细菌培养及药敏试验有助于确定致病菌种类。

鉴别诊断 ①胃、十二指肠溃疡急性穿孔：有溃疡病史，骤然发生上腹部剧痛。穿孔后因胃肠内容物沿升结肠旁沟流至右下腹，疼痛亦延至右下腹，但上腹疼痛及压痛未减，并迅速蔓延全腹，伴腹肌板状强直、肠鸣音消失、肝浊音界消失、休克等。X线检查：膈下有游离气体，腹穿有乳黄色渗液或食物残渣。②右侧输尿管结石：疼痛部位多在右下腹，为突发性绞痛，并向外生殖器部位放射，腹痛重但体征不明显。肾区出现叩痛，80%病例的血常规检查白细胞计数多在$10×10^9$/L以下，尿液检查有较多红细胞，B超检查有结石声影或肾积水，X线摄片90%结石患者可显示结石影。③急性肠系膜淋巴结炎：多见于儿童，常有上呼吸道感染病史，腹痛出现前或随后不久可有高热，消化道症状较轻，腹痛范围较广，程度较轻，腹肌紧张不明显，有时可以扪及肿大的淋巴结。④妇产科疾病：

异位妊娠常有急性失血症状和下腹疼痛症状，压痛以耻骨上区最明显，有停经史，妇科检查阴道内有血液，阴道后穹隆穿刺有血等。卵巢滤泡或黄体囊肿破裂的临床表现与异位妊娠相似，卵巢滤泡破裂发生在排卵期，黄体囊肿破裂则在排卵期后与下次月经来潮之间。卵巢囊肿蒂扭转表现为腹痛突然而剧烈，盆腔检查可发现右侧囊性肿物。发生急性输卵管炎时，检查腹部压痛部位较低，且左右两侧均有压痛，白带增多或有脓性分泌物，分泌物涂片检查可见革兰阴性双球菌。

治疗 六腑以通为用，通腑泻热是治疗关键。

内治 ①气血瘀滞证：转移性右下腹疼痛，呈持续性，进行性加重。气滞重者，腹中气窜；血瘀重者，痛有定处，右下腹压痛和局限性包块；伴恶心纳差，或轻度发热，舌有瘀斑，舌苔白腻，脉弦紧或弦滑。治宜行气活血，通腑泻热。方选大黄牡丹汤合红藤煎加减。常用药物有大黄、芒硝、桃仁、冬瓜子、牡丹皮、大血藤、紫花地丁、乳香、没药、延胡索、甘草、金银花。气滞重者，加青皮、枳实、厚朴；瘀血重者，加丹参、赤芍；恶心者，加姜半夏、竹茹。②湿热壅滞证：腹痛加剧，右下腹或全腹压痛，腹肌挛急，右下腹可扪及包块，热偏重者，壮热不退，汗出口渴，便秘溲赤，舌红苔黄，脉弦数或洪数；湿偏重者，身热不扬，头重呕恶，脘腹痞闷，泻痢不爽，舌红苔黄腻，脉滑数。治宜通腑泻热，利湿解毒。方选复方大柴胡汤加减，或大黄牡丹汤合红藤煎加败酱草、蒲公英、白花蛇舌草。常用药物有柴胡、黄芩、枳壳、川楝子、大黄、延胡索、白芍、木香、甘草、牡丹皮、芒硝、桃仁、乳香、没药、金银花。湿重者，加藿香、佩兰、薏苡仁；热甚者，加黄芩、黄连、生石膏；右下腹有包块者，加炮山甲、皂角刺。③热毒伤阴证：腹痛甚，痛处弥漫，全腹挛急，压痛、反跳痛，腹胀，高热不退或往来寒热，烦渴，恶心呕吐，舌红绛，苔黄而干，脉洪数或细数。治宜通腑排脓，养阴清热。方选大黄牡丹汤合透脓散加减。常用药物有大黄、芒硝、牡丹皮、桃仁、川芎、当归、皂角刺、黄芪、穿山甲。高热不退或往来寒热、热在气分者，加白虎汤；热在血分者，加犀角地黄汤或黄连解毒汤；烦渴者，加生地黄、玄参、石斛、天花粉；腹痛重者，加延胡索、广木香。④阴损及阳证：腹痛剧烈，腹肌挛急，精神萎顿，呻吟低微，肢冷汗出，或体温不升反降，舌淡，苔薄白，脉沉细。治宜温阳健脾，化毒排脓。方选薏苡附子败酱散合参附汤加减。

外治 ①无论脓已成或未成，均可选用金黄散、玉露散或双柏散，用水或蜜调成糊状，外敷右下腹，或用消炎散加黄酒或加醋调敷。如阑尾周围脓肿形成，可先行将脓肿穿刺抽脓，注入抗生素，2～3天抽脓1次，并用金黄膏或玉露膏外敷。②可用通里攻下、清热解毒等中药灌肠，如大黄牡丹汤、复方大柴胡汤等煎剂直肠内缓慢滴入（滴入管插入肛门内15cm以上，药液30分钟左右滴完），使药液直达肠腔，以达到通腑泻热排毒的目的。

其他疗法 ①手术方法：西医治疗急性阑尾炎的原则是早期手术治疗。对急性单纯性阑尾炎还可经腹腔镜行阑尾切除。②一般疗法：包括输液、胃肠减压、应用抗生素等。③针刺疗法：具有促进肠蠕动、促使停滞物排出、改善血运、镇痛、退热、提高人体免疫功能等作用。主穴：双侧足三里或阑尾穴；配穴：发热加曲池、合谷或尺泽放血，恶心呕吐加内关、中脘，痛剧加天枢，腹胀加大肠俞、次髎。均用泻法，每次留针0.5～1小时，每隔15分钟强刺激1次，每日2次。加用电针可提高疗效。

转归预后 与患者正气强弱、就诊时间早晚、治疗是否合理以及肠痈的病理类型密切相关。疾病初期，气瘀初结，经过中药内服、外敷、针刺等综合治疗，瘀滞消散，腹痛消失，诸症好转，是为痊愈；若过用抗生素或大量苦寒药物，热毒大势已去，余火冰伏而形成右下腹痞块。疾病中期，正邪交争，虽湿热毒盛，但正气能约束邪气，阑尾周围有护场形成，病势局限形成阑尾周围脓疡，脓疡经治疗亦能消散，吸收痊愈；若湿热毒盛，正不胜邪，阑尾穿孔后护场失围，可发生弥漫性腹膜炎，或向小肠、大肠、膀胱、阴道、腹壁穿溃，形成各种内瘘或外瘘；若下焦湿热化火，熏于中焦，致肝胆疏泄不利，胆汁外溢，可形成黄疸；若右胁部压痛性痞块（门静脉炎），湿热毒盛，腐肉成脓可致肝痈。病邪入里，正气已虚，气血逆乱，痈毒内陷，阴阳离绝，可出现陷证而危及生命。

预防调护 ①避免饮食不节和食后剧烈运动，养成规律性排便习惯。驱除肠道内寄生虫，预防肠道感染。②初期、酿脓期肠痈（急性单纯性、轻度化脓性阑尾炎和阑尾周围脓肿），可根据食欲情况予清淡软食或半流质饮食，并发腹膜炎者应根据病情给予流质饮食或禁食。③除初期肠痈（急性单纯性阑尾炎）外，一般应卧床休息，对并发腹膜炎及阑尾炎周围脓肿的患者，应采取有效的半卧位，防止过早下床活动，以免病情反复。④此病复发率较高，为防止复发，一般主张在临床症状和体征消失后，继续坚持服用中药7～14天，可明显降低复发率。

（周永坤）

dǎndān

胆瘅（acute cholecystitis） 湿热邪毒壅积于胆，胆汁及气血瘀滞郁而化热导致的内脏瘅（热）病。又称胆热病。胆瘅疼痛发作于胁肋部，故亦有将此病诊断为胁痛。临床主要表现为右上腹痛、口苦、呕吐、发热等。《素问》记载："帝曰：有病口苦，病名为何？何以得之？岐伯曰：病名曰胆瘅。"胆瘅常合并胆石。少数病重者可伴有胆囊穿孔，发为脂膜瘅（急性腹膜炎）等病。相当于西医学的急性胆囊炎和部分急性胆管炎。

病因病机 胆为"中清之腑"，附于肝，与肝相表里，输胆汁而不传化水谷。其功能以通降下行为顺，若胆气抑郁则发病。情志忧郁不畅或饮食不节、过食油腻，或蛔虫上扰，均可致肝胆气郁之证；气机失于疏泄，气郁而致血瘀，瘀而化热，热与湿结，湿热蕴郁于肝胆而成肝胆湿热证；胆气不通则痛，胆汁逆溢肌肤或湿热熏蒸肌肤而发黄，热积不散，化脓化火，热毒炽盛，侵入营血而致热扰心营，神昏谵语之脓毒证；胆汁久瘀，经久煎熬而成砂石，而砂石又可阻塞胆道，加重气郁、湿蕴、热毒之证。

西医学认为急性胆囊炎是胆囊管阻塞、细菌感染引起的胆囊急性炎症性病变。急性胆管炎的病因与急性胆囊炎相似，是阻塞、细菌感染所致发生在胆管的急性炎症。

诊断要点 好发于 30 ~ 50 岁，女性略多于男性，常因进食油腻或饱餐而诱发。突起右上腹痛为主症，痛呈持续性，阵发加剧，常向右肩及背部放射，咳嗽、呼吸时均可加重，伴有发热甚至寒战、恶心呕吐、腹胀、纳呆等症。病重者可有轻度黄疸，右上腹及剑突下明显压痛、反跳痛、肌紧张，胆囊区触痛明显，部分患者可触及肿大的胆囊。辅助检查如下。①超声检查：胆道结石、胆囊病变及阻塞性黄疸的诊断和鉴别诊断首选 B 超检查。②CT、磁共振成像或磁共振胰胆管造影：对胆道系统病变，特别是占位性病变能做出较准确判断。③血常规、血生化检查：血白细胞计数及中性粒细胞均增高，炎症明显或胆管梗阻时血清转氨酶、胆红素含量可增高，尿中可有尿胆原增加。

鉴别诊断 ①胰瘅：疼痛及压痛部位多在中上腹或稍偏左，胆囊区无明显触痛，血、尿淀粉酶显著增高，B 超、CT 等检查可资鉴别。②胃冲痛（胃穿孔）：突发剑突下方腹部剧痛，为持续性刀割样剧痛，板状腹，肝浊音界消失，X 线检查可见膈下游离气体。③胁痛（传染性肝炎前期）：患者有低热或高热，周身疲乏无力，食欲缺乏，伴恶心呕吐、厌食油腻，右上腹部及右侧腰背部有程度不同的胀痛和不适。

治疗 "六腑以通为用"，疏肝利胆、清热利湿、通里攻下、活血解毒均属通降范畴，胆瘅急性发作时，应以攻邪为主，通降为先。因胆附于肝，与肝相表里，

肝为胆汁生成之源，胆病日久，必累及肝，肝胆同病，故在祛邪的同时，养阴柔肝，兼顾脾胃，正本清源。病情危急或胆管淤阻严重"通降"无法者应选择手术治疗。

内治 ①肝胆气滞证：右上腹间歇性绞痛或闷痛，有时可向右肩背部放射，右上腹有局限性压痛，伴低热、口苦、食欲减退，舌质淡红，苔薄白或微黄，脉弦紧。治宜疏肝利胆，理气开郁。方选金铃子散合大柴胡汤加减。常用药物有金铃子、延胡索、柴胡、黄芩、芍药、半夏、生姜、枳实、大枣。右上腹胀痛甚者，加木香、郁金、陈皮行气止痛；出现口渴、小便黄者，加金钱草、蒲公英。②肝胆湿热证：右上腹持续性胀痛，多向右肩背放射，右上腹肌紧张，压痛，有时可触及肿大之胆囊，伴高热、恶寒、口苦咽干、恶心呕吐、不思饮食，部分患者出现身目发黄，舌质红，苔黄腻，脉弦滑或弦数。治宜疏肝利胆，清热利湿。方选茵陈蒿汤合大柴胡汤加减。常用药物有茵陈、栀子、大黄、柴胡、黄芩、芍药、半夏、生姜、枳实、大枣。热毒症状较重者，加金钱草、蒲公英、黄连清热解毒。中成药可选用消炎利胆片。③热毒炽盛证：右上腹硬满灼痛，痛而拒按，或可触及肿大的胆囊，黄疸日深，壮热，舌质红绛，苔黄燥，脉弦数。治宜疏肝利胆，清热泻火。方选黄连解毒汤合茵陈蒿汤加味。常用药物有黄芩、黄连、黄柏、栀子、茵陈、大黄。热毒症状重者，加板蓝根、鲜生地黄、金银花、蒲公英泄泻解毒；恶心呕吐明显者，加姜半夏、竹茹、陈皮和胃止呕。

外治 多用敷贴法，取山栀、

生大黄、芒硝、乳香、冰片，共为细末，加蓖麻油、75% 酒精、蜂蜜适量，调为糊状，敷于胆囊区，每日 1 次；或用苦瓜藤叶洗净捣烂外敷胆囊区。

其他疗法 ①针灸疗法：取阳陵泉、胆囊、中脘、太冲、胆俞等穴针刺，每次 2 ~ 3 穴，用泻法或平补平泻法，每次留针 30 分钟，每日 2 次。②耳穴压豆法：用耳穴探测仪探查，在耳穴压痛点上敷贴王不留行，每日按压数次。③非手术疗法：包括禁食、输液、营养支持、补充维生素、纠正水电解质及酸碱代谢失衡。可选用对革兰阴性菌及厌氧菌有效的抗生素联合用药抗感染；配合解痉止痛、消炎利胆药物。④手术治疗：在非手术治疗过程中，急性胆囊炎有以下情况者应急诊手术或尽早手术：寒战、高热，白细胞计数在 20×10^9/L 以上；黄疸加重；胆囊肿大，张力高，坏疽的可能性大；胆囊坏疽、穿孔，局部腹膜刺激征；并发重症急性胰腺炎；60 岁以上的老年患者易发生严重并发症，应争取在患者机体条件处于最佳状态时行择期手术。手术方式的选择依病情而定。

转归预后 非手术治疗有 80% ~ 90% 可以痊愈，但病情常反复；另 10% ~ 20% 则因病情恶化需及时改行手术治疗。

预防调护 ①提倡合理饮食，饮食不宜过饱，忌食生冷及不易消化食物，一般以进低脂流质、半流质饮食为宜。②避免精神刺激，保持心情舒畅、乐观，树立战胜疾病的信心。③患病期间，应卧床休息。严密观察患者体温、血压、脉搏、尿量变化，高热时采用物理降温，密切观察胁肋与脘腹疼痛的情况，特别是疼痛有

无、程度、性质、规律、部位的变化。注意有无黄疸发生。

（唐乾利）

dǎnshízhèng

胆石症（gallstones） 湿热浊毒与胆汁互结成石，阻塞于胆道引起的疾病。归属于中医"胆胀""胁痛""结胸""黄疸"等范畴。临床主要表现为右上腹部疼痛、恶寒发热和黄疸，慢性过程则多出现上腹胀闷、嗳气恶心、厌食油腻及大便不调等症状。可发生在任何季节、任何年龄，但临床以 30～50 岁多见，女性多于男性。《灵枢经》："胆胀者，胁下痛胀，口中苦，善太息……胁下满而痛引少腹。"相当于西医学的胆结石或胆石症。胆结石按其化学成分不同分为胆固醇结石、胆色素性结石和混合性结石。

病因病机 胆为"奇恒之府"，内藏精汁，其经脉络肝，故唐·孙思邈《备急千金要方》将其称为"中清之府"，以清、利、疏、通为宜，通降下行为顺，滞塞上逆为病。故情志忧郁不畅或蛔虫上扰、肝阴不足均可致肝胆之气郁结，失于疏泄，气郁而致血瘀，瘀而化热，热与湿结，湿热蕴郁于肝胆而成肝胆湿热之证；胆汁久瘀，经久煎熬而成砂石，阻塞胆道，加重气郁、湿蕴、热毒之证。

西医学认为胆石症的发生常与胆道梗阻、感染、胆汁淤积等因素密切相关。

诊断要点 ①临床表现：以右上腹或剑突下阵发性绞痛、胀痛、痛引肩背，伴恶寒发热、黄疸为典型症状。多数患者右上腹部有压痛和肌紧张，墨菲征阳性。早期或轻症期，舌苔白腻或微黄，严重者苔黄腻或黄燥，舌质红或绛，或舌光如镜。脉弦滑数或洪数，严重者沉细而数。②辅助检查：具体如下。实验室检查：胆道系统感染时，血白细胞计数和中性粒细胞比例显著升高；有胆道梗阻时，血清胆红素、黄疸指数升高；合并胆管炎时，可出现谷丙转氨酶升高。影像学检查：B超为首选检查方法，能发现结石并明确部位和大小，可判断肝内外胆管的扩张及梗阻，但胆总管远端可因肠气干扰显示不清。腹部平片可发现右上腹区含钙结石影。胆系造影（静脉胆道造影、经皮肝穿刺胆管造影、内镜逆行胰胆管造影等）及 CT 可明确有无胆道梗阻以及梗阻的部位和可能的梗阻原因。磁共振成像或磁共振胰胆管造影：能够清楚显示肝内外胆管扩张的范围和程度，结石的分布及部位、大小，胆管的梗阻水平以及胆囊病变等。

鉴别诊断 ①胰瘅：疼痛及压痛部位多在中上腹或稍偏左，常向左腰部放射，呈带状牵引痛。胆囊区无明显触痛，血、尿淀粉酶显著增高，B 超、CT、MRI 等检查可明确诊断。②胃冲痛（胃穿孔）：见胆瘅。③蛔厥（胆道蛔虫病）：好发于青少年，钻顶样绞痛阵作，可吐出蛔虫，缓解时如常人，腹部体征不明显。

治疗 病位在肝、胆。肝喜条达，治宜舒畅气机，理气解郁。胆以通利为顺，唯通腑攻下法可破其积。

内治 胆石症临床分静止期和发作期，根据病情的不同阶段采取不同治疗方法。

静止期 主要分为肝气郁结和肝阴不足两型。①肝气郁结型：右上腹时有隐隐作痛，食入作胀，胃纳不馨，嗳气，便秘，发作多与情绪变化有关，口不干，舌淡红，苔薄腻，脉平或弦。治宜疏

肝利胆，健脾和胃。方选胆宁汤加减。常用药物有茵陈、虎杖、生大黄、青皮、陈皮、郁金。中成药可选用柴胡疏肝散、胆石利通片、消石利胆胶囊。②肝阴不足型：胁下胀满或隐痛，头目眩晕，口舌咽干欲饮，纳谷不馨，食入胀甚，妇女可见经少、经淡，舌尖红刺或裂纹或见光剥，脉弦细。治宜养肝柔肝，疏肝利胆。方选养肝宁胆汤加减。常用药物有生地黄、何首乌、枸杞子、茵陈、虎杖、生大黄、生山楂、鸡内金、佛手。

发作期 根据病邪热化的程度可分为蕴热期、湿热期、热毒期 3 个递进的病理阶段。①蕴热期：胁脘隐痛、闷胀痛或窜痛，可牵引及肩背，口苦咽干，食少腹胀，大便失调（多干结），无热或低热，无黄疸，右上腹有微触痛，舌质微红，舌苔薄腻淡黄，脉平或弦。治宜疏肝清热，通下利胆。方选大柴胡汤合金铃子散加减。常用药物有柴胡、黄芩、枳实、茵陈、栀子、木香、延胡索、金钱草、生大黄、元明粉。中成药可选用乌军治胆片治疗。②湿热期：胁脘疼痛如掣、如绞，拒按，手不可近，或可触及痛性包块，发热或寒热往来，口苦咽干，恶心呕吐，不思纳食，有时颜面及全身黄似橘色，便秘溲赤，舌质红，苔黄腻，脉弦滑或滑数。治宜清热利胆，化湿通下。方选茵陈蒿汤合大柴胡汤加减。常用药物有茵陈、虎杖、栀子、柴胡、黄芩、芍药、生大黄、白花蛇舌草、青皮、陈皮。热毒症状较重者，加金钱草、蒲公英、黄连清热解毒。中成药可选用金胆片、胆乐胶囊。③热毒期：胁脘痛重，痛引肩背，持续不解，范围较广，腹肌强直，压痛拒按或有包块，

伴高热，口干唇燥，面目红赤或全身深黄，大便燥急，小便黄赤，甚至神昏谵语，皮肤瘀斑，鼻衄，齿衄，以致四肢厥冷，舌质红绛或紫有瘀斑，舌苔黄干、灰黑或无苔，脉微欲绝。治宜泻火解毒、养阴利胆。方选茵陈蒿汤合黄连解毒汤加减。常用药物有茵陈、虎杖、栀子、黄连、黄芩、龙胆草、生地黄、生石膏、生大黄。热毒症状重者，加板蓝根、鲜生地黄、金银花、蒲公英泻火解毒；恶心呕吐明显者，加姜半夏、竹茹、陈皮和胃止呕。

外治 敷贴法：取芒硝、生大黄研细末，大蒜头、米醋共捣成糊状，布包外敷于胆囊区。

其他疗法 ①针灸治疗：体针常用穴位有胆俞、胆囊穴（阳陵泉下1同身寸）、期门、中脘、足三里、阳陵泉、丘墟、太冲。疼痛加合谷，恶心呕吐加内关。用强刺激手法，留针30分钟。耳针常用穴位有交感、神门、肝、胆、十二指肠，宜针刺或耳穴敷贴。②总攻疗法：常用于胆总管、肝胆管结石，无严重并发症者；肝胆管多发性小结石（直径小于1cm）；肝内广泛泥沙样结石，手术难以治愈者；胆囊内小结石（直径小于1cm），胆囊浓缩排泄功能较好者；手术前排出小结石，有助于手术进行；手术后有残余结石或再生结石者。总攻程序与方法：每周总攻2~3次，6~7次为1疗程。③溶石治疗：口服鹅去氧胆酸及熊去氧胆酸，同时服用，可减少副作用，增加疗效。对于胆囊内有胆泥或小胆固醇结石、有临床症状而无并发症的患者是合理选择。④手术治疗：适用于肝胆管结石有严重并发症者，包括胆总管梗阻、狭窄，胆囊颈结石嵌顿，并发感染性休克和其他并发症者；胆道系统梗阻和感染长期反复发作，经积极的中西医结合非手术治疗无效者；造影或临床疑有胆道机械性梗阻者（如瘢痕狭窄、结石嵌顿等）；临床症状发作频繁；患胆囊积脓、坏疽性胆囊炎、胆囊穿孔等。

转归预后 ①无症状的胆石症患者若结石部位在胆囊，一般预后较好；若结石部位在胆管，会出现胆道气血瘀阻的急性症状，对生命威胁较大。②部分胆石症患者经中药溶石、排石以及针灸等方法治疗，能溶解并排出结石，获得痊愈。③胆石症患者气滞血瘀和湿热浊毒搏结不散，壅于局部，能腐肉成痈；反复发作可形成鼓胀等变证。④脓毒扩散、内陷形成内痈；脓毒入营血，致气血败乱，出现热深厥深、亡阴亡阳之危象。⑤中医药在降低此病的术后残石率与复发率上有一定优势。

预防调护 ①提倡合理饮食，饮食不宜过饱，忌食生冷及不易消化食物。②避免精神刺激，保持心情舒畅、乐观，树立战胜疾病的信心。③对胆道蛔虫病患者，治疗要彻底，间断服用利胆排虫药物，使胆道内的蛔虫排尽，以预防结石形成。④患病期间，应卧床休息，禁食或流质饮食。严密观察患者体温、血压、脉搏、尿量变化，高热时采用物理降温，严重呕吐并有腹胀者可行胃肠减压，并随时检查胃管是否通畅。⑤如病情变化需要手术的患者，应做好手术前准备。

（唐乾利）

chángjié

肠结 （intestinal obstruction）

机械性肠管阻塞或动力性、血运性肠功能障碍等原因引起肠内容物不能正常运行、顺利通过肠道导致的疾病。属于中医"肠结""肠痹""腹痛""关格"等范畴。临床主要以腹痛、腹胀、呕吐及肛门停止排气排便为特征。此病是一种常见的外科急腹症，具有病因复杂、病情多变、发展迅速等特点，容易延误诊治，常需急诊处置。相当于西医学的肠梗阻。

病因病机 肠道位于腹中，为传化之腑，司水谷的传送、消化、转输之职。其生理特点为泻而不藏、动而不静、降而不升、实而不满；以通降下行为顺，以滞塞上逆为病。饮食不节、劳累过度、寒邪凝滞、热邪郁闭、湿邪中阻、瘀血留滞、燥屎内结、异物堵塞等多种因素均可导致肠腑气血瘀结，传化障碍，食下之水谷精微不升、浊气不降而积于肠内，发为梗阻，表现为痛、胀、吐、闭四大症候。肠道气血凝滞，阻塞不通，不通则痛；肠道梗阻，胃肠之气上逆而呕；清气不升，浊气不降，各类化物积于肠内则胀；肠道传导失司，大便、矢气不通则闭。吐闭并见，津液大耗，加以欲食不能，生化之源枯竭，则出现伤阴损阳之症候。肠道瘀阻化热化火，可致血肉腐败，出现高热腹痛剧烈征象。病势发展，邪实正虚，正不胜邪，可导致阴阳两伤、亡阴亡阳。

诊断要点 包括以下几方面。

临床表现 不同原因所致肠梗阻各有其特殊临床表现，但均表现有痛、胀、吐、闭四大主症。①腹痛：是肠梗阻最先出现的症状。多呈阵发性剧痛，腹痛可呈全腹性或仅在腹部一侧，自觉有肠蠕动感。如疼痛持续且程度加重，应警惕有肠坏死可能。②腹胀：多发生在腹痛之后，腹胀程度与梗阻部位及程度有关。低位梗阻的腹胀较高位梗阻明显。高位小肠梗阻常表现为中上腹有饱胀感；低位肠梗阻则为全腹性广泛胀气。③呕吐：高位小肠梗阻呕吐较明显而频繁，呕吐物为胃液和胆汁；低位肠梗阻呕吐出现较迟，可呕吐粪样物。④停止排气排便：完全性肠梗阻中排气排便停止是主要症状之一；不完全性肠梗阻仍可有少量排气排便。

检查多数有腹胀等体征，腹部叩诊多呈鼓音，肠鸣音亢进。若出现腹肌紧张、压痛、反跳痛，肠鸣音减弱或消失，应注意有肠坏死可能。直肠指检如触及肿块，要高度怀疑有肠肿瘤可能。

辅助检查　肠梗阻诊断最常用的是X线腹部透视及平片检查。一般在肠梗阻发生4~6小时，直立位腹部透视或平片即可显示液平面及肠袢胀气。不同的梗阻部位X线表现也各具特点，如高位梗阻空肠黏膜的环状皱襞在肠腔充气时呈"鱼骨刺"样，结肠可显示结肠袋，肠腔充气的肠袢是在梗阻以上的部位。当怀疑肠套叠、乙状结肠扭转或肠道肿瘤占位时，还可行钡灌肠、腹部CT等检查以协助诊断。

鉴别诊断　根据腹痛、呕吐、腹胀、肛门停止排气排便，腹部可见肠型或蠕动波，肠鸣音亢进等症状和体征，可初步诊断。但应注意在肠梗阻诊断过程中，需要辨明下列问题：引起肠梗阻的原因，是机械性还是动力性梗阻，是单纯性还是绞窄性梗阻，是高位梗阻还是低位梗阻，是完全性还是不完全性梗阻，是急性还是慢性肠梗阻。

肠梗阻需与急性胃肠炎及上消化道溃疡穿孔鉴别。急性胃肠炎多有不洁饮食史，有腹痛、呕吐或腹泻，肠鸣音活跃，但无明显腹胀，不会出现便闭及停止排气，X线检查无肠腔气液平面。上消化道溃疡穿孔多有消化道溃疡病史，突发上腹剧痛，很快扩散至全腹，患者可准确描述腹痛发作或加重的时间，腹痛呈持续性，可有呕吐，查体腹肌紧张及压痛明显，肠鸣音减弱或消失，X线检查可见膈下游离气体。

治疗　主要原则是及时解除梗阻，改善整体脏腑生理功能。

非手术疗法　主要适用于单纯性粘连性（特别是不全性）肠梗阻、麻痹性或痉挛性肠梗阻、蛔虫或粪块堵塞引起的肠梗阻、肠结核等炎症引起的不完全性肠梗阻、肠套叠早期等患者。

基础治疗　包括胃肠减压、纠正水电解质紊乱和酸碱失衡。腹胀明显者需要留置胃管进行胃肠减压，吸出胃肠道内的气体及液体，以减轻腹胀，降低肠腔内压力，减少肠腔细菌和毒素，并可改善肠壁血液循环。

外治　可根据实际情况选择使用以下方法。①灌肠疗法：主要以通里攻下为主，常用复方大承气汤（大黄、芒硝、枳实、厚朴、炒莱菔子、大腹皮）低压保留灌肠，每日2次；或可用温等渗盐水或肥皂水灌肠。对于肠套叠者可行气钡灌肠双重对比造影，既可明确诊断，亦是有效的复位方法。②外敷疗法：可辨寒热虚实而使用四黄水蜜、大蒜芒硝或吴茱萸及粗盐炒热外敷腹部。③针灸疗法：常用主穴有足三里、中脘、天枢、内庭、合谷等；呕吐者加内关，腹胀者加大肠俞，上腹痛者加章门，小腹痛者加关元。获得针感后行强刺激，留针30~60分钟，每6~8小时1次。④推拿按摩：患者仰卧，术者双手掌涂滑石粉，轻而有力地紧贴腹壁，先按顺时针或逆时针方向进行短时间按摩，然后按患者自觉舒服乐于接受的方向继续进行，如疼痛反而加重，应立即改变推拿方向。⑤颠簸疗法：取膝胸位，使上下肢距离加大，充分暴露腹部，让患者放松腹肌，术者双掌轻托患者腹部两侧，由上而下反复颠簸或左右颠簸震荡，震度由小到大，以患者可以忍受为度，每次进行5~10分钟，根据病情反复应用。尤其适用于早期肠扭转的患者。⑥肛门括约肌按摩：将戴手套涂石蜡油的右手示指伸入直肠内，前后左右按摩括约肌2~3分钟，直至患者有较强便意为止。

内治　经过基础治疗，胃肠功能恢复，症状缓解，肛门有排气排便后，可结合患者四诊情况，给予辨证口服中药。①热结肠腑证：腹痛拒按，腹胀痞满，发热，唇干口燥，尿短赤，舌红苔黄，脉数。治宜泻热通下。方选大承气汤加减。②寒结肠腑证：腹中突然绞痛，脘腹怕冷，腹胀便秘，面色青晦，舌淡，苔薄白，脉弦紧。治宜温中通下。方选温脾汤加减。③瘀结肠腑证：腹痛重于腹胀，痛有定处，胀无休止，局部拒按，或痛处可触及包块，舌暗红或瘀斑，脉涩。治宜祛瘀通下。方选桃仁承气汤加减。④阳气虚弱证：大便不通或秘结，或脘腹胀痛、神倦、短气乏力，舌淡胖，有齿痕，脉虚。治宜温阳通便、补气益血。方选济川煎加减。⑤阴虚肠燥证：大便不通或秘结难下，或下之不通，伴口干口渴、午后潮热、手足心热或盗汗，舌红裂无苔或少苔，脉细数。治宜滋阴增液，泻热通便。方选新加黄龙汤加减。

需要特别注意，非手术治疗时要动态观察病情变化，及时调整治疗策略。如症状、体征不见好转或反而加重，特别是出现绞窄性肠梗阻时，即应中转手术治疗。即使非手术治疗成功解除肠道梗阻，也须行肠镜等检查明确梗阻原因，特别是对于老年、有大便性状改变患者；若为肿瘤导致的肠梗阻需尽快手术治疗。

手术治疗 各种类型的绞窄性肠梗阻、肿瘤及先天性肠道畸形引起的肠梗阻以及经积极非手术治疗无效的患者均宜手术治疗。

预防调护 应注意寒温有度，饮食有节，饱餐后避免立即做剧烈的劳动或运动，润肠通便。早期治疗腹外疝，防治肠道寄生虫。腹部手术注意细心操作，避免异物残留，术后早期起床活动。应用针灸和中医外治法等，尽快促进胃肠动力恢复。在病程恢复中注意饮食调节，初应禁食，大便得通后，逐渐恢复流质、半流质及普食；应注意饮食以易消化的食物为主，避免病情复发。

(陈志强)

yídān

胰瘅 (acute pancreatitis)

湿热毒邪蕴结于胰，肝失疏泄，湿、热、毒、瘀蕴结中焦导致的内脏瘅（热）病。临床以突发上腹痛，伴恶心、呕吐为特点。好发于20~50岁人群，发病率占急腹症第3~5位。中医古籍无胰瘅之病名，但有与其类似的症状描述，如宋·陈无择《三因极一病证方论》："脾心痛者，如针锥刺其心腹，蕴蕴然气满。"又如汉·张仲景《伤寒论》记载有："不大便五六日，舌上燥而渴，日晡所，小有潮热，从心下至少腹，鞕满而痛，不可近者，大陷胸汤主之。"相当于西医学的急性胰腺炎。

病因病机 病因主要与酒食内伤、情志不疏及胆石梗阻有关。病位主要在脾胃，与肝胆密切相关，亦可涉及肺、大肠、心、脑、肾等脏腑。病机为肝失疏泄，横逆犯脾，脾失运化，胃失和降，进而导致湿、热、毒、瘀蕴结中焦；饮食不节，损伤脾胃，湿热壅阻中焦亦可导致肝失疏泄，因此二者相互关联，形成恶性循环。临床多分为肝郁气滞、脾胃湿热、脾胃实热三型。①肝郁气滞：情志所伤，肝失疏泄，气阻络痹；或饮食不节，酒食内伤，损伤脾胃，内生湿热，郁于肝胆，以致少阳枢机不利，不通则痛。相当于西医学的急性水肿性胰腺炎。②脾胃湿热：湿邪壅阻中焦，脾胃失健，气机升降失司，湿热熏蒸肝胆，肝胆疏泄失常，故发为黄疸。相当于西医学的急性胆源性胰腺炎。③脾胃实热：过食肥甘厚味，损伤脾胃，纳运无力，胃失和降，阻滞不通，故腹满痛而拒按。里热炽盛，伤津耗液，故口干渴，尿短赤，肠道失润。邪热与燥屎内结，腑气不通，故大便秘结。相当于西医学的急性出血坏死性胰腺炎或重症急性胰腺炎。

诊断要点 临床表现以急性腹痛为主要症状，多以饮食不节、酗酒为诱因，性质多为持续性剧烈胀痛。病位多为上腹正中偏左，并向左肩、左腰背部放射；若为胆源性因素引起，亦可痛始于右上腹，再转至上腹正中偏左。腹胀多与腹痛伴存，严重时引起脏器功能障碍。患者还伴有恶心、呕吐，吐后腹痛不能缓解。早期多伴有中度发热，若发热伴寒战，多为胆源性胰腺炎；胰腺坏死有感染时多为高热。若出现黄疸，多为胆道梗阻。查体多有轻度腹胀，上腹正中偏左有压痛。重者

可出现腹膜刺激征，部位可局限于上腹，亦可延及全腹。肠胀气明显，肠鸣音减弱或消失。有些患者亦可见腰、季肋部或脐周瘀斑。辅助检查一般采用血尿淀粉酶测定、腹部B超、CT。磁共振胆胰管成像有助于判断胆管及胰管的情况，血气分析有助于判断是否合并肺损伤。

鉴别诊断 ①急性胆囊炎：常有绞痛发作史，疼痛多位于右上腹，多有右肩牵涉痛，右上腹压痛，B超检查可见胆囊炎及胆结石征象。若血淀粉酶高于正常值3倍，提示合并胰瘅。②消化性溃疡穿孔：多有消化性溃疡病史，腹痛剧烈，呈板状腹，肝浊音界消失。立位腹平片可见膈下游离气体，血淀粉酶可增高，但不超过正常值2倍。③心肌梗死：疼痛多在心前区或为压迫感，但血尿淀粉酶正常，而心电图显示心肌缺血或心梗改变。心肌酶升高。

治疗 以"通"字立法。

内治 ①肝郁气滞证：腹中阵痛或窜痛，时发时止，恶心或伴呕吐，无腹胀，口苦，嗳气，大便秘结，或低热，舌红，苔薄黄或薄白，脉弦数。治宜疏肝理气，通里攻下。方选大柴胡汤加减。常用药物有柴胡、黄芩、白芍、郁金、木香、延胡索、胡黄连、大黄、芒硝。气滞较重者，加川楝子；呕吐者，加竹茹、赭石；热象较重者，加牡丹皮、栀子。②脾胃湿热证：上腹胀满拒按，小便短赤，身热不扬，纳呆呕恶，多有黄疸，大便干结或黏腻不爽，舌质红苔黄厚腻，脉弦滑或数。治宜通里攻下，清热利湿。方选清胰汤加减。常用药物有柴胡、黄芩、木香、胡黄连、延胡索、白芍、大黄、芒硝、茵陈、栀子、龙胆草。血瘀者，加

牡丹皮、赤芍、丹参、红花。③脾胃实热证：腹满痛拒按，腹部痞实而硬，发热，口干渴，小便短赤，大便燥结不通，舌红，苔黄厚腻或燥，脉洪数或弦数。治宜通里攻下，清热解毒。方选清胰陷胸汤加减。常用药物有柴胡、黄芩、胡黄连、木香、延胡索、大黄、芒硝、甘遂。呕吐重者，加赭石；热重者，加金银花、连翘、栀子；胸满者，加厚朴、枳实。在腹痛、腹胀严重，肠功能未能恢复时，需禁食水，甚者胃肠减压，中药给药方法多灌肠。

外治 中药外敷于腹部。急性液体积聚者，予芒硝腹部大面积外敷，每日 1~2 次，有助于加速腹腔积液吸收。双柏散、六合散（大黄、黄柏、白及等）、金黄散、芙蓉散等外敷上腹部，每日 1~2 次。可达到局部清热解毒、消痈排脓的作用，对炎症吸收、胰周液体及囊肿吸收亦能起到一定作用。

其他疗法 ①针灸：常用穴位为足三里、下巨虚、内关、中脘、梁门、阳陵泉、地枢、脾俞、胃俞等，呕吐重者加天突，腹胀明显者加上巨虚，强刺激，得气后留针 20 分钟，每日 2~3 次，也可用电针。耳针取胆区、胰区、交感、神门，强刺激手法，留针 30 分钟，或埋针。②西医非手术治疗：包括禁食、胃肠减压、应用抑制胰液分泌及抗胰酶药物（包括生长抑素等）、镇痛解痉、液体支持治疗、预防性抗生素应用。③手术治疗：胆源性胰腺炎无胆道梗阻者，待病情平稳后须行胆囊切除；伴胆道梗阻者，可行十二指肠镜治疗；若出现坏死继发感染、非手术治疗病情恶化及有严重并发症时需行积极手术引流。

转归预后 80%~85% 的患者

为轻型、自限性，常在 1 周内恢复，不留后遗症。若全身炎症反应程度重，引起远隔器官损害和多器官功能障碍综合征或局部并发症（如胰腺坏死、脓肿等），则病情严重，病死率达 20%。多遗留不同程度胰腺功能不全，少数迁延为胰胀。临床症状评价、Ranson 标准、APACHE Ⅱ 评分、CT 分级标准等均有助于预测胰瘅的重症化程度及判断预后。

预防调护 ①饮食有节，忌暴饮暴食，忌食生冷、不洁之食物，少食过于辛辣、油腻之食物。②起居有常，不妄作劳。保持情绪稳定，心情舒畅。③若有胆道疾病，应及时治疗。④对某些可致胰瘅的药物（噻嗪类利尿剂、糖皮质激素等）、某些疾病（甲状旁腺功能亢进、高脂血症等）需酌情采取相应治疗措施，有助于预防胰瘅的发生和复发。

（崔乃强）

yízhàng

胰胀（pancreatic distention）

胰瘅反复发作，迁延不愈导致的不可逆的疾病。特点为反复发作的上腹痛及胰腺内外分泌功能减退或丧失。以 30~50 岁多见，好发于男性。是一种难治性疾病，后期并发症多，癌变概率是正常人群的 5~15 倍，预后一般不良。中医古籍中无胰胀之病名，多根据不同临床表现，分别归属于"腹痛""泄泻""虚劳""癥瘕"等范畴。如汉·张仲景《伤寒论》中说："太阴之为病，腹满而吐，食不下，自利益甚，时腹自痛。"张仲景又在《金匮要略》中说："五劳虚极，羸瘦腹满，不能饮食，食伤、忧伤、饮伤……经络荣卫气伤，内有干血。"相当于西医学的慢性胰腺炎。

病因病机 病因多为饮食不

节、长期酗酒、胆石梗阻，或为胰瘅迁延所致。急性发作期与胰瘅病机相同。缓解期病位在脾胃，与肝及大小肠密切相关。病理因素主要有气滞、血瘀和湿邪。脾为后天之本，主运化、主四肢肌肉、主升清。脾胃受损，脾失升清，胃失降浊，则腹部胀痛满闷，精气下流而见泄泻。若脾失健运，不能输布精微，则筋肉失养，身体消瘦。脾与肝关系密切，肝失疏泄，肝木乘土，脾失健运，呈肝脾不调之证；而脾失健运，化源不充，令肝失所藏，则疏泄之令不行，致使肝郁不疏，气机不利，不通则痛。两者既可单独致病，又相互关联。胰胀日久，久病多瘀、多虚，又可成虚实夹杂之证。临床多分为肝郁脾虚证、脾虚湿盛证、瘀血内结证。①肝郁脾虚：多因忧思恼怒致肝气郁结，木郁不达，横逆犯脾，土虚木乘，致脾失健运，气机升降失常，为胰胀缓解期的基本病机。②脾虚湿盛：久病脾胃受损，脾阳虚衰，运化失职，水谷不化，湿滞内生。③瘀血内结：多因肝失疏泄，或久病致使正气内伤，经络荣卫气血运行不畅，血脉凝滞，以至瘀血内结。

诊断要点 临床表现以腹痛最为常见，平时为隐痛，发作时疼痛剧烈，呈持续性，但无阵发加剧。疼痛位于上腹部剑突下或稍偏左，向腰背部放射，呈束腰袋状。患者往往喜取蜷曲体位。当患者胰腺外分泌功能降至正常值的 10% 以下时，多数患者出现脂肪泻，即大便不成形、有恶臭、可见油滴浮于其上。脂肪泻患者往往伴随体重减轻。患者可因腹痛而减少进食。在疾病后期，约 1/3 患者有糖尿病。因此，临床通常将腹痛、体重下降、糖尿病和脂肪泻称之为胰胀的四联症。患者上腹部不同程度压痛，发作时明显，严重时伴肌紧张、反跳痛，有时可扪及腹部包块，这种炎性包块体积小、位置深，腹壁较薄、空腹时才可及，多有压痛。影响到胆道或伴有胆道疾病时可出现黄疸。血尿淀粉酶可在早期急性发作期升高，粪便脂肪球检查多呈阳性，胰腺功能检查有功能不足。腹部B超简便、经济、无创，是首选影像学诊断方法，但其敏感度不高，可作为初筛。腹部平片、CT、MRI、内镜逆行性胰胆管造影及超声内镜是诊断胰胀的重要手段。

鉴别诊断 ①胆道疾病：常与胰胀同时存在并互为因果，需依靠B超、胆管造影、ERCP等进行鉴别。②消化性溃疡：十二指肠球部后壁穿透性溃疡可与胰腺粘连引起顽固性疼痛表现相似，内镜检查可鉴别。③胰腺癌：常合并胰胀，而胰胀也有演化为胰腺癌之可能。因此，鉴别诊断困难，部分患者表现为硬结、肿块，往往即使通过手术探查、切片与穿刺仍无法确定，是临床上的一个难题。通常依靠B超、CT、ERCP或选择性动脉造影加以鉴别。

治疗 重在调治肝脾，应根据疾病的病期、病因、虚实等情况辨证论治。若处于急性发作期，治法以通立法，然苦寒通下须中病即止，转而调和肝脾；缓解期多为虚实夹杂，宜调和肝脾，补虚亦不忘祛实。

内治 ①肝郁脾虚证：上腹持续不适或胀痛、痞满，食少纳呆，乏力，神疲，泄泻，甚至脂肪泻、消瘦、舌质红，苔白，脉沉细无力或弦。治宜疏肝健脾。方选柴胡疏肝散加减。常用药物有柴胡、陈皮、川芎、香附、枳壳、白芍、甘草、木香、延胡索、黄芩。气滞较重者，加川楝、郁金；腹泻较重者，加茯苓、白术、防风、黄连；化热者，加牡丹皮、栀子。②脾虚湿盛证：泄泻清稀，迁延反复，食少，食后脘闷不舒，稍进油腻食物，则大便次数明显增多，面色萎黄，神疲倦怠，舌质淡，苔白，脉细弱。治宜健脾益气，化湿止泻。方选参苓白术散加减。常用药物有人参、茯苓、白术、甘草、砂仁、陈皮、桔梗、白扁豆、山药、莲子肉、薏苡仁。兼食滞者，加焦山楂、神曲、莱菔子；有化热趋势者，加栀子、黄连，去人参、白术。中成药可选用人参健脾丸。③瘀血内结证：脘腹持续性刺痛，疼痛剧烈，夜间痛甚，部位固定不移，脘腹或左胁下痞块，纳差，舌质暗有瘀点，脉弦细或涩。治宜活血化瘀，和络止痛。方选少腹逐瘀汤加减。常用药物有桃仁、红花、牛膝、当归、川芎、赤芍、甘草、延胡索、五灵脂、香附、乌药、青皮。瘀血化热者，加丹参、牡丹皮；兼有寒象者，加小茴香、干姜、肉桂。

外治 急性发作期可用中药芙蓉散、芒硝等外敷腹部。

其他疗法 ①针灸：常用穴位有足三里、下巨虚、内关、中脘、梁门、内关、阳陵泉、地机、脾俞、胃俞、中脘。实证配天枢、行间、内庭；虚证配关元、中脘、气海、足三里；无论虚实，都可配膻中。平补平泻，得气后留针20分钟，日1次。耳针：取大肠、小肠、脾、胃、神门、交感穴。灸法：选神阙穴，用隔盐灸。②西医非手术治疗：腹痛者给予镇痛药及胰酶制剂，外分泌功能不全者给予口服足量胰酶制剂替代，给予抗酸药以减少胃酸对胰酶活性的影响，营养不良者补充营养，合并糖尿病者给予胰岛素治疗。③手术治疗：胰管狭窄、部分胰管结石可行内镜治疗。合并胆总管梗阻、奥迪括约肌狭窄、胰管结石、胰腺囊肿、十二指肠梗阻、无法除外胰腺癌、非手术治疗无法解除的顽固性疼痛者，需手术治疗。但手术疗法不可能从根本上治愈此病，还需结合非手术疗法控制疾病发展。

转归预后 胰胀病程较长，反复发作，预后一般不良。经积极治疗可缓解症状，但尚无特效治愈方法。晚期多死于并发症，少数转变为胰腺癌。

预防调护 积极治疗胆道及胰管梗阻，戒酒，避免暴饮暴食。保持心情舒畅。

（崔乃强）

索　引

条目标题汉字笔画索引

说　明

一、本索引供读者按条目标题的汉字笔画查检条目。

二、条目标题按第一字的笔画由少到多的顺序排列，按画数和起笔笔形横（一）、竖（丨）、撇（丿）、点（、）、折（乛，包括丁乚⺄等）的顺序排列。笔画数和起笔笔形相同的字，按字形结构排列，先左右形字，再上下形字，后整体字。第一字相同的，依次按后面各字的笔画数和起笔笔形顺序排列。

三、以拉丁字母、希腊字母和阿拉伯数字、罗马数字开头的条目标题，依次排在汉字条目标题的后面。

条 目 外 文 标 题 索 引

内 容 索 引

说 明

一、本索引是本卷条目和条目内容的主题分析索引。索引款目按汉语拼音字母顺序并辅以汉字笔画、起笔笔形顺序排列。同音时，按汉字笔画由少到多的顺序排列，笔画数相同的按起笔笔形横（一）、竖（丨）、撇（丿）、点（、）、折（乛，包括丁乚㇄等）的顺序排列。第一字相同时，按第二字，余类推。索引标目中夹有拉丁字母、希腊字母、阿拉伯数字和罗马数字的，依次排在相应的汉字索引款目之后。标点符号不作为排序单元。

二、设有条目的款目用黑体字，未设条目的款目用宋体字。

三、不同概念（含人物）具有同一标目名称时，分别设置索引款目；未设条目的同名索引标目后括注简单说明或所属类别，以利检索。

四、索引标目之后的阿拉伯数字是标目内容所在的页码，数字之后的小写拉丁字母表示索引内容所在的版面区域。本书正文的版面区域划分如右图。

a	c	e
b	d	f

拉丁字母

本卷主要编辑、出版人员

执行总编　谢　阳

责任编审　呼素华

责任编辑　刘　婷　陈　佩

文字编辑　沈冰冰

索引编辑　李　慧

名词术语编辑　顾　颖

汉语拼音编辑　王　颖

外文编辑　景黎明

参见编辑　徐明皓

绘图公司　北京心合文化有限公司

责任校对　李爱平

责任印制　陈　楠

装帧设计　雅昌设计中心·北京